实用临床麻醉方法与疼痛管理

主 编 杨龙俊 王书强 焦国华 等

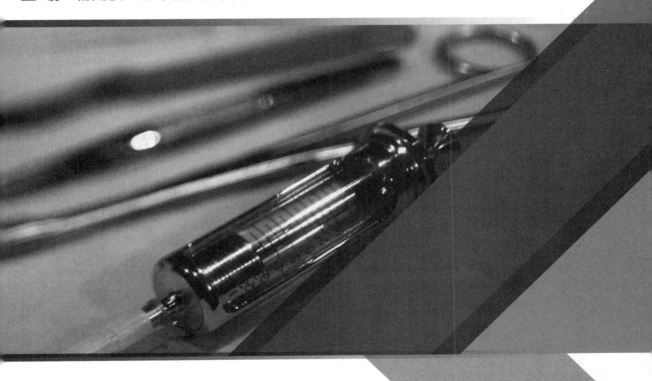

吉林科学技术出版社

图书在版编目（CIP）数据

实用临床麻醉方法与疼痛管理 / 杨龙俊等主编.
长春：吉林科学技术出版社，2024. 6. -- ISBN 978-7
-5744-1535-5

Ⅰ. R614; R441.1

中国国家版本馆CIP数据核字第20241NL015号

实用临床麻醉方法与疼痛管理

主　　编	杨龙俊	王书强	焦国华	银光华	赵永昌	王　冀
副主编	周劲松	丁　明	李　龙	张　丹	张雪东	
	汪海涛	许兆柱	王金保	王尚斌	赵志华	
出 版 人	宛　霞					
责任编辑	赵　兵					
装帧设计	品雅传媒					
开　　本	787mm x 1092mm 1/16					
字　　数	737千字					
印　　张	28.5					
版　　次	2024年6月第1版					
印　　次	2024年12月第1次印刷					

出　　版	吉林科学技术出版社
发　　行	吉林科学技术出版社
地　　址	长春市福扯大路5788号
邮　　编	130000
编辑部电话	0431-81629508
网　　址	www.jlstp.cn
印　　刷	三河市嵩川印刷有限公司

书　　号	ISBN 978-7-5744-1535-5
定　　价	98.00元

编　委　会

前　言

　　麻醉学是一门研究临床麻醉，生命机能调控，重症监测治疗和疼痛诊疗的科学。麻醉是施行手术或进行诊断性检查时，为保障患者安全，创造良好的手术条件而采取的消除疼痛的各种方法，亦用于控制疼痛。如今医学科技高速发展，麻醉学在临床麻醉、急救复苏、重症监测和疼痛治疗等方面均发生了较大的变化，麻醉科医师必须不断学习新知识，掌握新技术，才能满足临床需要。

　　本书首先介绍了现代麻醉学与围术期监测、术前准备与麻醉选择等内容；然后详细介绍了临床各科常见手术的麻醉技术以及术后镇痛技术等内容。全文条理清晰，图文并茂，以理论和实践相结合的原则，突出各种麻醉技术的实施。本书覆盖麻醉学的多个领域，相互联系而不重复，各自独立而无遗漏，全面深入而讲究实用，适合麻醉科医师、全科医师、临床研究生及其他相关人员使用。

　　在编写过程中，由于作者较多，写作方式和文笔风格不一，再加上时间有限，难免存在疏漏和不足之处，望广大读者提出宝贵的意见和建议，谢谢！

编　者

2024 年 2 月

目　录

第一章

麻醉与围术期监测

　　围术期患者的监测是麻醉学的一个重要组成部分。麻醉医师应掌握常用的围术期监测方法及了解其临床意义，并在围术期对患者进行实时监测中，对患者的病情做出正确判断与处理，保证手术安全，促进术后良好转归。

第一节　呼吸功能监测

　　呼吸功能监测对麻醉安全和围术期重危患者处理至关重要，应充分理解各呼吸监测指标的临床意义，指导气道管理、呼吸治疗和机械通气。

一、通气量监测

　　通气量监测包括潮气量、通气量、补吸气量、补呼气量、余气量、肺活量、功能余气量、肺总量等。临床上在用仪器测定同时应观察患者胸、腹式呼吸运动，包括呼吸频率、呼吸幅度及有否呼吸困难等，结合监测指标进行判断。

（一）潮气量（VT）与分钟通气量（VE）

　　潮气量为平静呼吸时，一次吸入或呼出的气量。正常成年人为 $6\sim8mL/kg$。潮气量与呼吸频率的乘积为分钟通气量，正常成年人为 $5\sim7L/min$。

　　临床意义：酸中毒可通过兴奋呼吸中枢而使潮气量增加，呼吸肌无力、CO_2 气腹、支气管痉挛、胸腰段硬膜外阻滞（麻醉平面超过 T_8）等情况可使潮气量降低。机械通气时通过调整 VT 与呼吸频率，维持正常 VE。监测吸入和呼出气的 VT，如两者相差25%以上，提示回路漏气。

（二）无效腔与潮气量之比

　　1. 解剖无效腔　上呼吸道至呼吸性细支气管以上的呼吸道内不参与气体交换的气体量，也称为解剖无效腔。正常成人约150mL，占潮气量的1/3。随着年龄的增长，解剖无效腔也有所增加。支气管扩张也使解剖无效腔增加。

　　2. 肺泡无效腔　由于肺泡内血流分布不均，进入肺泡内的部分气体不能与血液进行气体交换，这一部分肺泡容量成为肺泡无效腔。肺泡内肺内通气/血流（V/Q）比率增大使肺泡无效腔增加。

3. 生理无效腔　解剖无效腔和肺泡无效腔合称为生理无效腔。健康人平卧时生理无效腔等于或接近于解剖无效腔。

4. 机械无效腔　面罩、气管导管、麻醉机、呼吸机的接头和回路等均可使机械无效腔增加。小儿通气量小，机械无效腔对其影响较大。机械通气时的 VT 过大，气道压力过高也影响肺内血流灌注。

临床意义：无效腔气量/潮气量比率（VD/VT）反映通气功能。其正常值为 0.3，比率增大说明无效腔通气增加，实际通气功能下降。计算公式如下：

生理无效腔率：$(PaCO_2 - P_ECO_2)/PaCO_2$

解剖无效腔率：$(P_{ET}CO_2 - P_ECO_2)/P_{ET}CO_2$

其中 $PaCO_2$ 为动脉血 CO_2 分压，P_ECO_2P 为呼出气体平均 CO_2 分压，$P_{ET}CO_2$ 为呼气末 CO_2 分压。

（三）肺活量

约占肺总量的 3/4，和年龄成反比，男性>女性，反映呼吸肌的收缩强度和储备力量。可用小型便携式的肺量计床边测定。临床上通常以实际值/预期值的比例表示肺活量的变化，≥80% 则表示正常。肺活量与体重的关系是 30~70mL/kg，若减少至 30mL/kg 以下，清除呼吸道分泌物的功能将会受到损害，当减少至 10mL/kg 时，必然导致 $PaCO_2$ 持续升高。神经肌肉疾病可引起呼吸功能减退，当肺活量减少至 50% 以下时，可出现 CO_2 潴留。

二、呼吸力学监测

呼吸力学监测以物理力学的观点和方法对呼吸运动进行研究，是一种以压力、容积和流速的相互关系解释呼吸运动现象的方法。

（一）气道阻力

呼吸道阻力由气体在呼吸道内流动时的摩擦和组织黏性形成，反映压力与通气流速的关系。其主要来源是大气道的阻力，小部分为组织黏滞性。正常值为每秒 $1~3cmH_2O/L$，麻醉状态可上升至每秒 $9cmH_2O/L$。气道内压力出现吸气平台时，可以根据气道压力和平台压力之差计算呼吸道阻力。

临床意义：机械通气中出现气道阻力突然降低或无阻力最常见的原因是呼吸回路漏气或接头脱落。气道阻力升高常见于：①机械原因引起的梗阻，包括气管导管或螺纹管扭曲打折，呼吸活瓣粘连等。②呼吸道梗阻：气管导管位置异常、气管导管梗阻。③气道顺应性下降：胸顺应性下降（如先天性漏斗胸、脊柱侧弯，后天性药物作用或恶性高热）或肺顺应性下降（包括肺水肿、支气管痉挛和气胸）。

（二）肺顺应性

肺顺应性由胸廓和肺组织弹性形成，是表示胸廓和肺扩张程度的一个指标，反映潮气量和吸气压力的关系（$\triangle V/\triangle P$）。常用单位为 mL/cmH_2O。实时监测吸气压力—时间曲线可估计胸部顺应性。

1. 动态顺应性（Cdyn）　潮气量除以气道峰压与呼气末正压之差，即 VT/（PIP－PEEP），正常值是 $40~80mL/cmH_2O$。

2. 肺静态顺应性（Cst）　潮气量除以平台压与呼气末正压之差，即 VT/（Pplat－

PEEP），正常值是 50~100mL/cmH$_2$O。

在肺浸润性病变、肺水肿、肺不张、气胸、支气管内插管或任何引起肺静态顺应性减少的患者中，静态顺应性均会下降。

Cdyn/Cst 又称为频率依赖性肺顺应，是以不同呼吸频率的动态肺顺应性与静态肺顺应性的比值表示。正常情况下，即使呼吸频率增加，也不出现明显改变，正常值应大于 0.75。其明显降低见于小气道疾患，是检测小气道疾患的敏感指标之一。

（三）呼吸波形监测

1. 压力-容量环（pressure-volume loop，P-V 环）　是指受试者做平静呼吸或接受机械通气时，监测仪描绘的一次呼吸周期内潮气量与相应气道压力相互关系的曲线环，反映压力和容量之间的动态关系。实时监测压力-容积曲线可评估胸部顺应性和气道阻力。不同通气方式的压力-容量环形态不同（图 1-1）。P-V 环可估计胸肺顺应性，P-V 环向左上方移动，说明肺顺应性增加，向右下移动说明肺顺应性减少。

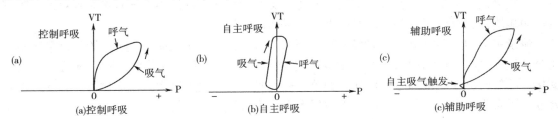

图 1-1　不同通气方式的压力-容量环

如果 P-V 环起点与终点间有一定距离则提示有漏气。如发现呼吸异常情况，气道压力显著高于正常，而潮气量并未增加，则提示气管导管已进入一侧支气管内（图 1-2）。纠正后，气道压力即恢复正常。如果气管导管扭曲，气流受阻时，压力-容量环上可见压力急剧上升，而潮气量减少。双腔导管在气管内的位置移位时，压力-容量环上可发生气道压力显著升高，而潮气量无变化。

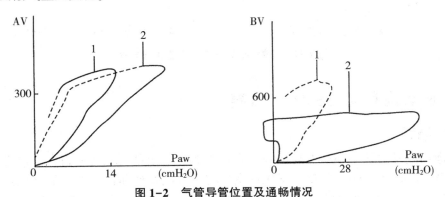

图 1-2　气管导管位置及通畅情况
1. 正常压力容量环；2. 异常压力容量环

2. 流量-容量环（阻力环）　流量-容量环（flow-volume loop，F-V 环）显示呼吸时流量和容量的动态关系。其正常图形也因麻醉机和呼吸机的不同而稍有差异。图 1-3 为典型的流量-容量环。

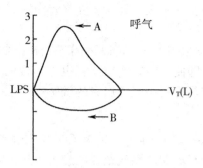

图1-3 正常流量-容量环
A. 呼气；B. 吸气

呼气流量波形变化可反映气道阻力变化。支气管痉挛患者使用支气管扩张药物后，呼气流量明显增加，且波形下降，曲线较平坦，说明疗效好。

流量-容量环可检测呼吸道回路有否漏气。若呼吸道回路有漏气，则流量。容量环不能闭合，呈开放状，或面积缩小（图1-4）。双腔导管在气管内位置移位，阻力环可立即发生变化，呼气时流速减慢和阻力增加。如单肺通气时，气流阻力过大，流速过慢，致使呼气不充分，可发生内源性呼气末正压，阻力环上表现为持续的呼气气流。

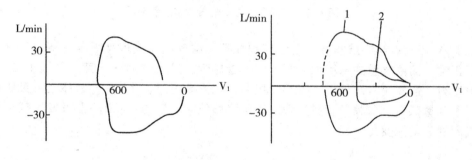

流量容量环不能闭合   1.正常情况；2.回路有漏气,面积缩小

图1-4 流量-容量环提示气道回路漏气

三、血氧饱和度（SpO_2）监测

（一）原理

血氧饱和度是血液中与氧结合的血红蛋白的容量占全部可结合的血红蛋白容量的百分比。脉搏血氧饱和度（SpO_2）是根据血红蛋白的光吸收特性而设计的，氧合血红蛋白和去氧合血红蛋白对这两种光的吸收性截然不同。氧合血红蛋白吸收更多940nm红外光，让660nm红光透过；去氧合血红蛋白吸收更多660nm红光，让940nm红外光透过。在探头一侧安装上述两波长光线的发射装置，探头另一侧安装感光装置，通过感知透过的光量，计算后得到连续的血氧饱和度分析测定。血氧饱和度与血氧分压密切相关，临床上有助于早期发现低氧血症。正常情况下$SpO_2>95\%$，如91%~95%则提示有缺氧存在，如低于91%为明显

缺氧。

（二）临床意义

1. 监测氧合功能　可评估 PaO_2，避免创伤性监测。新生儿处于相对低氧状态，其 PaO_2 在氧离曲线的陡坡段，因此 SpO_2 可以作为新生儿氧合功能监测的有效指标，指导新生儿气道处理和评价呼吸复苏效果。给予氧疗时，可根据 SpO_2 调节 FiO_2，避免高氧血症的有害作用。

2. 防治低氧血症　连续监测 SpO_2，一旦其数值下降至95%以下，即有报警显示，可以及时发现各种原因引起的低氧血症。

3. 判断急性哮喘患者的严重程度　哮喘患者的 SpO_2 和 PaO_2 的相关性较正常值小（r＝0.51），甚至可呈负相关（r＝-0.88）。另一方面，有研究发现 SpO_2 和呼气最高流速相关良好（r＝0.584）。因而，对判断急性哮喘患者的危险性，SpO_2 仅提供一个简单的无创指标。同时根据观察重度哮喘患者发生呼衰时，$PaO_2<60mmHg$，$PaCO_2>45mmHg$ 的 SpO_2 变化，提出若急性重度哮喘患者的 $SpO_2>92\%$ 时，则发生呼衰的可能性小。

（三）影响因素

1. 氧离曲线　氧离曲线为S形，在 SpO_2 处于高水平时（即相当氧离曲线的平坦段），SpO_2 不能反映 PaO_2 的同等变化。此时虽然 PaO_2 已经明显升高，而 SpO_2 的变化却非常小。即当 PaO_2 从 $60mmHg$ 上升至 $100mmHg$ 时，SpO_2 从90%升至100%，仅增加了10%。当 SpO_2 处于低水平时，PaO_2 的微小变化即可引起 SpO_2 较大幅度的改变。此外，氧离曲线在体内存在很大的个体差异。研究表明 SpO_2 的95%可信限为4%左右，所以当 $SpO_2＝95\%$ 时，其所反映的 PaO_2 值可以从 $60mmHg$（$SpO_2＝91\%$）至 $160mmHg$（$SpO_2＝99\%$），其区间可变的幅度很大，因此 SpO_2 值有时并不能反映真实的 PaO_2。

2. 血红蛋白　脉搏-血氧饱和度监测仪是利用血液中血红蛋白对光的吸收来测定 SpO_2，如果血红蛋白发生变化，就可能会影响 SpO_2 的准确性。①贫血：临床报告贫血患者没有低氧血症时，SpO_2 仍能准确反映 PaO_2。若同时并存低氧血症，SpO_2 的准确性就受到影响。②其他类型的血红蛋白：碳氧血红蛋白（CoHb）光吸收系数和氧合血红蛋白相同。SpO_2 监测仪是依据其他类型血红蛋白含量甚小，可以忽略不计而进行设计的。当 CoHb 增多时，可导致 SpO_2 假性升高。高铁血红蛋白（MetHb）对 $660nm$ 和 $940nm$ 两个波段的光吸收能力基本相同，因此，当血液中存在大量的 MetHb 时，会导致两个波段光吸收比例相等，即相当于氧合血红蛋白和还原性血红蛋白的比例为1:1，所测得 SpO_2 值将接近或等于85%。高铁血红蛋白血症的患者随着 PaO_2 的变化，其 SpO_2 值将在80%～85%之间波动。

3. 血流动力学变化　SpO_2 的测定基于充分的皮肤动脉灌注。在重危患者，若其心排出量减少，周围血管收缩以及低温时，监测仪将难以获得正确信号。

4. 其他　有些情况下 SpO_2 会出现误差：严重低氧，氧饱和度低于70%；某些色素会影响测定，皮肤太黑、黄疸、涂蓝或绿色指甲油等，胆红素$>342\mu mol/L$（$20mg/dl$），SpO_2 读数降低；红外线及亚甲蓝等染料均使 SpO_2 降低；贫血（$Hb<5g/dL$）及末梢灌注差时可出现误差，SpO_2 读数降低；日光灯、长弧氙灯的光线和日光等也可使 SpO_2 小于 SaO_2。

（四）注意事项

1. 根据年龄、体重选择合适的探头，放在相应的部位。手指探头常放在示指，使射入光线从指甲透过，固定探头，以防影响结果。

2. 指容积脉搏波显示正常，SpO_2 的准确性才有保证。

3. 如手指血管剧烈收缩，SpO_2 即无法显示。用热水温暖手指，或用 1% 普鲁卡因 2mL 封闭指根，往往能再现 SpO_2。

四、呼气末二氧化碳（$ETCO_2$）监测

（一）原理和测定方法

CO_2 的弥散能力很强，动脉血与肺泡气中的 CO_2 分压几乎完全平衡。所以肺泡的 CO_2 分压（P_ACO_2）可以代表动脉血 CO_2 分压（$PaCO_2$）。呼气时最后呼出的气体（呼气末气体）应为肺泡气体。因此，$PaCO_2 \approx P_ACO_2 \approx P_{ET}CO_2$。故 $P_{ET}CO_2$ 应能反映 $PaCO_2$ 的变化。从监测 $P_{ET}CO_2$ 间接了解 $PaCO_2$ 的变化，具有无创、简便、反应快等优点。现临床上最常用的方法是用红外线 CO_2 监测仪，可以连续监测呼吸周期中 CO_2 的浓度，由数字和波形显示（图 1-5）。目前常用的呼气末 $ETCO_2$ 监测方法包括主流式和旁流式红外线 CO_2 监测仪分析 CO_2 浓度。

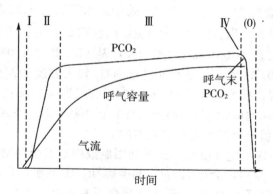

图 1-5 呼气末 CO_2 波形分析

波形分为四相。Ⅰ相：气体由大气道呼出；Ⅱ相：气道气体向肺泡气体转变；Ⅲ相（肺泡平台期）：通常较平坦，若 VA/Q 比例失调，则表现为上斜型曲线；Ⅳ相（0 相）：曲线下降支，吸气相

（二）波形分析

测定呼出气体中的 CO_2 值并进行波形分析，是确定气管导管位置最可靠的监测，也可用于评估呼吸及诊断多种呼吸病理情况（图 1-6）。

患者肺功能正常时，由于存在少量肺泡无效腔，$P_{ET}CO_2$ 通常较 $PaCO_2$ 低 1~5mmHg。凡是增加肺泡无效腔的因素都能增加 $P_{ET}CO_2$ 和 $PaCO_2$ 的差值，并增加Ⅲ相的斜率。

在波形不变情况下，$P_{ET}CO_2$ 逐渐升高可能与分钟通气量不足、二氧化碳产量增加或腹腔镜手术时气腹所致 CO_2 吸收有关；如同时伴有基线抬高提示有二氧化碳重复吸入，见于麻醉呼吸回路中活瓣失灵、CO_2 吸收剂耗竭。$P_{ET}CO_2$ 过低主要是肺通气过度或输入肺泡的 CO_2 减少。$P_{ET}CO_2$ 突然降至零或极低水平多提示有技术故障，如取样管扭曲、气管导管或呼吸回路脱落、呼吸机或 CO_2 分析仪故障等；$P_{ET}CO_2$ 突然降低但不到零，若气道压力同时

降低多见于呼吸管道漏气，若气道压力升高多考虑呼吸管道梗阻；$P_{ET}CO_2$ 在短期内（$1\sim2$ 分钟）逐渐降低，提示有肺循环或肺通气的突然变化，如心搏骤停、肺栓塞、严重低血压和严重过度通气等；$P_{ET}CO_2$ 逐渐降低，曲线形态正常多见于过度通气、体温降低、全身或肺灌注降低。

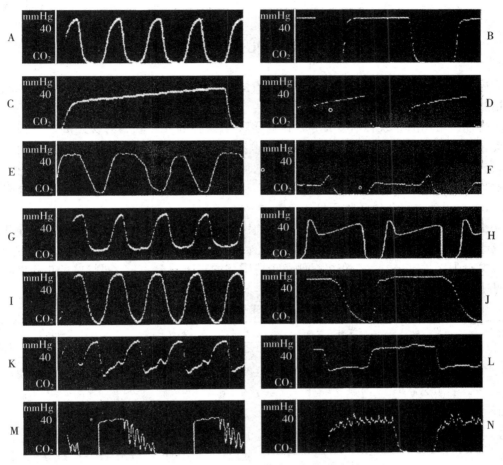

图 1-6 病理状态下呼气末二氧化碳波形

A. 正常自主呼吸；B. 正常机械通气；C. 自主呼吸呼气相延长；D. 肺气肿患者机械通气时Ⅲ相斜率增加；E. 自主呼吸时无效腔增加；F. 采样管漏气引起的双平台（尾部抬高型）；G.CO_2 吸收剂失效，吸入 CO_2 分压大于 0；H. 单肺移植患者的双峰图形，第一个峰代表移植肺（正常肺）产生的 CO_2，阻塞的肺呼出 CO_2 延迟，产生第二个峰；I. 自主呼吸呼气时吸气活瓣故障呈打开状态，部分呼出气回流入吸气环路造成吸入 CO_2 水平升高；J. 机械通气呼气时吸气活瓣故障呈打开状态，吸气中"拖行的"下降支表示吸入部分 CO_2；K 和 L. 自主呼吸或机械通气中呼气活瓣持续开放，吸入部分呼出气体导致吸入 CO_2 增加；M. 心源性震颤波，发生于自主呼吸患者呼气末；N. 监测仪功能不良产生的电干扰

（三）临床意义

1. 反映 $PaCO_2$ 儿童青年、妊娠妇女、无明显心肺疾患患者，以及先天性心脏病儿童，

伴有左向右分流者，Pa-ETCO$_2$值很小，为 $1\sim5$mmHg，$P_{ET}CO_2$ 可反映 $PaCO_2$。

2. 监测机械通气时的通气量　可根据 $P_{ET}CO_2$，调节呼吸机和麻醉机的呼吸参数。一般维持于 35mmHg 左右。患者自主呼吸恢复后，若能维持 $P_{ET}CO_2$ 于正常范围，即可停止辅助呼吸。用半紧闭装置时，可根据 $P_{ET}CO_2$ 调节氧流量，避免 $PaCO_2$ 升高。

（杨龙俊）

第二节　心电图监测

心电图监测可监测麻醉期间可能出现的各种心律失常和心肌缺血，以便及时有效地采取处理措施，防止严重事件的发生。

麻醉期间常用的导联有标准 II 导联和胸导联 V_5。标准 II 导联因为易见 P 波，便于发现心律失常，也可发现下壁缺血。V_5 导联用来监测心肌缺血，因为大部分左室心肌多在 V_5 导联下。五导联系统用于监测有术中发生心肌缺血风险较大的患者，同时监测 II 导联和 V_5 导联，这种组合发现术中心肌缺血的敏感度可达 $80\%\sim96\%$，而单独进行 V_5 导联监测只有 $75\%\sim80\%$，单独进行 II 导联监测只有 $18\%\sim33\%$。

在胸前区不能放置电极时，可用改良心前区导联（CM 导联），CM 导联为双极导联，如用 3 只电极的标准肢导连线，可将正极分别移至 V 导联，负极放在胸骨上缘或锁骨附近，第三个电极为无关电极，置于正极对侧躯干或臀部的侧面。I 、II 、III 导联的正负极和无关电极见表 1-1。

表 1-1　电极肢导联和改良心前区导联的安置方法及监测范围

改良导联	右臂电极	左臂电极	左腿电极	选择导联	监测范围
I	右臂（负极）	左臂（正极）	接地（无关电极）	I	左心室侧壁缺血
II	右臂（负极）	接地（无关电极）	左腿（正极）	II	心律失常；左心室下壁缺血
III	接地（无关电极）	左臂（负极）	左腿（正极）	III	左心室下壁缺血
CM$_5$	胸骨柄	V_5 位置	接地	I	左心室前壁缺血
CS$_5$	右锁骨下	V_5 位置	接地	I	左心室前壁缺血
CB$_5$	右肩胛	V_5 位置	接地	I	左心室前壁和侧壁缺血；心律失常
CC$_5$	右腋前线	V_5 位置	接地	I	心肌缺血

实际应用时，如按下 I 导联键钮，可把左上肢电极（LF）放在 V_5 处，右上肢电极（RA）移至胸骨上缘或右锁骨附近，即为 CM 导联。其他 CM 导联可根据同样方法，变动电极位置。CM 导联在手术中应用不影响胸腹手术切口消毒，具有许多优点。CM 常用于识别心律失常，如 CM$_5$、CM$_6$ 是监测左心室壁心肌缺血的最好导联。

一、正常心电图

正常心电图包括 P 波、P-R 间期、QRS 波群、ST 段、T 波、Q-T 间期和 U 波等。

P 波：为心房除极波，时间一般 <0.11 秒。

P-R 间期：从 P 波的起点到 QRS 波群起点，代表心房开始除极到心室开始除极的时间，成年人的 P-R 间期为 0.12~0.20 秒，其长短与心率有关，心率快则 P-R 间期相应缩短。在老年人及心动过缓的情况下，P-R 间期可略延长，但不超过 0.22 秒。

QRS 波群：心室完全除极的过程，时间为 0.06~0.1 秒。

ST 段：自 QRS 波群终点至 T 波起点。正常 ST 段为等电位线，可有轻度向上或向下偏移，但一般下移不超过 0.05mV，抬高在 V_1、V_2 不超过 0.3mV，V_6 不超过 0.5mV，其他导联不超过 0.1mV。

T 波：心室复极波，通常在 ST 段后出现的钝圆且占时较长的波。

Q-T 间期：心室除极和复极过程所需时间，正常为 0.32~0.44 秒。

U 波：T 波之后 0.02~0.045 秒出现的振幅很小的波，与 T 波方向一致。

二、注意事项

1. 使用 ECG 监测仪前应详细阅读说明书，熟悉操作方法。一般应先插上电源，开机预热，贴好电极，接上电源导线，调整图像对比及明暗，使显示和记录清晰，每次心跳有声音发出，音响可适当调节，然后设置 HR 报警上下限。患者在治疗前或进入重症监测治疗病房时，作一次 ECG 记录，供对照和保存。

2. 造成 ECG 伪差的原因　①肌颤可引起细小而不规则的波动，可被误认为房颤。麻醉期间，患者发生局麻药毒性或输液反应时，也可发生肌颤，致使观察和记录困难。但较好的 ECG 监测仪均有防止肌颤产生杂波的功能，而能获得清晰的图像。②呃逆或呼吸使横膈运动增加，可造成基线不稳，同时影响 QRS 综合波的高度，尤其是Ⅲ和 aVF 导联较明显。呼吸还可使纵隔移位、静脉回流减少、心室末容量增多、QRS 综合波振幅高。失血可导致 QRS 综合波振幅减低。③电极与皮肤接触不好及导线连接松动或断裂，可使基线不稳，大幅度漂移或产生杂波。应将电极涂上电极膏，与皮肤必须紧密接触，接牢导线的接头，尽可能避免大幅度呼吸运动。④电灼器干扰，此种干扰是射频 800~2 000Hz、交流电频率 60Hz 及低频电流 0.1~10Hz 的综合影响，使 ECG 波形紊乱，无法辨认，心率也不能计数。其他电器设备，如电风扇、照明灯、X 线线机及电动手术床等，也可能干扰 ECG 监测。

3. 消除伪差和防止干扰，应采取以下各项措施　①使用一次性电极，加用电极膏，皮肤用乙醇擦干净，减少皮肤电阻，干燥后电极紧贴皮肤，使用质量较好的氯化银电极。②接紧各种接头，使电流传导良好。③暂拔除各种电器插头。④接好 ECG 监测仪的地线。

三、临床意义

（一）术前 ECG 检查意义

1. 可诊断心律失常　如心动过速或心动过缓，室性和室上性心律等。

2. 对缺血性心脏病如心肌缺血或心肌梗死有重要价值。

3. 可判断心脏扩大　如高血压常伴有左心室肥大，左心室扩大提示二尖瓣狭窄。

4. 诊断心脏传导阻滞　窦房或房室传导阻滞，决定是否要安置起搏器。

5. 对诊断电解质紊乱和某些药物影响有一定意义　如低钾血症和洋地黄影响。

6. 有助于心包疾病的诊断　如心包炎和心包积液等。

（二）围术期及 ICU 心电图监测意义

1. 持续显示心电活动，及时发现心率变化。

2. 持续追踪心律，及时诊断心律失常。

3. 持续观察 ST 段、u 波等变化，及时发现心肌损害与缺血以及电解质紊乱等变化。

4. 监测药物对心脏的影响，作为决定用药剂量的参考和依据。

5. 判断心脏起搏器的功能，评估心脏起搏器的功能和药物治疗的效果等。

四、常见心律失常 ECG 表现

（一）窦性心动过缓

心率<60 次/分，心律规则，Ⅰ、Ⅱ、avF 导联 P 波直立。一般不需要处理，心率缓慢进行性加重或患者合并甲状腺功能低下、心肌梗死或心肌缺血，血流动力学不稳定。

（二）窦性心动过速

心率>100 次/分，心律规则，Ⅰ、Ⅱ、avF 导联 P 波直立。一般不做处理，如增加心肌氧耗有导致心肌缺血、心肌梗死或严重心律失常的危险。

（三）房性心动过速

起源于窦房结以外部位，频率>100 次/分，节律规整的为房性心律失常。心电图上有 P 波，心房率150~220 次/分，QRS 波规律出现，波宽正常。房室结对快速的心房率可能下传也可能阻滞，因此 P 波数与 QRS 波数不一致，形成房性心动过速伴房室传导阻滞。引发原因包括洋地黄中毒、心肌病、心肌缺血或病态窦房结综合征。

（四）房扑

心房活动呈规律的锯齿状扑动波，频率 220~350 次/分。

（五）房颤

P 波消失，代之以形态、振幅、间期完全不等的 f 波，频率 350~500 次/分；心室率为 60~180 次/分，不超过 200 次/分，节律绝对不规则；如无室内差异性传导，QRS 波形态正常。麻醉期间对房颤的管理应以控制心室率为主。

（六）室性心动过速

连续出现的室性期前收缩，QRS 宽大畸形。若心室率过快，影响心室充盈，可导致心排血量降低，血压降低，是室颤及心搏骤停的先兆。

（七）室颤

QRS-T 消失，代之以方向、形态、振幅大小无规则的波形，无等电位线，心律 250~500 次/分。须立即除颤行心肺复苏。

（八）房室传导阻滞

按阻滞程度分为：①Ⅰ度房室传导阻滞，心律规则，每个 P 波后均有正常波形的 QRS 波，P-R 间期>0.2 秒。②Ⅱ度Ⅰ型房室传导阻滞，心房率规则，QRS 波型正常，P-R 间期进行性延长终致脱落。③Ⅱ度Ⅱ型房室传导阻滞，多存在器质性损害，心电图上可表现为比例规律或不规律的窦房传导阻滞，或多于一个的连续脱落，脱落前的 P-R 间期保持固定，可不延长或略延长。④Ⅲ度房室传导阻滞，又称完全性房室传导阻滞，指全部的心房激动都不能传导至心室，其特征为心房与心室的活动各自独立、互不相干，且心房率快于心室率。

严重的Ⅱ度Ⅱ型和Ⅲ度房室传导阻滞可使心室率显著减慢。当伴有明显症状如晕厥、意识丧失、阿-斯综合征发作时，需要植入起搏器治疗，以免发生长时间心脏停搏，导致生命危险。

（杨龙俊）

第三节　循环功能监测

一、心率和脉搏监测

心率监测是简单和创伤性最小的心脏功能监测方法。心电图是最常用的方法。心电图对心率的测定依赖于对 R 波的正确检测和 R-R 间期的测定。手术中应用电刀或其他可产生电噪声的设备可干扰 ECG 波形，影响心率的测定。起搏心律可影响 ECG 测定，当起搏尖波信号高时，监护仪可能错误地将其识别为 R 波用于心率计算。高的 T 波也可产生同样的干扰。

脉率的监测与心率相比，主要的区别在于电去极化和心脏收缩能否产生可触摸的动脉搏动。房颤患者由于 R-R 间期缩短影响心室充盈，搏出量降低，导致感觉不到动脉搏动，发生心率与脉率不等。电机械分离或无脉搏的心脏活动时，见于心脏压塞、极度低血容量等，虽然有心脏搏动但无法摸到外周动脉搏动。麻醉过程中脉率监测最常使用脉搏血氧饱和度监测仪。

二、动脉血压

动脉血压可反映心脏收缩力、周围血管阻力和血容量的变化，是麻醉期间重要的基础监测项目。测量方法分无创性和有创性动脉血压测量。

（一）无创性动脉血压测量（间接测压）

目前麻醉期间广泛使用自动化间断无创血压测量。麻醉期间测量间隔时间一般至少每 5 分钟一次，并根据病情调整。测量时须选择合适的袖套宽度（一般为上臂周经的 1/2，小儿袖套宽度须覆盖上臂长度的 2/3）。袖套过大可引起测量血压偏低，反之测量血压偏高。一般来讲，低血压（通常收缩压<80mmHg）反映麻醉过深、有效血容量不足或心功能受损等；高血压（通常收缩压>180mmHg）反映麻醉过浅、容量超负荷或高血压病等。低温、外周血管强烈收缩、血容量不足以及低血压时会影响测量结果。

（二）有创动脉压测量（直接测压）

1. 适应证　适用于各类危重患者、心脏大血管手术及颅内手术患者、需反复测动脉血气的患者、严重低血压休克患者以及应用血管活性药物需连续测量血压的患者。

2. 穿刺置管途径　最常用的动脉穿刺部位为左侧桡动脉。以往桡动脉穿刺置管前须进行 Allen 试验，以了解尺动脉侧支循环情况。现临床很少用 Allen 试验，因为 Allen 试验在预测桡动脉置管后缺血并发症方面的价值受到质疑，通过荧光素染料注射法或体积描记图测定发现 Allen 试验结果与远端血流没有直接关系。如怀疑手部血流较差可用超声多普勒测定尺动脉血流速度。此外，腋、肱、尺、股、足背和颞浅动脉均可直接穿刺置管测压。

3. 置管技术　一般选择经皮动脉穿刺置管，特殊情况下也可直视穿刺置管。经皮穿刺置管常选用左侧桡动脉,成人用 20G 外套管针,患者左上肢外展,腕部垫高使腕背伸,消毒铺巾。穿刺者左手摸清动脉波动位置,右手持针,针体与皮肤呈 30°~45°角,针尖抵达动脉可见针芯内有鲜红血液,将套管针放平减少其与皮肤夹角后,继续进针约 2mm,使外套管也进入动脉,此时一手固定针芯,另一手捻转推进外套管,在无阻力的情况下可将外套管置入动脉腔内。然后拔出针芯,外套管连接压力监测装置,多为压力换能器,进行动脉压力及波形监测分析。小儿、肥胖或穿刺困难者用超声引导穿刺置管。

4. 注意事项 ①有创直接血压测压较无创测压高 5~20mmHg。②必须预先定标零点:将换能器接通大气,使压力基线定位于零点。③压力换能器应平齐于第 4 肋间腋中线心脏水平,低或高均可造成压力误差。④压力换能器和放大器的频率应为 0~100Hz,测压系统的谐频率和阻尼系数为 0.5~0.7。阻尼过高增加收缩压读数,同时使舒张压读数降低,而平均动脉压变化较小。仪器需定时检修和校对,确保测压准确性和可靠性。⑤测压径路需保持通畅,不能有任何气泡或凝血块。经常用肝素盐水冲洗,冲洗时压力曲线应为垂直上下,提示径路畅通无阻。⑥测压装置的延长管不宜长于 100cm,直径应大于 0.3cm,质地需较硬,以防压力衰减,同时应固定好换能器和管道。⑦注意观察:一旦发现血栓形成和远端肢体缺血时,必须立即拔除测压导管。

5. 临床意义 动脉血压反映心脏后负荷、心肌氧耗、做功及脏器和周围组织血流灌注,是判断循环功能的重要指标。组织灌注除了取决于血压外,还与周围血管阻力有关。若周围血管收缩,阻力增高,虽血压不低,但组织血流灌注仍然不足。不宜单纯追求较高血压。

(1)正常值:随年龄、性别、精神状态、活动情况和体位姿势而变化。各年龄组的血压正常值(表 1-2)。

表 1-2　各年龄组的血压正常值

年龄(岁)	血压 mmHg	
	SBP	DBP
新生儿	70~80	40~50
<10	110	60~80
<40	140	70~80
<50	140	70~80
≥60	150	80~90

注:小儿 SBP＝80＋(年龄×2),DBP 为 SBP 的 1/3~1/2;<1 岁 SBP＝68＋(月龄×2)　(公式按 mmHg 计)。

(2)动脉血压组成成分:①收缩压(SBP),代表心肌收缩力和心排血量,主要特性是克服脏器临界关闭血压,以维持脏器血流供应。SBP<90mmHg 为低血压;<70mmHg 脏器血流减少;<50mmHg 窦房结灌注减少,易发生心搏骤停。②舒张压(DBP),与冠状动脉血流有关,冠状动脉灌注压(CPP)＝DBP-PCWP。③脉压,脉压＝SBP-DBP,正常值为 30~40mmHg,代表每搏量和血容量。④平均动脉压(MAP),是心动周期的平均血压,MAP-DBP+1/3(SBP-DBP)。

(3)有创血压监测的价值:①提供正确、可靠和连续的动脉血压数据。②可进行动脉压波形分析,粗略估计循环状态。③便于抽取动脉血进行血气分析。

6. 创伤性测压的并发症

（1）血栓形成与动脉栓塞：血栓形成率为 20%～50%，手部缺血坏死率<1%。其原因有：①置管时间过长。②导管过粗或质量差。③穿刺技术不熟练或血肿形成。④重症休克和低心排血量综合征。⑤动脉栓塞发生率桡动脉为 17%，颞动脉和足背动脉发生率较低。防治方法：①用超声测定尺动脉血流。②注意无菌操作。③减少动脉损伤。④经常用肝素稀释液冲洗。⑤多发动脉病变患者，术前应关注病变血管的位置，选择无血管病变的肢体进行动脉压监测，包括无创和有创。避免选择病变侧血管进行动脉压测量，影响血压监测的准确性。⑥发现末梢循环欠佳时，应停止测压，并拔除动脉导管，必要时可急诊手术取出血块等。现采用一次性压力换能器，带有动脉管路持续冲洗功能，安全性已大大提高。

（2）动脉空气栓塞：严防动脉空气栓塞，换能器和管道必须充满肝素盐水，排尽空气，应选用袋装盐水，外围用气袋加压冲洗装置。

（3）渗血、出血和血肿。

（4）局部或全身感染：严格无菌技术，置管时间最长 1 周，如需继续应更换测压部位。

近年来，动脉压的变异在动态反映容量反应性方面的意义逐渐得到越来越多的认识。收缩压变异性（SPV）和脉压变异性（PPV）以及其他相关测定可预测机械通气患者的心脏前负荷及患者对容量治疗的反应性。SPV 及 PPV 作为动态反映指标更有临床参考价值。目前此类方法仅在机械通气患者中得到证实，在临床的应用还缺少确切的阈值和统一的技术标准。

三、中心静脉压

中心静脉压（CVP）指胸腔内上腔和下腔静脉即将进入右心房的位置测得的右心房内的压力，主要反映右心室前负荷，其高低与血容量、静脉张力和右心功能有关，需采取中心静脉穿刺置管的方法进行测量。

（一）适应证和禁忌证

1. 适应证　严重创伤、休克及急性循环衰竭的危重患者；需长期输液、全胃肠外营养治疗或需接受大量快速输血补液的患者；心血管代偿功能不全的患者行危险性较大的手术或预期术中有血流动力学显著变化的患者；经导管安置临时起搏器。

2. 禁忌证　穿刺部位感染；上腔静脉综合征，不能行上肢静脉或颈内静脉穿刺置管；近期安装过起搏器的患者慎用；凝血功能障碍患者为相对禁忌证。

（二）穿刺置管方法

中心静脉导管插入到上、下腔静脉与右房交界处，常用的方法是采用经皮穿刺技术，将特制的导管通过颈内静脉、锁骨下静脉或股静脉插入至上述部位。

1. 颈内静脉穿刺置管　右颈内静脉是最常选用的穿刺部位，因右颈内静脉与右头臂静脉的角度较平直，导管易于进入，到右心房入口最近。左颈内静脉后方有胸导管，易损伤，因此一般不作首选。

（1）穿刺方法：颈内静脉从颅底颈静脉孔内穿出，颈内静脉、颈动脉与迷走神经包裹在颈动脉鞘内，静脉位于颈内动脉后侧，然后在颈内与颈总动脉的后外侧下行。当进入颈动脉三角时，颈内静脉位于颈总动脉的外侧稍偏前方，胸锁乳突肌锁骨头下方位于稍内侧。右颈内静脉穿刺径路分前侧、中间和后侧，而以中间径路为首选。即在颈动脉三角顶点穿刺进针，必要时让患者抬头，使三角显露清楚，于胸锁乳突肌锁骨头内侧缘，向同侧乳头方向穿刺。通常先用细针试探颈内静脉，待定位无误，再改用14~18G针，当回抽确认为静脉血后，置入导引钢丝，再将专用静脉导管沿钢丝插入颈内静脉，并将静脉内导管与测压装置连接进行CVP监测。

（2）优缺点：①优点，技术熟练穿刺易成功，在重危患者静脉可快速输血、补液和给药，导管位于中心循环，药物起效快，并可测量CVP；并发症少，较安全，出现血肿可以作局部压迫，穿破胸膜机会少；一侧失败可经对侧再穿刺；可经导管鞘插入漂浮导管。②缺点，颈内静脉插管后颈部活动受限，固定不方便。

（3）注意事项：①操作前需签署知情同意书。②判断导管插入上、下腔静脉或右房，绝非误入动脉或软组织内。③将换能器或玻璃管零点置于第4肋间腋中线水平（右心房水平）。④确保静脉内导管和测压管道系统内畅通，无凝血、空气，管道无扭曲等。⑤严格遵守无菌操作。⑥操作完成后常规听诊双侧呼吸音，怀疑气胸者及ICU患者需拍摄胸片。⑦穿刺困难时，可能有解剖变异（图1-7），应用超声引导（图1-8），提高成功率和减少并发症。

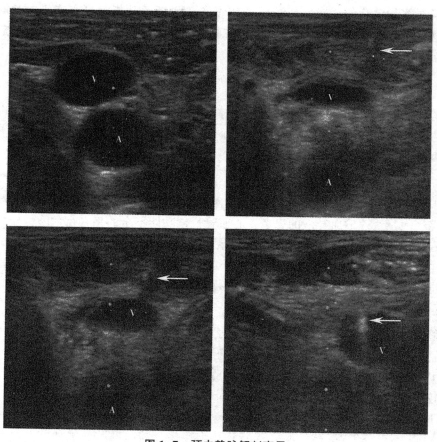

图1-7　颈内静脉解剖变异

动脉前外侧占92%，颈动脉外侧>1cm占1%，颈动脉内侧占2%

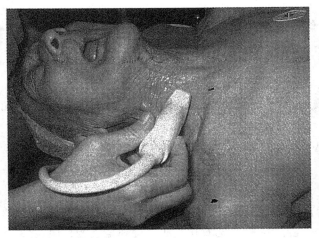
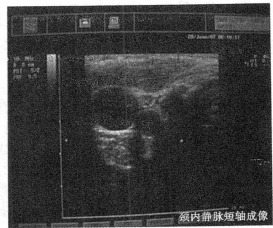

颈内静脉短轴成像

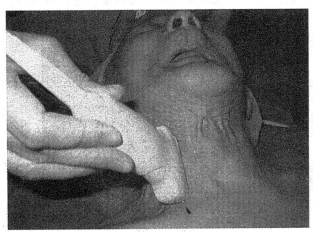
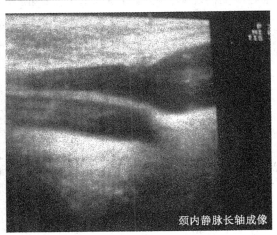

颈内静脉长轴成像

图1-8 超声引导颈内静脉穿刺

2. 锁骨下静脉穿刺置管 锁骨下静脉是中心静脉穿刺的重要部位。尤其适用于紧急容量治疗、需要长期经静脉治疗或透析，而不是短时间内监测。

（1）穿刺方法：锁骨下静脉是腋静脉的延续，起于第一肋骨外侧缘，于前斜角肌的前方，在锁骨下内1/3及第一肋骨上行走，在前斜角肌内缘与胸锁关节后方，与颈内静脉汇合，右侧形成右头臂静脉，左侧形成左头臂静脉。穿刺置管操作时患者轻度头低位，双臂内收，头稍偏向对侧。在两肩胛骨之间放置一个小卷，以完全显露锁骨下区域。常规消毒铺巾，穿刺点用1%利多卡因行局麻。在锁骨中、内1/3段交界处下方1cm处定点，右手持针，保持注射器和穿刺针与额面平行，左手示指放在胸骨上切迹处定向，穿刺针指向内侧稍上方，紧贴在锁骨后，对准胸骨上切迹进针，进针深度一般为3~5cm。如果第一次没有探到，将针退出，调整针方向，略偏向头侧，使针紧贴锁骨背侧面继续穿刺，避免增加穿刺针向下的成角。穿刺针进入静脉后，即可抽到回血，旋转针头，斜面朝向尾侧，以便导管顺利地转弯，通过头臂静脉进入上腔静脉。其他操作步骤与颈内静脉穿刺插管相同。

（2）优缺点：①优点，相对颈内静脉和股静脉，其感染率较低；头颈部活动受限的患者容易操作，增加舒适度，特别适用于需要长期留置导管者。②缺点，并发症较多，易穿破胸膜，出血和血肿不易压迫止血。

3. 股静脉　股静脉是下肢最大静脉，位于腹股沟韧带下股动脉内侧，外侧为股神经。在无法行颈静脉和锁骨下静脉穿刺的情况下，如烧伤、外伤或者手术区域位于头颈部、上胸部等，可行股静脉穿刺。

（1）穿刺方法：穿刺置管时选择穿刺点在腹股沟韧带下方 2～3cn，股动脉搏动的内侧 1cm，针与皮肤呈 45°角，如臀部垫高，则穿刺针与皮肤呈 30°角。也可选择低位股静脉穿刺，穿刺点在腹股沟韧带下 10cm 左右，针尖对向股动脉搏动内侧穿刺，便于消毒隔离和固定，注药护理方便，值得推荐使用。股静脉置管既可在心电监护或荧光镜引导下将长的导管（40～70cm）置入到下腔静脉接近心房的位置，也可将一根较短的导管（15～20cm）置入到髂总静脉。

（2）优缺点：①优点，即使是肢动脉搏动微弱或摸不到的情况下也易穿刺成功，迅速建立输液径路。股静脉穿刺可以避免很多中心静脉穿刺常见的并发症，特别是气胸，但是会有股动脉损伤甚至更罕见的股神经损伤的风险。②缺点，易发生感染，下肢静脉血栓形成的发生率也高，不宜用于长时间置管或高营养治疗。还可能有血管损伤从而引起腹腔内或腹膜后血肿。另外，股静脉置管会影响患者恢复期下床活动。

（三）中心静脉压的监测

用一直径 0.8～1.0m 的玻璃管和刻有 cmH_2O 的标尺一起固定在盐水架上，接上三通开关，连接管内充满液体，排除空气泡，一端与输液器相连，另一端接中心静脉穿刺导管，标尺零点对准腋中线右心房水平，阻断输液器一端，即可测得 CVP。这种测量 CVP 装置可自行制作，操作简易，结果准确可靠。有条件的单位也可用心血管系统监护仪，通过换能器、放大器和显示仪，显示和记录数据、波形。

CVP 部分反映血容量与静脉系统容积的相称性，还可反映右心室的功能性容积。因此临床上监测 CVP 用于评估血容量和右心功能。清醒患者自主呼吸时，CVP 的正常值在 1～7mmHg，临床上应动态观察 CVP 的变化，同时结合动脉血压综合判断。CVP 降低表示心肌收缩力增强，回心血量降低或血容量降低。如 CVP 降低同时血压升高，血管阻力不变，考虑是心肌收缩力增强；如血压降低则考虑血容量不足或回心血量减少。GVP 升高表示心肌收缩力降低，回心血量增加或血容量增加。

（四）中心静脉穿刺置管注意事项

1. 判断导管插入上、下腔静脉或右房，绝非误入动脉或软组织内。

2. 导管尖端须位于右心房或近右心房的上下腔静脉，确保静脉内导管和测压管道系统内畅通，无凝血、空气，管道无扭曲等。若导管扭曲或进入异位血管，测压则不准。

3. 因 CVP 仅为数厘米水柱，零点发生偏差将显著影响测定值的准确性，测压标准零点应位于右心房中部水平线，仰卧位时基本相当于第四肋间腋中线水平，侧卧位时位于胸骨右缘第四肋间水平。

4. 严格遵守无菌操作。

5. 操作完成后常规听诊双侧呼吸音，怀疑气胸者及 ICU 患者摄胸片。

6. 穿刺困难时，可能有解剖变异，应用超声引导可提高成功率和减少并发症（图 1-7，图 1-8）。

（五）临床意义

1. **正常值** CVP 的正常值为 5 ~ 12cmH$_2$O，<5cmH$_2$O 提示心腔充盈欠佳或血容量不足，>15~20cmH$_2$O 提示右心功能不全或容量超负荷。临床上应动态地观察 CVP 的变化，同时结合动脉血压等综合判断。CVP 不能反映左心功能，LAP 和 CVP 的相关性较差。

2. **影响 CVP 的因素** ①病理因素：CVP 升高见于右心衰竭、心房颤动、肺梗死、支气管痉挛、输血补液过量、纵隔压迫、张力性气胸及血胸、慢性肺部疾患、心脏压塞、缩窄性心包炎、腹内压增高等。CVP 降低的原因有低血容量及周围血管扩张，如神经性和过敏性休克等。②神经体液因素：交感神经兴奋，儿茶酚胺、抗利尿激素、肾素和醛固酮等分泌增加，血管张力增加，使 CVP 升高。相反，扩血管活性物质，使血管张力减小，血容量相对不足，CVP 降低。③药物因素：快速输液，应用去甲肾上腺素等血管收缩药，CVP 明显升高；用扩血管药或心功能不全患者用强心药后，CVP 下降。④其他因素：缺氧和肺血管收缩，患者挣扎和骚动，气管插管和切开，正压通气时胸膜腔内压增加，腹腔手术和压迫等均使 CVP 升高，麻醉过深或椎管内麻醉时血管扩张，CVP 降低。

3. **CVP 与动脉血压相关变化的意义** 表1-3 示动脉血压与 CVP 相关变化的意义。通过其相关变化能反映循环改变，有助于指导临床治疗。

表1-3 中心静脉压与动脉血压相关变化的意义

中心静脉压	动脉压	原因	处理
低	低	血容量不足	补充血容量
低	正常	心功能良好，血容量轻度不足	适当补充血容量
高	低	心功能差，心排血量减少	强心，供氧，利尿，纠正酸中毒，适当控制补液或谨慎选用血管扩张药
高	正常	容量血管过度收缩，肺循环阻力增高	控制补液，用血管扩张药扩张容量血管及肺血管
正常	低	心脏排血功能减低，容量血管过度收缩，血容量不足或已足	强心，补液试验，血容量不足时适当补液

（六）中心静脉置管的并发症

中心静脉置管的并发症包括机械性损伤、血栓形成和感染等。

1. **机械并发症** 主要包括血管损伤、心律失常、血气胸、神经损伤、心脏穿孔等，其中最为常见的是意外穿刺动脉。

（1）意外穿刺动脉：颈内静脉穿刺时，穿刺点和进针方向偏内侧时易穿破颈动脉，进针太深可能穿破颈横动脉、椎动脉或锁骨下动脉，在颈部可形成血肿，凝血机制不好或肝素化后的患者更易发生，如两侧穿刺形成血肿可压迫气管，造成呼吸困难，故应尽量避免穿破颈动脉等。穿刺时可摸到颈动脉，并向内推开，穿刺针在其外侧进针，并不应太深，一旦发生血肿，应作局部压迫，不要急于再穿刺。锁骨下动脉穿破可形成纵隔血肿、血胸或心脏压塞等，所以需按解剖关系准确定位，穿刺针与额状面的角度不可太大，力求避免损伤动脉。

（2）心律失常：为常见并发症，主要原因为钢丝或导管刺激引起。应避免钢丝或导管插入过深，并防止体位变化所致导管移动，操作过程应持续监测 ECG，发生心律失常时可将导管退出 1~2cm。

（3）血气胸：主要发生在锁骨下静脉穿刺时，国外文献报道气胸发生率为 1% 左右，国内也有报告。因胸膜圆顶突起超过第一肋水平以上 1cm，该处与锁骨下静脉和颈内静脉交界处相距仅 5mm，穿刺过深或穿刺针与皮肤角太大较易损伤胸膜。所以操作时要倍加小心，有怀疑时听诊两侧呼吸音，早期发现，并及时应用胸腔引流和输血补液等措施，以免生命危险。为了减少气胸和血胸发生，应注意以下事项：没有经验者必须在有经验的上级医师的指导行下锁骨下静脉穿刺；慢阻肺（COPD）或肺大疱或机械通气使用较高 PEEP 的患者穿刺过程中应注意避免进针过深；在穿刺过程中应吸氧，如发生呼吸困难，必须停止操作，并检查原因。

（4）神经和淋巴管损伤：中心静脉穿刺置管也能造成神经损伤，包括臂丛神经、膈神经、颈交感干、喉返神经和迷走神经等。此外，也可能导致慢性疼痛综合征。损伤胸导管可并发乳糜胸。

（5）血管和心脏穿孔：中心静脉置管并发症中最致命的是急性心脏压塞，其原因包括心包内上腔静脉、右心房或右心室穿孔导致心包积血，或静脉补液误入心包内。导管造成心脏穿孔从而引起急性心脏压塞时，起病急骤，发展迅速。因此，放置中心静脉导管的患者出现严重低血压时，应该高度怀疑是否出现心脏压塞。该并发症的临床表现一般出现较迟（穿刺后 1~5 天），这说明与穿刺操作本身相比，中心静脉导管的留置使用与该并发症的发生更有关系。心脏穿孔的原因可能为：导管太硬而插入过深；穿刺导管被针尖切割而损坏，边缘锐利；心脏收缩时，心脏壁与导管摩擦；心脏原有病变，心腔壁薄脆。预防方法包括：导管顶端位于上腔静脉与右心房交界处，不宜太深；妥善固定导管，尽量不使其移位；导管不可太硬，用硅化聚乙烯导管者未见并发心脏穿孔。

2. 栓塞性并发症

（1）血栓形成和栓塞：与导管相关的血栓并发症发生率与导管置入的位置相关，股静脉明显高于锁骨下静脉。中心静脉导管置入右心房则更易引起血栓，这可能与导管对心内膜的机械刺激有关。血栓形成与长期置管和高营养疗法有关，应注意液体持续滴注和定期用肝素生理盐水冲洗。

（2）气栓：中心静脉在吸气时可能形成负压，穿刺过程中更换输液器、导管或接头脱开时，尤其是头高半卧位时，容易发生气栓。预防方法是穿刺和更换输液器时应取头低位，避免深呼吸和咳嗽，导管接头脱开后应立即接上或暂时堵住，穿刺置管时应尽可能避免中心静脉与空气相通。

3. 感染性并发症　是中心静脉穿刺置管后较晚期最常见的并发症，包括局部感染和血源性感染，后者会明显增加住院费用和死亡率。

防止感染的首要条件是严格执行无菌操作。如需长时间放置中心静脉导管，最好选择锁骨下静脉，双腔导管比单腔导管发生感染的风险更大。

导管的材质及表面涂层也影响感染的发生率，肝素涂层的中心静脉导管可以减少与导管相关的血栓和感染的发生。抗微生物的药物如氯己定和磺胺嘧啶银或米诺环素和利福平涂层的导管可减少细菌定植率以及血源性感染的发生。中心静脉导管放置时间越短越好，并每天加强护理，一般 1~2 周应更换导管，如有发热必须拔除。

四、肺动脉压及肺动脉楔压监测

经皮穿刺置入肺动脉 Swan-Ganz 漂浮导管，可测量右房压、右室压、肺动脉压及肺动脉楔压，用以评估左心室功能、肺循环状态、估计疾病进程以及诊断治疗心律失常等。在临床应用于心脏病等危重患者或心血管手术。

（一）适应证和禁忌证

由于肺动脉导管的置入可能引起并发症并给患者带来较大危险，因此应充分衡量肺动脉漂浮导管在诊断和治疗中的益处与其并发症带来的危险之后谨慎应用，适应证见表1-4。

表1-4 肺动脉导管监测适应证

1. 左心功能不全［EF<40% 或 CI<2.0L／（min·m²）］	5. 右心衰、肺高压、严重腹腔积液和慢性阻塞性肺疾患
2. 心源性、低血容量、感染性休克或多脏器功能衰竭	6. 血流动力学不稳定需用强心药或 IABP 维持
3. 近期心肌梗死或不稳定性心绞痛	7. 主动脉手术需钳闭主动脉者
4. 心脏大血管手术估计伴大出血或大量体液丧失	

禁忌证：对于三尖瓣或肺动脉瓣狭窄、右心房或右心室内肿块、法洛氏四联症等病例一般不宜使用。严重心律失常、凝血功能障碍、近期置起搏导管患者常作为相对禁忌证。根据病情需要和设备及技术力量，权衡利弊决定取舍。

（二）肺动脉导管置入方法

右颈内静脉是置入漂浮导管的最佳途径，导管可直达右心房，从皮肤到右心房的距离最短，操作方法易于掌握，并发症少。当颈内静脉穿刺成功后，将特制的导引钢丝插入，沿钢丝将导管鞘和静脉扩张器插入静脉，然后拔除钢丝和静脉扩张器，经导管鞘将肺动脉导管插入右心房，气囊部分充气后继续推进导管，导管通过三尖瓣进入右心室后，压力突然升高，下降支又迅速回到零点，出现典型的平方根形右室压力波形，舒张压较低。此时，使气囊完全充气，穿过肺动脉瓣进入肺动脉，最后到达嵌入位置。上述每个位置的特征性波形可用于确定导管的位置和正确走向（图1-9）。最佳嵌入位置在左心房水平的肺动脉第一分支，导管已达满意嵌入部位的标准是：①冲洗导管后，呈现典型的肺动脉压力波形。②气囊充气后出现 PAWP 波形，放气后又再现 PAP 波形。③PAWP 低于或等于肺动脉舒张压。

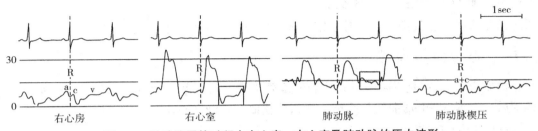

图1-9 肺动脉置管过程中右心房、右心室及肺动脉的压力波形

（三）肺动脉导管监测的临床意义

通过肺动脉导管可监测一系列血流动力学参数，包括肺动脉压（PAP）、PAWP、混合

静脉血氧饱和度（SvO$_2$）和心排血量（CO）。

1. **肺动脉压** 肺动脉压波形与动脉收缩压波形相似，但波幅较小，反映右心室后负荷及肺血管阻力的大小。正常肺动脉收缩压为 15～30mmHg，肺动脉舒张压为 5～12mmHg。肺动脉平均压超过 25mmHg 时为肺动脉高压症。肺动脉压降低常见于低血容量，肺动脉压升高多见于 COPD、原发性肺动脉高压、心肺复苏后、心内分流等。缺氧、高碳酸血症、ARDS、肺栓塞等可引起肺血管阻力增加而导致肺动脉压升高。左心功能衰竭、输液超负荷可引起肺动脉压升高，但肺血管阻力并不增加。

2. **肺动脉楔压** 气囊充气后，阻断肺小动脉内前向血流，导管远端感传的是肺小动脉更远处肺毛细血管和静脉系统的压力，此时测得的肺小动脉远处的压力称为肺动脉楔压，反映左房和左心室舒张末压。肺动脉楔压正常值为 5～12mmHg，呼气末这个值近似于左房压，和左心室舒张末容积相关，常反映肺循环状态和左心室功能；可鉴别心源性或肺源性肺水肿，判定血管活性药物的治疗效果，诊断低血容量以及判断液体治疗效果等。

3. **心排血量** 利用温度稀释法可经肺动脉导管进行心排血量的测定。将 10mL 凉盐水从导管的中心静脉端快速匀速注入，肺动脉导管开口附近的热敏电阻将检测到温度变化，通过记录温度-时间稀释曲线并分析后可测得心排血量。心排血量正常范围 4～8L·min^{-1}，心指数 2.4～4.0L·min^{-1}·m^{-2}。输出量大小受心肌收缩力、心脏的前负荷、后负荷及心率等因素影响。

4. **混合静脉血氧饱和度（SvO$_2$）** 通过肺动脉导管测定肺动脉血中的氧饱和度为 SvO$_2$，可反映组织氧供给和摄取关系。SvO$_2$ 与心排血量的变化密切相关，吸空气时 SvO$_2$ 正常值为 75%。在脓毒血症、创伤和长时间手术等情况下，组织摄氧的能力下降，仅根据 SvO$_2$ 很难对病情作出正确判断。SvO$_2$ 变化原因见表 1-5。

表 1-5　SvO$_2$ 变化原因

临床 SvO$_2$ 范围	产生机制	原因
增高 80%～90%	氧供增加	心排血量增加、吸入氧浓度提高
	氧耗减少	低温、脓毒血症、麻醉、肌松药
减少<60%	氧供减少	贫血、心排血量降低、低氧血症
	氧耗增加	发热、寒战、抽搐、疼痛、活动增多

（四）肺动脉置管常见并发症

包括心律失常、气囊破裂、肺栓塞、肺动脉破裂和出血以及导管打结。

五、心排血量监测

心排血量（CO）是反映心脏泵功能的重要指标。可判断心力衰竭和低排综合征，评估患者预后。根据 Startling 曲线，临床上能指导输血、补液和心血管药物治疗。

（一）监测方法

1. 有创心排血量监测方法

（1）Fick 法：Fick 于 1870 年首先提出由于肺循环与体循环的血流量相等，故测定单位时间内流经肺循环的血量可确定心排血量。当某种物质注入流动液体后的分布等于流速乘以物质近端与远端的浓度差。直接 Fick 法是用氧耗量和动、静脉氧含量差来计算 CO 的，具体公式为：

$$CO = \frac{\dot{V}O_2}{CaO_2 - C\bar{v}O_2}$$

其中 $\dot{V}O_2$ 为氧耗量，$C\bar{v}O_2$ 为混合静脉血氧含量，CaO_2 为动脉血氧含量。直接 Fick 法测定 CO 需要设备测定氧耗量，同时通过肺动脉导管采集混合静脉血测定 $C\bar{v}O_2$，采集动脉血测定 CaO_2。

直接 Fick 法被认为是 CO 监测的金标准。在实际应用中，直接 Fick 法也有一定的误差。如导管尖端的位置不当，或者是存在左向右分流时肺动脉采血的氧含量不能完全代替实际的混合静脉血氧含量。机体正常情况下有一部分静脉血流绕过肺泡经支气管静脉和心内最小静脉直接流入左心室与体循环（即右向左分流）。这部分血流占 CO 的 20%。故肺循环血量不能完全代替体循环血量。研究表明采用这种方法测出的 CO，平均误差范围约为 2.6% ~ 8.5%。

（2）温度稀释法：利用肺动脉导管，通过注射冷生理盐水导致的温差及传导时间计算 CO 的方法为温度稀释法，是常用的有创心血管功能监测方法。

①温度稀释法：利用 Swan-Ganz 导管施行温度稀释法测量心排血量（CO），是创伤性心血管功能监测方法，结果准确可靠，操作简便，并发症少。适用于心血管和急诊危重的患者。测量时，将 2 ~ 10℃冷生理盐水作为指示剂，经 Swan-Ganz 导管注入右心房，随血流进入肺动脉，由温度探头和导管前端热敏电阻分别测出指示剂在右心房和肺动脉的温差及传导时间，经心排血量计算机描记时间温度曲线的面积，自动计算心排血量，并显示和记录其数字及波形。注射应尽可能快速和均匀，理想速度为 10mL/4 ~ 5 秒（2mL/s）。连续注射和测量 3 次，取平均值。

②连续温度稀释法：采用物理加温作为指示剂来测定心排血量，可以连续监测 CO。连续温度稀释法采用与 Swan-Ganz 导管相似的导管（CCOmbo）置于肺动脉内，在心房及心室这一段（10cm）有一加温系统，可使周围血液温度升高，然后由热敏电阻测定血液温度变化，加热是间断进行的，每 30 秒一次，故可获得温度-时间曲线来测定心排血量。开机后 3 ~ 5 分钟即可报出心排血量，以后每 30 秒报出以前所采集的 3 ~ 6 分钟的平均数据，连续性监测。该仪器不需定标，加温系统是反馈自控的，温度恒定，导管加温部位表面温度为 44℃，功率为 7.5W，仅有一薄层血液与之接触，至热敏电阻处血液温度仅高于体温 0.05℃（这微小温差在常规热敏电阻是无法测出）。血液和心内膜长时间暴露在 44℃未发现有任何问题。目前导管增加了混合静脉血氧饱和度（SvO_2）测定。

（3）脉搏轮廓分析连续心排血量测定（PiCCO）：采用成熟的温度稀释法测量单次心排血量（CO），并通过分析动脉压力波型曲线下面积与 CO 存在的相关关系，获取连续 CO。PiCCO 技术从中心静脉导管注射室温水或冰水，在大动脉（通常是主动脉）内测量温度-时间变化曲线，因而可测量全心的相关参数；更为重要的是其所测量的全心舒张末期容积（GEDV）、胸腔内血容积（ITBV）能更充分反映心脏前负荷的变化，避免了以往以中心静脉压（CVP）、肺动脉阻塞压（PAOP）等压力代容积的缺陷。根据温度稀释法可受肺间质液体量（即血管外肺水，EVLW）影响的特点（染料稀释法则无此特点），目前应用单指示剂（热稀释）法还可测量 EVLW，即 EVLW＝胸腔总热容积（ITTV）－ITBV。

PiCCO 技术测量参数包括：AP、SVR、GEDV、ITBV、不间断容量反应（SVV、PPV）、全心射血分数（GEF）、心功能指数（CFI）、EVLW、肺血管通透性指数（PVPI）。PiCCO 技术还有以下优点：①损伤小，只需建立一中心静脉导管和动脉通路，不需要使用右心导管，更适合儿科患者。②各类参数更直观，不需要加以推测解释（如右心导管测量的 PCWP 等）。③可实时测量 CO，使治疗更及时。④导管放置过程简便，不需要行胸部 X 线定位，容易确定血管容积基线，避免了仅凭 X 线胸片判断是否存在肺水肿引起的争论。⑤使用简便，结果受人为干扰因素少；导管留置可达 10 天，有备用电池便于患者转运。PiCCO 技术禁用于股动脉移植和穿刺部位严重烧伤的患者。对存在心内分流、主动脉瘤、主动脉狭窄者及肺叶切除和体外循环等手术易出现测量偏差。当中心静脉导管置入股静脉时，测量 CO 过高偏差 75mL/min，应予以注意。

2. 无创或微创心排血量监测法

（1）生物阻抗法心排血量监测（TEB）：TEB 是利用心动周期中胸部电阻抗的变化来测定左心室收缩时间并通过计算获得心搏量。TEB 操作简单、费用低并能动态连续观察 CO 的变化趋势。但由于其抗干扰能力差，尤其是不能鉴别异常结果是由于患者的病情变化引起，还是由于仪器本身的因素所致，另外计算 CO 时忽略了肺水和外周阻力的变化，因此，在危重病和脓毒症患者与有创监测 CO 相关性较差，在一定程度上限制了其在临床上的广泛使用。心阻抗血流图 Sramek 改良了 Kubicek 公式，应用 8 只电极分别安置在颈根部和剑突水平，根据生物电阻抗原理，测量胸部电阻抗变化，通过微处理机自动计算 CO。

（2）食管超声心动图（TEE）：TEE 监测参数包括①每搏量（SV）＝舒张末期容量（EDV）－收缩末期容量（ESV）。②左室周径向心缩短速率（VCF），正常值为每秒 0.92±0.15 周径。③左室射血分数（EF）。④舒张末期面积（EDA），估计心脏前负荷。⑤根据局部心室壁运动异常，包括不协调运动、收缩无力、无收缩、收缩异常及室壁瘤，监测心肌缺血。TEE 监测心肌缺血较 ECG 和肺动脉压敏感，变化出现较早。

（3）动脉脉搏波形法连续心排血量监测：通过外周动脉置管监测患者动脉波形，并根据患者的年龄、性别、身高及体重等信息计算得出每搏量（SV）。通过 SV×心率得出心排血量。以 FloTrac 为例，SV 与动脉压的标准差成正比，血管顺应性和血管阻力对 SV 的影响合成一个变量 χ（搏动性，pulsatility），即 SV＝动脉压力标准差（SDAP）×搏动性。动脉压以 100Hz 的频率来取样，其标准差每 20 秒更新一次。χ 通过主动脉顺应性、平均动脉压、压力波形的偏度和峰度及体表面积各参数的多元回归方程推算，不需要定标。血管张力是决定每搏输出量与动脉压力之间关系的主要决定因素。

动脉脉搏波形分析法测定心排血量中，还可以显示每搏量变异性（SVV），而 SVV 则是通过（SVmax－SVmin）/SVmean 计算；每搏量变异性（SVV）的分析，如机械通气时，有助于对患者进行目标导向的液体治疗。主动脉阻抗的个体差异可能导致心排血量计算的不准确性。动脉压力波形的假象或变更，如动脉瓣膜疾病、运用主动脉球囊反搏装置或体循环血管阻力大量减小，都可能影响心排血量测定的准确性。

（4）部分 CO_2 重复吸入法心排血量监测：该技术采用的是转换的 Fick 公式：以 CO_2 消耗量为参数，而不是氧摄取量。

$$\dot{Q} = \frac{\dot{V}CO_2}{C\bar{v}CO_2 - CacO_2}$$

该方法通过计算机控制的气动阀门每3分钟间歇性关闭50秒导致部分呼出气体被重复吸入。将重复吸入引起的CO_2生成量和呼气末CO_2量（近似于混合静脉血CO_2量）的变化代入上述方程，可计算出心排血量。

初期的临床研究表明该方法与温度稀释法有较好的一致性，但该方法仅限于机械通气且无明显肺内分流的患者，临床应用有较大局限性。

（二）临床意义

1. 血流动力学指标计算法　见表1-6。

2. 判断心脏功能　①诊断心力衰竭和低心排血量综合征，估计病情预后。②绘制心功能曲线，分析CI和PAWP的关系，指导输血、补液和心血管治疗。

表1-6　血流动力学指标正常值

血流动力学指标	公式	正常值
心排血量（CO）	$CO = SV \times HR$	$4 \sim 8L/min$
心指数（CI）	$CI = \dfrac{CO}{BSA}$	$2.5 \sim 4L/(min \cdot m^2)$
每搏量（SV）	$SV = \dfrac{CO}{HR \times 1000}$	$60 \sim 90m$
每搏指数（SVI）	$SVI = \dfrac{SV}{BSA}$	$40 \sim 60mL/m^2$
每搏功（SW）	$SW = (MAP - PAWP) \times SV \times 0.136$	$85 \sim 119g$
左室每搏功指数（LVSWI）	$LVSWI = \dfrac{1.36MAP - PAWP}{100} \times SVI$	$45 \sim 60g/m^2$
右室每搏功指数（RVSWI）	$RVSWI = \dfrac{1.36\overline{PAP} - CVP}{100} \times SVI$	$5 \sim 10g/m^2$
体循环血管阻力（SVR）	$SVR(TPR) = \dfrac{MAP - CVP}{CO}$	$90.0 \sim 150.0kPa \cdot s/L$
肺循环血管阻力（PVR）	$PVR = \dfrac{\overline{PAP} - PAWP}{CO}$	$15.0 \sim 25.0kPa \cdot s/L$

（杨龙俊）

第四节　肾功能监测

一、肾小球滤过功能测定

肾小球滤过率（GFR）是指单位时间（min）内从双肾滤过的血浆的毫升数。GFR不能直接测定，只能通过测定某种标志物的清除率而得知。内生肌酐清除率（Ccr）是目前临床上最常用的估计 GFR 的方法。正常参考范围男性 105mL/min±20mL/min，女性 95mL/min±20mL/min。根据 Ccr 一般可将肾功能分为 4 期。Ccr 51～80mL/min 为肾衰竭代偿期；Ccr 50～20mL/min 为肾衰竭失代偿期；Ccr 19～10mL/min 为肾衰竭期；Ccr<10mL/min 为尿毒症期或终末期肾衰竭。

血肌酐是判断肾小球功能的简便而有效的指标。正常参考范围男性 44～133μmol/L（0.5～1.5mg/dl），女性 70～106μmol/L（0.8～1.2mg/dl）。当肾小球滤过功能减退时，理论上讲血肌酐的浓度会随内生肌酐清除率下降而上升，但研究显示当肾功能下降到正常的 1/3 时，血肌酐才略微上升，并且严重肾脏疾病患者约 2/3 的肌酐从肾外排出，因此在肾脏功能下降的早期和晚期都不能直接应用血肌酐来判断 GFR 的实际水平。

二、肾小管功能测定

肾小管的主要功能是通过重吸收和分泌使原尿变成终尿。

1. 尿比重试验 尿比重是尿液与纯水重量的比值，反映肾小管的浓缩与稀释功能。正常在 1.015～1.030 之间。成人夜尿或昼尿中至少一次尿比重>1.018，昼尿最高和最低尿比重差>0.009。

2. 尿渗透压测定 反映尿中溶质分子和离子的总数，自由状态下尿渗透压波动幅度大，高于血浆渗透压。禁饮后尿渗透压为 600～1 000mOsm/（kg·H_2O）。血浆渗透压平均为 300mOsm/（kg·H_2O）。尿/血浆渗透压比值为（3～4.5）：1。低渗尿提示远端肾小管浓缩功能下降。

3. 肾小管葡萄糖最大重吸收量试验 当最大重吸收量减少时，表示近曲小管重吸收葡萄糖能力下降，称为肾性糖尿。

4. 酚磺酞排泄试验 作为反映肾近曲小管的分泌功能的指标之一，健康人 15 分钟总排泄量>25%，2 小时总排泄量为 55%～75%。

5. 肾小管标志性蛋白测定 N-乙酰-β-D-氨基葡萄糖苷酶（NAG）、β_2-微球蛋白等。

三、血中含氮物质浓度的测定

血尿素氮（BUN）是血中非蛋白氮（NPN）的主要成分。蛋白质摄入过多、发热、感染、中毒、组织大量破坏、急性肾功能不全少尿期或慢性肾功能不全晚期，BUN 均增高。

（杨龙俊）

第二章

术前准备与麻醉选择

第一节　麻醉前的一般准备

麻醉前准备是根据患者的病情和手术的部位及方式有目的进行的各方面准备工作，总的目的在于提高患者的麻醉耐受力、安全性和舒适性，保证手术顺利进行，减少术后并发症，使术后恢复更迅速。对 ASA Ⅰ 级患者，做好常规准备即可；对 ASA Ⅱ 级患者，应维护全身情况及重要生命器官的功能，在最大程度上增强患者对麻醉的耐受力；对于Ⅲ、Ⅳ、Ⅴ级患者，除需做好一般性准备外，还必须根据个体情况做好特殊准备。

一、精神状态准备

多数患者在手术前存在种种不同程度的思想顾虑，或恐惧或紧张或焦虑等心理波动。但过度的精神紧张、情绪激动或彻夜失眠，会导致中枢神经系统活动过度，扰乱机体内部平衡，可能造成某些并发疾病恶化。如高血压患者可因血压剧烈升高诱发心脑血管意外，严重影响患者对麻醉和手术的耐受力。为此，术前必须设法解除患者的思想顾虑和焦虑情绪，从关怀、安慰、解释和鼓励着手，酌情恰当阐明手术目的、麻醉方式、手术体位，以及麻醉或手术中可能出现的不适等情况，用亲切的语言、良好的沟通技巧向患者做具体介绍，针对患者存在的顾虑和疑问进行交谈和说明，以减少其恐惧、解除焦虑，取得患者信任，争取充分合作。对过度紧张而不能自控的患者，术前数日起即可开始服用适量神经安定类药，晚间给安眠药，手术日晨麻醉前再给适量镇静催眠药。

二、营养状况改善

营养不良导致机体蛋白质和某些维生素缺乏，可明显降低麻醉和手术耐受力。蛋白质不足常伴有低血容量或贫血，对失血和休克的耐受能力降低。低蛋白血症常伴发组织水肿，降低组织抗感染能力，影响创口愈合。维生素缺乏可致营养代谢异常，术中容易出现循环功能或凝血功能异常，术后抗感染能力低下，易出现肺部感染并发症。对营养不良患者，手术前如果有较充裕的时间且能口服者，应尽可能经口补充营养；如果时间不充裕，或患者不能或不愿经口饮食，应采用肠外营养，贫血患者可适当输血，低蛋白、维生素缺乏者除输血外，可给予血浆、氨基酸、白蛋白、维生素等制剂进行纠正，使营养状况得以改善，增加机体抵抗力和对手术的耐受力，减少术后感染及其他并发症，促进伤口愈合，早日康复。

三、术后适应性训练

有关术后饮食、体位、大小便、切口疼痛或其他不适，以及可能需要较长时间输液、吸氧、胃肠减压、胸腔引流、导尿及各种引流等情况，术前可酌情将其临床意义向患者讲明，让患者有充分的思想准备，以取得配合。如果术前患者心理准备不充分、术后躯体不适、对预后缺乏信心，容易产生焦虑，加重术后疼痛等不适。可在完善的术后镇痛前提下，从稳定情绪入手，提供有针对性的、有效的心理疏导。多数患者不习惯在床上大小便，术前需进行锻炼。术后深呼吸、咳嗽、咳痰的重要性必须向患者讲解清楚，使患者从主观上认识这一问题的重要性，克服恐惧心理，积极配合治疗，并训练正确执行的方法。疼痛是导致患者术后不敢用力咳嗽的一个主要原因，因此镇痛治疗十分重要。

四、胃肠道准备

择期手术中，除浅表小手术采用局部浸润麻醉者外，其他不论采用何种麻醉方式，均需常规排空胃，目的在于防止术中或术后反流、呕吐，避免误吸、肺部感染或窒息等意外。胃排空时间正常人为4~6小时。情绪激动、恐惧、焦虑或疼痛不适等可致胃排空显著减慢。有关禁饮、禁食的重要意义必须向患者本人或患儿家属交代清楚，以取得合作。糖尿病患者在禁食期间须注意有无低血糖发生，如出现心慌、出汗、全身无力等症状时，要及时补充葡萄糖和定时监测血糖。

五、膀胱的准备

患者送入手术室前应嘱其排空膀胱，以防止术中尿床和术后尿潴留；对盆腔或疝手术，排空膀胱有利于手术野显露和预防膀胱损伤。危重患者或复杂大手术，均需于麻醉诱导后留置导尿管，以利观察尿量。

六、口腔卫生准备

生理条件下，口腔内寄存着10余种细菌，麻醉气管内插管时，上呼吸道的细菌容易被带入下呼吸道，在术后抵抗力低下的情况下，可能引起肺部感染并发症。为此，患者住院后即应嘱患者早晚刷牙、饭后漱口；对患有松动龋齿或牙周炎症者，需经口腔科诊治。进手术室前应将活动义齿摘下，以防麻醉时脱落，甚或误吸入气管或嵌顿于食管。

七、输液、输血准备

对中等以上手术，术前应向患者及家属说明输血的目的及可能发生的输血不良反应、自体输血和异体输血的优缺点、可能经血液传播的疾病、征得患者及家属的同意并签订输血同意书。对于不能行自体输血者，检查患者的血型，做好交叉配血试验，并为手术准备好足够的红细胞和其他血制品。凡有水、电解质或酸碱失衡者，术前均应常规输液，尽可能作补充和纠正，避免或减少术中心血管并发症的发生。

八、治疗药物的检查

病情复杂的患者，术前常已接受一系列药物治疗，麻醉前除要求全面检查药物治疗的效果外，还应重点考虑某些药物与麻醉药物之间可能存在的相互作用，有些容易导致麻醉中的不良反应。为此，对某些药物要确定是否继续使用、调整剂量再用或停止使用。例如洋地黄、胰岛素、糖皮质激素和抗癫痫药，一般都需要继续使用至术前，但应核对剂量重新调整。对一个月以前曾较长时间应用糖皮质激素而术前已经停服者，手术中亦有可能发生急性肾上腺皮质功能不全危象，因此术前必须恢复使用外源性糖皮质激素，直至术后数天。正在施行抗凝治疗的患者，手术前应停止使用，并需设法拮抗其残余抗凝作用，以免术中出现难以控制的出血。患者长期服用某些中枢神经抑制药，如巴比妥类、阿片类、单胺氧化酶抑制药、三环类抗抑郁药等，均可影响对麻醉药的耐受性，或于麻醉中易诱发呼吸和循环严重并发症，故均应于术前停止使用。因β受体阻滞剂可减少围手术期心脏并发症，长期应用者，应持续用至手术当日。神经安定类药（如吩噻嗪类药——氯丙嗪）、某些抗高血压药（如萝芙木类药——利舍平）等，可能导致麻醉中出现低血压，甚至心肌收缩无力，故术前均应考虑是继续使用、调整剂量使用或暂停使用。如因急诊手术不能按要求停用某些治疗药物，则施行麻醉以及术中相关处理时要非常谨慎。

九、手术前晚复查

手术前晚应对全部准备工作进行复查。如临时发现患者感冒、发热、妇女月经来潮等情况时，除非急症，手术应推迟进行。手术前晚睡前宜酌情给患者服用镇静催眠药，以保证其有充足的睡眠。

（王书强）

第二节　麻醉诱导前即刻期的准备

麻醉诱导前即刻期一般是指诱导前 10~15 分钟这段时间，是麻醉全过程中极重要的环节。于此期间要做好全面的准备工作，包括复习麻醉方案、手术方案及麻醉器械等的准备情况，应完成的项目见表 2-1，对急症或门诊手术患者尤其重要。

表 2-1　麻醉前即刻期应考虑的项目

患者方面	健康情况，精神状态，特殊病情，患者主诉及要求
麻醉方面	麻醉实施方案，静脉输液途径，中心静脉压监测途径等
麻醉器械	氧源，N_2O 源，麻醉机，监护仪，气管内插管用具，一般器械用具
药品	麻醉药品，辅助药品，肌松药，急救药品
手术方面	手术方案，手术部位与切口，手术需时，手术对麻醉的特殊要求，手术体位，预防手术体位损伤的措施，术后止痛要求等
术中处理	预计可能的意外并发症，应急措施与处理方案，手术安危估计

一、患者方面

麻醉诱导前即刻期对患者应考虑两方面的中心问题：①此刻患者还存在哪些特殊问题？②还需要做好哪些安全措施？

（一）常规工作

麻醉医师于诱导前接触患者时，首先需问候致意，表现关心体贴，听取主诉和具体要求，使患者感到安全、有依靠，对麻醉和手术充满信心。诱导前患者的焦虑程度各异，对接受手术的心情也不同，应进行有针对性的处理。对紧张不能自控的患者，可经静脉补注少量镇静药。对患者的义齿、助听器、人造眼球、隐形眼镜片、首饰、手表、戒指等均应摘下保管，并记录在麻醉记录单上。明确有无义齿或松动牙，做好记录。复习最近一次病程记录（或麻醉科门诊记录），包括：①体温、脉率。②术前用药的种类、剂量、用药时间及效果。③最后一次进食、进饮的时间、饮食内容和数量。④已静脉输入的液体种类、数量。⑤最近一次实验室检查结果。⑥麻醉及特殊物品、药品使用协议书的签署意见。⑦患者提出的专门要求的具体项目（如拒用库存血、要求术后刀口不痛等）。⑧如为门诊手术，落实手术后离院的计划。

（二）保证术中静脉输注通畅

需注意：①备妥口径合适的静脉穿刺针，或深静脉穿刺针。②按手术部位选定穿刺径路，如腹腔、盆腔手术应取上肢径路输注。③估计手术出血量，决定是否同时开放上肢及下肢静脉，或选定中心静脉置管并测定中心静脉压或行桡动脉穿刺测定动脉压或心功能。

二、器械方面

麻醉诱导前应对已备妥的器械、用具和药品等，再做一次全面检查与核对，重点项目包括如下。

（一）氧源与 N_2O 源

检查氧、N_2O 筒与麻醉机氧、N_2O 进气口的连接是否正确无误。检查气源压力是否达到使用要求：

1. 如为中心供氧，氧压表必须始终恒定在 $3.5kg/cm^2$；开启氧源阀后，氧浓度分析仪应显示 100%。符合上述标准，方可采用。如果压力不足，或压力不稳定，或气流不畅者，不宜贸然使用，应改用压缩氧筒源。

2. 压缩氧筒满筒时压力应为 $150kg/cm^2$（$\cong 2\,200psi \cong 15Mpa$），在标准大气压和室温情况下其容量约为 625L。

3. 如为中心供 N_2O，气压表必须始终恒定在 $52kg/cm^2$，不足此值时，表示供气即将中断，不能再用，应换用压缩 N_2O 筒源。

4. 压缩 N_2O 筒满筒时压力应为 $52kg/cm^2$（$\cong 745psi \cong 5.2Mpa$），含 N_2O 量约为 215L，在使用中其筒压应保持不变；如果开始下降，表示筒内 N_2O 实际含量已接近耗竭，当压力降到 $25kg/cm^2$，提示筒内 N_2O 气量已只剩 100L，若继续以 3L/min 输出，仅能供气 30 分钟，因此必须更换新筒。

5. 空气源　空气源是调节氧浓度的必需气体，压力表必须始终恒定在 $3.5kg/cm^2$。

（二）流量表及流量控制钮

流量表及其控制钮是麻醉机的关键部件之一，必须严格检查后再使用：①开启控制钮后，浮子的升降应灵活、恒定，表示流量表及控制钮的工作基本正常。②控制钮为易损部件，若出现浮子升降过度灵敏，且呈飘忽不能恒定状态，提示流量表的输出口已磨损，或针栓阀损坏，出现输出口关闭不全现象，则应更换后再使用。

（三）快速充气阀

压力为 45~55psi 的纯氧从高压系统直接进入共同气体出口，其氧流量可高达 40~60L/min。在堵住呼吸螺纹管的三叉接口的状态下，按动快速充气阀，如果贮气囊能迅速膨胀，表明快速充气能输出高流量氧，其功能良好，否则应更换。

（四）麻醉机的密闭程度与漏气

1. 压缩气筒与流量表之间的漏气检验 先关闭流量控制钮，再开启氧气筒阀，随即关闭，观察气筒压力表指针，如果指针保持原位不动，表示无漏气；如果指针几分钟内即降到零位，提示气筒与流量表之间存在明显的漏气，应检修好后再用。同法检验 N_2O 筒与 N_2O 流量表之间的漏气情况。

2. 麻醉机本身的漏气检验 接上述（三）步后，再启流量表使浮子上升，待贮气囊胀大后，在挤压气囊时保持不瘪，同时流量表浮子呈轻度压低，提示机器本身无漏气；如挤压时贮气囊随即被压瘪，同时流量表浮子位保持无变化，说明机器本身存在明显的漏气，需检修好后再用。检验麻醉机漏气的另一种方法是：先关闭逸气活瓣，并堵住呼吸管三叉接口，按快速充气阀直至气道压力表值升到 $30~40cmH_2O$ 后停止充气，观察压力表指针，如保持原位不动，提示机器无漏气；反之，如果指针逐渐下移，提示机器有漏气，此时再快启流量控制钮使指针保持在上述压力值不变，这时的流量表所示的氧流量读数，即为机器每分钟的漏气量数。

（五）吸气与呼气导向活瓣

接上述（三）步，间断轻压贮气囊，同时观察两个活瓣的活动，正常时应呈一闭一启相反的动作。

（六）氧浓度分析仪

在麻醉机不通入氧的情况下，分析仪应显示 21%（大气氧浓度）；通入氧后应示 30%~100%（纯氧浓度）。如果不符合上述数值，提示探头失效或干电池耗竭，需更换。

（七）呼吸器的检查与参数预置

开启电源，预置潮气量在 8~10mL/kg、呼吸频率 10~14 次/分钟、吸呼比 1：1.5，然后开启氧源，观察折叠囊的运行情况，同时选定报警限值，证实运行无误后方可使用。

需要注意的是，上述检查步骤通常用于既往较旧型号麻醉机的一般经验性检测。随着医学科技的迅猛发展，现代麻醉工作站已取代了传统意义上的功能简单的麻醉机。现代麻醉工作站的使用前检测方法请遵循不同型号和品牌的生产厂家推荐的开机检查程序、各医疗机构自身制定的操作流程和规范进行。

（八）麻醉机、呼吸器及监测仪的电源

检查线路、电压及接地装置。

（九）CO_2 吸收装置

观察碱石灰的颜色，了解其消耗程度，一般在碱石灰 3/4 变色时即作更换，以免造成 CO_2 蓄积。

（十）其他器械用具

包括喉镜、气管导管、吸引装置、湿化装置、通气道、困难气道设备、神经刺激器、快

速输液装置、血液加温装置等的检查。

（十一）监测仪

各种监测仪应在平时做好全面检查和校验，于麻醉诱导前即刻期再快速检查一次，确定其功能完好无损后再使用。

三、手术方面

麻醉医师与手术医师之间要始终保持配合默契、意见统一，除共同对患者进行核对并签字外，要做到患者安全、麻醉满意和工作高效率。在麻醉诱导前即刻期，必须重点明确手术部位、切口、体位；手术者对麻醉的临时特殊要求、对术中意外并发症的处理意见以及对术后镇痛的要求等。特别在手术体位的问题上，要与术者取得一致的意见。为手术操作需要，要求将患者安置在各种手术体位，见表2-2。在麻醉状态下改变患者的体位，因重力的作用可导致呼吸和循环等生理功能的相应改变，同时对脏器血流产生不同的影响；又因改变体位促使身体的负重点和支点发生变化，软组织承受压力和拉力的部位和强度亦随之而改变，由此可能导致神经、血管、韧带和肌肉等软组织损伤。对于正常人，这些变化的程度均轻微，通过机体自身调节，一般均能自动纠正或适应；但在麻醉状态下，患者全部或部分知觉丧失，肌肉松弛无力，保护性反射作用大部消失或减弱，患者基本上已失去自我调节能力。因此，改变体位所产生的各种生理功能变化可转为突出，若不加以注意和及时调整，最终可导致缺氧、CO_2 蓄积、低血压、心动过速以及神经损伤或麻痹等并发症，轻者增加患者痛苦，延迟康复；重者可致呼吸循环衰竭，或残废，甚至死亡。因此，手术体位是麻醉患者的重要问题，麻醉医师对其潜在的危害性要有充分认识，具备鉴别能力，做到正确安置手术体位，防止发生各种并发症或后遗症。对手术拟采用的特殊体位，麻醉医师应尽力配合，但要求以不引起呼吸、循环等功能的过分干扰，神经、血管、关节、眼球等过分牵拉和压迫为前提。

表 2-2 手术常用体位及其名称

仰卧位	水平位；截石位；过屈截石位；胆囊垫升起位；头低斜坡位
头低屈膝位（屈氏体位）	头高斜坡位；甲状腺手术位
俯卧位	水平位；屈髋位；骨盆垫高位
侧卧位	右侧卧位；左侧卧位；右肾垫高位；左肾垫高位
坐直位	

（王书强）

第三节 特殊病情的准备

麻醉处理的一个重要危险情况是，手术患者同时并存重要器官系统疾病。统计资料指出，手术并发症的发生率和病死率与患者术前并存心血管、呼吸、血液和内分泌系统等疾病有密切关系。本节扼要讨论并存器官系统疾病的手术患者，于术前应做好的麻醉前准备工作，有关细节详见专章。

一、心血管系统疾病

当患者并发心脏病而确定施行手术时，应特别注意下列问题。

1. 长期应用利尿药和低盐饮食患者，有可能并存低血容量、低血钾、低血钠及酸碱失衡，术中容易发生心律失常和休克。低血钾时，洋地黄和非去极化肌松药等的药效将增强。因此，术前均应做血电解质检查，保持血清钾水平在 $3.5 \sim 5.5$ mmol/L；如病情允许，术前一般宜停用利尿药 48 小时；对能保持平卧而无症状者，可输液补钠、钾，但需严密观察并严格控制输液速度，谨防发作呼吸困难、端坐呼吸、肺啰音或静脉压升高等危象。噻嗪类利尿药长期服用可致糖耐量降低，血糖升高，长期服用该类药物的患者需要注意血糖情况。

2. 心脏病患者如伴有失血或严重贫血，携氧能力降低，可影响心肌供氧，术前应少量多次输血。为避免增加心脏负担，注意控制输血量和速度。

3. 对正在进行的药物治疗，需进行复查。对有心力衰竭史、心脏扩大者术前可考虑使用少量强心苷，如口服地高辛 0.25mg，每日 $1 \sim 2$ 次，药物可服用至手术前日。二尖瓣狭窄的患者需要控制心率，术前建议继续使用洋地黄。冠状动脉供血不足的患者建议围手术期积极使用 β 受体阻滞剂控制心率，降低围手术期心脏风险。

4. 对并存严重冠心病、主动脉瓣狭窄或高度房室传导阻滞而必须施行紧急手术者，需考虑酌情采取以下措施：①建立有创动脉压监测。②放置 Swan-Ganz 导管。③定时查动脉血气分析。④放置临时或永久性心脏起搏器。⑤准备好必要的血管活性药物。⑥准备电击除颤器。⑦重视麻醉选择与麻醉管理，选择镇痛和镇静充分的麻醉方式。

二、呼吸系统疾病

手术患者并发呼吸系统疾病者较多，尤其在老年患者中多见。麻醉前必须做好以下准备，包括：①戒烟至少 8 周，以改善呼吸道纤毛功能，减少气道分泌物及刺激性；但术前哪怕戒烟 1 天对患者也是有益的，因而术前应鼓励患者积极戒烟而不必过多拘泥于术前戒烟的时间长短。②避免继续吸入刺激性气体。③彻底控制急慢性肺感染，术前 $3 \sim 5$ 天酌情使用有效的抗生素，并做体位引流，控制痰量至最底程度。④练习深呼吸和咳嗽，做胸部理疗以改善肺通气功能，增加肺容量。⑤对阻塞性呼吸功能障碍或听诊有支气管痉挛性哮鸣音者，需雾化吸入 β_2-肾上腺素受体激动药和抗胆碱药等支气管扩张药治疗，可利用 FEV_1 试验衡量用药效果，并持续用至手术室。⑥痰液黏稠者，应用雾化吸入或口服氯化铵或碘化钾以稀释痰液。⑦经常发作哮喘者，可应用肾上腺皮质激素，以减少气道炎症和反应性，减轻支气管黏膜水肿。以吸入方式最佳，可减少全身不良反应，如倍氯米松每 6 小时喷 2 次。静脉可用甲泼尼龙；根据临床反应确定剂量及给药次数。⑧对肺心病失代偿性右心力衰竭者，需用洋地黄、利尿药、吸氧和降低肺血管阻力药（如肼屈嗪、前列腺素）进行治疗。一般来讲，伴肺功能减退的呼吸系统疾病，除非存在肺外因素，通常经过上述综合治疗，肺功能都能得到明显改善，这样，在麻醉期只要切实做好呼吸管理，其肺氧合和通气功能仍均能保持良好。这类患者的安危关键在手术后近期，仍然较易发生肺功能减退而出现缺氧、CO_2 蓄积和肺不张、肺炎等严重并发症。因此，必须重点加强手术后近期的监测和处理。

三、神经肌肉系统疾病

神经肌肉系统疾病多数涉及生命重要部位的功能状态，因此，必须针对原发疾病、病情和变化程度，做好麻醉前准备工作。

（一）重症肌无力患者的麻醉前准备

1. 重症肌无力是一种自身免疫性疾病，由节后乙酰胆碱受体丧失引起，表现为肌无力和容易疲劳，休息后可好转，可涉及全身所有的肌肉。麻醉前应对患者保护呼吸道通畅的能力、咽喉肌和呼吸肌麻痹的程度进行测试，如施行导呕反射（gag reflex）观察其吐出的能力及咳嗽力量。眼轮匝肌的单神经肌电图具有100%的敏感性，被认为是金标准。用力肺活量（FVC）是评价该类患者呼吸功能最可靠的标准，因此多数患者需进行肺功能测验，以指导术后是否需要采用呼吸支持治疗。

2. 抗胆碱酯酶药作用于神经肌肉接头，产生抑制胆碱酯酶代谢的作用。多数用溴吡斯的明治疗，精确记录其基础药量甚为重要。对明显肌无力者，治疗药量应达最大程度。一般平均剂量为60mg口服，每4~6小时一次；如果仍不能控制，常加用糖皮质激素治疗。但约有8%的患者当开始激素治疗之初，重症肌无力可短暂加重。也可使用硫唑嘌呤、环孢素、氨甲蝶呤和环磷酰胺治疗。

3. 免疫治疗适用于重度重症肌无力患者，或对激素治疗反应不佳的患者。在全量激素或溴吡斯的明治疗持续数周至几个月，而病情仍难以控制的患者，可采用血浆置换（plasmapheresis）和免疫球蛋白治疗。在严重病例或肺活量小于2L的患者使用血浆置换，病情可得到迅速改善，但仅能暂时性改善症状，可用于少数患者减少手术应激的术前准备。有报告发现，对重度重症肌无力患者，在胸腺切除术前2~13天内施行1~4次血浆置换治疗，术后机械通气、拔管时间及ICU留住天数均可缩短。

4. 重症肌无力的常见并发病有甲状腺病、类风湿性关节炎、系统性红斑狼疮和恶性贫血，应予仔细检查治疗。

5. 预测术后是否需要机械通气治疗的因素：病期超过6年；并发慢性呼吸系病史；溴吡斯的明剂量每天超过750mg；肺活量小于2.9L。

6. 麻醉性镇痛药和神经安定类药可影响呼吸和神经肌肉接头功能，术前应免用。除青霉素和头孢菌素外，大多数抗生素都可加重肌无力。抗胆碱酯酶药术前是否继续使用存在争议，但总的来说，如果患者有药物依赖，术前应继续使用，同时继续使用免疫抑制剂。应用糖皮质激素者，围手术期应继续激素治疗。

7. 对眼肌已受累的患者，宜采用清醒插管，或快速诱导加环状软骨压迫插管。大多数患者可仅在加深麻醉而不用肌松药的情况下完成气管插管。在抗胆碱酯酶药治疗期间应用琥珀酰胆碱，容易诱发双向阻滞，延长作用时间，故禁止并用。患者对非去极化肌松药可能特别敏感。有些药物（如镁、局部麻醉药、抗心律失常药）和特殊因素（如低温、呼吸性酸中毒）可加重非去极化肌松药的作用，故应避用。如果术中确实需要进一步肌松效应，可在肌松监测的指导下应用特小剂量的非去极化肌松药。对非去极化肌松药拮抗药新斯的明，应采取滴注方式逐步用药，每隔5分钟注射0.5~1mg，以避免抗胆碱酯酶药逾量而诱发胆碱能危象、加重肌无力。

8. 术后如果患者不能恢复口服溴吡斯的明，可改用静脉注射口服剂量的1/30用药。为鉴别胆碱中毒性肌无力加重，可施行腾喜龙（tensilon）试验。腾喜龙属短效、速效抗胆碱酯酶药，用药后一般可使肌无力症状迅速改善；如果存在抗胆碱酯酶药过量，其拟胆碱作用同样会加重肌无力。目前，由于神经科医师已不再使用特大剂量溴吡斯的明治疗，麻醉医师也已限制拟胆碱类药的使用，因此，胆碱能危象已很少见。腾喜龙试验只有在应用大剂量新斯的明时需用，一般已不再采用。如果患者在应用抗胆碱酯酶药治疗后，肌无力也未能有效解除时，则应施行血浆置换治疗，其方案各异，一般在最初 2~3 天期间可每日置换 1 次，以后根据病情调整应用间隔天数。

（二）帕金森病患者的麻醉前准备

1. 帕金森病是由基底节线状通路的多巴胺耗损引起，临床三联征表现为震颤、肌肉强直、运动迟缓。因体位反射和自主反射破坏，容易出现心律失常、体位性低血压、体温调节失控和麻醉期间血流动力学不稳定。病程发展至最后，有痴呆、精神错乱和精神病的趋势。咽喉肌功能障碍可增加误吸的机会。因饮食和吞咽困难可明显影响血容量和营养状态。因呼吸肌僵直、行动迟缓和脊柱后突变形，可出现限制性肺功能改变，术前需做肺功能检查、胸片、血气分析，并指导患者锻炼呼吸功能。抗帕金森病最常用卡比多巴－左旋多巴（carbidopa-levodopa），但可能引起心肌敏感，容易诱发心律失常、低血压或高血压。

2. 抗帕金森病药需一直用至手术前，左旋多巴半衰期短（大约 3 小时），因此治疗必须延续至手术前并在术后立即恢复。对咽喉肌麻痹者，宜采用快速诱导结合环状软骨压迫施行气管内插管。选用轻至中度抑制心脏的药物，以提高机体肾上腺素能反应和防止低血压。琥珀酰胆碱有诱发高血钾的可能。患者对非去极化肌松药的反应一般仍属正常。术中应避用抗多巴胺类药如灭吐灵（胃复安）、丁酰苯类（如氟哌利多）和吩噻嗪类，它们可抑制多巴胺的释放或与多巴胺竞争受体。全身麻醉可造成显著的术后恶心和呕吐，选用部位麻醉可避免术后呼吸抑制、严重的术后疼痛和恶心呕吐，但安置体位可能发生困难，且患者的不自主运动造成麻醉医师和手术医师的操作难度增加。术中使用苯海拉明和小剂量的丙泊酚可减少上述问题。术毕应等待患者清醒、确证咽喉肌反射完全恢复、肺功能已恢复到术前水平后方可拔管。手术期停用卡比多巴，左旋多巴可能引起症状显著加剧，因此术后应尽快恢复使用，以防止发生不可逆的肌僵硬和行动迟缓。如果患者不能口服或鼻饲用药，可静脉或肌内注射抗胆碱能药物如苯海索（trihexyphenidyl）、甲磺酸苯扎托品（benztropine）或苯海拉明（diphenhydramine）。术后处理要围绕肺功能锻炼和栓塞的防治，鼓励患者早期理疗和离床活动。术后易出现震颤增加、谵妄、意识模糊，可能与原先存在的脑功能障碍，或静脉应用抗胆碱能药以及手术期停用治疗药有关。氯氮平不会恶化帕金森病的运动障碍，术后可用于终止左旋多巴引起的幻觉。另外，帕金森病患者体温调节、血糖代谢可能存在异常，术后需注意体温及血糖的监测。

（三）卒中患者的麻醉前准备

1. 围手术期卒中的发生率取决于手术类型　统计指出，在普外科手术的卒中发生率平均为 0.2%，周围血管手术为 1.5%，心脏或颈动脉手术为 4%。无脑血管疾病史的患者，在成人普外科手术后的卒中发生率可减少一半以上。其他预测有卒中危险的因素包括周围血管病、高血压、心房纤颤和 70 岁以上老年患者等。

2. 手术前预防与准备措施

（1）术前应对冠心病、心房纤颤和高血压进行积极治疗，达到最满意状态。对新近出现的心房纤颤，应使其逆转为正常窦性节律；对慢性心房纤颤应尽可能控制心室率不超过80bpm。对无症状的心房纤颤，可用阿司匹林或双香豆素预防性治疗，但手术前应考虑酌情停药。

（2）对已有卒中史或短暂脑缺血发作（TIA）的患者，应施行脑 CT、颈动脉超声多普勒，必要时血管造影等检查以追究其原因，排除颅内出血或硬膜下血肿。对颈动脉造影证实狭窄超过 70% 者，可酌情考虑施行预防性的颈动脉内膜（CEA）剥脱术治疗。对存在非心源性栓塞可能的患者，或颈动脉狭窄不明显者，应选用阿司匹林预防性抗凝治疗。对不能接受阿司匹林治疗，或已用阿司匹林而仍出现卒中先兆征象的患者，可用血小板抑制药氯吡格雷（波立维）等治疗。

（3）应用阿司匹林和血小板药者，可因出血时间延长而出现手术野广泛渗血，故术前需按相关指南要求酌情考虑停药，但有人建议 CEA 前可不停用阿司匹林，且于术后立即恢复使用，这样对防止术后心肌梗死具有特别重要的价值。

（4）对已有冠状动脉病、瓣膜病或心律失常史者，需做心脏超声检查及 24 小时动态心电图监测。对心房纤颤或左房已证实存在凝血块者，随时有血块脱落造成脑栓塞（后脑动脉区）的危险，术中可施行经食管超声心动图监测。对已证实存在心腔凝血块者，需使用华法林治疗至少 3 个月，再复查超声心动图。

3. 麻醉前应考虑的预防措施

（1）控制血压与维持满意氧输送是主要的预防措施。术后卒中多数与围手术期低血压无关，即使颈动脉阻塞患者也如此。但在主动脉手术中的低血压则常是卒中的诱因，在松开主动脉阻断钳之际的短暂低血压，常为卒中发生率显著增高的基础。

（2）对颈动脉明显阻塞的患者，应维持相对较高的颅内灌注压以策安全，即使在施行控制性低血压时也宜将平均动脉压（MAP）维持在至少 50mmHg 以上。经颅超声图观察到，MAP 保持 60mmHg 以上时，不论存在单侧颈动脉狭窄与否，通过脑自动调节功能，脑血流速度仍能保持适宜，一旦 MAP 降至 35mmHg，则需应用血管收缩药提升 MAP，则脑灌注压仍能保持适宜。

（3）卒中后需推迟手术时间，惯例是急性卒中后手术应推迟 1~3 个月，以等待梗塞周边缺血区已消失的自动调节功能有所恢复。在脑自动调节功能缺损期间，脑灌注需直接依靠体动脉血压，如果出现轻微的低血压，即有导致周边缺血区转变为不可逆性损伤的高度危险性。

（4）在卒中恢复期内应避用琥珀酰胆碱，以防引起高血钾反应。有人报道卒中 6 个月以后应用琥珀酰胆碱，不致再引起高钾血症。

（四）多发性硬化症患者的麻醉前准备

1. 多发性硬化症为脑白质退变性疾病，以脱髓鞘、轴索损伤和髓鞘再生继发的神经胶质增生为特征。临床表现多样，常见感觉、运动、自主神经、视觉和综合传导路径等损害。因颈髓或延脑呼吸中枢脱髓鞘，可出现呼吸功能损害，应测定肺功能和血气分析，以了解呼吸储备功能。因咽喉肌功能障碍，有胃内容物误吸的高危性。截瘫或四肢瘫痪可出现自主神经系统反射过度的倾向；表现综合性征象。

2. 用于治疗肌痉挛的药物可影响麻醉实施：溴丙胺太林（propantheline）、巴氯芬（ba-

clofen）和丹曲林（dantrolene）可增强非去极化肌松药的神经肌肉接头阻滞效应。地西泮可增强麻醉药的镇静作用。在 1 年内曾有激素治疗史者，为控制手术应激而恢复使用激素时，可能导致病情恶化。

3. 麻醉方案的考虑 目前尚无全身麻醉后多发性硬化症复发率增加的报道，也缺乏区域麻醉与多发性硬化症相互作用方面的研究。有人报道脊髓麻醉和硬膜外麻醉可加剧多发性硬化症的病情，但在病情不适宜全身麻醉时仍可采用。因可能存在胃排空延迟，全身麻醉时宜选用快速诱导结合环状软骨压迫行气管内插管。存在自主神经系统功能不全时，应强调无创性持续监测。多发性硬化症患者应用琥珀酰胆碱可诱发显著的钾释放。应用非去极化肌松药时，有可能出现作用增强和时间延长，应严密监测神经肌肉接头功能。体温升高可加重多发性硬化症的肌无力症状，因此有人建议对一般性非心脏手术，宜主动采取降低体温的措施。此外，麻醉和手术应激可使病情加重，术后需比较手术前后的神经系统检查结果，保持体温正常、完善镇痛、减轻应激，采取合理的措施预防感染。

（五）肌营养不良的麻醉前准备

1. 肌营养不良时，咽肌和会厌肌麻痹，消化系统、呼吸系统和心血管系统可明显受累。胃排空延迟、吞咽困难、口咽分泌物存留均可使患者在围手术期处于误吸窒息的危险。会厌肌无力可使患者的呼气受限。呼吸肌功能紊乱表现为呼吸快速、潮气量减小、反常呼吸伴辅助呼吸肌活动增强，其呼吸功能可能尚正常，但通气储备显著削弱，对高碳酸血症和低氧血症的反应明显受抑制。

2. 在肌营养不良、全身及四肢肌萎缩时，心肌功能常严重受累（心肌收缩力减低、乳头肌退化引起的二尖瓣反流），心脏传导异常。术前检查应包括心电图及各种心肌收缩力测定（如超声心动图、多维血管造影等）。

3. 麻醉方案的考虑 麻醉药可进一步减弱呼吸肌张力，抑制对 CO_2 蓄积的通气反应，必须常规辅助或控制呼吸支持。麻醉药抑制心肌及血流动力学，应持续监测心电图和血压，对术前心储备明显受累者，宜施行有创性血流动力学监测。婴幼儿患者可能有肌张力低下、吞咽困难、延髓性麻痹、巨舌、脊柱后侧凸和漏斗胸伴发限制性肺病与呼吸窘迫，造成插管困难，同时存在对非去极化肌松药敏感。术后当患者清醒、呼吸功能恢复到基础水平（负压峰值至少 $-20\sim30cmH_2O$；潮气量至少 8mL/kg）、血气分析正常后拔除气管导管。

（六）吉兰-巴雷综合征的麻醉前准备

1. 吉兰-巴雷综合征（又称格林-巴利综合征，Guillain-Barre syndrome）的原因不明，70% 的患者在发病前 8 周内有前驱感染史。临床主要表现为双侧对称性的上行性肌无力，病理证实有周围神经脱髓鞘。半数患者出现脑神经受累，可影响呼吸肌和眼球活动；可出现感觉缺失和自主神经系统功能障碍，表现为血流动力学不稳定。神经传导研究证实，患者早期出现传导速度减慢，后期出现去神经作用加强。本病与多发性神经炎有相似处。

2. 麻醉方案的考虑 患者由于肌无力，需呼吸支持，这与肌萎缩者相似。琥珀酰胆碱可引起慢性去神经肌肉大量释放钾离子致严重的高钾血症。由于心血管功能不稳定，易出现心率和血压波动，需持续心电图及直接动脉压监测。由于自主神经功能不全，心率与血压已不足以反映血容量情况，需监测中心静脉压或肺动脉置管测压，以明确血容量状况。术中电解质的变化可能导致病情加重，应力争与以避免。

(七) 假性脑瘤的麻醉前准备

1. 假性脑瘤是一种非颅内占位性病变引起的颅内高压综合征，也称良性颅内高压症，原因多数不明，包括原发性脑静脉引流异常、脑脊液分泌/吸收异常，或内分泌、代谢或免疫性疾病。女性发生率高于男性 4~8 倍，常伴有头痛、视盘水肿、视力障碍和脑神经（常为第 6 脑神经）功能紊乱。腰穿脑脊液压可升高超过 200mmH_2O。腰穿脑脊液引流可减轻头痛症状，但必须先用脑 CT 或 MRI 检查排除颅内占位病变。一般不存在脑积水，脑室显示正常或缩小。

2. 病情稳定数月或 1 年后可以麻醉和手术，术前需复查视力和脑神经功能，对估计术后功能不全具有指导意义。在脑 CT 排除脑疝综合征后，可谨慎采用脊髓麻醉或硬膜外麻醉。正在应用激素治疗者，围手术期需继续应用。

3. 局部麻醉常用于脑脊液引流治疗，脊髓麻醉对多数患者尚属适宜，但在注入局部麻醉药之前应先作脑脊液引流。因硬膜外腔注入局部麻醉药液可能促使颅内压增高，故硬膜外麻醉非良好选择。全身麻醉时应选用降低和防止颅压增高的药物和方法。对肌松药、镇静催眠药尚无特殊敏感的现象。由于假性脑瘤患者多数体型肥胖，故应针对肥胖人特点实施麻醉，掌握紧急处理和拔管原则。

(八) 先兆子痫/子痫的麻醉前准备

1. 典型的先兆子痫表现为高血压、周围水肿、蛋白尿，一般发生于妊娠 20 周后与分娩后 48 小时内。患者常主诉头痛、胃肠道不适、畏光和视力模糊，严重时出现神志状态改变、恶心、呕吐。对具有典型征象的子痫患者应做进一步神经系统检查。对先兆子痫/子痫患者出现昏迷，应作头颅 CT 检查，以排除需要手术处理的病变，如颅内血肿、后颅窝水肿导致水管阻塞性脑积水；同时应采取降低颅内压增高的措施。但对非典型的子痫患者并无 CT 检查的需要。

2. 先兆子痫患者常于胎儿娩出后发生子痫抽搐，而很少于妊娠 20 周以前或娩出 48 小时后发生。治疗目标为稳定病情和顺利分娩。抽搐发作前常有某些预兆征象，包括头痛持续而加剧、视力模糊、畏光、频繁呕吐、深腱反射亢进伴抽搐。治疗子痫抽搐，首先要保持通气和氧合良好，防止呕吐物误吸，预防抽搐期外伤。可用硫酸镁控制抽搐：首剂单次静脉注射 4~6g，继以静脉滴注 1~2g/h；如果抽搐仍不能控制，可再在 5 分钟内经静脉推注 2~4g。

对硫酸镁治疗抽搐目前仍存在争议，有人发现硫酸镁不是抗抽搐药，用于子痫主要基于其有效而不良反应较小的传统经验。但临床研究发现有些抽搐患者的血浆镁浓度仍属正常。另外硫酸镁可导致肌无力、肌松药作用增加、加重部位麻醉引起的低血压以及抑制心肺功能等，因此需要密切监测深部腱反射和血浆药物浓度。其他抗抽搐药有：静脉注射劳拉西泮 1~2mg，或地西泮 5~10mg，或咪达唑仑 2~5mg。待抽搐停止后，继以静脉滴注苯妥英钠 10mg/kg（25mg/min），滴注期间应监测心电图和血压。如果不能经静脉用药，肌内注射咪达唑仑 10mg 也可制止抽搐。同时应用抗高血压药物控制血压。少尿可给予液体冲击处理，如果无反应可在中心静脉压监测下指导液体治疗。当抽搐被终止、氧合功能正常、呼吸和血压维持稳定后，再进一步做控制血压和胎儿娩出处理。产后肺水肿较为常见，治疗措施包括：支持治疗、利尿及必要的血管扩张剂和机械通气。先兆子痫产妇需要放置肺动脉导管的指征为：对治疗无反应的严重高血压、肺水肿；对液体治疗无反应的少尿以及产妇并发严重心脏疾病。

（九）神经安定药恶性综合征的麻醉前准备

1. 神经安定药恶性综合征（neuroleptic malignant syndrome，NMS）是一种药物特异质反应，高热（98%的病例出现）、铅管样强直（97%）和精神状态改变（97%）是其经典的三联征，也是诊断该病的主要标准。其他表现包括：心动过速、高血压或低血压、呼吸急促和大汗。可能出现锥体外系症状，包括运动障碍、角弓反张、眼动危象和构音困难。主要有两大类：

（1）中枢多巴胺能阻断药：如氯丙嗪、氟哌利多、甲氧氯普胺、丙氯拉嗪，精神病科常用的神经安定类药如丁酰苯类（butyrophenone），吩噻嗪类（phenothiazine）和硫蒽类等。

（2）多巴胺能激动药：主要用于治疗帕金森病，如果突然停药可诱发NMS。多巴胺是体温调节中枢与纹状体运动通路（striatal motor pathway）之间的神经递质。突然停药可干扰多巴胺能神经活性，导致体温调节失控和帕金森病病情加重。由于肌肉活动增加致产热增加，在体温调节失灵的情况下患者可出现高热。因此，在帕金森病的病程中，如果出现高热，同时伴有自主神经系统功能不稳定、神志改变和血肌酐升高，同时也无明显感染源时，应怀疑药物引起的NMS。

2. 应用神经安定类药治疗的患者中，NMS的发生率为1：100~1：1 000；死亡率于1984年报道为10%，1989年报道如果同时并存肌红蛋白血症和肾功能衰竭，则死亡率更高。即便应用多巴胺激动药如溴隐亭（bromocriptine）、金刚烷胺（amantadine）和丹曲林（dantrolene）治疗，并不能降低死亡率。

3. 发热和活动障碍也发生于脑炎、脑膜炎、原发性或药物继发性帕金森病，需作鉴别诊断。后者同时伴有感染，中暑、恶性高热、酒精或苯二氮䓬类药戒断等病因，且可出现致命性的紧张型神志障碍、活动障碍和持续高热，往往无法控制。

4. 对活动性NMS患者，不考虑行择期手术，因脱水、高热、自主神经功能障碍和肾功能衰竭均显著增加围手术期并发症的发生率。一旦发生NMS，首先采用支持治疗，同时停用神经安定药，保证供氧充分和良好通气，必要时使用去极化或非去极化肌松药。为控制高热，可用冰毯、酒精擦身及退烧药。低血压时可输液和使用正性变力药物治疗；对严重高血压患者可用血管扩张药或β-受体阻滞药治疗。丹曲林（dantrolene）可降低肌僵硬和改善高热，但并不能降低死亡率。使用多巴胺激动药（如上述）能缩短病期。如果存在肌红蛋白血症，需大量输液以防肾功能衰竭。NMS时可安全使用会诱发恶性高热的药物，如琥珀酰胆碱、非去极化肌松药和挥发性麻醉药。避免使用可引起高热的抗胆碱药物。琥珀酰胆碱有可能引起高钾血症。有效地治疗药物包括溴隐亭（多巴胺激动剂）、丹曲林、苯二氮䓬类药物和有助于改善强直患者通气的肌肉松弛药。

（十）癫痫（抽搐）患者的麻醉前准备

1. 对正在接受抗癫痫药治疗的抽搐患者，应明确其抽搐的类型、发作的频率、治疗药物的血药浓度。如果抽搐已被很好控制，即可手术，围手术期不必更改抗抽搐药使用方案。如果抽搐频率增加或常出现全身强直痉挛性抽搐，应查明抽搐加剧的潜在原因。常见的原因有药物不匹配、镇静催眠药或酒精的中断、外伤、肿瘤、药物使用（如安非他命、可卡因）、高钙或低钙、低氧和患有其他疾病，需做电解质、肌酐、血浆蛋白、血细胞计数及分类、尿液分析及相应检查和处理，同时测定抗抽搐药血药浓度，如果低于治疗水平，应适当追加药量，手术应推迟直至抽搐被有效控制。但患者在术中仍可能发生抽搐，仅是被全身麻醉神经肌肉接头作用及肌松药的作用所掩盖而已，故仍不能忽视有关抽搐的治疗。许多抗癫痫药物如卡马西平、苯妥英钠、苯巴比妥，均会诱导细胞色素 P450 的活性，影响其他药物的肝脏代谢。而新型的抗癫痫药物如加巴喷丁和托吡酯等产生的药物相互作用要小得多，建议选择使用。术后频繁抽搐的不良后果是手术伤口裂开、呼吸道梗阻、呼吸循环功能衰竭，因此应积极处理术后的惊厥抽搐等症状。

2. 围手术期常用的抗抽搐药物 一般经口服用药都能维持有效的血药浓度，术前禁食（NPO）与术后 NPO 期间，可鼻饲用药，也可改用苯妥英钠或苯巴比妥静脉用药。术前如果口服用药吸收不佳，可在术前数周换用静脉用药以达到血药稳态，术前一般无须追加静脉负荷剂量。丙戊酸（valproic acid）经直肠灌注用于小儿，吸收良好，但用药前需清洁灌肠以保证有效吸收。抗抽搐药的半衰期一般都较长，如果术前将最后一次口服剂量加倍，血药有效浓度可维持手术当天一整天，因此可省略 1~2 次用药。

3. 麻醉方案的考虑 局部麻醉药达中毒剂量可诱发抽搐，但抽搐患者施行常规硬膜外麻醉或臂丛阻滞麻醉仍属安全。采用脊髓麻醉较好，因局部麻醉药用量可很小。常用的静脉或吸入全身麻醉药有增高或抑制抽搐活性的作用，取决于剂量大小和当时的患者情况。氯胺酮（特别与茶碱并用）容易诱发癫痫患者的抽搐发作。恩氟烷在较高浓度（>2.5%）用药及过度通气（$PaCO_2 < 25mmHg$）的情况下，脑电图可出现癫痫样棘波放电，因此，应维持较低浓度用药和保持 $PaCO_2$ 在正常水平。氟烷可影响肝脏线粒体酶活性，在体内代谢较多，肝脏毒性的发生率较高。异氟烷具有强力抗抽搐作用。镇静药的不良反应可影响肝脏代谢和蛋白结合。丙泊酚并发短效阿片类药行静脉麻醉的可控性较好，具有止吐、抗惊厥作用，并且对皮质脑电图无干扰。右美托咪定有良好的镇静作用，可以安全用于该类患者。长时间应用苯妥英钠和氨甲酰氮䓬（又称卡马西平或酰胺咪嗪）治疗可引起对非去极化肌松药的耐药性。麻醉中需监测脑电生理，必要时请神经专科医师协助。脑电生理的监测方法主要有：

（1）脑电图 16 电极通道记录原始脑电压，分析脑电波（赫兹）的频率和幅度，可推测脑活动与代谢状况，见表 2-3。例如抽搐激活期或应用小剂量巴比妥和氯胺酮时，脑电波频率增加；麻醉性镇痛药和深度吸入麻醉时，脑电波频率减慢、幅度增加；缺氧、缺血、大剂量巴比妥时，脑电波频率减慢、幅度降低；脑死亡、深度低温、深度低灌注、巴比妥性昏迷和异氟烷 2MAC 水平麻醉时，脑电波呈等电位线。近年来已采用先进的压缩频谱显示仪（compressed spectral array，CSA），将复杂的原始脑电图信息，通过计算机处理，转换为振幅与频率，使复杂的原始脑电图转变为简单而可理解的图谱资料和波幅、频率曲线面积（正常值约占总面积的 85%~99%，平均 97%）。但 CSA 监测有时可能不能发现大脑半球的局部缺血。

表 2-3 脑电图的波型、特点与解释

节律	频率（Hz）	意识状况
Delta	0~4	昏迷，低氧/缺血，深麻醉
Theta	4~8	入睡，外科麻醉期
Alpha	8~13	松弛，闭眼，浅麻醉
Beta	13~30	清醒，警觉，小剂量巴比妥镇静

（2）诱发电位（evoked potential，EP）可测定中枢神经系统对周围神经刺激所引发的电位变化。根据不同的刺激模式，可将 EP 分为：①躯体感觉诱发电位（SSEPs），刺激手或腿的周围神经，记录头皮、脊柱、棘间韧带或硬膜外腔产生的神经冲动电位。②脑干听觉诱发电位（BAEPs），用测听棒刺激第 8 脑神经，记录后颅窝脑干部位产生的电位。③视觉诱发电位（VEPs），用闪光刺激，记录前颅窝的诱发电位。通过分析 EP 的变化，可了解某特定感觉通路与皮质代表区的功能状态，由此诊断中枢神经系统疾病、监测术中的脑和神经功能。影响 SSEPs 最轻的麻醉方法是芬太尼伴 $<60\%\,N_2O$ 或 $<1\%$ 异氟烷吸入，对周围性 SSEPs（即颈 SSEPs）或短潜伏期的 BAEPs 的影响很小。为获得一份可以说明问题的诱发电位记录，需要尽量排除一些影响因素，其中维持稳定的麻醉深度水平是正确记录诱发电位的最重要因素，同时要求麻醉方法与临床环境生命指标如体温、酸碱状态、血细胞压积和血压等不能有丝毫改变，必须保持在恒定状态。

（3）肌电图（EMG）和神经传导速度监测，可判断手术解剖近侧组织的运动与脑神经通路的完整性，以保证手术操作无失误。

（4）下列手术中脑电生理监测具有特殊指征，麻醉前需做好一切仪器物品的准备：①颈动脉内膜剥脱术（CEA）或其他可能引起脑缺血危险的手术，可监测 16-通道 EEG、4-通道 EEG（电极置于两侧大脑半球的前和后区）及 SSEPs。②异常脑组织切除术，可直接在手术显露的脑皮质上测定脑皮质图，适用于癫痫手术，有助于判定异常脑组织或活组织检查的最佳切除范围。大多数静脉和吸入麻醉药对 SSEPs 和 BAEPs 都产生不同程度的影响，对经颅皮质测定结果的影响比经皮质下测定结果的影响明显。巴比妥引起轻度潜伏期延长和幅度减小，但即使皮质 EEG 已处于等电位线，SSEP 仍不会消失。吸入麻醉药和 N_2O 对皮质 SSEPs 潜伏期延长和幅度减小的影响最显著。阿片类药有延长潜伏期和减小幅度的倾向，但即使应用大剂量麻醉性镇痛药麻醉时仍可测得 SSEPs。依托咪酯、氯胺酮和丙泊酚可明显增强 SSEPs。③后颅窝手术期间施行 BAEPs 及刺激面神经（第 7 脑神经）监测 EMG，可明确脑神经功能不全的压迫、牵拉或缺血等原因。④脊柱手术特别是脊柱侧弯矫形手术、神经外科脊髓手术，胸主动脉横夹手术都有施行 SSEPs 监测的指征。⑤周围神经移植或切除术采用 EMG 和神经传导速度测定，可确定已损伤的周围神经或需要施行移植的周围神经；于手术分离神经过程中可判断神经通路及其功能，避免可能发生的神经牵拉、压迫或切断等损伤，以提高安全性和有效性。⑥其他指征，利用 EEG 和 SSEPs 可监测麻醉深度；了解控制性低血压期间脑和脊髓的血流灌注适宜程度；面临脑缺血危险时可及时获得脑等电位线的信息。

（十一）阻塞性睡眠呼吸暂停低通气综合征（OSAHS）的麻醉前准备

1. OSAHS 的高危因素包括肥胖（主要是中心型、短颈和颈围增加）、男性、绝经后女性和高血压，梗阻的最主要部位是口咽部，患者在睡眠中难以保持呼吸道通畅。患者长期夜间反复出现呼吸道不通畅，可致 $PaCO_2$ 通气反射的敏感性下降。患者术后容易并发肺部并发症；围手术期应用的镇痛药和肌松药，以及悬雍垂腭咽成形术后的呼吸道水肿，都可加重肺部并发症的危险程度。

2. 值得重视的是，许多 OSAHS 患者在术前往往得不到确诊。因此，如果患者或其家属主诉存在白天嗜睡时，应引起警惕，必要时需请耳鼻喉科、呼吸科和神经科专家术前会诊，以明确睡眠呼吸暂停问题。诊断 OSAHS 的金标准是多导睡眠图。为全面评估病情，需做肺功能测定和动脉血气分析；应重视静息期 $PaCO_2$ 升高患者，因为这往往意味着患者的呼吸功能失代偿，其术后肺部并发症的风险将显著增高。需仔细评估早期肺心病的可能性，其并发症发生率和死亡率将显著增高。被证实能引起咽部塌陷的常用药物有丙泊酚、硫喷妥钠、镇痛药、苯二氮䓬类、小剂量神经肌肉阻滞剂和 N_2O，选择药物时需注意。OSAHS 与困难插管相关已被证实，如果选择全身麻醉，可考虑清醒气管内插管或快诱导下气管内插管，但如论采用何种麻醉诱导方式，均需做好困难气道处理的充分准备。

（十二）周围神经损伤的麻醉前准备

1. 手术后并发周围神经损伤的总发生率约为 0.1%；在冠状动脉搭桥术患者中为2.6%～13%。手术体位安置不当（特别在使用肌松药后）以及不恰当的牵引或安置肢体，是导致周围神经损伤的最主要原因。据美国 ASA 研究证实，周围神经损伤也与工作人员玩忽职守有关，约占总损伤病例的16%，其中28%为尺神经损伤，20%为臂丛神经损伤，16%为腰骶神经损伤，其余36%为脊髓、坐骨神经、正中神经、桡神经、股神经和其他周围神经及脑神经损伤。男性与女性之间的发生率相等，但尺神经损伤者男性高于女性3倍，而腰骶神经损伤女性高于男性2倍。此外，美国 ASA 对22例周围神经损伤进行观察，只有8例在术后第1天出现症状，其余均在术后1个月内才出现症状，表现为感觉异常、功能障碍、肌无力、动作迟钝或该神经分布区疼痛。有些周围神经损伤容易被医师疏忽，如颈交感神经节损伤引起的霍纳综合征和单侧膈神经损伤引起的膈肌麻痹。

2. 神经损伤的发生机制为　①神经遭受外来压迫、牵拉或伸展等机械因素（神经对外力牵拉和压迫非常敏感）。②神经血流或氧供一度中断，与血管疾病、贫血或低血压等有关。③神经直接损伤，与手术操作失误、穿刺针刺伤神经有关。④某些化学性药品、高浓度局部麻醉药、抗生素、电解质溶液、杀菌药等误注入神经或蛛网膜下隙（常即时出现放射性异感）。

3. 如果患者在术前已经存在神经损伤，应根据病史及系统检查探明神经损伤的性质，例如　①感觉、运动障碍系单侧或双侧，有助于判明损伤的性质。②根据解剖学（如周围神经、神经根或脊髓损伤）确定损伤病变的部位。③根据局部麻醉药或肌松药的种类、电解质失常、并存的神经-肌肉疾病等可确定损伤的病因。④根据手术操作过失、体位安置不当、麻醉操作失误可确定损伤的外因，例如截石位可致腓总神经和坐骨神经损伤（截石位手术与神经损伤有关的三个主要危险因素是：手术时间长、身体瘦弱、近期吸烟史）；肘关节过伸可致正中神经损伤；腹股沟区手术易致股神经损伤；心胸部手术劈开胸骨者可致臂丛神经损伤；使用肩垫也可损伤臂丛神经；椎管内麻醉操作或处置可致脊髓或硬膜外腔血肿，导致截瘫等。

4. 检查周围神经损伤有时需要采用电生理测定　①肌电图（EMG）测定，有助于确定神经损伤的性质，对神经切断伤、轴突连续性完全中断具有确诊价值。肌肉在无神经支配下的 EMG 图像表现为纤颤性电压伴正性尖锐高峰波，但有时会延迟到神经切断损伤2～3周后才出现，因此非100%敏感，但对可疑的病例常规检查 EMG。首先需排除是否轴突完全中断，其次可据首次检查结果与往后的 EMG 结果进行前后比较，以确定其病理进展。②神经传导速度测定，具有投射定位的指导意义。③运动和感觉诱发电位测定，对了解损伤神经的再生与否具有指导意义。

5. 神经损伤预后的估计取决于损伤病理　①神经纤维部分脱髓鞘，指整个神经轴索及神经内膜鞘仍保持完整的损伤，其髓鞘的再形成并恢复功能的时间约需要 6~8 周。②轴突断伤（axonotmesis），指神经轴索完全破坏，但神经外膜鞘及神经索周围鞘仍保持完整的损伤，预后取决于神经轴索在神经内膜管内再形成的速度，神经功能自动恢复可能需经数月至数年，预后尚好。临床经验指出，神经髓鞘再形成的速度约为每天 1mm；神经损伤部位在近侧者，其恢复速度比远侧损伤者缓慢。③神经断伤（neurotmesis），指神经轴突与髓鞘完全横断的损伤，神经纤维完全切断，神经内可出现结缔组织增生和瘢痕形成，致使神经纤维无法在神经管内再生，功能的恢复几无希望，可试行手术修补。因此，对神经横断者，需立即施行端端吻合手术，有可能神经再生。对神经被手术刀部分滑伤者，可酌情立即修补。对损伤界线不能明确辨别者，首先解除外来压迫等因素，修补手术应推迟 3~6 周，待测定神经功能后再决定手术与否。此外，应同时控制代谢因素障碍如糖尿病、尿毒症、嗜酒性或营养性维生素 B_1 缺乏症等，对加快恢复速度有利；对疼痛性感觉障碍可用氨甲酰氮䓬或苯妥英钠治疗；对幻痛者可试行交感神经切除治疗。

四、内分泌系统疾病

并存内分泌系疾病的患者，麻醉前需做好以下准备工作。

（一）血压和循环功能

有些内分泌系统疾病可促使血压显著增高，但实际血容量却是明显减少的，例如：①嗜铬细胞瘤，由于周围血管剧烈收缩致血管内液体外渗，实际是处于低血容量状态，一旦肿瘤血运完全切断时，可立即出现顽固性低血压，因此在术前必须做专门的术前准备，包括：术前数天开始服用酚苄明（10 毫克/次，每日 2 次），逐渐加量，直至体位性低血压降至轻度。在使用 α 受体阻滞剂的同时适当补液。对于持续心动过速或快速型心律失常患者，可配用 β 受体阻滞药以控制高血压和心律失常。拉贝洛尔具有同时阻滞 α 受体和 β 受体的作用，效果更佳。应用适量地西泮（10~20mg 口服）以控制焦虑。如果术中发生高血压，应告知手术医师停止对肿瘤的任何操作，同时给予酚妥拉明或硝普钠控制血压。肿瘤切除后，交感神经兴奋性降低可造成严重低血压，可通过补液扩容纠正，但也常需要使用去甲肾上腺素、肾上腺素、去氧肾上腺素或多巴胺等升压药的支持。②肾上腺皮质功能不全时，由于钠、水经尿道和肠道异常丢失过多，可致血容量减少，术前必须至少两天输注生理盐水，并口服氟氢可的松（fludrocortisone）0.1~0.2mg，手术当天还需至少每 6 小时肌内注射或静滴可溶性磷酸氢化可的松或琥珀酸氢化可的松 50mg。③尿崩症患者，由于大量排尿，可出现显著的血液浓缩、血容量减少和电解质紊乱，应在术前每 4 小时肌内注射抗利尿激素（加压素，vasopressin）10~20 单位，或静脉滴注 5% 葡萄糖溶液 1 000mL，待血浆渗透压降至正常后再施手术。

（二）通气量

进行性黏液性水肿患者，自主呼吸通气量明显减少，手术应推迟，需先用甲状腺素治疗；如果手术必须在 1 周内施行者，可口服三碘甲状腺原氨酸（triiodothyronine，T_3），每日 50~100μg；如果手术允许推迟到 1 个月以后进行者，可口服甲状腺素（thyroxine，T_4），每日 0.1~0.4mg。服药期间可能出现心绞痛或心律失常，这时剂量应减少或暂停。

（三）麻醉耐受性

未经治疗的肾上腺皮质功能不全、脑垂体功能不全或垂体促肾上腺皮质激素分泌不足的患者，机体的应激反应已消失或接近消失，对麻醉药物的任何血管扩张作用都容易发生循环虚脱，有生命危险。由于对这类意外事先难以预测，因此估计有可能发生者，术前可预防性肌内注射磷酸氢化可的松 100mg。此类患者一般伴有高钾、低钠，需严密监测电解质。未经治疗的急性肾上腺皮质功能不全患者属手术禁忌，必须积极处理。急诊手术术中可行动脉穿刺监测血压、电解质和血糖。禁忌用依托咪酯行麻醉诱导，因为即使使用单剂量诱导，也会抑制肾上腺皮质功能，增加危重患者的死亡率。慢性肾上腺皮质功能不全者无须行有创监测。

（四）渗血

库欣综合征患者的肾上腺糖皮质激素活性显著增高，围手术期常表现为难治性的高血压（可用利尿剂减少血管内容量，但须监测电解质），同时可出现手术野渗血、止血困难和失血量增多。此时只有通过谨慎结扎血管以求止血。术后应注意预防深静脉血栓形成。

（五）感染

库欣综合征患者的肾上腺糖皮质激素分泌过多，机体防御功能显著减弱，容易发生切口感染。未经治疗的糖尿病患者，切口感染风险亦增加，均需注意预防，宜选用杀菌性抗生素而非抑菌性抗生素。

（六）镇痛药耐量

库欣综合征患者常处于警醒和焦虑状态，因此需用较大剂量镇静药。未经治疗的艾迪生病患者，对镇静药特别敏感，故需慎用。甲状腺功能亢进患者因基础代谢率高，神经肌肉应激性增高，故镇静药和镇痛药均需加量。甲状腺功能低下患者，对镇静药和镇痛药特别敏感，均需减量。

五、肾脏疾病

麻醉前准备的基本原则是保护肾功能，维持正常的肾血流量和肾小球滤过率，具体应尽可能做到以下几点：①术前补足血容量，防止因血容量不足所致的低血压和肾脏缺血。②避免大剂量使用缩血管药，大多数该类药易导致肾血流量锐减，加重肾功能损害，尤其以长时间大量使用时为严重。③保持尿量充分，术前均需静脉补液，必要时可适当使用利尿剂。④纠正水、电解质和酸碱代谢失衡。⑤避免使用对肾脏有明显毒害的药物，如汞剂利尿药、磺胺药、肾毒性抗生素、止痛药（非那西丁）和降糖药（降糖灵）等，尤其是某些抗生素的肾脏毒性最强，如庆大霉素、甲氧苯青霉素、四环素、两性霉素 B 等均需禁用。某些抗生素本身并无肾脏毒性，但如果复合应用，则肾脏毒性增高，例如头孢霉素单独用无肾脏毒性，若与庆大霉素并用则可能导致急性肾功能衰竭。⑥谨慎使用完全通过肾脏排泄的药物，否则药效延长，难以处理。⑦有尿路感染者，术前必须有效控制炎症。⑧慎重选择术前镇静药及术中麻醉药。

六、肝脏疾病

肝功能损害患者的麻醉前准备特别重要。肝功能损害患者经过一段时间保肝治疗，多数可获得明显改善，对手术和麻醉的耐受力也相应提高。保肝治疗包括：①高碳水化合物、高蛋白质饮食以增加糖原储备和改善全身情况，必要时每日静脉滴注 GIK 溶液（10%葡萄糖液 500mL 加胰岛素 10u、氯化钾 1g）。②低蛋白血症时，间断补充外源性白蛋白。③小量多次输新鲜全血，以纠正贫血和提供凝血因子。④适当补充维生素 B、维生素 C、维生素 K。⑤改善肺通气，若并存胸腔积液、腹腔积液或肢体水肿，应适当限制钠盐，应用利尿药和抗醛固酮药，必要时术前放出适量胸腹腔积液，引放速度必须掌握缓慢、分次、小量的原则，同时注意水和电解质平衡，并补充血容量。

七、血液病

（一）慢性贫血

慢性贫血的原因很多，主要为缺铁性贫血和各种先天性或后天性溶血性贫血。中度贫血者，术前经补充铁剂、叶酸和维生素 B_{12}，一般纠正尚无困难，术前只要维持足够的血容量水平，并不会增加麻醉的危险性；必要时术前给予小量多次输新鲜血，纠正可较迅速，不仅提高血红蛋白和调整血容量，还可增加红细胞携氧和释放氧所必需的 2，3-二磷酸甘油酸（2，3-DPG）。在急诊手术前通过输注红细胞悬液也较易纠正。术前应用促红细胞生成素可能提高血红蛋白和血细胞比容水平。如果术前存在携氧能力不足的缺血性症状，术前也需输血。

（二）巨幼细胞贫血

多见于恶性贫血和叶酸缺乏，手术宜推迟，待叶酸和维生素 B_{12} 得到纠正，一般需 1~2 周后方能手术。

（三）镰刀状细胞贫血

镰刀状细胞贫血时易发生栓塞并发症，特别容易发生肺栓塞，尤其在面临缺氧或酸中毒时，镰刀状细胞增多，栓塞更易形成，手术和麻醉有相当危险。对这类患者术前均应输以全血，直至血红蛋白恢复正常后再手术。输全血还有相对稀释镰刀状细胞、阻止其堆集成柱而堵塞小血管的功效。羟基脲的常规应用可使红细胞镰状化降低 50%。冠状动脉系统的红细胞镰状化或炎性变可导致心肌纤维化，心肺功能进行性恶化。术中要维持足够的氧合（$FiO_2 \geqslant 0.30$），维持患者体温（加热毯、预热静脉用液体、调高手术室温度），同时要维持足够的心排血量，防止因体位或止血带导致的静脉淤积。术后吸氧 12~24 小时，并给予充分的镇痛。

（四）血小板减少

一般情况下，人体血液中的血小板只要保持在 $30 \times 10^9 \sim 50 \times 10^9/L$（30 000~50 000/$mm^3$），即可维持正常的止血功能，但当其低于 $30 \times 10^9/L$，或伴血小板功能减退时，可出现皮肤和黏膜的出血征象，手术伤口呈广泛渗血和凝血障碍。遗传性血小板减少较罕见，需输浓缩血小板治疗。获得性血小板减少较为多见，需根据病因进行术前纠正，如红斑狼疮、特发性血小板减少性紫癜或尿毒症等引起者，可给予强的松类激素进行治疗。阿司匹林不可逆地抑制血小板聚集影响机体凝血，只有当新的正常血小板进入血液循环其功能才能恢复。口服阿司匹林后，血小板功能低下的状态可持续 7 天左右，因此术前如需停药，则至少停药 7~10 天方能纠正。每输 1U 浓缩血小板可增高循环内的血小板 $4 \times 10^9 \sim 20 \times 10^9/L$。

（五）非血小板减少性紫癜

可表现为紫癜、血尿，偶尔因血液渗入肠壁而引起急性腹痛，常可继发肠套叠而需急诊手术。为防止手术野出血和渗血，术前可试用泼尼松和浓缩血小板治疗。

（六）恶性血液病

如白血病、淋巴瘤或骨髓瘤患者，偶尔需手术治疗，其主要危险在于术中出血和渗血不止及血栓形成。单纯就患者的凝血功能障碍或栓塞风险而言，如果疾病正处于缓解期，手术危险性不大；处于部分缓解期时，手术也相对安全。急性白血病时，如果白细胞总数增高不过多，血红蛋白尚在 100g/L，血小板接近 $100\times10^9/L$，无临床出血征象时，术中风险也并无显著升高。但当贫血或血小板减少较严重时，术前应输全血和浓缩血小板做准备。慢性粒细胞性白血病，如果血小板超过 $1\,000\times10^9/L$ 或白细胞总数超过 $100\times10^9/L$，术中可能遇到难以控制的出血，危险性很大。慢性淋巴细胞性白血病患者如果血小板计数正常，即使白细胞总数超过 $100\times10^9/L$，也非手术禁忌证。真性红细胞增多症时，术中易致出血和栓塞并发症，当血细胞比容增高达 60%，可出现凝血因子时间延长、部分凝血活酶时间显著延长和纤维蛋白原显著降低。这类患者需经过放血术、放射疗法或化学疗法，待红细胞总数恢复正常后方可手术，但并发症仍然多见。

八、特殊病情患者的麻醉前准备

（一）病态肥胖

1. 病态肥胖对器官功能的影响　正常人的标准体重（kg）可按身高（cm）－100 推算。体重超过标准体重 10%～15% 或体重指数（BMI）超过 $28kg/m^2$ 即为肥胖；超过 15%～20% 为明显肥胖；超过 20%～30% 则为病态肥胖。亦可利用肥胖指数［＝身高（cm）－体重（kg）］来确定肥胖的程度：肥胖指数 ≥100，为不胖；＝90 左右，为轻度肥胖；≤82，为病态肥胖。肥胖一般可分三类：①单纯性肥胖，因营养过度引起。②继发性肥胖，因内分泌功能失调引起，如下丘脑病变、库欣综合征等。③家族性肥胖，因遗传引起。不论病因如何，肥胖本身可引起呼吸循环等一系列病理生理改变。

（1）呼吸系统：病态肥胖可引起肺活量减少，深吸气量和呼气贮备量减少，此与胸腹部受过多的脂肪压迫、胸廓扩张受限（胸廓顺应性降低）、胸廓弹性回缩增强、膈肌抬高等因素有关，尤其在水平仰卧位时的影响最为显著，易出现通气/血流比例失调、低 PaO_2、高 $PaCO_2$ 和氧饱和度下降；部分患者还可出现肺动脉高压和肺毛细血管楔压增高，甚至肺栓塞。肥胖患者上气道软组织丰富，容易阻塞气道，使困难气道的危险性显著增加。此外，在麻醉后较易并发肺部感染和肺不张。

（2）心血管系统：每增加 1kg 脂肪组织，即需要增加 0.01L/min 的心排血量才能满足充分的组织灌注，因此肥胖患者多并发高血压。据统计，肥胖患者中有 58% 并发高血压，但多数属轻度或中度高血压。肥胖人的血容量和心排血量均有所增加，增加量与肥胖程度成正比，由此可加重左室容量负荷，久之出现左室肥厚，继而发展为右室肥厚，其程度与体重增加成正比。此外，由于肺通气功能不足所致的长时间慢性缺氧，刺激骨髓造血功能，可引起继发性红细胞增多、血黏度增高，更加重心脏负荷，甚至导致心力衰竭。肥胖多伴脂质代谢紊乱，因此容易并发动脉硬化。一般认为肥胖伴高血压者，容易继发冠心病和心肌梗死，或脑动脉硬化和脑血管意外甚至猝死。

（3）其他：肥胖患者易并发糖尿病，或肝细胞脂肪浸润（脂肪肝），但多数患者肝功能仍正常。既往认为肥胖患者术前胃内容物和酸度增加，为降低围手术期发生反流误吸的风险，因此建议此类患者术前给予西咪替丁、雷尼替丁或甲氧氯普胺（术前一晚和术晨使用），但目前尚缺乏循证医学的证据。

2. 麻醉前准备　首先对肥胖的类型、病因及其程度作出评估，重点注意呼吸、循环和内分泌系统等改变。

（1）对病态患者，应检查在水平仰卧位时的呼吸功能状况，如果出现气短、呼吸费力或呼吸道不全梗阻，甚至不能平卧者，术前需做肺功能测定及动脉血气分析。选择麻醉方法应以能保证呼吸道通畅和通气量满意者为准。对气管内插管操作的难易程度术前也必须充分估计，必要时考虑采用清醒气管内插管。

（2）术前对是否并存高血压、动脉硬化和糖尿病、胸透及心电图有无异常以及心脏代偿功能等都应做出全面估计，并给予相应的处理。对继发性肥胖患者，如为择期手术，应先施行病因治疗后再手术。对单纯性肥胖患者，术前最好采取减重治疗，包括合理的饮食限制、体育锻炼和药物等。减重可明显改善患者的心肺功能，使肺活量和通气贮备量恢复正常，慢性缺氧和 CO_2 蓄积得到纠正，血容量和血压可明显降低，对预防高血压和减轻心脏负荷可起到良好的作用。此外，减重对维持术中呼吸和循环的相对稳定、预防术后肺部并发症均非常有效。但必须指出，减肥治疗一般需经过 1 个月至数个月的过程，仅于术前数日内严格限制饮食，不仅无效，相反会因此削弱肥胖患者对麻醉和手术的耐受力。重度肥胖者行开腹手术，应在术前行动脉血气分析，了解患者术前低氧血症的情况及指导术后拔管。有研究表明，肥胖者苏芬太尼的分布容积增加且清除延迟，作用时间明显延长。

（二）慢性酒精中毒

1. 慢性酒精中毒对器官功能的影响　长期嗜酒可致慢性酒精中毒，其特征是对酒精产生耐受和生理依赖，同时脏器出现一系列病理生理改变，对麻醉和手术的耐受力显著降低，具有明显的危险性。

（1）病理生理变化：①长期嗜酒者常伴有营养障碍，可致维生素 B_1 缺乏；酒精本身及其代谢产物可直接毒害神经系统，容易出现多发性周围神经炎，表现为四肢远端感觉和运动障碍；也可累及中枢神经，发生急性出血性脑灰质炎及神经炎性精神病。周围神经系统和中枢神经系统同时受害时，称脑性脚气病综合征，表现为记忆力减退、思维涣散、不能胜任细致的复杂工作与学习，可逐渐发展累及小脑、脑干及间脑发生退行性变，甚至脑广泛坏死而死亡。②酒精容易毒害肝脏而并发脂肪肝、酒精性肝炎及肝硬化（发生率约10%），肝脏的代谢、解毒及合成功能均受影响，临床表现为营养不良、体重减轻、厌食、黄疸、发热、胃溃疡、胃食管反流及食管静脉曲张；也可出现凝血机制障碍和白蛋白减少；可出现腹腔积液、通气功能减弱、氧饱和度降低、低 PaO_2 和轻度呼吸性碱血症。③酗酒 10 年以上者，可危及心脏，出现酒精性心肌病和心脏性脚气病，表现为气急、咳嗽、心悸、呼吸困难和传导阻滞，最后可演变为右心力衰竭，也会因突发心肌梗死而猝死，但容易被漏诊。④酒精可抑制叶酸代谢而影响红、白细胞及血小板的生成，可致贫血、抵抗力低下和凝血障碍。⑤约有20%慢性酒精中毒的患者可并发慢性阻塞性肺疾病。⑥常并发酒精性低血糖；可抑制抗利尿激素而出现尿量增多和脱水；可引起肾上腺皮质激素分泌增高而诱发胰腺炎。

（2）戒酒综合征：正常人如果大量饮酒持续约 2~3 周，即可出现酒精依赖性，机体必须依赖酒精才能维持正常生理功能。如果突然停饮，即会出现一系列生理紊乱，此即为戒酒综合征。发病机制系因中枢神经系统失去酒精的抑制作用而产生大脑皮质和 β-肾上腺素能神经过度兴奋所致。即由于交感神经兴奋，血中儿茶酚胺增高，使骨骼肌收缩速率增加，因而干扰了神经-肌肉的传导或肌梭活性，致使这些患者的震颤强度增加。其临床表现为：初 6~8 小时期间表现为震颤 [全身性震颤是本病最明显的特征，是一种快速（6~8Hz）、轻重不一、在安静环境下减轻而在运动和情绪紧张时加重的震颤]，伴有易激惹和胃肠道症状，特别是恶心、呕吐。多为精神因素引起，也可能因低血糖和体液失衡所致；24~36 小时内出现幻觉性精神病和戒断性癫痫大发作；72 小时内出现震颤性谵妄，表现幻觉、抽搐、知觉迟钝、失眠、精神错乱、自主神经系统活动亢进和共济失调，严重时出现结肠坏死或硬膜下血肿等致命性并发症。恢复饮酒可很快缓解症状，再次停止饮酒后症状复发并且加重。症状持续时间差别很大，通常持续 2 周。病情在完全停止饮酒后 24~36 小时达高峰。

2. 麻醉前准备　慢性酒精中毒患者易并发多种疾病。如并发急性酒精性肌病可致严重的肌肉痉挛；也可并发广泛的多发性周围神经病，引起全身感觉障碍和肌无力；并发急性胃炎时可致恶心呕吐；伴发戒酒性癫痫时可致外伤。另外，尚可并发泌尿系感染、胰腺炎、肝硬化、胃肠道出血等。对疑有慢性酒精中毒或已经明确存在酒精中毒的患者，手术宜推迟，需全面系统了解心、肺、肝、脑等各脏器的损害程度，对正在出现的戒酒综合征及其治疗效果进行了解和估计。具有中枢性肌松作用的镇静药（如氯氮、地西泮等）是目前治疗震颤性谵妄的较佳药物，应在戒酒的最初 2~4 天内预防性用药，同时服用大量维生素 B_1 和补充营养，一般戒酒征象可被基本解除。苯妥英钠对戒酒性癫痫确有防治作用，如患者对苯妥英钠过敏，可改用卡马西平，但巴比妥类药物应慎用，因其可能有增加呼吸抑制的危险。在戒酒期间，各脏器功能尚未完全恢复时，任何麻醉药和麻醉方法均有一定的危险，故禁忌择期手术。偶然大量饮酒而致急性酒精中毒的患者，如需急诊手术，对各种麻醉药的耐受性并不增加，但对麻醉药的需要量减少可能较明显，故应酌情合理用药，避免逾量。

（三）昏迷

手术前的患者偶尔可并存昏迷，其诱因要尽可能加以鉴别和纠正；并仔细观察和正确评估昏迷的程度。由于这类患者的器官代谢功能已经紊乱，因此对任何麻醉药物的耐受性都降低，易出现昏迷加重。从麻醉处理角度看，较常见的昏迷有以下几类：①意识消失，但存在哈欠、吞咽或舔舌等反射动作，提示浅昏迷，脑干主要功能尚未损害。②意识消失，呼吸动作、瞳孔反应和眼球活动仍正常，也无定位性运动障碍体征者，最可能为代谢异常（如尿毒症、低血糖、肝昏迷、酒精中毒、低磷血症、黏液水肿和高渗性非酮症性昏迷等），或药物中毒（如麻醉性镇痛药、镇静药、催眠药等）所致。除非紧急手术（如内脏出血或穿孔），术前应尽可能先纠正昏迷，但对尿毒症和高渗性非酮症性昏迷的纠正不宜过快，避免因脑水肿而加重昏迷程度；瞳孔反射失常提示低氧、低体温、眼部疾病或药物中毒（如颠茄碱、苯二氮䓬类等）。③昏迷伴上肢肘部呈屈曲位肌强直者，提示双侧大脑半球功能障碍，但脑干无损害（去皮质姿势）。④昏迷伴上肢和下肢均呈伸直位肌强直者，提示双侧上位脑干结构损害，或深部大脑半球损害（双侧去大脑强直）。这类情况可见于脑外伤或心搏骤停复苏后脑缺氧性损伤后遗症，除非急症，禁忌择期手术。⑤昏迷伴腱反射亢进、趾背上翻者，提示存在中枢神经系统结构性病变，或存在尿毒症、低血糖或肝性脑病。如果昏迷伴腱反射低下、足趾跖屈，也无偏瘫征象者，提示不存在中枢神经系统结构性改变。⑥昏迷伴癫痫大发作，提示深部中线性脑干或丘脑损害，或局灶性运动中枢性改变，对其诱因应力求弄清，可因戒酒、尿毒症、妊娠毒血症、脑损伤、脑肿瘤、产伤、药物（戊四氮、印防己毒素、贝美格、士的宁等）、高血钙、低血钙、脑血管病变或脑血管意外等引起，也可能原因不明。术前均应针对诱发疾病进行积极处理，并用治疗剂量抗惊厥药，一直用至手术日晨，对癫痫本身一般无其他特殊处理。过去认为高浓度恩氟烷，特别在过度通气及低 $PaCO_2$ 情况下，可诱发脑电癫痫样波和强直性肌痉挛。今知，恩氟烷对人类并不增加癫痫的发生，可以选用。

（四）妊娠

同年龄组孕妇与非孕妇，其并发外科疾病的频率相等，麻醉医师必须熟悉手术适应证及其病情特点。孕期常见的外科疾病有：①急性阑尾炎，发生率约 1：2 000，所表现的征象与妊娠最初 3 个月期间的妊娠反应有相似处，容易混淆而被误诊，以致发展为阑尾穿孔和弥漫性腹膜炎，全身情况严重，麻醉危险性增加，同时流产率也增高。因此应尽早明确诊断，积极手术。②急性胆囊炎和胆石症，发生率约 1：（3 500~6 000），病情往往较重，手术较复杂，手术需时较长，麻醉中的变化较多，同时可能使胎儿受损害，故应尽量避免手术，采用输液、胃肠减压、解痉、止痛和抗生素等保守治疗，一般在 2 天内症状可得到明显改善。③急性机械性肠梗阻，较为少见。曾有腹腔手术史的孕妇，若腹腔内遗留粘连，妊娠后有可能诱发机械性肠梗阻。为避免病情趋于严重，一旦诊断明确，手术不宜延迟，如果已近临产，可先行剖宫产术以获得肠梗阻手术必需的术野显露。④食管裂孔疝，发生率较高，主要症状为反流性食管炎，饱食后取直坐位或服止酸药可缓解，一般不需急诊手术治疗。⑤乳腺癌，不多见，但一旦发生，其恶性程度高，应做活检确诊，然后施行根治术，同时终止妊娠。如果在分娩后再施行乳癌根治术，则复发率更增高。⑥卵巢肿瘤，多在妊娠初 3 个月内发生，只要不并发扭转、破裂或出血，可暂不考虑手术治疗。

妊娠并发外科疾病时，是否施行手术和麻醉，必须考虑孕妇和胎儿两方面的安全性。母体的风险主要是由妊娠期的生理学变化所致，常涉及气道、心肺、神经系统和消化系统。孕妇的误吸、困难气道、低氧血症、低血压、麻醉药物的过量和栓塞等风险增加。胎儿风险包括潜在致畸性、窒息和早产。一般讲，妊娠初 3 个月期间，若存在缺氧、麻醉药或感染等因素，则易诱发胎儿先天畸形或流产，因此应尽可能避免手术，择期手术宜尽量推迟到产后 6 周施行；危重手术应推迟至孕中期（15~28 周），此时胎儿器官形成已经完成（15~56 天）。如系急诊手术，尽可能选择局部麻醉或区域麻醉。高达 30% 的孕妇由于主动脉、腔静脉受压而易发生仰卧位低血压，仰卧位时需将子宫左移，麻醉时应充分供氧，避免缺氧和低血压。如必须全身麻醉，则气道检查尤为重要，妊娠会导致气道血管形成和水肿，增加困难插管的可能性。由于机械和激素水平原因导致孕妇误吸风险增加（妊娠 12~14 周后最为显著），且此时胃排空延迟、分泌增多、壁细胞活性增加使胃液 pH 值降低。肺功能残气量（FRC）和残气容积（RV）降低以及氧耗增加，导致孕妇易发生低氧血症。妊娠妇女对吸入、静脉和局部麻醉药的敏感性增加，MAC 约降低 20%~40%（可能与孕酮的镇静效应有关），局部麻醉药的需要量也减少约 30%，因此麻醉药物的剂量须作相应调整。

（五）抗凝治疗

应用肝素抗凝时，静脉注射 5 000U（相当于 50mg），可使全血凝固时间延长 2 倍，维持 3~4 小时后，逐渐自动恢复正常。于此期间，如果需施行急诊手术，术前需采用鱼精蛋

— 47 —

白终止其抗凝作用，具体方法为：①刚静注肝素不久者，鱼精蛋白的剂量（mg）相当于末次肝素剂量（U）的 1/100。②静脉注射肝素已隔 30 分钟以上者，由于肝素的生物半衰期短于 1 小时，用鱼精蛋白的拮抗剂量只需上述剂量的 1/2。③注射肝素已隔 4~6 小时者，一般已无须再用鱼精蛋白拮抗。④皮下注射肝素的吸收缓慢，鱼精蛋白剂量只需静注肝素（mg）量的 50%~75%，但由于肝素仍在不断被吸收，故需重复注射鱼精蛋白。鱼精蛋白的静注速度必须缓慢，若注速过快则可引起血小板减少；注药过量则鱼精蛋白本身可转为弱抗凝药，同时可能严重抑制循环，导致血压骤降而不易回升的后果。

应用双香豆素或其衍生物抗凝者，因凝血因子时间仅延长 25% 左右，故较肝素容易被掌握，如需终止其作用，只需在术前静注维生素 K_1 5mg，即可使凝血因子时间恢复至安全水平的 40% 以上，维持 4 小时，但完全恢复正常水平则需 24~48 小时，且对今后再使用双香豆素抗凝，可产生耐药性达 1 周以上。因此，如果手术仅需数小时的暂时终止抗凝，可不必用维生素 K_1，只需静脉滴注新鲜冻血浆 250~500mL 即可。因双香豆素的作用仅是降低凝血 II、VII、IX 和 X 因子，而储存于血浆中的这些凝血因子仍很充足，故可达到暂时恢复凝血因子时间的目的。目前使用双香豆素类药物时一般用目标国际标准化比值（INR）进行疗效监测，接受华法林治疗，目标 INR 为 2.0~3.0 的患者，应在术前 5 天停止服药；目标 INR 为 2.5~3.5 的患者，应在手术前 6 天停止服药，手术前 1 天检查 INR，如果>1.5，服用 1mg 维生素 K_1。术后第一天华法林可恢复术前剂量，但须每日监测 INR。

（王书强）

第四节　麻醉选择

麻醉的选择取决于病情特点、手术性质和要求、麻醉方法本身的优缺点、麻醉者的理论水平和技术经验，以及设备条件等几方面因素，同时还要尽可能考虑手术者对麻醉选择的意见和患者自己的意愿。各种麻醉都有各自的优缺点，但理论上的优缺点还可因具体病情的不同，以及操作熟练程度和经验的差异，而出现效果上、程度上、甚至性质上的很大差别。患者对各种麻醉方法的具体反应也可因术前准备和术中处理是否恰当而有所不同。例如硬膜外麻醉用于早期休克患者，在血容量已经补足或尚未补充的两种不同情况下，其麻醉反应则可迥然不同。因此，麻醉的具体选择必须结合病情和麻醉者的自身条件和实际经验，以及设备条件等因素进行全面分析，然后才能确定。

一、病情与麻醉选择

手术患者的病情是麻醉选择最重要的依据：①凡体格健康、重要器官无明显疾病、外科疾病对全身尚未引起明显影响者，几乎所有的麻醉方法都能适应，可选用既能符合手术要求，又能照顾患者意愿的任何麻醉方法。②凡体格基本健康，但并发程度较轻的器官疾病者，只要在术前将其全身情况和器官功能适当改善，麻醉的选择也不存在大问题。③凡并发较重全身或器官病变的手术患者，除应在麻醉前尽可能改善其全身情况外，麻醉的选择首先要强调安全，选用对全身影响最轻、麻醉者最熟悉的麻醉方法，要防止因麻醉选择不当或处理不妥所造成的病情加重，也需防止片面满足手术要求而忽视加重患者负担的倾向。④病情严重达垂危程度，但又必须施行手术治疗时，除尽可能改善全身情况外，必须强调选用对全身影响最小的麻醉方法，如局部麻醉、神经阻滞；如果选用全身麻醉，必须施行浅麻醉；如果采用硬膜外麻醉，应强调在充分补液扩容的基础上，分次小量使用局部麻醉药，切忌阻滞范围过广；为安全计，手术方式应尽可能简单，必要时可考虑分期手术，以缩短手术时间。

小儿配合能力差，在麻醉选择上有其特殊性。基础麻醉不仅解决不合作问题，还可使小儿安静地接受局部浸润、神经阻滞或椎管内麻醉；如果复合全身麻醉，可做到诱导期平稳、全身麻醉药用量显著减少。又因小儿呼吸道内径细小、分泌腺功能旺盛，为确保呼吸道通畅，对较大手术以选用气管内插管全身麻醉为妥。

对老年人的麻醉选择，主要取决于全身状况、老年生理改变程度和精神状态。全身情况良好、动作反应灵敏者，耐受各种麻醉的能力并不比青壮年者差，但麻醉用药量都应有所减少，只能用其最小有效剂量。相反，年龄虽不很高，但体力衰弱、精神萎靡不振者，麻醉的耐受力显著降低，以首选局部麻醉或神经阻滞为宜，但后者的麻醉效果往往可比青壮年者好，全身麻醉宜作最后选择。

二、手术要求与麻醉选择

麻醉的首要任务是在保证患者安全的前提下，满足镇痛、肌肉松弛和消除内脏牵拉反应等手术要求。有时手术操作还要求麻醉提供降低体温、降低血压、控制呼吸或肌肉极度松弛，或术中施行唤醒试验等特殊要求。因此，麻醉的选择存在一定的复杂性。总的来说，对手术简单或病情单纯的患者，麻醉的选择可无困难，选用单一的麻醉药物和麻醉方法，就能取得较好的麻醉效果。但对手术复杂或病情较重的患者，单一的麻醉方法往往难以满足手术的全部要求，否则将促使病情恶化。此时，有必要采用复合麻醉（也称平衡麻醉），即同时或先后利用一种以上的麻醉药和麻醉方法，取每种麻醉药（方法）的长处，相互弥补短处，每种药的用量虽小，所得的麻醉效果恰已能符合手术要求，而对病情的影响可达到最轻程度。复合麻醉在操作管理上比较复杂，要求麻醉者有较全面的理论知识和操作管理经验，否则也未必能获得预期效果，有时反而会造成不良后果。

针对手术要求，在麻醉选择时应想到以下六方面问题：

1. 根据手术部位选择麻醉　例如颅脑手术选用局部麻醉或全身麻醉；上肢手术选用臂丛神经阻滞麻醉；胸腔内手术采用气管内循环紧闭麻醉；腹部手术选用椎管内麻醉或复合肌松药的全身麻醉；下肢手术选用椎管内麻醉；心脏手术选用低温体外循环下全凭静脉麻醉。

2. 根据肌肉松弛需要程度选择麻醉　腹腔手术、长骨骨折或某些大关节矫形或脱臼复位，都需要良好的肌肉松弛，可选臂丛阻滞、腰麻或硬膜外麻醉，或全身麻醉并用肌松药。

3. 根据手术创伤或刺激性大小、出血多少选择麻醉　胸、腹腔手术，或手术区邻近神经干或大血管时，手术创伤对机体的刺激性较大，容易发生血压、脉搏或呼吸波动。此时，无论采用何种麻醉方法，均宜辅加相应部位的神经或神经丛阻滞，如肺门神经丛、腹腔神经丛、肠系膜根部阻滞或肾周围脂肪囊封闭、神经血管周围封闭等。对复杂而创伤性很大或极易出血的手术，不宜选用容易引起血压下降的麻醉（如蛛网膜下隙神经阻滞），全身麻醉常较局部麻醉为合适。

4. 根据手术时间长短选择麻醉　1 小时以内的手术，可用简单的麻醉，如局部麻醉、氯胺酮静脉麻醉、局部静脉麻醉或单次蛛网膜下隙神经阻滞等。长于 1 小时的手术，可选用长效局部麻醉药施行蛛网膜下隙神经阻滞、神经阻滞麻醉，或连续硬膜外麻醉或全身麻醉。对于探查性质手术，手术范围和手术时间事先很难估计者，则应做长时间麻醉的打算。

5. 根据手术体位选择麻醉　体位可影响呼吸和循环生理功能，需用适当的麻醉方法予以弥补。例如取俯卧或侧卧位时，应选用气管内紧闭麻醉、局部麻醉或硬膜外麻醉，不宜用蛛网膜下隙神经阻滞或硫喷妥钠麻醉。坐位手术时，应尽量选用局部麻醉等对循环影响小的麻醉方法。如需用全身麻醉，必须施行气管内插管，并采取相应的措施。

6. 考虑手术可能发生的意外选择麻醉　胸壁手术（如乳癌根治术）可能误伤胸膜而导致气胸，事先应做好吸氧和气管内插管的准备；食管手术有可能撕破对侧纵隔胸膜而导致双侧气胸，需有呼吸管理的准备。呼吸道部分梗阻或有外来压迫的患者，以选用清醒气管或支气管内插管为最合适。

三、麻醉药和麻醉方法选择

各种麻醉药和麻醉方法都有各自的特点、适应证和禁忌证，选用前必须结合病情或手术加以全面考虑。原则上尽量采用简单的麻醉，确有指征时才采用较为复杂的麻醉。

（一）全身麻醉

全身麻醉的首要目标是维持患者的健康和安全，提供遗忘、催眠（无意识）、无痛和最佳手术状态（如无体动现象）。麻醉医师选用自己最为熟悉的全身麻醉方法已为常理，但最近 Forrest 等总结来自多个中心单位采用全身麻醉的资料表明，选用全身麻醉方法可发生某些不良反应，其发生率具有统计学显著性差异。高血压在芬太尼麻醉中较为常见；室性心律失常在氟烷麻醉中较为常见；心动过速在异氟烷麻醉中较为常见。采用中至大剂量芬太尼的全身麻醉组患者，术后至少需施行 80 小时的机械呼吸，而在其他麻醉患者一般只需要 7 小时。一般认为，术后长时间机械呼吸可能带来不良后果。

（二）局部麻醉

1. 今已确认，在某些临床情况下，局部麻醉的优点超过全身麻醉。老年患者髋关节成形术和前列腺摘除术选用椎管内神经阻滞麻醉，可降低深静脉血栓的发生率；在低位蛛网膜下隙神经阻滞下，充血性心力衰竭的程度减轻或较少发作；从 ICU 病房对危重患者施行长时间硬膜外腔镇痛的结果看，器官功能的保留可较好，并发症发生率降低，甚至死亡率也降低。但长期以来人们都认为局部麻醉的操作耗时较长，技术不够熟练者尤其如此，且可能发生严重并发症。随着经验的积累，这些不足均可得到改善。

2. 许多患者在术前主动提出要求让他"入睡"，如果麻醉医师理解为患者欲选用全身麻醉，而据此做出选用全身麻醉的决定，现在看来是不一定恰当的。很久以来人们认为局部麻醉仅适合于少数场合，而全身麻醉几乎适合于任何手术，这也是明确的。今知，在区域阻滞麻醉下加用某些催眠药（如咪达唑仑、丙泊酚和芬太尼等），同样可使患者在局部麻醉下处于睡眠状态。

（三）术后镇痛

在充分评估病情的基础上拟订麻醉处理方案时，应考虑加用术后切口镇痛措施。近年来术后镇痛的优越性越来越受到肯定和重视，不论在全身麻醉前先施行标准的区域阻滞麻醉，或将区域阻滞麻醉作为全身麻醉的一项组成部分，或在区域阻滞麻醉基础上术后继续给予局部麻醉药阻滞，使患者在术后一段时间仍处于基本无痛的状态，一般可显著增加患者术后的安全性。Tverskoy 等指出，在区域阻滞麻醉下施行疝修补术，术后继续给予局部麻醉药施行术后镇痛，其效果比术后常规肌内注射阿片类药镇痛者为好，对患者十分有益。近年来，患者自控镇痛（PCA）技术得以应用，PCA 的按压次数和药物用量可由患者自主调节。这样可以以最小的剂量达到最佳的效果，不良反应更小，避免了传统方法药物浓度波动大，不良反应大的缺点。

四、技术能力和经验与麻醉选择

麻醉医师在日常工作中，原则上应首先采用安全性最大和操作比较熟悉的麻醉方法。遇危重患者，或既往无经验的大手术，最好采用最熟悉而有把握的麻醉方法，有条件时在上级医师的指导下进行。在上述考虑的前提下，尽量采纳手术医师及患者对麻醉选择的意见。

（王书强）

第三章

吸入全身麻醉

第一节　吸入全身麻醉的历史

　　吸入全身麻醉在全身麻醉中占据重要地位，是现代麻醉学诞生的标志，也是现代外科手术发展的奠基石。伴随吸入全身麻醉发展的是一大批挥发性麻醉药物及其药理学的发明与发展及与之相关的麻醉设备，如麻醉机、插管技术和通气理论等。

　　吸入全身麻醉是将挥发性麻醉药物或麻醉气体以蒸汽或气体的形式通过一定的装置，如挥发器将其吸入肺内，经肺泡进入血液循环，到达中枢神经系统从而产生全身麻醉作用的方法。麻醉过程中肺泡、血液和中枢神经组织间的麻醉气体始终保持着动态平衡。一旦停止吸入后，大部分吸入麻醉药会经肺泡以原形排出体外。

　　早于远古时代，人们就发现植物、动物或其他自然物中有很多具有挥发性的物质，可以通过吸入来治疗身体的不适。最早制造出的吸入混合物就是薰香，通过加热吸入其挥发物可以起到舒缓身体的作用。有最早文字记录的利用吸入方法进行治疗的是公元前1550年的古埃及，人们用鼻烟吸入或熏蒸的方法来治疗疾病。据记载阿拉伯人是吸入麻醉的先驱之一，其中最为著名的是拉齐兹（Rhazes，850—932 A. D.）将麻醉性的植物粉末如鸦片、黑莨菪、曼德拉草和茄科等制成的可吸入的物质浸在海绵中，实施手术前给患者吸入以达到所谓的"麻醉"状态。但由于给药后出现的呼吸抑制得不到及时的复苏，因此类似的吸入麻醉具有极大的风险，其实施也受到很大的限制。直到18世纪出现人工通气技术以及1777年拉瓦锡（Antoine Lavoisier，1743—1794）发现了氧气，才使患者在使用麻醉药后的呼吸安全得到保障。从此，吸入麻醉的方法逐步得到完善。

　　吸入麻醉的发展与吸入麻醉药物的不断发明是密不可分的。1540年，普鲁士人科达斯（ValeriusCordus）发明了乙醚的合成方法；1772年，约瑟夫·普利斯特里（Joseph Priestly）发现了氧化亚氮（笑气）；1799年，英国化学家汉弗莱·戴维（Humphry Davy）发现氧化亚氮具有麻醉作用；1831年，美国化学家山姆·格里斯（Samuel Guthrie）合成了氯仿（chloroform）；1842年，美国医师克沃夫·朗（Crawford W Long）第一次将乙醚用于外科手术麻醉；1844年，美国牙医霍勒斯·威尔士（Horace Wells）第一次应用氧化亚氮拔牙；1846年，威廉姆·莫顿（William T. G. Morton）在美国马萨诸塞州总医院进行了乙醚麻醉的公开演示，这也被认为是现代麻醉，尤其是吸入麻醉的诞生标志。第二年苏格兰医师詹姆士·辛普森（James Y. Simpson）发现了氯仿的麻醉作用并应用于患者，其中最著名的是1853

年约翰·斯诺（John Snow）在维多利亚女王（Queen Victoria）进行分娩时，将氯仿倒入叠好的手绢中让其吸入用做麻醉镇痛。此后，约翰·斯诺对吸入麻醉进行了深入研究。他认为麻醉药不仅可以消除疼痛，并且能够在手术时使患者保持安静不动。他运用动物模型研究了在刺激下动物保持不动所需的药物浓度，这已经接近了现代吸入麻醉中最小肺泡浓度（MAC）的概念，同时他也了解了吸入药物的溶解度、挥发蒸汽压与麻醉效能的关系。1882年化学家奥古斯特·弗罗德（August Freund）合成了环丙烷（cyclopropane），并在乔治卢卡斯（George Lucas）的动物实验中发现其具有麻醉的效用。之后，不断有新的挥发性吸入药物涌现，如乙烯醚、三氯乙烯等。但很多药物因为爆炸性和毒性，逐渐退出了临床使用。例如乙醚从1846年开始使用到1956年以后逐渐停用，乙醚统治了吸入麻醉110年。其易燃易爆性以及较大的毒性作用，促使更新一代的吸入麻醉药问世。20世纪30年代，科学家在提炼铀-235过程中发展起来的氟化技术，可将卤素进行氟化以降低沸点增加稳定性和减少毒性。最早合成的是氟乙烯醚（fluroxene），并予1954年应用于临床。1953年英国化学家查尔斯·萨克林（Charles Suckling）合成了氟烷（halothane），并在英国麻醉科医师迈克尔·约翰斯通（Michael Johnstone）的努力下于1956年开始应用于临床，成为当时主要的吸入麻醉药。1960年甲氯氟烷（methoxyflurane）合成，后因长时间使用后出现剂量相关的肾毒性而停用。氟烷也因为药物性肝炎而备受质疑。直至20世纪60年代中期相继合成了恩氟烷（enflurane）、异氟烷（isoflurane）、七氟烷（sevoflurane）和地氟烷（desflurane），吸入麻醉药才真正进入了辉煌的发展时期。这些吸入麻醉药各自有其相应的药代和药效学特点，在临床上广泛应用。

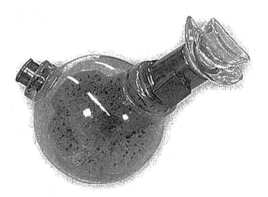

图 3-1　早期的乙醚吸入罐

吸入全身麻醉另一个重要的发展是麻醉机的进步，包括蒸发器和麻醉呼吸回路系统的更新。最早乙醚麻醉是通过海绵浸入乙醚液体后由患者吸入，如图 3-1 所示，也有在患者的呼吸面罩上加盖浸有乙醚的纱布，然后由患者吸入（图 3-2）。吸入的量与滴入的乙醚量有关。1877 年约瑟夫·克劳馥（Joseph Clover）发明了可以用于乙醚和氯仿吸入麻醉的呼吸器（图 3-3）。面罩上端的储药囊可以用手或水进行加温，并且通过调节进入气体的量控制药物的挥发量。这已经接近现代麻醉蒸发器的构造理念。1910 年设计出 Mckesson 断续流半紧闭麻醉机；1923 年出现 Water 来回式紧闭吸入麻醉装置；到 1928 年后出现了循环紧闭麻醉机。随着气管插管技术的如现，不仅保证了患者气道和呼吸的安全，也使吸入麻醉药可以直接吸入肺内。也就是说，吸入麻醉的实施从开放式逐渐过渡到紧闭式呼吸回路。由此出不断的开发出新的蒸发器加入呼吸回路中。

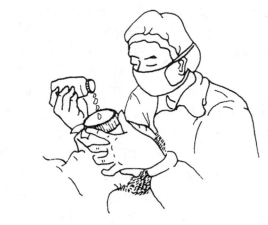

图 3-2　滴入乙醚麻醉示意图

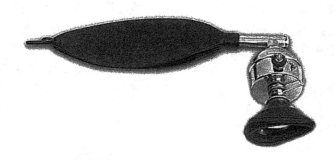

图 3-3　Clover 乙醚吸入呼吸器

　　吸入麻醉药的蒸发器已经不单纯是盛放吸入麻醉药的容器。为了保证麻醉药物输出的精确性，对蒸发器的要求也越来越高，包括温度控制和补偿，防溅设计。蒸发器和麻醉呼吸回路一起构成了麻醉机的核心部分，本章将在后面的内容详细介绍。

（焦国华）

第二节　吸入全身麻醉的基本概念

　　吸入全身麻醉是通过吸入麻醉药在中枢发挥药理作用完成的。正是吸入麻醉药特殊的理化性质，使吸入全身麻醉的实施有别于静脉全身麻醉。通过高精度的蒸发器，吸入药物随新鲜气体进入肺内，经过血液循环到达中枢。因此整个实施过程包含了吸入药物的药代和药效动力学，以及药物经呼吸循环运输过程中的众多基本概念。

一、吸入麻醉药物相关的药理概念

　　挥发性麻醉药往往以气体的形式摄入体内。其吸收、转运、代谢和清除以及在中枢的作用与其理化性质密不可分。

（一）蒸汽压

挥发性麻醉药从液态挥发成气态受两个因素影响，即温度和气压。当温度高于临界温度，无论在多大的大气压下均呈气态。气态的药物具有一定的蒸汽压，当气态与液态成平衡状态时，该蒸汽压为饱和蒸汽压（saturated vapour pressure，SVP）。饱和蒸汽压越大，麻醉药的挥发性越强。早期的吸入麻醉采用点滴面罩吸入的方式（图3-2）是依赖于乙醚或氯仿具有高挥发性的特点。目前的汽化蒸发器也是基于此原理，当新鲜气体如空气或氧气经过蒸发器时带出的就是吸入药物的饱和蒸汽。当吸入药物从液态挥发成气态时，会带走部分热量（挥发热）而使吸入药物液态温度降低。由于饱和蒸汽压会随温度降低而降低，这样输出的药物蒸汽浓度也随之减少。因此汽化蒸发器的缺点在于需要温度补偿来保证药物输出量的恒定。

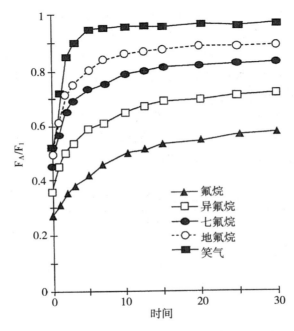

图3-4　不同吸入麻醉药肺泡浓度与吸入浓度随时间变化比值

（二）溶解度

吸入麻醉药在血和脑中的溶解度非常重要，决定其通过肺泡-毛细血管膜以及血-脑屏障的能力。溶解度可以用分配系数来衡量，如血/气分配系数、油/气分配系数等。所谓分配系数是指在一个大气压下，在正常体温如37℃时，当气体弥散处于平衡相（即各分压差为零）时，在不同介质中的分布量的比值。血/气分配系数是指在正常温度条件下达到气相平衡时在血中溶解的挥发性麻醉药物浓度与吸入浓度的比值。当吸入麻醉药进入肺泡后，只有溶解在血液中的药物才能进入循环；同样在到达中枢后，只有溶解在脑组织中的药物才能发挥作用。因此，麻醉诱导和恢复的速度与药物吸收或清除的量没有关系，而取决于其在肺泡或脑中的分压。具有高血/气分配系数的吸入麻醉药，其在血液中的溶解度大，药物会持续地从肺泡中不断溶解在血液中，因此需要更长的时间才能使肺泡浓度（分压）和吸入浓度（分压）平衡（图3-4）。当达到稳态时，肺泡内的吸入药浓度可以理想的认为和脑中的吸入药物浓度相当，因此该药物的诱导和恢复速度较慢。理想的吸入麻醉药应该是血/气分配系数小，因而起效快。油/气分配系数与麻醉药的效能呈正相关。主要因为神经组织多由脂质组成，油/气分配系数大，意味着神经组织分布的药物量多药效强。由此可见，血/气分配系数越小，药物起效和恢复越快，但麻醉效能越低，需要更高的吸入浓度才能达到一定效用。

（三）麻醉效能

所谓麻醉效能是一个相对的概念。因为全身麻醉包括意识消失、无痛和制动等。每种麻醉药的效能实际上是对几种药效指标的综合，而非单指一种。吸入麻醉药可产生镇静催眠、镇痛和制动等作用，而制动是最容易测定的指标。1965 年 Eger 等引入最小肺泡浓度（minimum alveolar concentration，MAC）的概念作为吸入麻醉药产生制动作用的指标。1.0 MAC 的定义为：在一个大气压下，能使 50% 的患者对手术刺激（如切皮）不产生体动反应的最小吸入麻醉药肺泡浓度。它所代表的是一个群体中的平均浓度。需要明确的是该 MAC 仅仅衡量的是吸入麻醉药抑制伤害性刺激所引起的体动反应，这种反应是脊髓介导而不是大脑。也就是说，吸入麻醉药对大脑的抑制作用是不能直接用 MAC 来反映的。吸入麻醉药引起脑电图变化和制动之间没有明确的相关性。

吸入麻醉药另一个明确的效应为意识消失。其镇静效应可以表现为患者对指令无反应。通常采用苏醒 MAC 值（MAC_{awake}）来表示，即麻醉患者意识恢复到对指令有反应时的最小肺泡浓度。表 3-1 列出了常见吸入麻醉药的 MAC 和 MAC_{awake} 可以看出 MAC_{awake} 的变化程度小于 MAC。

表 3-1　成人常用吸入麻醉药的 MAC 和 MAC_{awake}

	MAC	MAC_{awake}
N_2O	105	65
氟烷	0.8	0.38
恩氟烷	1.7	0.5
异氟烷	1.2	0.36
七氟烷	1.8	0.67
地氟烷	6.5	2.6

1. 影响 MAC 的因素　人为定义的 MAC 会因为各种因素的影响发生变化。如果忽略测量等因素，MAC 值会因下列因素而不同。

（1）体温：挥发性麻醉药是以气体形式进入体内，在正常体温范围内其理化性质较为稳定，因而对 MAC 值的影响较小。但超出一定温度范围，MAC 会受温度变化的影响，动物实验表明 MAC 会随温度降低而降低。当体温从 38℃ 降低 10℃，MAC 会减少近 50%。在 20~39℃ 范围内 MAC 呈直线变化，但低于 20℃，麻醉药的需要量几乎为零。但对于氧化亚氮则变化不大。具体的机制尚不明确，推断与挥发性麻醉药在脂质中的溶解度随温度降低而增加，从而增加在神经脂质膜中的含量有关。另外可能与温度降低造成的代谢率降低有关。

（2）年龄：荟萃分析表明对于年龄大于 1 岁的患者，每增加 10 岁，吸入麻醉药的 MAC 值降低 6%，而氧化亚氮则降低 7.7%。同样 MAC_{awake} 也会随年龄增高而降低。目前，呼气末二氧化碳和体温已经成为麻醉的常规监测项目，很多麻醉机和气体监护仪均有 MAC 值的年龄校正值，这些监护仪需要输入患者的年龄，否则机器则根据默认 40 岁的年龄来计算MAC 值。

（3）麻醉药物：最常见的是氧化亚氮对 MAC 的影响。吸入 60% 的氧化亚氮可以不同程度地降低挥发性麻醉药的 MAC 值，如成人同时吸入 60% 的氧化亚氮可以降低地氟烷的 MAC值达 45%~53%，在老年人（>65 岁）可降低 68%，而在儿童可降低 22%~26%。研究表明咪达唑仑和芬太尼等药物联合使用时也可降低吸入麻醉药的 MAC 值。

（4）其他：代谢性酸中毒、贫血等可以降低 MAC；而甲状腺功能亢进和长期饮酒可以增加 MAC。

2. MAC 对吸入麻醉的意义

（1）吸入麻醉深度的判断：MAC 用于判断麻醉深度是基于很多的假设，吸入麻醉药在肺泡内的分压与中枢神经系统分压达到平衡时，即达到"稳态"，此时呼气末药物浓度可以代表其在中枢的浓度。通常情况下脑的血流灌注很大，当吸入一定量的挥发性麻醉药后 15分钟左右即可使呼气末药物与肺泡、动脉血及脑达到平衡。Eger 等测量了氟烷在呼出气浓度与动脉血浓度之间的差值，认为当吸入药浓度与呼出气浓度差值小于 10% 时，呼气末与动脉血浓度的差值可以更小。因此 MAC 概念的贡献之一就是通过呼气末浓度来判断麻醉深度，也即 MAC 值可用来反映量效关系。很多人用不同的数学统计方法推算呼气末浓度与药效反应之间的关系，包括非线性逻辑回归（nonlinear logistic regression），这样推算出从 50%到不同百分数的预测概率，如 95% 患者不发生体动时的 MAC 值。但其缺点是应用 MAC 值的倍数或分数无法得出相应的概率，临床上也很难连续测定药物的效应。针对不同的药物效应，临床上也提出了不同的 MAC 效应值。如上文提到苏醒 MAC 值（MAC-awake），为亚MAC 范围，MAC-awake50 是 50% 患者对简单的指令能睁眼时的肺泡气麻醉药浓度；MAC-awake95 指 95% 患者对简单的指令能睁眼时的肺泡气麻醉药浓度，可视为患者苏醒时脑内麻醉药分压。不同麻醉药的 MAC-awake 与 MAC 的比值均为 0.4（表 3-1）。MAC-intubation50 是指吸入麻醉药使 50% 患者插管时或插管后不发生肢体活动所需要的最小肺泡气麻醉药浓度；MAC-intubation95 是使 95% 患者插管时或插管后不发生肢体活动所需要的最小肺泡气麻醉药浓度。插管的刺激要强于切皮，在小儿，气管插管较切皮的 MAC 高 30%。MAC-BAR50 是超MAC 范围，指 50% 患者在切皮时不发生交感、肾上腺素等内分泌应激反应（通过测定静脉血内儿茶酚胺的浓度）所需要的最小肺泡气麻醉药浓度，在临床上更为常用的多为 95% 麻醉剂量，不同麻醉药的 95% 麻醉剂量基本上等于 1.3 MAC；0.65MAC 是较常用的亚 MAC 剂量，为大多数挥发性麻醉药与 N_2O 或其他静脉麻醉药、麻醉性镇痛药合用时所需的挥发性麻醉药浓度。

（2）吸入麻醉机制的研究：MAC 的概念类似于量效关系，其量效曲线（图 3-5）反映的是量化的累积群体剂量-反应曲线。切皮 MAC 量效曲线的斜率不同于苏醒 MAC 曲线的斜率，表明同一吸入麻醉药的不同作用位点。另一方面，对于个体与群体的曲线关系，同一浓度产生效应差异（阈值变化）而同一效应在不同个体中存在的浓度差异（敏感度变化），因此似乎可以推断，麻醉药的作用靶分子存在不同类型的离子通路或信号传递途径。

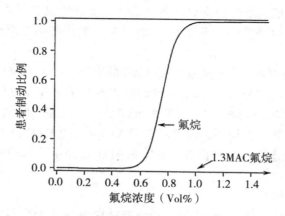

图 3-5　不同浓度的氟烷与无体动患者比例的量效曲线

二、吸入麻醉药物在体内过程的基本概念

（一）吸入药浓度

也称为吸入药分压（fraction of inspiration，Fi）。由于挥发性麻醉药以气体形式通过压力梯度进入体内，经过蒸发器后进入体内前的原始浓度（或分压）为吸入药浓度。其决定因素主要来源于蒸发器和新鲜气体流量，两者为乘积关系。设定蒸发器麻醉药浓度越高，输出麻醉药的浓度越高；同样，新鲜气体流量越大，吸入药分压越大。如果新鲜气流量大于患者的分钟通气量时，蒸发器所指示的麻醉药浓度与吸入浓度基本近似；但如果分钟通气量大于每分钟气体总流量，由于受麻醉回路内呼出浓度的影响，吸入浓度则偏低。

（二）肺泡气浓度

肺泡气浓度（fraction of alveolar，Fa）是吸入麻醉药进入体内后在肺泡内的终末浓度。麻醉药通过肺内交换进入血液循环，最终到达中枢神经系统。当麻醉达到平衡时，各组织内的麻醉药分压应该接近相同且与肺泡内分压一致。而肺泡气麻醉药浓度（Fa）接近吸入气麻醉药浓度（Fi）的速度取决于麻醉药的吸入浓度和肺泡通气量。肺泡通气量越大，相当于洗入肺泡的量增大，可使肺泡气麻醉药浓度迅速上升（即 Fa/Fi 比值增大并迅速接近 1），因此可加速麻醉诱导。该过程类似预充氧，其在短时间内（2 分钟）可使氧浓度提升至95%。吸入浓度越大，麻醉药的分压差越大，向肺泡内扩散越快，达到平衡所需要的时间就越短。在诱导期间增大吸入浓度和肺泡通气量均能使肺泡内吸入药浓度快速升高。

（三）时间常数

时间常数是反映肺泡气浓度变化快慢的一个指标。在一定容积内的气体浓度，用另外的气体去改变其浓度所需要的时间，或者认为以一定的新鲜气体流量灌注一定容量的容器，当容器中的气体有 63.2% 被新鲜气体所占据的时间称为 1 个时间常数。所以时间常数（min）＝容积（mL）/流量（mL/min）。也即用新鲜气体换取该容积内气体交换所需要的时间指标，该常数的时间值往往取决于气体流量的大小。当达到 3 个时间常数时，容积内已有95%的气体被新鲜气体混合占据（达到 7 个时间常数时容积内的新鲜气体占100%），即可以看作完成吸入麻醉诱导时的洗入过程（wash-in）。在吸入麻醉诱导时，要考虑的容积包括麻醉机回路的空间以及全肺容量的空间，因此建立有效的肺泡气麻醉药浓度的时间常数公式为：

$$时间常数 = \frac{麻醉回路容积 + 全肺容积}{新鲜气流量 - 体内麻醉药摄取量}$$

如果麻醉回路容积和全肺容积以及体内摄取量已知，则时间常数与诱导时的新鲜气流量成反比，当流量从高变低时，时间常数明显延长。若需快速改变环路内或肺泡内麻醉气体的浓度（吸入麻醉加深或减浅）时，应增加新鲜气流量。肺的功能残气量也是影响肺泡气浓度的一个重要因素。肺泡通气量一定时，功能残气量越大，时间常数延长，肺泡气麻醉药分压升高就慢，反之，升高就快。麻醉药溶解度越小、组织吸收量越少，其时间常数值越小，完成诱导时洗入过程的时间也就越短。哮喘和支气管炎能够延长时间常数；而成人呼吸窘迫综合征（ARDS）则能缩短时间常数。

（四）浓度效应

吸入麻醉药浓度越高，肺泡内药物浓度上升越快的现象称为浓度效应。由于吸入麻醉药的溶解度较大，造成有更多麻醉药以溶解的形式通过肺泡进入血液，麻醉药被摄取后单位时间存留在肺泡中的麻醉药浓度就会随之减少，Fa/Fi 减小，直到新一轮呼吸补充吸入麻醉药进入肺泡。当摄取越多，Fa/Fi 就越小，反之，摄取越少，Fa/Fi 越大。更重要的意义在于如果吸入药浓度较低，尽管绝对摄取量较小，但肺泡内麻醉药浓度下降程度更大。如图 3-6 所示，氟烷从肺泡转运到肺泡毛细血管。假设肺泡的单个容量为 100mL，1mL 的氟烷，9mL 的 O_2。氟烷的初始浓度为 10%，当有一半的氟烷（0.5mL）转运之后，氟烷的肺泡浓度在下一次呼吸之前下降为 5%；同样，当氟烷容积为 8mL，O_2 为 2mL。氟烷的初始浓度为 80%，当有一半的氟烷（4mL）转运之后，氟烷的肺泡浓度在下一次呼吸之前下降为 66%。说明吸入浓度越高，肺泡浓度增加越快。

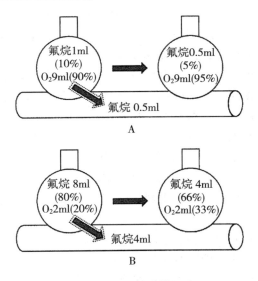

图 3-6　浓度效应模拟图

（五）第二气体效应

影响浓度效应的因素同样也影响着同时吸入的麻醉气体。所谓第二气体效应（second gas effect），即同时吸入氧化亚氮（第一气体）和另一种吸入麻醉药（第二气体）时，由于氧化亚氮被摄取入血，第二气体在肺泡中的浓度会因此增加的效应。通常第一气体的肺泡浓度较高，转运入血的量较大，肺泡内可产生类似"负压"的效果，引起吸气量的增加，补充被摄取的容积。这种被动的补偿可以加快吸入麻醉药进入肺泡，从而增加其在肺泡中的浓度。另外浓度效应也是产生第二气体效应的因素之一。因此在麻醉诱导时使用氧化亚氮会加速诱导时间。第二气体效应对于溶解度较大的吸入药（如氟烷），其效应要比溶解度较小的（如七氟烷）更为显著。虽然从理论上认为麻醉恢复时使用氧化亚氮会加快苏醒时间，但对这种所谓的"反第二气体效应（reversed second gas effect）"尚存在一定的争议，对于不同的实验方法、患者选择不同的吸入麻醉药等则有不同的结果。

1. 影响吸入麻醉药摄取转运的因素　虽然越来越多的证据表明吸入麻醉药的作用部位在脊髓水平，但出于讨论的方便，人们仅笼统地把药物的作用部位认为在大脑。药物离解状态的分子浓度是作用于中枢神经系统的关键。因此吸入药物从肺泡转运到中枢神经系统会受到如下因素的影响。

（1）血气分配系数：如果吸入药的血/气分配系数低，则表明单位时间内有更少的药物分子转运到肺毛细血管。其意义比油/气分配系数低的药物 MAC 值大更为重要。

（2）血流灌注：血流灌注多的组织，药物运送的量也大，其分压也越大。麻醉药的摄取主要包括药物迅速"洗入"肺的功能残气量，然后向组织扩散。组织摄取的速率不仅与血流灌注有关，而且受药物溶解度和组织容积的影响。

（3）通气量：通气量增加可以"洗入"更多的麻醉药，尤其是刚开始吸入时，Fa/Fi 会上升很快。当肺内逐渐充满吸入药物时，药物的溶解度大小会对 Fa/Fi 产生对抗。溶解度大的吸入药会使 Fa 减少，此时增大通气量能及时补偿被摄取的药物。

（4）浓度梯度：药物扩散与浓度梯度成正比。如果蒸发器开启浓度越大，药物从肺泡到血液的速度会越快。与周围组织的浓度梯度大，向外周扩散的药量就越大。但扩散的速率与组织的分配系数有关，即与组织的亲和力有关。某个组织中药物分压随时间的改变受灌注和扩散的影响。当达到平衡时各组织间的分压相等，但达到平衡的时间会很长。经过快速摄取后，药物在组织间的扩散就显得很重要，特别是在麻醉恢复期，由于药物在组织间的扩散速率是一定的，这就是不同吸入麻醉药的 MAC 切皮差异大，而 MAC$_{awake}$ 却差异小的原因。

（5）心排血量：这也是影响血流灌注的主要因素。心排血量减少，血流灌注减少，输送到组织中的药物减少。但是由于脑血流具有自主调节功能，即其血流灌注并未减少，而从肺摄取的药量是不变的，这样单位时间里转运到脑组织中的药量反而是增加的，因此诱导更迅速。

（6）其他：如肺泡跨膜速率。麻醉药物通过肺泡毛细血管跨膜转运至血液循环。当肺泡膜出现增厚、水肿、纤维化和面积减少等因素时，跨膜转运的麻醉药摄取将会减少。另外麻醉药物跨膜转运的速率也与药物分子量的平方根成反比（Graham 定律），分子量越大，跨膜转运速度越慢。

三、吸入全身麻醉的特点

尽管静脉全身麻醉的理论与实践在近年得到不断的更新和完善，但目前吸入全身麻醉仍然在全身麻醉中占有较大的比例。其简便、安全的特点一直受到很多麻醉科医师的青睐。

（一）吸入麻醉药的药效作用全面

从乙醚吸入麻醉开始，吸入麻醉药的药效作用即较为全面。单一使用吸入麻醉药就可以达到遗忘、无痛甚至肌肉松弛的理想麻醉状态。尽管在实际临床应用中很少单一使用吸入麻醉药来完成麻醉，但其全面的药理效应一直占有优势。现有的研究表明吸入麻醉药通过不同途径作用于中枢，如干扰突触前神经末梢释放神经递质来阻断突触传递，改变神经递质的再摄取，改变突触后受体结合部位，或者影响激活突触后受体的离子转导等。直接作用或通过产生第二信使间接作用于神经元胞浆膜均是可能的相关机制。其中蛋白受体假说较能说明吸入麻醉药的药效曲线陡直的特点。GABA 受体假说认为吸入麻醉药激活和超极化细胞膜，并抑制钙离子和谷氨酸通道阻止神经递质的释放。这些可能的机制与其他镇静镇痛药的作用机制有共同之处，提示吸入麻醉药的作用具有镇静镇痛等较为全面的效应。

近期的研究表明一些吸入麻醉药具有"预处理（preconditioning）"特性，能够保护缺血再灌注损伤，对于围术期心脏高风险的患者具有一定的心肌保护作用。2007 年美国心脏病协会也首次提出建议对于具有心肌缺血风险的患者在非心脏手术的麻醉维持中使用吸入麻醉药有一定益处。但是预处理的效能与给药的时间和时长相关，且心肌保护的分子机制尚未明确。虽然这种器官保护作用目前仅限于心脏，但仍然有些研究提示对肾、肝、肺和脑等器官可能具有潜在的保护作用。

（二）吸入麻醉的给药途径简便易行

现代吸入麻醉均通过麻醉机中的蒸发器随新鲜气流由患者呼吸道进入。无论采用气管插管或置入喉罩，只要保证气道通畅和通气正常，吸入麻醉的实施非常简便易行。只需将蒸发器开启相应的浓度，就可以迅速实施麻醉。尤其是对于不易或无法建立静脉通路的患者（如婴幼儿或重度病理性肥胖等），吸入全身麻醉具有较大的优势。另外，有些椎管肉麻醉或区域阻滞效果欠佳时，可以置入喉罩辅助吸入麻醉以达到完善的麻醉效果。

静脉给予吸入麻醉药一直处于研究阶段。直接注射挥发性麻醉药可迅速引起低血压、酸中毒、缺氧、束支传导阻滞、肺水肿甚至死亡。但是动物实验中注射乳化的异氟烷能够成功诱导麻醉，而且恢复较丙泊酚更快。给兔静脉注射乳化恩氟烷、异氟烷和七氟烷没有血流动力学方面的副作用，而且可以产生类似挥发性麻醉药的早期和晚期预处理效应。

（三）吸入麻醉易于调控

吸入麻醉药通过肺交换进入体内，控制吸入麻醉药的摄入量即可方便调节麻醉深度，从而完成麻醉的诱导、维持和苏醒。

1. 吸入麻醉的分期　1937 年由 Guedel 提出了经典的乙醚麻醉分期，是以意识、痛觉消失、反射抑制、肌肉松弛以及呼吸循环抑制的程度为标准。目前较为统一的吸入麻醉分期为：

第一期（镇痛期）：全身麻醉诱导开始至患者意识完全消失，此期患者痛觉、触觉、听觉消失，但反射存在，肌张力正常。

第二期（兴奋期）：表现为神经脱抑制兴奋的特点，对伤害性刺激的反应增强，临床表现为吞咽、呕吐、喉痉挛、高血压、心率增快、不能控制的体动反应、瞳孔扩大、不能凝视、呼吸不规则及屏气等。诱导期间需要快速通过该期。

第三期（手术麻醉期）：达到一定的麻醉深度，双目凝视、瞳孔收缩、呼吸规则、血压平稳和肌肉松弛。麻醉深度能够满足手术疼痛刺激，且不引起躯体反射或有害的自主反应。

第四期（延髓麻痹期）：麻醉深度过深、呼吸停止、瞳孔散大、低血压，逐渐加重导致循环衰竭。此期的麻醉深度必须立即减浅。

现代吸入全身麻醉由于肌松药的应用，肌松和呼吸抑制的程度已经不能作为判断麻醉深度的标准，在临床上已经较难观察到上述典型的吸入麻醉分期。

2. 麻醉诱导　目前大多数患者的诱导方式是静脉诱导，主要是基于两方面，一是除七氟烷和地氟烷外，其他常用的卤化吸入麻醉药的血气分配系数较大，起效较慢；另一方面很多吸入麻醉药有一定的异味且对呼吸道具有一定的刺激性，诱导时难以让患者接受。尽管如此，采用吸入麻醉药诱导也不失为一种好的选择。尤其对于婴幼儿，可以让他们在家人的怀里拿着带香味的面罩（以减少药物刺激），通过几次深呼吸即可使意识消失。

3. 麻醉维持　在麻醉维持中，吸入药物随新鲜气体不断进入，通过浓度梯度由肺进入中枢神经系统发挥麻醉作用。因此只要开启蒸发器至临床合适的浓度即可维持良好的麻醉深度，并且通过调整蒸发器浓度以满足不同手术刺激的需要。如果具备麻醉气体监测的条件，麻醉科医师可以更加明确吸入麻醉药的浓度变化，以利于对麻醉维持的调控。

4. 麻醉苏醒　由于吸入麻醉药在体内分解代谢较少，大多数可经气道以原形排出。当关闭蒸发器停止吸入药，通过新鲜气流的"洗出"可以让麻醉药经气道排出，减浅麻醉让患者苏醒。

（焦国华）

第三节　吸入全身麻醉的实施方法

一、吸入麻醉方式的分类

（一）按麻醉通气系统分类

麻醉通气系统是指从麻醉机将麻醉气体传输到患者的呼吸系统，也称为麻醉回路。它包括了贮气囊、呼吸管路和减压阀，可以完成保留患者自主呼吸、间歇正压通气等呼吸模式。麻醉回路必须能使患者获得满意的通气而且不能增加呼吸功和无效腔量。同时麻醉回路的设计要能够清除患者排出的 CO_2，以避免 CO_2 的重复吸入引起高碳酸血症。重复吸入的程度取决于呼吸回路的设计、通气模式、新鲜气流量和患者呼吸系统的情况。当新鲜气流量大于肺泡气或者在回路中设有 CO_2 吸收罐时可以清除回路中的 CO_2。

传统按照呼吸气体与大气接触方式、重复吸入程度以及有无贮气囊和二氧化碳吸收装置，可以将麻醉通气系统分为开放法、半开放法、半紧闭法及紧闭法四种（表3-2）。也可以根据有无重吸入简单分为无重吸入系统（non-rebreathing system）和重吸入系统（rebreathing system）。

表 3-2　按通气系统分类吸入麻醉方法及其特点

	与大气的关系		重复吸入	CO_2 吸收罐	贮气囊	气体
	吸气	呼气				
开放法	空气进入	排向空气	无重复吸入	无	无	空气
半开放法	部分空气进入	全部排向空气	无重复吸入	无	有	空气
半紧闭法	无空气进入	部分排向空气	部分重复吸入	有	有	O_2/N_2O
紧闭法	无接触	无接触	全部重复吸入	有	有	O_2/N_2O

1. 开放式　常见于点滴乙醚或氯仿开放吸入麻醉。将乙醚滴在含有数层纱布的面罩上由患者吸入。开放式呼气通向大气，完全不再吸入，所以呼吸阻力小，不易产生 CO_2 蓄积，比较适宜婴幼儿麻醉。但麻醉药消耗较多，手术室空气污染严重。

2. 半开放式　开放式及半开放式呼气均通向大气，吸气主要由供气装置供给新鲜气流。1954 年 F Mapleson 描述并根据有无活瓣、储气囊及新鲜气流的入口位置，将此系统分为 A、B、C、D、E、F 六种。如图 3-7。

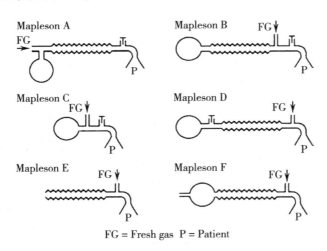

FG = Fresh gas　P = Patient

图 3-7　Mapleson 通气系统

（1）MaplesonA 系统：又称为 Magill 通气系统（图 3-7A），是目前仍有使用的半开放通气系统。20 世纪 30 年代由 Ivan Magill 设计的，特别适合在自主呼吸情况下使用。新鲜气流从麻醉机气体出口流入，呼气的活瓣靠近患者端以减少无效腔。在离主呼吸情况下，呼吸周期有三相：吸入相、呼气相和呼气暂歇期。当患者开始吸气时，气流是从贮气囊（约 2L）吸入患者体内。呼气相时通气管中混合了呼出的无效腔气和新鲜气流。当无效腔内的气体经管道流向储气囊，与此同时，新鲜气流也从供气装置流入储气囊。随着呼气的延续，管道内的压力增大，导致放气活瓣开放，使肺泡内的气体优先呼出。在呼气暂歇期，新鲜气体不断地进入也会将剩余的肺泡气排出体外。在新鲜气流量足够大的情况下，储存在管道内的肺泡气在下一次吸气相之前就被完全排出而不会造成重吸入。但如新鲜气流量不大，无效腔通气仍滞留于管道中，下一个自主吸气开始时，患者首先吸入管道内的无效腔气体，接着吸入储气囊内储存气体及新鲜气流。因此调节新鲜气体流量就可以在吸气开始时保证通气管路中仅

— 63 —

有新鲜气体。所以，在没有二氧化碳吸收罐的通气系统中且没有漏气的情况下，新鲜气体流量等于或大予患者的肺泡分通气量才不会造成重吸入。

在控制呼吸的情况下，Magill 系统会引起废气增加而且通气效率降低。吸气时需要挤压储气囊才可使新鲜气流进入肺内，呼气时无效腔气和肺泡气会进入贮气囊。下次吸气时，由于未能及时有效的排出，气流就混合了新鲜气体、无效腔气和肺泡气再次进入肺内致使重复吸入。故在控制呼吸的情况下，要延长呼气时间，增大潮气量及增加新鲜气流量才能保证有效的气体交换。研究证明，新鲜气流量必须是通气量的 3 倍（约 12~15L）才能保证有效的气体供应。这样大的气流量不仅造成麻醉的浪费，而且导致废气排放增加。Mapleson A 的改良系统是在患者回路末端加上非重吸收活瓣来取代之前的排气活瓣。A 系统的另一个问题是排气孔接近患者。故排放废气很不方便。

（2）Mapleson B 和 C 系统：Mapleson B 系统的特点是新鲜气体入口离患者很近但在呼气活瓣的远端（图 3-7B）。当回路中的压力增大，呼气活瓣打开，肺泡气和新鲜气流出。在下一次吸气时，残留的肺泡气和新鲜气被吸入。因此，只有新鲜气流量大于每分通气量的两倍才能避免重吸入。

Mapleson C 系统也称为 Water's 回路（图 3-7C）。与 Mapleson B 系统非常类似，但主通气管道更短。

（3）Mapleson D 系统：新鲜气体入口靠近患者，排气管道很长且呼气活瓣和贮气囊均在远端（图3-7D）。现多用其改良后的模式称为班氏回路（Bain's circuit，图 3-8）。这是一种同轴的呼吸回路，仍用于小儿麻醉，是 Bain 和 Spoerel 于 1927 年研制成功。新鲜气体从螺纹管中间细的内管中流入，外管的管壁通常是透明的，以便观察内管的连接有无脱落，保证内管的畅通。班氏回路的作用和 T 管（见下）相同，主要的区别在于新鲜气体从内管流入。在吸气时，患者从内管中吸入新鲜气体，呼出气进入贮气外管道，虽然新鲜气流也同时进入系统，但被呼出气所混合。在呼气暂歇期新鲜气体从内管将呼出气洗出管道，并充满贮气管以供下一次吸气。自主呼吸时，新鲜气流量为 200~300mL/kg；控制呼吸时，新鲜气流量可以仅为 70mL/kg 即可以维持正常的 CO_2。体重小于 10kg 的新生儿，新鲜气流量需 2L/分钟；体重在 10~50kg，新鲜气流量需 3.5L/分钟。

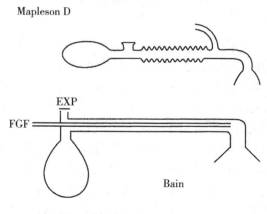

图 3-8 半紧闭式呼吸回路

班氏回路的优点在于结构简单，自主呼吸和控制呼吸均可方便使用。其呼气阀远离患者，呼出气可以很容易的从呼气阀排出。而且外管中的呼出气可以对新鲜气体进行加温，因此尤其适用于小儿麻醉。但缺点在于需要较高的新鲜气流量。而且需要时刻注意内管是否连接完整，一旦脱落或损坏，整个管路将成为无效腔，会造成严重的低通气，因此检查回路完整非常重要。可以采用如下方法：堵住回路的患者端，快速充气后使贮气囊充满，然后放开回路，氧气就会冲入回路内，如果回路完整，产生的文丘里效应（Venturi effect）会是回路内压力下降，贮气囊缩小。如果内管漏气，新鲜气就会进入呼气外管，贮气囊则保持膨胀状态。

（4）Mapleson E 和 F 系统：Mapleson E 系统是 T 管的一种，新鲜气体入口靠近患者端，没有贮气囊，也没有呼气活瓣（图 3-7E）。呼气螺纹管就像一个储气囊，吸气期流入新鲜气流；在呼气期储存呼出的气体。呼气停止时，螺纹管内流入新鲜气流以备下一次吸气时吸入。新鲜气体流量必须是每分通气量的 3 倍才能避免重吸入。目前最常用的是 Ayre T 管（Ayre's T Piece）的改良型。

Mapleson F 系统（图 3-7F）是 Jackson-Rees 改良 T 管，也无活瓣，在呼气末端附有贮气囊，囊尾部开放通向大气。从 T 管送入的麻醉混合气体应为患者每分通气量的 2~3 倍才可无重吸入。通过尾端的贮气囊可以观察自主呼吸的情况。间歇正压通气可以用示指和拇指封闭贮气囊尾部开口同时挤压贮气囊，呼气时放开尾端开口，通过贮气囊控制气流阻力，即单手可行控制呼吸。这种 T 管呼吸阻力小，但因气流量大，气道容易干燥。贮气囊的容量约等于患者的潮气量，如果容量太大可产生重吸入，太小会引起气流量不足。

T 管的优势在于简便廉价、没有活瓣、无效腔量最小及呼吸阻力最小。缺点主要在于需要气体流量高，贮气囊可能会增加呼吸阻力。所以较适合用于 20kg 以下的儿童。

3. 半紧闭式　半紧闭式有时和半开放式较难区分。半开放式气道易干燥，热量丧失多，麻醉气体消耗较大。而半紧闭式是指呼出气体的一部分排入大气中，另一部分通过 CO_2 吸收装置吸收 CO_2 后，再重新流入到吸入气流中。因此半紧闭式系统通常使用的是循环回路，回路中设有两个单向活瓣，使回路中气流单向流动。由于每次呼出气体均经过 CO_2 吸收装置，CO_2 潴留的可能性比半开放式更小。目前大多数全能麻醉机均配置了半紧闭式通气系统。吸气全由麻醉环路供应新鲜气体，减压阀开放，呼气部分排放于大气或排气管中。在自主呼吸的情况下，只要将储气囊旁边的溢气活瓣开启，增加 O_2 的流量即可进行半紧闭式吸入麻醉。在控制呼吸时，可将 O_2 流量调节至大于 2L/min。超过逸气阀压力即可使剩余气体逸出，因此半紧闭式回路也是部分重吸入式。高流量的新鲜气体便于使用回路外的蒸发器，麻醉开始时使用高流速的新鲜气体可将高浓度的挥发药物带入呼吸回路，因此达到平衡的时间很短。而在麻醉维持期间可以减少流量维持麻醉药浓度。通常情况下，初始流量为 2~3L/min，维持时流量设定为 0.5~1L/min。半紧闭式的优点为系统稳定，吸入全身麻醉药浓度相对稳定，部分呼出气重复呼吸后可减少呼吸道水和热丢失。麻醉药消耗较半开放式少，但也会增加麻醉药的消耗和环境污染。尤其是呼出气中水分易凝集在活瓣叶片上，一旦瓣膜启闭不灵，不仅影响回路的顺应性，也可使呼吸阻力增加，甚至回路内气体不能单向循环，引起 CO_2 重吸入。

4. 紧闭式　紧闭式系统是目前大多数麻醉机使用的呼吸回路系统，也是重吸入式循环回路，1926 年由 Brian Sword 首先发明。主要的特征是包含 CO_2 吸收罐、呼吸囊、单向活瓣、新鲜气体入口以及减压阀（图3-9）。CO_2吸收罐通过螺纹管连接在患者侧。呼吸囊和减压阀的位置可以随CO_2吸收罐位置而变化。吸气时呼气活瓣关闭，新鲜气体通过呼吸囊从吸入回路进入患者体内，麻醉药可以从回路内蒸发器摄取进入回路。呼气时吸气活瓣关闭，呼出气体经CO_2吸收罐吸收后，余气均被患者再吸收，包括呼出的麻醉气体可再吸入而不流失至大气中。流入系统的新鲜气体补充患者的氧耗和麻醉气体的消耗。由于患者的呼气、吸气均在一个密闭的环路内进行交换，所以气体较为湿润，麻醉气体消耗较小，且很少污染室内空气。其缺点在于如果流入的新鲜气体不能与患者的氧耗相匹配，就会造成系统流量过载或过空，从而使患者呼吸受限。当患者自主呼吸时呼吸阻力较大，CO_2吸收不全时易出现CO_2蓄积。

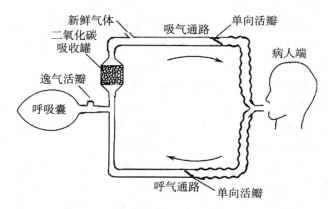

图3-9　紧闭式呼吸回路

理论上，紧闭式系统中的新鲜气体流量是对患者氧耗和麻醉气体消耗的补充。实际上紧闭式并不能做到完全紧闭，因为气体监测是需要一定量的抽样（约$150\sim200mL/min$）。

另外，在使用紧闭系统时还需要考虑以下一些问题：

（1）患者体重：大部分循环回路对于体重不超过100kg的患者可以满足要求。但对于体型小的患者或者儿童患者，因其潮气量小可能没有足够的压力不能有效开放活瓣从而增加患者端的无效腔量，造成吸入回路端混有呼出气体。因此，需要更换较小的吸收罐和较小直径的呼吸回路。

（2）回路内/外蒸发器：蒸发器可位于回路之中则称为回路内蒸发器（vaporiser in circuit，VIC）；或者位于新鲜气体流出路径而置于回路之外（vaporiser out of circuit，VOC）。①VIC通常位于回路的吸入端，由回路中患者呼吸的气体将麻醉药带入回路，如此不断循环。挥发的药量和经过蒸发器的气体流量有关，因此VIC具有一定的自主调节功能。当麻醉较浅时，抑制呼吸较少，每分通气量会增加，就会有更多的麻醉药挥发进入回路从而加深麻醉。但是VIC的准确性和可控性较差，目前已较少使用。②VOC最大的优势在于其准确性，蒸发器位于麻醉呼吸回路系统外。现代一般麻醉机采用回路外的蒸发器。新鲜气流的一部分先进入蒸发器，麻醉药物的蒸气与新鲜气体主气流混合后经共同出口再进入呼吸回路。虽然所输出的麻醉蒸气浓度较为恒定，不受通气量的影响，但进入回路后被回路的气体稀释，因而被患者吸入的浓度要低于蒸发器设定的浓度。而该浓度显然与新鲜气流量有关，高流量的气体能够达到平衡的时间会更快，通常采用的方法是在开始的$5\sim10$分钟流量为

6L/min，然后转为低流量。使用低流量（<1 000mL/min）会使回路中的麻醉药变化很慢，同时氧在回路中也会因摄取消耗而大为降低，除非有40%～50%的氧在回路中循环，因此必须使用氧浓度监测才能保证安全。

（3）新鲜气体流量：在紧闭系统中氧气被消耗并产生CO_2，然后通过CO_2吸收罐吸收。进入系统的氧气流量至少应该等于患者的氧耗量。在静息状态下的氧耗通过Brody运算式计算为：

氧耗（mL/min）= 10×体重$^{0.75}$

临床更为简易的计算方法为：氧耗（mL/min）= 3.5×体重

使用氧化亚氮时，氧化亚氮被摄取的量可通过Severinghaus公式计算：

$V_{N_2O} = 1\,000×t^{-1/2}$（mL/min），其中t为时间

吸入性麻醉药的摄取由H. Lowe's公式计算：

$V_{AN} = f×MAC×\lambda_{B/G}×Q×t^{-1/2}$

其中f×MAC是理想的麻醉药浓度，$\lambda_{B/G}$是血/气分配系数，Q是心排血量，t是时间。另外，呼吸囊的容量必须大于患者吸气容量，约为30mL/kg。如果能够有效吸收CO_2，吸收罐的容积也必须至少为患者潮气量的两倍以上。

（二）按新鲜气流量分类

从上述麻醉回路可以看出，除紧闭循环系统外，其余均需要高流量的新鲜气体以保证通气有效和避免重吸入。早在1850年John Show就发现患者呼出气体中的挥发性麻醉药基本没有改变，如果能够重复吸入就会大幅减少药物的浪费以及对环境的污染。因此，低流量循环紧闭麻醉的实施是吸入麻醉的趋势所在。虽然到目前为止尚无统一标准将新鲜气体流量进行分类，但临床上较为普遍的分类是将1L/min以上的新鲜气体流量称为中/高流量；低于1L/min的新鲜气流量称为低流量。因此，低流量麻醉（low flow anesthesia）为新鲜气体流量为1L/min（50%O_2和50%N_2O）；而最小流量麻醉（minimal flow anesthesia）为新鲜气体流量为0.5L/min（60%O_2和40%N_2O）；在循环紧闭系统中新鲜气体流量和麻醉药量与机体的摄取量和需要量相等，通常为流量小于0.2～0.25L/min。

随着各种气体监测的出现以及使用对蒸发器具有流量补偿和流量控制功能的麻醉机，使得低流量麻醉的实施安全性有了一定的保障。现代的麻醉机系统已经能够做到整机的气体封闭性（通常在30cmH_2O的压力下漏气低于150mL/min），呼吸机的流量分配也保证了蒸发器流出麻醉药的精确度及潮气量和流入蒸发器的新鲜气体相互独立等。很多国家也已经将气体监测作为手术间的强制性监测项目。因此低流量吸入麻醉越来越得到临床医师的认可而广泛使用。

二、吸入全身麻醉的实施

吸入全身麻醉的实施可以根据不同地区所拥有的条件进行。2011年中华医学会麻醉学分会对吸入全身麻醉的临床操作规范制定了专家共识，本章节主要对吸入全身麻醉的实施进行概述。

（一）麻醉前准备

与其他全身麻醉相同，除了对患者身体与心理的准备，必要的麻醉前评估外，还需要对

吸入全身麻醉的药物和相应设备进行准备和检查。包括：

1. 药物　根据不同地区的条件，需要准备好常用的挥发性麻醉药，如恩氟烷、异氟烷、七氟烷和地氟烷等，可以使用或不使用氧化亚氮。使用氧化亚氮时，吸入氧浓度不低于30%。

2. 二氧化碳吸收罐　主要盛放碱石灰或钙石灰，钡石灰已基本被弃用。通常失效时会改变颜色，为了保证其吸收有效性，需要及时更换并在更换后重新检查回路密闭性。有些挥发性麻醉药与其反应会产生复合物 A 和一氧化碳，因此要避免吸收剂过于干燥及温度过高。

3. 麻醉机　现代多功能麻醉机有一整套自检程序，遵循其自检程序后会使麻醉机处于良好的待机状态。但大多数简易或普通麻醉机需要重点检查麻醉回路系统的泄漏情况以及在呼吸机工作状态下各部件的性能等。

4. 废气排放　目前在我国新建手术室已经开始逐步配置良好的废气排放系统。而麻醉机的废气排放功能（主动或被动）也已经作为其基本配置之一，以保证手术室在使用吸入全身麻醉时减少对环境的污染。

（二）诱导

采用吸入麻醉诱导往往适用于不宜用静脉麻醉及不易保持静脉开放的小儿患者以及外周静脉开放有困难的情况，对嗜酒者、体格强壮者不宜采用。实施方法包括浓度递增慢诱导法、潮气量法和高浓度快诱导法。

1. 浓度递增慢诱导法　麻醉机为手动模式，将减压阀处于开放状态，调节吸入氧浓度，氧流量 6~8L/min，将面罩固定于患者的口鼻部，右手轻握气囊，让患者平静呼吸。然后打开蒸发器，起始刻度为 0.5%，让患者深呼吸，每 3~4 次呼吸增加吸入麻醉药浓度 0.5%，直至达到需要的镇静或麻醉深度。患者意识消失后需要保持呼吸通畅，可以插入口咽或鼻咽通气导管并适度辅助呼吸。麻醉开始后静脉扩张，应尽可能早地建立静脉通道。吸入诱导时可联合使用镇静药、镇痛药甚至肌松药等。该方法适用选择麻醉效能强的吸入麻醉药如氟烷，也可选用其他吸入性麻醉药。此方法诱导较平稳但时间长，在麻醉深度不足时刺激患者会导致呛咳、挣扎以及喉痉挛和气道梗阻等不良反应。

2. 潮气量法　潮气量法是先用面罩吸纯氧 4~6L/min 去氮 3 分钟，然后吸入高浓度麻醉药如 8% 七氟烷，即可让患者平静呼吸，也可让患者深呼吸待意识消失后改为辅助呼吸。当达到足够的麻醉深度时可调节吸入浓度，避免体内吸入药物浓度过高导致循环抑制。麻醉诱导开始前如果做回路预充，可加快吸入诱导的速度。达到外科麻醉期即可行气管插管，实施辅助或控制呼吸等。潮气量法诱导速度快，诱导过程平稳，较少发生呛咳、屏气和喉痉挛等不良反应。

3. 高浓度快诱导法（肺活量法）　该方法通常适用于 6 岁以上能合作的患者，预先作呼吸回路填充，氧流量大于 6L/min，使回路气体达到设定的吸入麻醉药浓度。患者呼出肺内残余气体后，作一次肺活量吸入高浓度药物（如 8% 七氟烷），并且屏气，患者在 20~40 秒内意识丧失。然后降低吸入药浓度（如 3.5%~4.5% 七氟烷）辅助呼吸。该方法诱导速度最快，也很平稳。但需要患者配合，不适合效能强的吸入麻醉药（如氟烷）。

此外，还有作者推荐采用 Mepleson E 或 F 型或 Bain 回路，以减少回路内容积对输出麻醉药的稀释作用。

（三）麻醉维持

麻醉诱导完成后即进入麻醉的维持阶段。此期间应满足手术要求，维持患者无痛、无意识、肌肉松弛及器官功能正常，应激反应得到抑制，水、电解质及酸碱保持平衡，血液丢失得到及时补充。根据患者的实际情况和手术类型，选择合适的吸入麻醉药，调整药物浓度。平稳的麻醉要求了解手术操作步骤，掌握麻醉药物的药理学特性，能提前 3~5 分钟预测手术刺激，以及时调整麻醉深度。单纯吸入维持麻醉时，呼气末麻醉药浓度维持在 1.3MAC 以上，相当于 ED_{95} 水平。复合麻醉性镇痛药同时吸入 65%N_2O、35%O_2 时，麻醉药吸入浓度可设定在 0.8~1.2MAC。目前低流量吸入麻醉是维持麻醉的主要方法。在不改变患者的分钟通气量时，改变麻醉深度主要是通过调节蒸发器开启浓度和增加新鲜气流量来实现。在改变吸入药浓度后，在中等新鲜气体流量时一般需要 15 分钟脑内麻醉药分压才能与肺泡内麻醉药分压达到平衡。

尽管吸入麻醉药本身就产生肌松作用，但为了获得满足重大手术的完善肌松，往往需要静脉给予肌松药，以避免为增强肌松作用而单纯增加吸入浓度引起的循环抑制。挥发性麻醉药可明显增强非去极化肌松药的阻滞作用，二者合用时应注意减少肌松药的用量。

（四）苏醒及恢复

吸入麻醉患者的苏醒过程与诱导过程相反，可以看作是吸入麻醉药的洗出（washout）过程。吸入麻醉药除了极小部分被代谢，极少量经手术创面、皮肤排出体外，大部分以原型经呼吸道排出。洗出速度取决于药物血/气分配系数、心排量、新鲜气体流量、肺泡通气量及吸入麻醉维持时间。可以通过下述几种方法洗出吸入麻醉药：

1. 浓度递减洗出法　手术结束前 30 分钟，静脉给予芬太尼 50~100μg（或者舒芬太尼 5~10μg），降低吸入麻醉药浓度（维持在 0.5MAC）。手术结束时，停止吸入麻醉药，同时增加新鲜气流量（5~10L/分钟），促进吸入麻醉药的洗出。此方法适用于各种挥发性麻醉药的恢复。

2. 低流量洗出法　手术结束前约 30 分钟，给予阿片类药物后关闭蒸发器，同时降低新鲜气体流量 0.3~0.5L/min，直至外科缝皮才增加新鲜气体流量至 4L/min 加快挥发性麻醉药的洗出。此方法特别适合高溶解度的药物。

较长时间吸入高溶解度的挥发性麻醉药，应避免手术结束时突然停药，加大新鲜气体流量冲洗回路，这样有可能造成患者苏醒延迟或苏醒期躁动。对于使用氧化亚氮的患者，在手术结束时停止吸入，改吸高浓度氧（60%~80%）数分钟直至拔管，以避免恢复期出现弥散性缺氧。当肺泡内吸入麻醉药浓度降到 0.4MAC 时，约 95% 的患者能够按医师指令睁眼。吸入麻醉药洗出越干净越有利于苏醒过程的平稳和患者的恢复，过多的残余不仅可能导致患者烦躁、呕吐，甚至可能抑制清醒状况和呼吸。在洗出吸入性麻醉药时，静脉可给予一定的止痛药来增加患者对气管导管的耐受，以有利于吸入药的尽早排出，同时还可减轻拔管时的应激反应。

三、低流量吸入麻醉

高流量无重复吸入麻醉虽然可以保持麻醉药吸入浓度的稳定，但是其显著增加了麻醉药的用量，同时还增加了环境污染的程度。随着吸入全身麻醉的广泛应用，减少环境污染和节省麻醉药的问题日益受到重视。麻醉药的消耗与麻醉方式、新鲜气流量和麻醉持续的时间有关。因此，现代吸入麻醉多以低流量重复吸入麻醉方法为主。

（一）实施低流量吸入麻醉的技术设备和安全要求

1. **基本设备要求** 由于低流量吸入麻醉的技术特点，要求麻醉系统必须具有下列配置：

（1）气体流量控制系统：麻醉机应该具备针形阀而且必须能进行精确的气体流量监测，一般要求流量的最低范围达 $50\sim10mL/min$，每一刻度为 50mL，并定期检测其准确性。现在的多功能麻醉机已经采用了电子流量计，对流量的控制更加准确可靠。

（2）蒸发器：除了必要的温度和压力补偿之外，低流量麻醉蒸发器也必须有新鲜气体流量补偿功能，要求在高流量和低流量下其输出浓度与设定浓度一致，特别是在低流量时，其输出的气体量要达到要求。

（3）回路系统紧闭性能：麻醉机呼吸回路的密闭性要求比较高，系统内部压力为 $20cmH_2O$ 时，气体的泄漏应小于 $100mL/min$。

（4）麻醉气体贮气功能：如果存在意外的气体容量不足，需要通过一定的储备气体来补偿气体的平衡。麻醉系统需要在吸气端设置具有类似功能的贮气囊或者采用上升式的风箱呼吸机。目前很多麻醉机系统都具备新鲜气体流量补偿设置。

2. **安全要求**

（1）供气系统：有些麻醉机具有 N_2O 闭锁装置，即关闭氧气流量时会自动关闭 N_2O 流量。另外缺氧报警装置是必需的。

（2）二氧化碳吸收罐：对于重吸入的呼吸回路必须装备二氧化碳吸收罐。通过监测吸入气中的二氧化碳来判断二氧化碳吸收罐的效率。否则需要装备两个二氧化碳吸收罐，而且需要每天更换。

（3）气体监测：由于回路中的气体组分和新鲜气体是不同的，其差异性也因流量的减少而增大。因此必须装备连续的气体监测才能了解回路中各气体的浓度。

（4）气道压力监测：必须连续监测回路中的气道压力，以便及时发现呼吸回路松脱或打折。通常设置环路内低压报警值为低于气道峰压 $5cmH_2O$ 以内，以及时发现回路脱管或漏气。

（二）低流量麻醉的实施

低流量麻醉操作简单，易于掌握，对于麻醉机性能要求不高，但推荐术中监测吸入 O_2 浓度、呼气末 CO_2 浓度以及挥发性麻醉气体浓度。

1. **诱导** 术前给药同一般的麻醉前用药。麻醉诱导可根据具体条件和设施采用常规的静脉诱导。给肌松药行气管内插管或喉罩之后连接到呼吸回路。喉罩的气压密闭性可以使 85% 的患者新鲜气体流量减至 $0.5L/min$，即便在控制呼吸时也能达到要求。

2. **初始高流量阶段** 按 Foldes 或 Virtue 等推荐连接麻醉机的最初 $10\sim1.5$ 分钟的给予高流量（$4\sim5L/min$）预充，其中 O_2：N_2O 为 2：3 可以保证吸入氧浓度达 30% 以上。蒸发器在开始阶段常规可以设定恩氟烷 2.5vol%、异氟烷 1.5vol%、七氟烷 2.5vol%、地氟烷 4vol%~6.0vol%。该设定使用 $10\sim15$ 分钟后，患者呼出气中麻醉药分压可达 $0.7\sim0.8MAC$，再加上 N_2O 的 MAC 有 0.6 左右（相当于气体分压为 60%），两者之和约为 1.3MAC，即达到 AD_{95}，即麻醉深度能达到保证 95% 的患者切皮时无体动反应。如果没有使用 N_2O，麻醉药物的浓度设定应该达到1~1.1MAC，并且需要辅助使用阿片类药物。初始阶段使用高流量预充，对于充分去氮而且让整个气体容积（功能残气量和呼吸回路）快速洗入并充满吸入气体是必不可少的过程。如果早期流量减低过快，由于气体在体内的摄取过程容易造成有效吸入气体容量不足而影响正常通气（潮气量减少，呼吸机压力不能维持而出现漏气报警等）。因此如果估计存在气体摄取量较大的情况，如使用氧化亚氮时，初始阶段的高流量应该持续至少10分钟，在最小流量麻醉时需要持续15分钟以上，而对于强壮患者可能需要20分钟以上。

由于蒸发器的输出是一定的，即使将蒸发器开至最大，如果新鲜气体流量为0.5L/min，也仅有25mL/min的药物进入呼吸回路。因此如果需要缩短高流量给药期，可以采取以下方式：

（1）采用更高的流量8~12L/min以加快去氮和吸入过程。

（2）选择血气分配系数低的吸入麻醉药物，仅10分钟即可达到理想的呼出气药物浓度为0.8MAC。

（3）将蒸发器的刻度调至高浓度（如异氟烷4Vol%~5Vol%）可以迅速达到理想的麻醉深度。

（4）逐步减少新鲜气体流量，例如5分钟减少到2L/min，10分钟后减少到1L/min，最后15分钟后减少到0.5L/min。

3. 流量减低阶段　流量减低阶段应该是在10分钟之后，可以将流量减少至1L/min（其中O_2：N_2O为1∶1）。在1~2小时后，将新鲜气流量成分改为0.6L/min O_2：0.4L/min N_2O。减少流量后可以增加重吸入。这样吸入气体中呼出气再吸入比例迅速升高，氧含量随之降低，但会被新鲜气体补偿。为了保证吸入气中氧浓度不低于30%，新鲜气体中氧浓度不能低于40%。随着新鲜气体流量降低，挥发性麻醉药进入系统就会明显减少。因此就不得不提高新鲜气中吸入药的浓度以补偿麻醉药分压的下降，这样就可以保持吸入气体中麻醉药物的浓度恒定。例如低流量麻醉时恩氟烷浓度可以设定至3.0%，异氟烷为2.0%，七氟烷为3.0%。这样呼出气麻醉药浓度可以保持在0.7~0.8MAC。

低流量麻醉时需要密切关注O_2浓度的变化。当新鲜气体组分不变而流量减小时，或者N_2O浓度增加时，或者麻醉时间的延长等都可能引起麻醉系统中O_2浓度下降。因此低流量麻醉时建议连续监测吸入氧浓度并设置氧浓度最低限制，如30%。当吸入氧浓度降低至30%时，为防止缺氧，必须提高新鲜气体中氧浓度10%，N_2O相应减少百分比，即增加新鲜气体中O_2流量50mL/min，同时减少N_2O流量50mL/min即可。

4. 麻醉维持阶段　麻醉维持阶段主要是在低流量的基础上维持大致恒定的麻醉深度。由于新鲜气体减低，进入回路内的挥发性麻醉药量也会因机体摄取而明显减少，必须增大蒸发器的输出以提高新鲜气体中麻醉药的浓度比例，从而维持稳定的麻醉深度。目前临床常用的蒸发器都设计了温度与压力补偿装置，但这并不意味着在任何流量、压力、温度条件下均能保持恒定的输出量，而且应注意载气组分变化对蒸发器输出量的影响。如果此时需要快速加深麻醉深度，可以静脉使用镇静或镇痛药。如果加大吸入麻醉药浓度以及新鲜气体流量，也可以在短时间内加深麻醉。需要快速减浅麻醉深度时，转为高流量即可洗出回路内的麻醉药，例如4L/分钟的流量就可以在5分钟左右达到所需的麻醉药浓度。

5. 麻醉苏醒阶段　根据时间常数的原理，苏醒时间与新鲜气体流量成反比。如果继续使用低流量，药物洗出过程的时间也会随流量的减低而延长，这将影响到麻醉患者的苏醒。因此，可以在手术结束前 15~20 分钟关闭蒸发器，保持低流量，回路内麻醉药浓度会缓慢下降，麻醉也随之逐渐减浅，直至患者苏醒。患者的苏醒也与呼气末麻醉药浓度有关，与麻醉药使用时长有关。虽然每种吸入麻醉药的 MAC 不同，但在使用低流量的情况下，不同药物洗出的曲线却大致相同，只有在增大流量洗出时才能显示不同。当患者停药后逐渐恢复自主呼吸时，需要注意可能出现意外的低通气引起低氧血症，因此需要给予 SIMV 或手动通气。在有明确拔管指征之前 5~10 分钟停用氧化亚氮，然后增大氧流量至 5L/min 洗出麻醉药。

（三）低流量麻醉的优点

1. 改善患者的麻醉质量　采用高流量的新鲜气体进入回路后会使管路变得冷而干燥，如果减少流量，使气体在通过 CO_2 吸收罐之后在回路中循环就会增加气体的温度和湿度。吸入温暖湿润的气体能够保持患者的体温，减少隐性失水量和术后寒战，也能防止因使用气管导管而引起的气道和支气管干燥。在自主呼吸时，吸入气体达到等温饱和湿度（即温度 37℃湿度 100%）的界限是在 4~5 级的支气管处。气管插管后由于越过了上气道的加温湿润，等温饱和湿度的界限会下移 10cm，而吸入干冷的气体会使这种情况更加恶化。另外，紧闭式麻醉患者肺与麻醉机回路成为一体，肺内气体的摄入量直接反映在回路容积上，从而增加了对患者情况的了解。例如麻醉减浅时，肌张力增加，胸廓顺应性下降，肺内容量减少，使回路内气体量增加，压力增高。当肺顺应性发生变化时，回路内容积也发生相应改变。当支气管痉挛或气道阻塞时，气囊和回路内容积增加、压力增高。此外低流量麻醉还有利于发现回路内故障，如麻醉机中回路脱落，可立即发现气囊突然变小，回路内压力降低。

2. 提高吸入麻醉的效率　吸入麻醉效率系指单位时间内患者实际摄取的麻醉药量占实际输送入回路内的麻药量的比例，即 Eff＝Vu（uptake）/Vd（deliver）。

显然单位时间内机体实际摄取量越小，输送入回路内的麻醉药量越大，麻醉效率就越低。单位时间内进入回路内的麻醉药量取决于新鲜气体流量大小。挥发器处于同一刻度，则单位时间新鲜气体流量越大，进入回路内的麻醉药量越多，然而患者在某个时间周期内的摄取量是一定的，因此，新鲜气体流量越大，麻醉效率就越低，这对那些低溶解度和低效能的麻醉药尤为明显。

以地氟烷为例：以 4.5L/min. 的新鲜气体流量麻醉 2 小时，维持吸入浓度 6.0vol%，其效率仅达 7%。换言之，只有 7% 的药物被患者吸入，其余 93% 的药物白白浪费掉，或以麻醉废气被排放于环境中。改为低流量吸入麻醉，其效率可提高到 30%，减少了浪费和污染，提高了麻醉效率。

3. 节约吸入麻醉药的经济效益　当新鲜气体流量为 5L/min 时，超过 80% 的麻醉气体会随之浪费。有研究显示比较两个小时的高流量（4.5mL/min）和最小流量（0.5mL/min）的异氟烷麻醉，可以减少氧气消耗达 115L，氧化亚氮 300L，异氟烷蒸汽 5.6L。因此低流量甚至最小流量麻醉能够大幅度减少麻醉药的使用量，包括 O_2 等。节约气体消耗所带来的经济效益是不言而喻的，德国和英国资料表明每年所节约的费用可达 600 多亿美元。

4. 保护环境作用　高流量不可避免地会造成手术室污染，所有的麻醉气体包括氧化亚氮排入大气中都会引起大气污染。虽然手术室，尤其是欧美国家的手术室都装备有中心废气排放吸收系统（central gas-scavenging systems），但仍然避免不了对手术室外环境的污染，更何况在我国仍然有很多地区的手术室没有装备安全的废气排放回收系统。氟烷、恩氟烷和异氟烷由于含有氯离子而被报道与臭氧反应从而有消耗臭氧的潜在作用。因此，采用低流量循环紧闭回路系统可以减少废气的排放。

（四）低流量麻醉的缺点

首先低流量麻醉对蒸发器的要求增加，需要有温度补偿、流量补偿和可调控的高精度麻醉蒸发器。其次由于新鲜气体流量在吸入药浓度调控中占有主要作用，低流量麻醉时麻醉深度不易改变。碱石灰的利用率增加，有可能引起二氧化碳蓄积。还有其他如一氧化碳、复合物 A 等微量物质的积聚等缺点。

（五）低流量麻醉的潜在风险

1. 设备条件不足导致的风险

（1）缺氧：旧式的麻醉机由于整机的密封性较差，特别是气体的计量装置达不到要求、低流量段计量不准等原因，即使是很有经验的麻醉科医师都难以评估回路中气体的成分，尤其是在流量越低，新鲜气体与回路中气体组分的差异越大的情况下。这些情况都有可能导致患者缺氧。此外，在低流量范围内，如果呼吸系统对新鲜气体的利用率很差，会导致意想不到的吸入氧浓度的下降。新设计的麻醉机采用计算机反馈电子预设控制新鲜气体流量能够克服以上缺点。

（2）通气缺氧和呼吸模式的变化：严重的气体泄露会在系统中导致容量不足，形成呼吸容量减少，有时会改变呼吸模式，因此对进行低流量麻醉的机器应予以定期的检修。常规麻醉机的主要不足在于呼吸容量与新鲜气体容量之间存在联系，即新鲜气体容量减少时，呼吸容量也随之减少。在临床上，新鲜气体容量从 4.4L/min 减少到 0.5L/min 时，在正常体重的成年患者，其分钟通气量平均减少 500～600mL。但在通常的临床工作中，这只是让大部分患者通气正常化而已（因为临床大多有过度通气）。另外，呼吸容量的减少可以通过连续监测呼吸容量发现并加以纠正。回路漏气可造成通气不足，有时会形成变压呼吸。但这些都可以通过检测发现并能够迅速纠正。

（3）二氧化碳蓄积：有效的清除二氧化碳，是（半）紧闭法麻醉必不可少的条件，这特别见于进行低流量麻醉时。但碱石灰失效时，系统中的二氧化碳会迅速上升，因此在进行低流量麻醉时应连续监测呼气末二氧化碳浓度。

（4）吸入麻醉药的意外超剂量：因为挥发性麻醉药的计算与新鲜气体容量有关，蒸发器的输出有一定限制，使得在严重错误淤滞的情况下，也不会出现迅速上升而超剂量。尤其在低流量麻醉时，时间常数很大，所以麻醉药浓度改变非常缓慢。在临床上，只要认真观察，就能很早发现浓度变化，所以不存在因重复吸入的增加而导致吸入麻醉药的超剂量。但是如果在调节为高流量时忘记将蒸发器的刻度减小，就有可能出现超剂量。

2. 回路中微量气体的聚积　由于流量减少，气体洗出作用不明显，因而会造成回路中一些微量气体的聚积。

（1）氮气：在人体和肺部存在的氮气容量为 2.7L。在吸氧去氮时高流量新鲜气体 15～20 分钟内可排出氮气 2L，剩余者只能缓慢从灌注少的组织中缓慢释放。在有效去氮后关闭麻醉系统，1 小时后氮气浓度大于 3%～10%。长时间最小流量麻醉，系统内氮气可达 15%，但只要排除了缺氧，氮气聚集不会产生危险。

（2）丙酮：丙酮产生于脂肪酸变为氧化脂肪酸的代谢过程中。研究发现，用紧闭回路异氟烷麻醉 6 小时，体内丙酮的浓度可增加 50mg/mL，个别情况下高达 200mg/mL。当血中丙酮浓度高于 100mg/mL 时，会导致苏醒延迟，并可能增加术后呕吐发生率。丙酮气体易溶解于水和脂肪，但不能用高流量气体、短时间排冲来降低其浓度。因此对于失代偿的糖尿病患者进行麻醉时，新鲜气流量不得低于 1L/min。

（3）乙烯醇：酗酒患者体内存在高浓度的乙烯醇，同丙酮一样，它的浓度几乎不可能用短时间、断续的冲洗来降低，因此此类患者麻醉时新鲜气流量不得低于 1L/min。

（4）一氧化碳：新近研究显示，地氟烷、恩氟烷、异氟烷和干燥的二氧化碳吸收剂反应能够产生一氧化碳。吸烟者、溶血患者、贫血、卟啉病以及输血的患者，尤其在供血者吸烟的情况下，系统内一氧化碳浓度可能增加。有人提出使用高流量（5L/min）能洗出一氧化碳，但实际上高流量可使二氧化碳吸收剂更加干燥，反而增加一氧化碳的产出。

（5）挥发性麻醉药的降解产物：尤其在低流量时，七氟烷（包括氟烷）与二氧化碳吸收剂反应可以生成复合物 A。虽然在临床使用中没有明确发现其浓度明显增高，但复合物 A 的肾毒性作用不容忽视。在美国和瑞典严格要求使用七氟烷时流量不能低于 2L/min；而欧洲则无明确规定。

（6）甲烷、氢气：在低流量时其浓度都可能升高，可能会影响到麻醉气体的监测。

微量气体的毒性作用在任何时候都可能存在，因此基于安全原因，低流量麻醉技术应该保证流量至少不低于 1L/min，以保证洗出效应。

四、紧闭回路吸入麻醉

紧闭回路麻醉时，新鲜气体流量等于患者的摄取量，麻醉药物由新鲜气体及重复吸入气体带入呼吸道。整个系统与外界隔绝，呼出气中的二氧化碳被碱石灰吸收，剩余气体被重复吸入。从某种意义上说，紧闭回路麻醉是一种定量麻醉，麻醉维持中仅需精确补充三种气体：O_2、N_2O 及挥发性麻醉药。所需的氧气量必须根据患者的实际代谢来补充，而药物的需要量目前则主要依据"时间平方根法则"来计算给予。

（一）技术设备要求

1. 专用蒸发器　蒸发器应能在 <200mL/min 的流量下输出准确的药物浓度，即便如此，在麻醉诱导时仍难以在短时间内达到所需剂量。因此诱导时要么采用回路内注射给药，要么采用高的新鲜气流量以期望在短时间内达到所需要的肺泡浓度。

2. 碱石灰吸收装置必须足够大，以保证碱石灰间隙容量能大于患者的潮气量；同时碱石灰应保持湿润，太干不仅吸收二氧化碳效率降低，而且还会吸收大量挥发性麻醉药。

3. 回路密闭性　应避免使用橡胶制品的回路，以减少橡胶吸收挥发性麻醉药。可用吸收挥发性麻醉药较少的聚乙烯回路。回路及各连接点必须完全密闭。

4. 流量计必须精确，以利于低流量输出。

5. 必须配备必要的气体浓度监测仪，其采样量应小，且不破坏药物，并能够把测量过的气样回输给回路。

6. 呼吸机只能应用折叠囊直立式的呼吸机，使用中注意保持折叠囊充气适中，不宜过满或不足，以此来观察回路内每次呼吸的气流容量。

（二）紧闭回路麻醉的实施

1. 氧耗量及吸入麻醉药量的计算 根据体重 kg3/4 法则可以计算每分钟氧耗量（Brody 公式）；根据时间平方根法则计算麻醉药的消耗量。

2. 吸氧去氮 在紧闭回路麻醉前，必须对患者实施吸氧去氮。但在麻醉维持一段时间后，组织仍会释放出一定的氮气（15mL/kg），因此每隔 1~3 小时要采用高流量半紧闭回路方式通气 5 分钟，以排除氮气及其他代谢废气，保持 N_2O 和 O_2 浓度的稳定。

3. 给药 给药的方式包括直接向呼吸回路注射液态挥发性麻醉药和依靠蒸发器的蒸发作用。注射法给药如同静脉麻醉一样，能注射预充剂量使之尽快达到诱导所需的麻醉药浓度，然后间隔补充单位剂量来维持回路内麻醉药挥发气浓度。如果采用注射泵持续泵注液态的挥发性麻醉药可以避免间隔给药产生的浓度波动，这就使得吸入麻醉像持续静脉输注麻醉一样。依靠蒸发器方式给药只适合于麻醉的维持阶段。而在诱导时应使用常规的诱导方法和气体流量，这不仅有利于吸氧去氮，更重要的是加快了麻醉药的摄取。

（三）存在的缺点

紧闭回路麻醉的缺点与低流量麻醉类似，但更突出。在调控肺泡内吸入麻醉药浓度方面，依靠蒸发器方式给药的紧闭回路麻醉其效率最低，这是紧闭回路吸入麻醉的主要缺点，也是其难以广泛应用的原因。

（四）计算机控制紧闭回路麻醉

由于麻醉药分析仪及微型电子计算机技术的进步，可以保持紧闭回路内一定的容积和挥发性麻醉药浓度。这种以重要生命体征（EEG、脉搏、血压等）、挥发性麻醉药浓度及肌松程度为效应信息来反馈控制麻醉药输入的技术称之为计算机控制紧闭回路麻醉。计算机控制紧闭回路麻醉是一种闭合环路的麻醉（closed-loop control of anesthesia），是吸入麻醉技术与计算机技术的结合，代表了吸入全身麻醉的一个发展方向。

（焦国华）

第四节 吸入全身麻醉的注意事项和并发症

吸入全身麻醉已有一百多年的历史。随着对吸入麻醉药以及吸入麻醉技术的深入理解，对很多问题的认识是一个反复的过程，需要根据患者的具体情况正确理解实施吸入麻醉过程的相关问题。

一、吸入全身麻醉的注意事项

1. 氧化亚氮 从 1844 年第一次使用氧化亚氮开始，氧化亚氮在吸入麻醉中就具有重要的地位。悠久的历史让很多人对氧化亚氮的使用习以为常。但作为吸入麻醉药常规使用的载气，它的功过已经需要重新审视并质疑其进一步使用的价值。

（1）氧化亚氮的优势：①减少阿片类药和其他麻醉药的使用。②洗入和洗出过程快。③缩短面罩吸入诱导的时间。④血流动力学稳定。⑤减少术中知晓。⑥抑制运动反射等。

（2）氧化亚氮的禁忌证：①有含气的空腔组织。②肠胀气，肠梗阻。③颅内压增高。④慢性维生素 B_{12} 缺乏症，氧化亚氮有可能导致周围神经轴突部及颈胸段脊髓索的以脱髓鞘改变为主要特征的脊髓神经炎。⑤免疫缺陷、骨髓抑制、极度消瘦等，存在先天性营养不良的患者使用氧化亚氮后曾出现粒细胞缺乏症。

近来对氧化亚氮的研究进一步发现对于冠状动脉供血不足的患者，氧化亚氮可以增加左房收缩期的压力而致心肌收缩力减弱，加上合用其他麻醉药会进一步减少心肌供血，对于严重的心功能不全患者应慎用。由于对甲硫氨酸合成酶的抑制效应，氧化亚氮对于 DNA 合成有一定影响。因此对于早孕期（6 个月内）和体外受精的患者禁用。淋巴细胞、中性粒细胞功能不佳的免疫抑制患者，也不推荐使用。氧化亚氮也是导致术后恶心呕吐的危险因素，长时间的腹部手术中使用氧化亚氮会使患者术后的康复时间延长。动物实验中还发现氧化亚氮具有致畸作用和胚胎毒性。虽然长期暴露在亚麻醉浓度的氧化亚氮中是否会有毒害作用尚未有科学的证据，很多国家已经将工作环境中的氧化亚氮浓度最高限制在 25~100ppm，德国还强制性地要求检测工作环境中该气体的含量。另外，氧化亚氮对臭氧层的破坏作用也日益得到重视，尽管由于麻醉使用而散入大气中的 N_2O 只占全部的 1%，但对温室效应的形成和平流层臭氧的破坏不容忽视，所以在技术力量可能的条件下，尽可能地减少麻醉过程中氧化亚氮的散出。

2. 麻醉时间与恢复　尽管大部分吸入麻醉药是以原形排出体外，但转运进入各组织的药物再排出的过程主要取决于麻醉药物已经进入组织的量和其组织/气分配系数，其他还包括组织的灌注以及组织间的扩散等。诱导时麻醉药主要进入脑、心、肝、肾等血流丰富的组织，然后逐渐扩散到肌肉以及脂肪等血流灌注较少的组织。当麻醉药在血流丰富的组织中达到平衡后，肌肉组织仍然能够长时间的从其血供中摄取麻醉药，通常达到平衡的时间需要2~4 小时。脂肪组织的平衡时间更长。

虽然诱导时影响肺泡内药物浓度上升的各种因素也会对麻醉恢复产生同样的影响，但药物的排出还是有很大的不同。首先在停药后，肺泡中药物可以通过高流量新鲜气流很快洗出，洗出后的浓度可以接近"零"，但不可能为负值，因此不可能进一步扩大肺泡-血的浓度差。这与诱导时可以尽可能增加吸入药浓度而加快诱导有所不同，因此高流量对缩短恢复时间作用有限。其次，麻醉时间越长，各组织的药物浓度差别就越小，最终达到平衡。但是麻醉时间过短就难以达到平衡，也就是说平衡前，只要血-组织之间存在浓度差，诸如肌肉和脂肪组织都会不断摄取吸入麻醉药，即使是在恢复期也会存在，只不过摄取量会很小。麻醉时间越长，进入低灌注的肌肉和脂肪组织中的麻醉药就会越多。在恢复期，它们给返回肺内的血液提供更多的麻醉药，因此会延长麻醉恢复时间，即长时间麻醉后恢复较慢。

3. 恢复期 MAC 值的评估　MAC 值作为判断吸入麻醉深度的指标，在临床上也常常被用于判断恢复情况。实际上通常所指的 MAC 是麻醉下切皮时患者制动时的深度，而麻醉恢复的目标是清醒，其衡量指标是恢复指令反应的能力即苏醒 MAC 值（MAC-$_{awake}$）。很明显，MAC-$_{awake}$ 比 MAC 低，而且不同吸入麻醉药的 MAC-$_{awake}$ 变异较小。因此在使用 MAC 值判断患者苏醒时需要估算 MAC-$_{awake}$，以获得更为准确的判断。

4. 不同吸入麻醉药的混用　新型低溶解度的吸入麻醉药如七氟烷和地氟烷的麻醉恢复较快，但其价格高昂，在选择这些药时需要考虑其性价比。因此有人提出在麻醉诱导和恢复时使用这些药物，而在麻醉维持时则使用较为便宜的麻醉药（如异氟烷等）。事实上研究发现，联合使用不同溶解度的吸入麻醉药并不比单纯某一种药物恢复更快。

二、吸入全身麻醉的并发症

1. 术后躁动 也有称为恢复期躁动（emergence agitation），是患者在术后清醒期发生的无意识的烦躁、易激惹伴有剧烈肢体乱动等。通常在术后 30 分钟内为高发期，大多可以自行缓解。多见于儿童和青少年。患者在无意识状态下发生的躁动极易造成自体伤害，需要医护人员强制保护。具体的机制尚不明确。很多因素都能引起术后躁动，如耳鼻喉科和眼科的手术、疼痛、气道梗阻、恶心、年幼、无手术史、术前焦虑、手术时间长等均为术后躁动的危险因素，还包括使用吸入麻醉药。

2. 术后谵妄（delirium） 是一种以意识水平改变和注意力紊乱为特征的急性可逆的精神紊乱状态。患者可出现急性认知功能障碍、意识水平降低、觉醒程度降低或睡眠清醒周期失衡等，谵妄可同时伴有或不伴有躁动状态，症状一般在术后 2~3 天内自愈。与术后认知功能障碍（postoperative cognitive disorder，POCD）不同，术后谵妄很少持续一周以上。

研究发现七氟烷比氟烷发生躁动的概率高。和异氟烷相比，七氟烷引起躁动的概率高而且持续时间长。其他吸入麻醉药如地氟烷也有报道发生术后躁动。有人在麻醉维持期间将七氟烷更换成丙泊酚后发现能够减少术后躁动的概率。也有报道联合使用氧化亚氮可以降低七氟烷浓度，因此降低躁动的发生率。有报道术后躁动可能是由于快速苏醒对中枢的影响导致中枢神经递质如血清素、多巴胺和乙酰胆碱等失衡，从而产生肢体抽搐等术后行为的改变。有人观察脑电图发现七氟烷、地氟烷和异氟烷在麻醉中产生的脑电图变化与氟烷不同，推测吸入麻醉药物对中枢神经系统的影响存在差异，七氟烷和地氟烷可能是引起躁动的一种触发因素，也是吸入麻醉药引起不同程度躁动的原因之一。

药物预防和治疗术后躁动的效果目前尚有一定争议。有研究发现术前给予咪达唑仑后使用七氟烷虽然延长恢复时间但可以减少术后躁动。其他的药物包括口服氯胺酮（6mg/kg）和纳布啡（nabuphine，0.1mg/kg）等。使用 α_2 受体激动剂，如可乐定（2~4μg/kg）和右美托咪定（0.15~1μg/kg）也能预防和减少术后躁动，原因可能与减少去甲肾上腺素分泌，从而促进 GABA 系统抑制作用有关。目前没有单一因素能确定引起术后躁动，因此针对不同的病因，应当采取多模式的预防和治疗措施。其他药物治疗还包括使用阿片药完善镇痛、非甾体抗炎药、氧化亚氮和丙泊酚等。在苏醒期避免激惹，保持体温和氧合，必要时给予家属陪伴等均可以减少术后躁动及其相关并发症。

3. 术后恶心呕吐 手术后恶心呕吐（PONV）是术后常见的并发症，虽然不会明显影响到患者的生命，但其不适的反应已经影响到患者的术后恢复质量。有统计表明患者在术后不适主诉中，恶心呕吐仅次于疼痛，其发生率可高达 20%~80%，多发生于术后 24~48 小时内。导致术后恶心呕吐的危险因素是多方面的，包括年龄、性别、吸烟、手术时间和类型以及围术期用药等，其中吸入麻醉药或氧化亚氮是导致恶心呕吐的重要危险因素。

研究发现使用挥发性麻醉药能增加患者术后早期（2 小时）呕吐的发生率。单纯采用七氟烷吸入麻醉发生恶心呕吐的概率比七氟烷-丙泊酚静吸复合麻醉以及丙泊酚全静脉麻醉均高（64.4% 对比 39% 和 33.9%）。减少吸入麻醉药的使用可以减少术后恶心呕吐发生率达 19%。具体的机制尚不明确，但挥发性麻醉药均有促呕吐的作用，而且不同挥发性麻醉药致恶心呕吐的发生率相近。一项荟萃分析的结果认为使用氧化亚氮的确增加术后恶心呕吐的概率，尤其是在女性患者。原因可能是氧化亚氮通过弥散作用进入中耳的闭合腔从而影响前庭功能，或者通过肠壁扩张，释放内源性阿片肽以及激活大脑极后区的呕吐中枢等。

预防和治疗术后恶心呕吐包括减少危险因素和药物治疗等。很多人在探讨防治恶心呕吐的经济效益，也就是预防性的给药还是待呕吐症状出现才给予抗呕吐药。因此需要关注的是防治恶心呕吐的疗效、用药风险和费用。对于具有恶心呕吐高风险的患者需要强调给予预防措施，但同时会带来镇吐药物的副作用和相关费用。镇吐药物包括 $5-HT_3$ 受体拮抗剂、抗组胺药以及激素等。减少甚至避免使用氧化亚氮和挥发性麻醉药也能减少术后恶心呕吐的发生。

4. 恶性高热　常见于麻醉及麻醉恢复期间严重并发症。

（焦国华）

第五节　吸入全身麻醉与静脉全身麻醉

20 世纪 80 年代以丙泊酚和瑞芬太尼为代表的新型静脉麻醉药的出现以及静脉靶控输注技术的推广使得全凭静脉麻醉得以突飞猛进的发展，与吸入麻醉共同成为全身麻醉的主流方法。

静脉麻醉药和吸入麻醉药在药理机制、药代动力学和药效动力学上都存在显著差异，在不同手术以及麻醉不同时期两种麻醉方法也存在一定的差异。研究表明虽然吸入麻醉药如七氟烷和异氟烷等也能进行快速诱导，但和丙泊酚静脉诱导相比，诱导时间较长且诱导过程中咳嗽和气道痉挛等呼吸系统并发症的发生率较高；静脉麻醉诱导速度更快，但对于呼吸和循环系统的抑制也更大。在麻醉维持中，吸入麻醉和静脉麻醉差异性不大，但在恢复过程中，静脉麻醉术后恶心呕吐和谵妄的发生率低于吸入麻醉，定向力的恢复可能也优于吸入麻醉。但既往研究针对这一结论仍存有争议，不同人群和不同手术类型是影响结论的重要因素。同时既往研究表明，对在体外循环下行心脏手术的患者，吸入麻醉与静脉麻醉相比具有更好的脑保护和心脏保护作用。但在其他手术中，吸入麻醉药的脏器保护作用还没有得到研究证实。此外，多数体外实验提示吸入麻醉药能够抑制自然杀伤细胞、淋巴细胞和巨噬细胞等免疫细胞，可能和肿瘤细胞的增殖和转移增加有关，但是吸入麻醉是否真正影响肿瘤患者的肿瘤增殖、转移和复发有待于前瞻性的临床研究来证实。丙泊酚对肿瘤免疫系统可能存在有益的影响，但尚无定论，且研究也仅处于体外研究和动物实验阶段。关于医疗费用上的差异，有研究认为静脉麻醉的费用要高于吸入麻醉，但也有人认为医疗费用的考虑应该是全面的，而不仅限于药物本身的花费。从患者整体医疗的预后和恢复来考虑并不能单纯说明某一种麻醉方法的花费孰高孰低。表 3-3 总结了吸入全身麻醉和静脉全身麻醉的优缺点。因此，面临麻醉方法的选择时，争论两者孰优孰劣似乎意义不大。根据临床患者的特点，选择适合患者最佳的麻醉方法才是麻醉科医师的首要任务。

表 3-3　吸入全身麻醉和静脉全身麻醉的比较

吸入全身麻醉		静脉全身麻醉	
优点	缺点	优点	缺点
可以采用吸入诱导，如七氟烷、地氟烷等起效快 通过调节浓度和新鲜气流量可以快速达到需要的麻醉浓度，平稳迅速 麻醉深度易于调控 通过增大新鲜气流量可将药物迅速排出，苏醒迅速平稳，苏醒时间可预测 麻醉药物作用全面，对循环和呼吸影响较小，尤其最新的吸入麻醉药物如异氟烷、七氟烷、地氟烷，麻醉作用强，恢复迅速，无明显呼吸循环抑制 副作用少，尤其新的麻醉药对肝肾功能没有明显的影响对无法静脉给药的患者适合吸入	污染工作环境，医务人员长期吸入可能会导致不孕，流产，畸胎的风险 必须要有蒸发器和麻醉呼吸机，投资较大 对肺部有疾患者慎用 术后躁动和谵妄发生率偏高	是最常见的诱导方式 麻醉深度易于调控 苏醒迅速平稳，苏醒时间可预测，苏醒期恶心呕吐发生率低 无手术室环境污染	全凭静脉麻醉或靶控输注麻醉的药物价格昂贵，特别是长时间手术的麻醉 诱导期血压易波动，对呼吸抑制作用强给药后麻醉药必须在体内经过完整的药物代谢过程，药物代谢模型有待完善

（焦国华）

第四章

静脉全身麻醉

第一节　静脉全身麻醉的概述

　　静脉全身麻醉，即通过静脉给予药物，达到全身麻醉的目的。与其他手段相比，静脉麻醉具有给药便捷、无污染、苏醒平稳等优点，尤其适用于短小手术及特殊手术，如：气道相关手术，气管肿瘤、气管狭窄，支气管镜检查治疗；需要高频通气维持氧合的手术；心脏手术体外循环；神经外科手术等。但是，静脉麻醉也存在某些局限性，如：目前尚无任何一种静脉麻醉药能完全满足手术麻醉的需要；静脉麻醉的可控性不如吸入麻醉药；药物代谢受肝肾功能影响；个体差异较大；无法连续监测血药浓度变化等。理想的静脉麻醉效果对麻醉科医师的临床技能和药理学水平要求较高。

　　静脉麻醉的历史最早可以追溯到 1656 年。1853 年首次用注射器进行静脉麻醉。然而在随后的 100 多年里，静脉麻醉发展缓慢。主要原因是缺乏理想的静脉麻醉药和合适的给药方法。国内曾经长达 30 多年普遍使用静脉普鲁卡因复合麻醉。20 世纪 90 年代后静脉麻醉开始在我国迅速发展。静脉全身麻醉的迅速推广依赖于新的短效静脉麻醉药物、新兴的靶浓度控制输注给药系统（target controlled infusion，TCI）以及相关药理学领域的理论突破。

　　传统的静脉麻醉药物，如硫喷妥钠、羟丁酸钠、氯胺酮、芬太尼等，由于其固有的药代动力学特点，尽管可以用于麻醉诱导阶段，但不适合持续输注，多次给药后易造成药物蓄积，导致苏醒延迟。以丙泊酚、瑞芬太尼为代表的新型静脉麻醉药无论从药代动力学或药效动力学方面都更适用于静脉麻醉的控制和调整，特别是较长时间的麻醉维持。与上述传统的静脉麻醉药物相比，麻醉苏醒质量有明显改善。

　　TCI 技术能够按照设定的血药浓度，自动调整药物输注速度以最快达到所需的靶浓度，并维持这一浓度。尽管它是根据药代动力学模型计算出来的预期血药浓度，非实测浓度，但是在一定程度上弥补了长期以来静脉麻醉无法连续监测血药浓度变化的弱点。临床研究证明，基于白种人药代-药效模型建立的丙泊酚 TCI 系统用于中国人是可靠的。TCI 技术更重要的贡献是为临床麻醉提供了实时血药浓度，真正将多室模型应用于临床麻醉实践。

　　静脉全身麻醉在学术上的贡献是对药代动力学和药效动力学原理的重新认识，并衍生出一些新的药代动力学概念，如多室模型、时-量相关半衰期、生物相或效应室等。一些计算机应用的数学模型的建立，为精确给药、药物相互作用及药物调控的研究提供了可能。这些概念将在后面简要说明。总之，由于理论的突破和创新，静脉全身麻醉能够持续、深入得到发展。

TCI 虽然在一定程度上弥补了静脉麻醉无法连续监测血药浓度变化的弱点，但毕竟不是实测浓度。假如全身静脉麻醉可以像吸入麻醉那样实时掌握药物浓度（如呼出气中的麻醉药物浓度），并能做到精准调控（如通过挥发罐的麻醉药物浓度调整、新鲜气流的调整等），则静脉麻醉必将迎来更大发展。近年采用质谱仪分析呼出气气体中丙泊酚浓度（ETpropofol）的研究取得了重要进展，呼气末气体中丙泊酚浓度与血浆中实测丙泊酚浓度直线相关性非常好。国内有研究团队利用 VSAWSA（virtual surface acousticwave sensor array）技术，对呼出气体中的丙泊酚进行实时监测。VSAWSA 测量的丙泊酚浓度与 GC-MS 测量的实际药物浓度的相关系数可以达到 0.990 4。如这些技术能够成功用于临床，则真正解决了静脉麻醉中连续、实时监测血药浓度变化的难题。静脉麻醉另一个发展方向是闭环控制给药系统（closed-loop drug delivery systems），即根据每个具体患者监测所得的麻醉深度和观察患者的反馈指标信息，通过计算机控制，自动调整给药的剂量和速度，达到理想的麻醉效果。这一技术的难点在于麻醉深度监测。麻醉深度目前主要取决于麻醉科医师的经验和判断，以及脑电双频指数等，尚缺乏精确、可量化的指标。解决这一问题，必将给全身静脉麻醉带来革命性的变化。可以预见静脉全身麻醉将进入加速发展时期，药物选择更为多样，技术手段更为全面，将更好地保证患者的安全和舒适。

综上所述，静脉全身麻醉是临床麻醉技术的重要组成部分，具有给药便捷、无污染、苏醒平稳等优点。经过一百多年的发展，随着短效的静脉麻醉药物的应用，TCI 技术的普及，静脉全身麻醉如今被广泛使用，新一代的静脉麻醉药物即将面世，新型静脉药物浓度监测技术即将成形，并将给麻醉药理学理论带来突破和创新。

（银光华）

第二节　静脉全身麻醉的药理学概要

静脉全身麻醉的核心，是追求血浆（或效应室）药物浓度与临床需要的麻醉效果之间的关系。要完成这一目标，应该对静脉麻醉药物的药代动力学、药效动力学有基本的认识，熟悉时，量相关半衰期、药物相互作用等重要概念。

静脉给予麻醉药物后，不需要吸收、转运等过程，药物直接进入血液，按照药物的特性，迅速分布于全身各处，包括效应部位，达到临床满意的麻醉深度，以及镇痛、镇静催眠、肌松等基本需求。维持一段时间后，随着药物的消除，血浆或效应室的药物浓度下降，麻醉效果逐渐消失。

理想的静脉全身麻醉，需要迅速达到有效血药浓度，立即起效，然后保持适合且较为恒定的血浆或效应室药物浓度，直至手术或有创性操作结束。此后药物浓度迅速下降，患者迅速苏醒。可见，静脉全身麻醉的本质，是通过控制药物浓度调控药物效果。这种关系可由量效曲线阐述（图 4-1）。由于静脉全身麻醉通常需要持续泵注药物，持续静脉给药不同时间后药物浓度的变化，可由时-量相关半衰期（图 4-2）来描述。

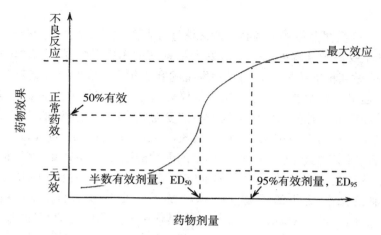

图 4-1 药物的量效关系图

不同药物之间存在相互作用。同时应用多种麻醉药物时，药物的剂量与效果的函数关系可以由药代-药效模型（PK-PD）研究及预测，并用响应曲面图展示（图 4-3）。

上述这些较为复杂的药理学知识对于药物开发、研究药物之间的量效关系和相互作用至关重要。尽管临床麻醉医生可能对这些复杂的药理学内容并不熟悉，但只要对常用的静脉麻醉药物的药效及药代动力学特性有充分的了解，也可以做出理想的全身静脉麻醉。当然，如果具有深厚的麻醉药理学知识，熟悉 PK-PD 模型、了解药物相互作用的机制和规律，将更加有助于预判药物在患者体内的浓度和效应，更为精准调控麻醉的效果，更可能做出安全、舒适的麻醉。一个优秀的麻醉科医师，必然是一位麻醉药理学家。麻醉药理学的发展和创新，也无法离开临床麻醉科医师的参与。

横坐标代表药物剂量（或对数剂量），纵坐标代表药物产生的效果。随着药物剂量的增加，药物效果不断加强，逐渐从不起效到产生临床需要的效果（即正常药效），再增加剂量，则可以产生过高的血药浓度，导致副作用或毒性反应。使 50% 的个体产生所需要的效果对应的剂量称为半数有效量（ED_{50}）；使 95% 的个体产生所需要的效果对应的剂量称为 95% 有效量（ED_{95}）。一般能使 100% 个体产生有效作用的剂量为 2 倍 ED_{50} 或者 1.5 倍 ED_{95}。

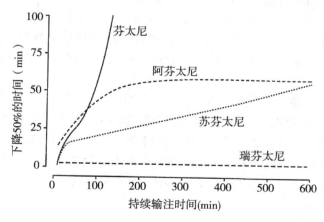

图 4-2 芬太尼类药物持续长时间输注后，血药浓度下降 50% 所需时间

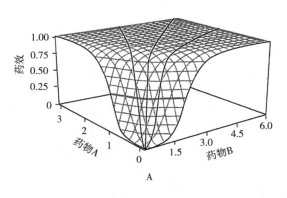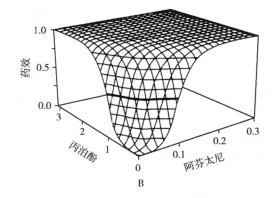

图 4-3　药物相互作用的药效学响应曲面模型的应用

A. 各种比例下〔B/（A+B）〕的 A 药和 B 药的同时效应作为一种新药。每一条实线代表一种"新药"的药效学 S 曲线，由若干条曲线确定一个曲面，这个曲面就是药物相互作用的响应曲面。B. 丙泊酚与阿芬太尼不同配比的相互作用的响应曲面，出现睁眼和指令反应的概率（从 10% 到 90%）的等效图

（银光华）

第三节　静脉全身麻醉诱导

一、原则与目标

全身麻醉诱导指在药物的作用下，患者由清醒状态进入可行使手术操作状态的过程。通过静脉推注或者持续泵入麻醉药物，迅速达到镇痛、中枢神经系统广泛抑制（意识消失、遗忘等）、肌肉松弛，以及消除全身应激反应的效果，这是全身麻醉中关键且危险的时期。期间患者可能经历循环、呼吸系统的剧烈波动，尤其是婴幼儿、高龄、或合并心血管和呼吸系统重大疾患的 ASA Ⅲ 级及以上的患者。

静脉诱导期间必须保证患者的生命安全，这需要提供必要的呼吸支持，维持循环系统的稳定。在此基础之上，尽量缩短诱导时间，使患者舒适、迅速地达到全身麻醉的状态。

和其他所有麻醉操作一样，诱导之前必须进行相应的物品准备。包括：核对患者和手术信息；麻醉机和麻醉工作站的准备；患者监测；抢救药品；建立静脉通道（根据手术种类、病情危重程度、预计失血量，准备相应型号的一个或多个外周静脉通道）；氧源及吸氧；呼吸支持的相关设备（如吸引器、面罩、螺纹管、球囊、喉镜、喉罩、气管导管、纤维支气管镜等）。麻醉科医师须结合手术的紧迫程度及患者的具体病情，决定是否在诱导前进一步优化，如纠正贫血、纠正内环境失衡、心律失常、严重高血压、重度焦虑、哮喘等。另外，需预计诱导过程中可能出现的情况，制定相应的麻醉计划，并配备足够的人手。

诱导药物需抽吸至注射器中，注意药物可能需要稀释至适合的浓度，并注意无菌操作，避免污染或吸入玻璃碎屑。丙泊酚可能造成注射痛，尤其会造成小儿不适甚至躁动，在丙泊酚中加入少许利多卡因可能会缓解注射痛。另外必须注意药品配置过程中的三查七对，严防抽错药物，或者标签贴错等情形，否则可能带来非常严重的后果。需要泵注的药物应注意检

查输液泵是否可以正常工作，排气，载液速度，以及输液三通的连接情况。

麻醉科医师需警惕一些特殊的情形，充分权衡诱导是否需要保留意识或者自主呼吸。比如通气困难、面罩给氧困难、饱胃、高反流误吸风险等。一些循环处于代偿边缘，或者已经严重低血压，或者严重缺血性心肌病的患者，应该尽量保证诱导过程中的有效灌注压。应该保证足够的麻醉和镇痛深度，避免麻醉偏浅，否则可能造成有害的应激反应。

综上所述，静脉全身麻醉的原则是：①诱导前必须对患者进行全面细致的麻醉评估，识别可能出现的通气或插管困难，以及可能出现的循环巨大波动，并制定相应的麻醉计划及后备计划。②诱导前必须进行全面而充分的设备、药品及人员准备。③诱导期间必须保证患者的通气和氧供，如有反流误吸的高风险的患者，插管困难患者，甚至通气困难的患者，应该有特殊的准备和计划，非常谨慎地使用全身麻醉药物。④保证诱导期间患者重要脏器的灌注，必要时可使用血管活性药物。⑤保证足够的麻醉深度，防止浅麻醉带来的有害应激反应。

二、静脉全身麻醉诱导实施

为了达到镇痛、中枢神经系统广泛抑制（意识消失、遗忘等）、肌肉松弛以及消除全身应激反应的效果，通常需要给予苯二氮䓬类、阿片类、丙泊酚等全身麻醉药以及肌松药等。

常用的静脉麻醉药物、剂量及给药方法总结如表 4-1，丙泊酚的靶控输注诱导方法见表 4-2。

诱导时，注意药物的个体差异，切不可生搬硬套。给药的顺序并非恒定不变，但应保证患者无知晓。在呼吸抑制或者肌肉松弛之前须使患者处于无意识状态。此外，应根据各诱导药物的达峰时间合理安排给药顺序，使各诱导药物同时在气管插管时达到各自的最大效应。静脉麻醉使用两种或多种药物麻醉诱导时，如丙泊酚联合使用咪达唑仑，各药的剂量应相应减少（表 4-3~表 4-5）。

表 4-1 常用静脉诱导药物及其用法

药物	给药方法	剂量或速度	注意事项
咪达唑仑	静脉推注	$4 \sim 20 \mu g/kg$	剂量依赖的循环抑制；可被氟马西尼拮抗
丙泊酚	静脉推注 TCI（详见后）	$1.5 \sim 2.5 mg/kg$ 靶浓度设置 $1 \sim 6 \mu g/mL$	剂量依赖的呼吸和循环抑制；注射痛；可抗呕吐；长时间大剂量使用可导致"丙泊酚输注综合征"
依托咪酯	静脉推注	$0.2 \sim 0.3 mg/kg$	可致肌阵挛；易致恶心呕吐；肾上腺皮质功能抑制；心血管稳定性好
芬太尼	静脉推注	$1 \sim 5 \mu g/kg$；心脏手术：约 $10 \mu g/kg$	循环稳定性好；呼吸抑制明显；可致胸壁肌肉强直，影响通气；可致恶心呕吐；可被纳诺酮拮抗
舒芬太尼	静脉推注	$0.1 \sim 0.5 \mu g/kg$；心脏手术：约 $1 \mu g/kg$	同芬太尼
瑞芬太尼	静脉泵注	$0.1 \sim 1.0 \mu g/(kg \cdot min)$	消除快；呼吸循环抑制较强
氯胺酮	静脉推注	$1.5 \sim 2 mg/kg$	呼吸道分泌物增加，幻觉、谵妄等，可联合镇静药物及抑制呼吸道分泌药物，扩张支气管

药物	给药方法	剂量或速度	注意事项
右美托咪定	静脉泵注	负荷剂量：1ug/kg 维持剂量：0.2~1ug/（kg·h）	可引起心率及血压变化；呼吸影响小；抗焦虑、镇静效果明显
利多卡因	静脉推注 静脉泵注	1~2mg/（kg·h） 1~2mg/（kg·h）	减轻应激反应；减少其他麻醉药物用量；肝肾功能不全慎用

表4-2　TCI丙泊酚静脉麻醉诱导

ASAI~Ⅱ级患者麻醉诱导

　　单纯丙泊酚诱导时血浆靶浓度一般设定为4~6μg/mL

　　复合用药诱导时丙泊酚血浆靶浓度可设定为3~3.5μg/mL

　　待患者意识丧失后丙泊酚血浆靶浓度降至2.5~3.5μg/mL

　　诱导过程中应适度补充血容量，根血压变化适时调整丙泊酚靶浓度，

　　必要时使用血管活性药物

ASAⅢ~Ⅳ级患者麻醉诱导

　　采用"分步TCI"的方法

　　降低初始血浆靶浓度（如1μg/mL）

　　每隔1~2分钟增加血浆靶浓度0.5~1.0μg/mL，直至患者意识消失后行气管内插管

　　诱导过程要密切观察和维持血流动力学平稳

表4-3　咪达唑仑与丙泊酚联合诱导的协同作用

意识消失	丙泊酚诱导用量（mg/kg）		
	合用盐水	合用咪达唑仑	用药量变化
ED50	1.07	0.74	下降45%
ED90	1.88	1.03	下降82%

表4-4　不同剂量咪达唑仑与丙泊酚联合诱导

咪达唑仑剂量（mg/kg）	丙泊酚用量（mg/kg）			
	意识消失		BIS50	
0	1.51±0.32		3.09±0.45	
0.02	0.65±0.17	↓58%	1.90±0.31	↓39%
0.04	0.53±0.12	↓65%	1.53±0.31	↓50%
0.06	0.29±0.12	↓81%	1.48±0.28	↓52%

表4-5　阿芬太尼与丙泊酚联合诱导的相加作用

意识消失	丙泊酚诱导用量（mg/kg）		
	合用盐水	合用阿芬太尼	用药量变化
ED50	1.10	0.92	↓20%
ED90	1.62	1.24	↓30%

给药后患者如果出现呼吸抑制，需要辅助通气。有的患者可能出现心率减慢、血压降低等循环抑制表现，处理原则在于保证患者的重要脏器有足够的氧供和灌注，必要时给予血管活性药物支持。如果诱导后长时间没有手术刺激，此时的循环抑制不能单纯通过减浅麻醉深度来处理。

三、静脉麻醉诱导技巧

一言蔽之，技巧基于对药物特性深入了解，以准确把握药物效应的高峰恰好是患者接受伤害性刺激时。这样可以最大限度发挥静脉麻醉药物的麻醉效果，而避免副作用。

临床应用中静脉麻醉诱导的剂量因人而异，个体差异很大。如静脉麻醉药丙泊酚，通常麻醉诱导剂量为 2mg/kg，一般患者使用 1mg/kg 即可入睡。依托咪酯的通常麻醉诱导剂量为 0.3mg/kg，半量也同样可以使患者入睡。剩下的半量可在气管插管时视患者的全身情况和对麻醉药的反应酌情给予。这样既可以保证患者平稳入睡，又可减轻气管插管的全身反应，同时避免低血压。

瑞芬太尼是芬太尼类中唯一对循环功能影响较大的阿片类药，呈剂量依赖性地降低心率、血压和心排血量。瑞芬太尼起效快，达峰时间仅 1 分钟，为避免瑞芬太尼的循环功能抑制作用，可在给予肌肉松弛药之后再给药。虽然瑞芬太尼与芬太尼的效价比是 1：1。但是基于它的药效学特性，通常 1~2μg/kg 辅助丙泊酚静脉诱导麻醉即可获良好效果。

从药理学上讲，精确的诱导剂量 = 药物的分布容积 × 药物浓度。具体公式如下：

$$Dose = CT \times V_{peak\ effect}$$

其中 CT 是效应部位的靶浓度（表4-6），$V_{peak\ effect}$ 为峰效应时的分布容积。丙泊酚、阿片类药物已经有比较全面的有效血药浓度、分布容积等数据，但是计算较为复杂，临床麻醉医生在诱导前短时间内不易做到。具体算法简述如下。

$$V_{peak\ effect} = V_1 \frac{C_{p,initial}}{C_{p,\ peak\ effect}}$$

表4-6　芬太尼类药诱导和维持麻醉所需血药浓度（ng/mL）

	芬太尼	阿芬太尼	舒芬太尼	瑞芬太尼
诱导和气管插管				
合用静脉麻醉药	3~5	250~400	1~3	4~8
术中麻醉维持	2~5	100~300	0.25~1	2~6
强烈伤害性刺激时	4~8	250~450	1~3	4~8
恢复满意通气	<1~2	<200	<0.2	<1~3

V_1 为中央室分布容积；$C_{p,initial}$ 为最初血浆药物浓度；$C_{p,peak\ effect}$ 为峰效应时血浆药物浓度。

计算静脉诱导剂量公式中之所以选用 $V_{peak\ effect}$（峰效应时的分布容积），是因为从三室模型出发，如果选用 V_1（中央室分布容积），在药物达到效应室之前已发生再分布和排除，以致计算出的药物剂量偏低。单次注射芬太尼、阿芬太尼和舒芬太尼后，达峰效应时血浆药物浓度与最初血浆药物浓度的关系。前者分别为后者的 17%、37%、20%。由于在临床浓度范围内，这一比率是恒定的，因此根据上述公式计算出 $V_{peak\ effect}$（表4-7）。

表4-7 单次给药后药物的峰效应分布容积和达峰时间

药物	峰效应分布容积 $V_{peakeffect}$（L）	达峰效应时间（min）
丙泊酚	37	2.2
依托咪酯	–	2.0
咪达唑仑	31	2.8
芬太尼	75	3.6
阿芬太尼	5.9	1.4
舒芬太尼	89	5.6
瑞芬太尼	17	1.6

根据表4-8所显示的计算结果，芬太尼的 $V_{peak\ effect}$ 是75L，假如要达到4.0ng/mL的芬太尼效应室浓度，根据公式计算出的芬太尼剂量 = 4ng/mL×75L = 300μg，而达峰效应时间为3.6分钟。如果要达到3.5μg/mL的丙泊酚效应室浓度，计算出的丙泊酚剂量 = 3.5μg/mL×37L = 130mg，达峰效应时间为2.2分钟。临床工作中，熟悉各种药物的达峰效应时间，即可将伤害性刺激置于药物的峰效应时间窗内，从而完成安全、平稳、舒适的麻醉诱导。

采用TCI静脉麻醉诱导则不用进行上述复杂运算，确定适宜的靶浓度后，TCI系统会自动显示达到目标血浆药物浓度或效应室药物浓度的所需剂量和时间。达到预定的诱导靶浓度后，自动维持这一浓度，并实时显示血浆药物浓度或效应室药物浓度、输注速率、给药时间和累计剂量等。TCI麻醉诱导可分为血浆靶浓度控制和效应室靶浓度控制两种方法。以效应室靶浓度控制输注丙泊酚时，有一过性血药浓度的峰值明显高于效应室浓度设定值的"超射"现象（图4-4），容易引起外周血管扩张、低血压等不良反应。而以血浆靶浓度控制输注丙泊酚虽然麻醉起效缓慢，但诱导平稳，因此一般应用以血浆靶浓度控制输注丙泊酚的方法。

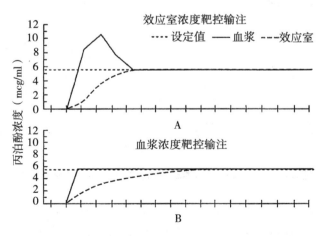

图4-4 血浆靶浓度控制输注和效应室靶浓度控制输注

图中实线为血药浓度曲线，虚线为效应室浓度曲线。以效应室靶浓度控制输注丙泊酚时，有一过性血药浓度的峰值明显高于效应室浓度设定值的"超射"现象，容易引起外周血管扩张、低血压等不良反应。而以血浆靶浓度控制输注丙泊酚虽然麻醉起效缓慢，但诱导平稳

目前尚缺乏根据我国人群的药代动力学特点计算出的 TCI 药代动力学模型。现有的 TCI 设备的数据来自白种人的资料。但是，白种人和中国人有明显的种族差异（表 4-8）。在完全相同的试验条件和研究方法下，中国患者在较"浅"的血浆浓度和效应室浓度下达到了较"深"的麻醉状态。依托咪酯 TCI 麻醉诱导时意识消失时的效应室浓度为（0.50±0.22）μg/mL。

表 4-8　TCI 丙泊酚麻醉意识消失时中国人与白种人血浆和效应室 EC_{50} 差异

		EC_{50}	（$EC_{05} \sim EC_{95}$）
丙泊酚血浆浓度（μg/mL）	白种人（n=40）	5.2	（3.1~7.3）
	中国人（n=405）	3.8	（2.9~4.8）
丙泊酚效应室浓度（μg/mL）	白种人（n=40）	2.8	（1.5~4.1）
	中国人（n=405）	2.2	（1.3~3.2）
BIS	白种人（n=40）	70.9	（88.8~52.9）
	中国人（n=405）	58.0	（77.2~39.6）

注：白种人资料来自 Kenny's Group. BJA 2003；90（2）：127-131.；中国人资料来自 Yue's Group. Anesth Analg 2009；108（2）：478-483.。

来自国内多中心、大样本的临床研究发现，中国患者丙泊酚 TCI 麻醉诱导时意识消失点的丙泊酚血浆半数有效浓度 EC_{50} 和效应室的半数有效浓度 EC_{50} 分别是 3.8μg/mL 和 2.2μg/mL（图 4-5），性别之间无差别；随年龄增长，意识消失时的丙泊酚浓度有所下降。

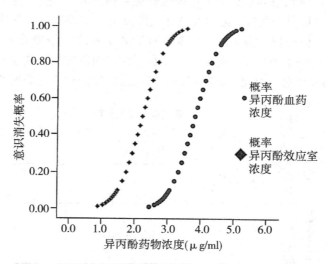

图 4-5　意识消失时丙泊酚的血浆和效应室浓度概率曲线

来自国内多中心、大样本的临床研究，中国患者丙泊酚 TCI 麻醉诱导，意识消失点的丙泊酚血浆 EC_{50} 和效应室 EC_{50} 分别是 3.8μg/mL 和 2.2μg/mL。性别之间无差别；随年龄增长，意识消失时的丙泊酚浓度有所下降

氯胺酮可用于小儿，或者短小操作和手术。其优点在于不抑制呼吸，镇痛作用显著，以及支气管扩张效果。但应注意氯胺酮可引起呼吸道分泌物增加，成人应用易产生精神症状。因此通常与苯二氮䓬类、右美托咪定以及阿托品、长托宁等抑制呼吸道分泌药物联合使用。

近年来，氯胺酮的抗抑郁作用、抗炎作用以及对神经病理性疼痛的治疗效果逐渐成为研究热点。

利多卡因是经典的酰胺类局部麻醉药，也是抗心律失常一线用药。近年来利多卡因的基础研究发现其除了钠通道阻滞效应以外，还具有钾离子通道阻滞、超极化激活环核苷酸门控阳离子通道阻滞，TRP 通道抑制，以及 NMDA 受体阻滞效应。其中涉及炎性疼痛、神经病理性疼痛等多个疼痛通路。临床研究证实围手术期静脉给予利多卡因具有减轻全身应激反应、减少其他麻醉药物用量、术后镇痛、促进术后肠道功能恢复等作用。但由于药物代谢较慢，因此肝肾功能障碍患者应避免使用。

（银光华）

第四节　麻醉维持

一、原则与目标

静脉全身麻醉的维持需要在满足患者安全的前提下，提供满意的麻醉深度、足够的镇痛、适宜的肌肉松弛以及抑制应激反应。麻醉科医师需要充分了解手术或有创操作的大致步骤。一般来说，普通手术中伤害性刺激的强度，以及肌松的要求并非一成不变。应尽量在伤害性刺激到来之前保证足够的镇痛，在需要肌松的手术步骤之前使患者达到满意的肌肉松弛。要达到上述目的，除了对静脉麻醉药物的药代动力学和药效动力学特性有充分的了解外，也要对患者进行持续、密切的监测和评估，并且对手术进程有充分的认识。

另外，必须考虑到麻醉维持药物对患者苏醒的影响。芬太尼等持续输注半衰期较长的药物，并不适宜用于术后需要拔除气管导管回普通病房的患者。瑞芬太尼等超短效的阿片类药物持续泵注可以用于麻醉维持，但是单用瑞芬太尼镇痛，停药后短时间内可出现暴发性疼痛。中、长效肌松药大剂量使用，尤其是邻近手术结束时大剂量使用，可能导致术后药物残留。保证静脉通道通畅、维持恒定的泵注药物载液速度对静脉全身麻醉至关重要，否则可能导致术中知晓或体动。麻醉深度的监测非常重要，推荐使用脑电双频谱指数（BIS）监测，麻醉中维持 BIS 在 40~60 之间。麻醉科医师对患者的连续观察，临床经验等主观判断也必不可少。

二、维持麻醉深度

通常维持静脉麻醉的方法是参考已知的维持麻醉的给药速率，麻醉科医师根据经验和观察患者的生理指标进行调节。例如，丙泊酚麻醉维持给药的速率一般为 5~12mg/（kg·h）。具体到个别患者的麻醉维持，什么速率合适，需要麻醉科医师结合客观的参考标准（如 BIS 监测）来判断和决定。另一方面，可参考来自文献的临床试验数据，例如，使群体患者意识消失的丙泊酚输注速率为 6.6mg/（kg·h），即 110μg/（kg·min）。丙泊酚输注速率与患者记忆功能的关系可以参考表 4-9。当丙泊酚输注速率达到 67μg/（kg·min）时，约 80% 的患者失去记忆。

表 4-9   丙泊酚镇静与记忆功能

丙泊酚剂量	外显记忆保存
8μg/（kg·min）	88%
17μg/（kg·min）	86%
33μg/（kg·min）	65%
67μg/（kg·min）	18%

TCI 是将药代动力学理论用于临床麻醉实践的典范。与持续输注方法不同，TCI 自动计算出达到设置的血药浓度所需的给药速率，并使麻醉从诱导到维持成为一个连续的过程。

TCI 系统显示的血浆和效应室的靶浓度是根据药代动力学推算出来的，前提是假设患者血浆药物浓度为零，实际浓度并不知道。如果系统一旦中断工作，可能会有两种情况：一是操作者人为将注射泵停下来，如注射器内药液走空，需要更换，此时 TCI 系统会将停泵时间记录下来，并继续按药代动力学原理进行计算，一旦注射泵重新工作，可以自动调整泵速，恢复原靶浓度。二是退出系统，如发生故障；TCI 重新工作时，不会考虑体内现存药量，仍将机体血浆浓度视为零，如此推算出来的靶浓度将与实际情况误差很大。因此在临床工作中需要注意。

利用 TCI 为静脉麻醉维持期间靶浓度的调节提供了方便，然而镇静催眠药与镇痛药的相互作用，使靶浓度的调节变得复杂。一个好的 TCI 管理，镇静催眠药应该缓慢诱导达到意识消失，记录意识消失时镇静催眠药的效应室浓度，麻醉维持时只要略高于这个镇静水平的效应室浓度即可。这样也可体现个体化诱导和维持。意识消失时和苏醒时的效应室浓度基本是同一水平，因此停药后也可根据意识消失时的效应室浓度大致判断苏醒所需的时间。临床研究证实麻醉维持时镇静药的浓度不宜过高，其他问题可用麻醉性镇痛药来解决。例如，依托咪酯 TCI 麻醉，意识消失时的效应室浓度为（0.5±0.22）μg/mL。由于依托咪酯没有镇痛作用，与瑞芬太尼联合实施静脉麻醉时，需要持续输注较大剂量的瑞芬太尼，达到 0.3~0.4μg/（kg·min）甚至更高。术中麻醉维持依托咪酯 TCI 的效应室浓度 0.3μg/mL 就可以达到满意的麻醉深度，BIS 值维持在 50 左右，并且极大地提高了麻醉恢复质量，明显减少麻醉恢复期的躁动和术后恶心呕吐。

全凭静脉麻醉被列为术中知晓的高危因素。术中知晓定义为全身麻醉下的患者在手术过程中出现了有意识的状态，并且在术后可以回忆起术中发生的与手术相关联的事件。麻醉深度维持在略高于个体意识消失的效应室浓度，是否可以防止术中知晓还缺乏循证医学的依据。不像吸入麻醉，已证实只要维持呼气末麻醉药浓度大于 0.7MAC，即可有效预防术中知晓的发生。业已证实，全凭静脉麻醉中用 BIS 监测，维持 BIS 值在 40~60，可以将发生术中知晓的高危人群的知晓发生率降低 80% 以上。

丙泊酚长时间大量输注可能出现丙泊酚输注综合征。对于术前即存在脂肪代谢障碍，尤其是胰腺炎患者，应该尤为警惕。丙泊酚输注综合征，以代谢性酸中毒、低血压、横纹肌溶解、肝脏肿大、肝脏脂肪浸润、高钾血症、心律失常、心力衰竭等为临床表现，为少见但致命的综合征。发生机制与丙泊酚的心血管抑制、线粒体呼吸链的抑制、脂代谢的影响及代谢产物的作用相关。小儿、头部创伤、大剂量长时间使用丙泊酚的患者应警惕。需要早期识别、及时停药，以及呼吸循环支持、血透等处理。新型水溶性丙泊酚的应用也许可以避免这种情形。

三、维持镇痛

手术的伤害性刺激程度在手术中并非一成不变的，不同程度的伤害性刺激，如气管插管、切皮、胃肠道探查、切开硬脑膜等，所需的血浆药物浓度也不同。术中伤害性刺激的变化、患者的反应性变化，都要麻醉科医师随时观察，及时调整靶浓度。提前预防性地改变靶浓度来对抗伤害性刺激，比伤害性刺激导致机体出现反应后才处理要平稳得多，对机体的干扰和影响也小得多。

麻醉中阿片类药持续输注的问题比较特殊。适用于持续输注的阿片类药应该是速效、短效药；长时间输注停药后药物浓度能迅速下降，达到不抑制患者自主呼吸的水平。常用的阿片类药中芬太尼最不适合持续输注。从图4-2可以看出芬太尼持续输注100分钟后的半衰期（时-量相关半衰期）已超出其输注时间的本身，因此不适合持续输注。

舒芬太尼的时-量相关半衰期特点表明它比较适合用于持续输注。手术中阿片类药采用持续输注或TCI输注的血药浓度设定见表4-10。图4-2显示舒芬太尼持续输注3~4小时左右，停止输注后血药浓度下降50%的时间大约25~30分钟。舒芬太尼对心血管系统几乎没有影响，在心血管手术麻醉时可以用到很大的剂量，且安全性非常好。唯一担心的是阿片类药的呼吸抑制作用。一般手术麻醉维持，舒芬太尼的输注速率为0.25~1.0μg（kg·h）。相当于60kg的成人，每小时输注15~60μg。如果间断给予舒芬太尼，剂量为2.5~10μg。

表4-10 芬太尼类药诱导和维持麻醉所需血药浓度（ng/mL）

	芬太尼	阿芬太尼	舒芬太尼	瑞芬太尼
诱导和气管插管				
合用静脉麻醉药	3~5	250~400	1~3	4~8
维持				
术中麻醉维持	2~5	100~300	0.25~1	2~6
强烈伤害性刺激时	4~8	250~450	1~3	4~8
恢复满意通气	<1~2	<200	<0.2	<1~3

舒芬太尼TCI配合静脉麻醉药用于麻醉诱导时，防止气管内插管引起的心血管反应的半数有效血浆浓度为1.08ng/mL（0.73~2.55ng/mL）。推荐的用法是麻醉诱导时将舒芬太尼TCI血浆靶浓度设置为2.0ng/mL，待效应室浓度上升达到0.5ng/mL时，可以满足气管插管所需的深度。术中维持TCI血浆靶浓度为0.25~3.0ng/mL（表4-11）。文献报道，术中血浆舒芬太尼浓度低于0.5ng/mL，会导致其他补救措施增加。同理，也需要手术结束前30分钟停止输注舒芬太尼。

瑞芬太尼的速效和超短效的优越特性使其特别适合静脉麻醉维持期长时间持续输注。由于其停药后恢复时间（3~6分钟）几乎不受持续输入时间的影响，因此无论用恒速方法输注还是TCI方法输注，均能良好控制。瑞芬太尼被认为是阿片类药药理学上的新发展。瑞芬太尼有独特的代谢机制——被非特异性的水解酶持续水解，因此其恢复几乎不受持续输入时间的影响。图4-2显示，持续输注瑞芬太尼无论是1小时还是10小时，停药后其恢复时间不变，均是3~6分钟，较其他阿片类药有质的差别。持续输注的常用速率在0.1~1.0μg/

（kg·min），剂量范围很宽，由麻醉科医师根据手术刺激程度的大小和患者反应程度的强弱来调节。由于起效快，加深或减浅麻醉十分迅速，安全性也得以提高。临床麻醉维持常用的瑞芬太尼输注速率为 0.2~0.4μg/（kg·min）。瑞芬太尼 TCI 方法给药时，术中维持血浆靶浓度为 2.0~8.0ng/mL（表4-11）。

　　手术中阿片类药采用持续输注或 TCI 输注给药较间断给药有很多益处：①减少总用药量。②血流动力学稳定。③减少副作用。④减少追加。⑤意识恢复迅速。但是适用于 TCI 输注的阿片类药应该在血与效应室之间的转运非常迅速；并且停药后药物浓度迅速下降，达到患者清醒和不抑制呼吸的水平。

　　TCI 解决的是持续输注时维持特定药物浓度的输注速率问题。EC_{50}是药效学的概念，解决的是针对术中不同的刺激，选择不同需要的药物浓度问题。二者相结合，即药代-药效模式（PK-PD）解决了药物浓度和效应的时间过程，即麻醉维持过程。图4-6 显示了丙泊酚和瑞芬太尼的 PK-PD 模式。反映出该药的血药浓度在 EC_{50} 至 EC_{95} 效应窗内变化的时间过程。PK-PD 模式不仅可以用于单一药物，也可以用于反映两种药物相互作用后的结果。并且可以通过计算预测以当前给药方式 15 分钟后的麻醉水平（深度）点。

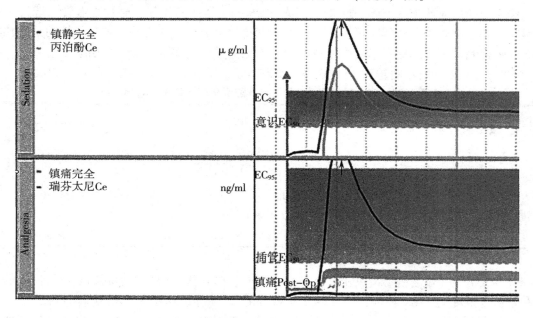

图4-6　丙泊酚和瑞芬太尼的 PK-PD 模型

四、维持必要的肌松

　　大部分手术需要肌肉松弛。既要保证满足手术需要，又要兼顾术后患者能够迅速恢复，需要根据手术种类和时间长短选择合适的肌松药物，监测肌肉松弛的程度，以及熟悉手术进程。避免在手术结束前给予大剂量、长效肌松药。必要时可给予肌松药物拮抗剂。

　　临床工作中大部分患者适用间断静脉推注肌松药。静脉持续泵入肌松药的方法适用于不需要术后拔管、并对肌松要求非常高的手术。

　　药代-药效模式反映镇静催眠药丙泊酚和镇痛药瑞芬太尼的血药浓度在 C_{50} 至 C_{95} 效应窗

（上部为意识消失，下部为气管插管反应消失）内变化的时间过程

（银光华）

第五节　麻醉恢复

一、原则与目标

麻醉恢复期是非常关键且充满危险的时期。患者在恢复过程中可能出现谵妄、躁动、呼吸抑制、循环波动等一系列威胁生命安全的事件。因此麻醉恢复的目标是，在保证患者生命安全的基石出上，尽量实现平稳、舒适的麻醉苏醒。在苏醒的过程中，保证重要脏器的充分灌注和氧供，提供足够的术后镇痛，使患者的肌力充分恢复，意识清醒。这不但需要麻醉医生具备相应的药理学知识，更需要细致的观察和评估患者。

患者的苏醒取决于体内药物浓度下降，而非外加刺激。因此用力拍打、大声呼唤，甚至采用气道内刺激等极端的方法并不能真正加快患者恢复。采用这样的方法，即使患者在手术室中醒来，回到普通病房后也可能出现意识障碍，甚至造成严重的后果。另外人为造成二氧化碳蓄积等方法来刺激自主呼吸恢复似乎也不可取。这需要严密的呼末二氧化碳监测，以防止二氧化碳分压过高，导致二氧化碳麻醉。另外二氧化碳潴留也可能造成心率增快，血压升高等不良反应，对心血管系统已有疾患的患者不利。

麻醉恢复室（post anesthesia care unit，PACU）为患者的术后恢复提供了安全保障，同时也提升了手术间的使用效率，缩短了连台手术的中转时间。PACU至少需要一名以上资深麻醉主治医师，以及若干麻醉护士，为患者提供持续监护、氧气吸入、术后镇痛及其他突发情况的处理。需要配备麻醉机、抢救药物和设备、气道相关设备及物资，以及其他常用药物。

二、麻醉苏醒相关药理学知识

药物浓度在体内下降的快慢主要取决于药物消除半衰期的长短。理论上，单次给药后，经过4~5个半衰期，体内的药物基本排除（表4-11）。

表4-11　药物消除半衰期

半衰期数量	药物剩余（%）	药物排除（%）
0	100	0
1	50	50
2	25	75
3	12.5	87.5
4	6.25	93.75
5	3.13	96.87

但是较长时间持续输注后的半衰期并不遵循这一规律。药物持续输注停止后，药物浓度的下降比单次负荷剂量给药后的下降要慢。这与输注时间的长短有关。输注时间越长，停止输注后药物在血浆和效应室衰减得就越慢。这一现象的发生是因为随着输注时间的延长，周

边室里的药物渐渐地充满，导致周边室和中央室浓度梯度减少，停药后药物由中央室向周边室分布减慢，当中央室的药物浓度小于周边塞的药物浓度时，药物将反向流动。输注时间更长的话，周边室和中央室最终达到平衡，此时继续输注将不会再加重停止输注后药物浓度的衰减变慢的情况。因此又提出时-量相关半衰期（context-sensitive half time，CHT）的概念。时-量相关半衰期是指维持恒定血药浓度一定时间后停止输注，中央室的药物浓度下降 50% 所需的时间。其不同于药物消除半衰期（$t_{1/2}\beta$）。

常用的静脉麻醉药的时-量相关半衰期随输注时间的延长而变化（图 4-7）。了解常用静脉麻醉药物的 CHF，意义在于可以根据泵注时间、患者个体情况以及手术进程，合理安排停药时间，并且预测患者可能苏醒的时间。使患者在手术结束时能最大限度地减浅麻醉，恢复肌力，避免镇痛药物的大量蓄积但又提供足够的术后镇痛。

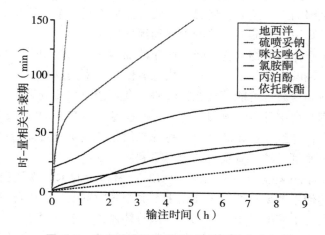

图 4-7　常用静脉麻醉药的时-量相关半衰期

TCI 系统降低靶浓度，计算机所能做的工作就是停泵，然后完全依赖该药在体内的重新分布与代谢。根据药代动力学参数，计算出何时下降到麻醉科医师设置的靶浓度，再重新开启注射泵维持该靶浓度。这方面，TCI 的可控性不如吸入麻醉。

根据麻醉药的时-量相关半衰期，选择有优越的药代动力学特点的丙泊酚（图 4-8）、依托咪酯、瑞芬太尼等麻醉。

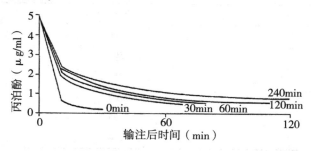

图 4-8　丙泊酚 TCI 输注停药后的血药浓度变化

TCI 系统在停药后可以继续计算随时间推移药物浓度的下降，并显示逐渐降低的血浆和效应室浓度。停药后可根据不同临床目标点的血浆和效应室浓度判断恢复所需的时间。意识消失时和苏醒时的丙泊酚效应室浓度基本是同一水平，因此停药后可根据意识消失时的效应室浓度判断苏醒所需的时间。只要在 TCI 系统中记录或输入患者个体丙泊酚麻醉诱导入睡（意识消失）时的血浆和效应室浓度，TCI 系统可以推算出停药后达到清醒所需的时间。

同理，利用药代动力学和药效动力学模型，可以推算出阿片类药物从麻醉状态降至苏醒状态可以拔除气管导管的时间，即恢复满意自主呼吸的时间。例如从表 4-11 可以看出，舒芬太尼在麻醉恢复期达到满意通气水平的血药浓度为 0.2ng/mL。如果麻醉维持 2~3 小时，从图 4-2 舒芬太尼恢复曲线上可以看出，停药后舒芬太尼血浆药物浓度下降 50% 大约需要 25 分钟左右。也就是说如果我们在手术后期将血浆舒芬太尼浓度维持在 0.4ng/mL，停药后 30 分钟将降至 0.2ng/mL 以下，达到了恢复满意通气的水平，可以拔除气管内导管。舒芬太尼时-量相关半衰期不如瑞芬太尼优越，但是了解舒芬太尼的药代动力学和药效动力学特性，在麻醉维持和恢复时仍然可以控制得得心应手。通常适用于 3~4 小时的手术，在手术结束前 30~40 分钟停止舒芬太尼 TCI 输注，手术结束时麻醉恢复迅速平稳。

表 4-11 列出了阿片类药维持满意通气的血药浓度，可供临床麻醉时参考。产生呼吸抑制的瑞芬太尼血药浓度和效应室浓度都低于疼痛反应消失时的浓度。国内研究结果，瑞芬太尼产生呼吸抑制时的 TCI 血浆和效应室半数有效浓度分别为 3.1ng/mL 和 2.1ng/mL。舒芬太尼产生呼吸抑制时的 TCI 血浆半数有效浓度为 0.14ng/mL。

三、静脉麻醉苏醒的注意事项

由于静脉麻醉独特的给药方式，药物消除依赖于患者的肝肾功能。对于肝功能及肾功能严重受损的患者，在苏醒阶段应该尤其小心。总的来说，静脉全身麻醉苏醒质量较好，患者可在短时间内完全清醒。

但是，躁动、术后认知功能障碍、术后恶心呕吐、寒战等仍可能在恢复期出现，需要给予特别的关注和处理。应注意上述不良事件高危人群的预防工作，例如术中监测和维持体温、充分镇痛、预防性给予止吐药物、高龄患者避免使用抗胆碱类药物等。

有研究认为拮抗药物的使用似乎使患者苏醒更为安全。但由拮抗药物使用不当造成的安全事故时有发生。对于新斯的明是否影响术后肺功能恢复存在争论。在心律失常、低血压、肠梗阻、哮喘、迷走张力增高、甲亢、帕金森患者，以及明显心血管疾患的患者，新斯的明可能造成原发疾病加重。新斯的明的半衰期约一小时，应警惕新斯的明作用消除后出现肌松药物作用的反转。因此新斯的明的给药时机非常重要，一般应至少待自主呼吸基本恢复后。纳诺酮拮抗阿片类药物需要注意随后出现的暴发性疼痛。氟马西尼可特异性地拮抗苯二氮䓬类药物，对其他药物导致的意识障碍可能效果有限。

（银光华）

第五章

超声引导下区域麻醉

第一节　超声在区域阻滞中的应用

一、探头的准备

当使用超声引导区域阻滞时，超声的传感器应该覆盖上一层无菌敷料，保护机器和患者不被污染。既可以使用无菌透明贴膜（Tegaderm™；3M HealthCare，St Paul，MN，USA），也可以使用超声探头套（图 5-1 和图 5-2）。

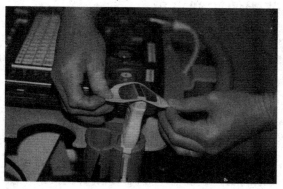

图 5-1　单次阻滞时使用无菌的 Tegaderm™ 贴膜：将 Tegaderm™ 贴膜和探测头紧紧贴住，防止中间有空气

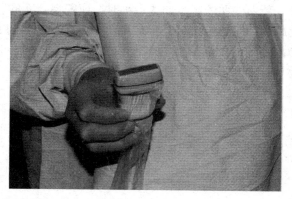

图 5-2　用于神经周围置管的无菌探头套：耦合剂涂在套内以消除防护套与探头之间的空气

超声探头应该使用不含乙醇的清洁剂清洁。含有乙醇的清洁剂可导致探头的橡胶振动膜变干裂开。

将无菌超声耦合剂涂在探头的前端。超声波的速度在空气中非常慢。在探头和患者之间任何一点空气都会导致获得的图像非常差和伪像（图5-3）。耦合剂可以消除探头和患者间空气。因耦合剂太多会使操作探头困难，所以涂少量即可。如果使用探头套，在套里面也涂耦合剂，以消除探头和保护套间的空气。

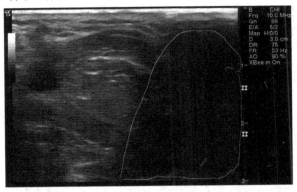

图5-3　超声探头和患者间的空气所造成的无回声伪像

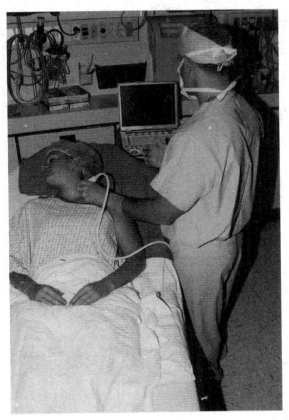

图5-4　合适的体位：将床调到合适的高度使麻醉医生的身体可以面向手术床一侧，肘部朝向身体后方，手臂和手以患者身体为支撑，尽可能手持探头较低的位置以保持稳定，超声仪放在患者头部附近

医生及患者体位的摆放：

屏幕上获得稳定的超声图像对成功完成超声引导周围神经阻滞是非常重要的。患者合适的体位和探头的操作对于获得一个稳定的图像是非常重要的，而医生摆放体位常常被忽视。

扫描开始时，患者体位摆放于合适的高度，使操作者舒服地站立，不必过分地弯腰。操作时不舒服的操作姿势会导致背部疼痛和疲劳。操作者面向手术床一侧，而扫描的前臂、腕部或者手的某一部位可以用患者身体作为支撑，以便提供一个比较稳定的扫描平面（图5-4）。放在患者身上的手臂如果不能固定探头，当医生的手臂和肩部开始疲劳时（图5-5），会导致探头摇晃，图像变形。正确的姿势对初学者来说更为重要，因为初学者在进行超声引导周围神经阻滞操作时需要的时间更长。

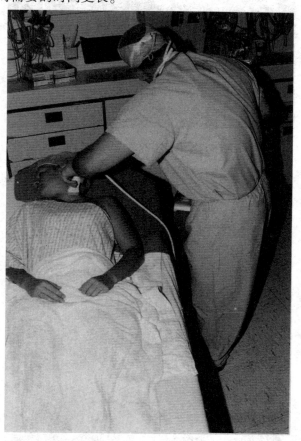

图5-5 错误的体位：床太低致使麻醉医生弓着背，麻醉医生身体没有靠近床沿，肘关节远离身体，手臂没有靠在患者身上，手持探头位置太高，超声仪位置令麻醉医生被迫转身以看到屏幕图像

二、扫描

（一）方向标记

超声探头上的标记和屏幕上的标记相对应（图5-6）。按照惯例，当探头以横向面置于患者的身上时，这个方向标记位于患者的右侧。而探头以纵向面置于患者身上时，方向标记指向头部。

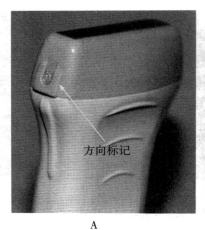
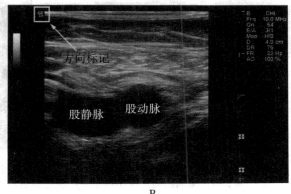

图 5-6 以股神经阻滞为例，超声探头上的方向标记和屏幕上的 GE 标记一致

（二）横向扫描

当横向扫描时，超声的探头应垂直置于成像目标上从而获得图像（图 5-7）。屏幕上的图像是神经或者血管的横断面图像。因此横向扫描时，血管和神经在屏幕上显示是圆形的。横向、短轴和平面外（out-of-plane，OOP）这三个名词经常可互换使用。平面外（OOP）是指超声的传播方向所在平面与神经或者血管垂直。

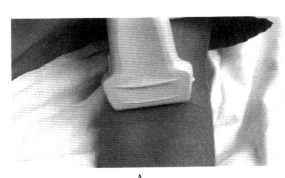
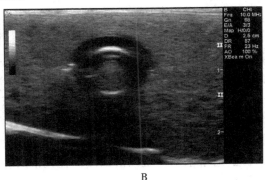

图 5-7 横向扫描：探头位于垂直于待显像的血管和神经的平面上，在屏幕上产生一个圆形的血管图像

（三）纵向扫描

纵向扫描时，超声探头放置在与成像的目标处于同一平面。超声的波束沿着神经或血管的纵轴传播。在纵向扫描时，血管和神经表现为线性结构（图 5-8）。纵向、长轴和平面内（in-plane，IP）这些名词通常也可以互换使用。

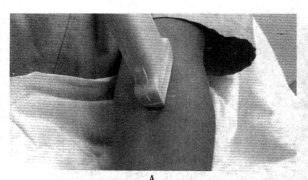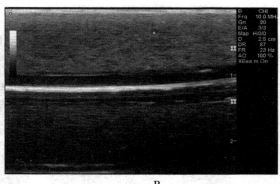

A   B

图 5-8　纵向扫描：探头位于平行于待显像的血管和神经的平面上获得图像

（四）探头移动

准确的扫描寻找目标结构可能需要探头较大或者较小范围的移动。大范围移动是指需要操作者移动他的肩膀或者肘部来移动探头。小范围移动是指腕部的移动来细调图像。神经对超声的反射呈现为各向异性，即根据超声探头和神经之间角度的变化，神经可以表现为高回声或低回声。某些情况下仅仅对探头进行适当的微调，就可以使原本与背景融合、不可见的低回声神经图像变成一个容易辨认的强回声神经图像。坐骨神经呈现出明显的各向异性，小小的角度变化就会导致坐骨神经显像与否。

（五）全面扫描

当施行超声引导的神经阻滞时，在穿刺针置入前应进行目标区域的"全面扫描"。每次阻滞的全面扫描是指一组熟练的扫描动作，可以对即将阻滞的区域进行评估。制定一个良好的扫描训练和实践规范程序具有非常重要的意义，理由如下。全面扫描：

1. 对于初学者强化解剖结构关系具有重要意义。

2. 对有较多经验的操作者来说，对于评估和发现阻滞区域的潜在风险（如血管等）和阻碍操作的情况具有重要意义。

3. 对解剖结构难以辨认或存在异常的患者具有重要意义。

（六）定位结构

定位结构是指那些容易被辨认、且与需阻滞的目标神经有恒定解剖关系的结构。血管是最常用的定位结构，血管很容易被辨认，而且在解剖上与要阻滞的神经丛很邻近。那些缺少血管作为定位结构的周围神经阻滞，在开始学习时会比较困难。

通常定位结构的探查需要大范围移动。一旦找到定位结构，临近的目标神经也就很容易辨认，随后则通过腕部的小范围移动对图像进行微调，一旦获得图像，稳定探头就非常重要，因此就需要合适的姿势。

三、穿刺针置入

（一）平面内法（IP）

进针路径与超声束在相同的平面称之为平面内法，目的是使进针的路径完全在超声束内。针和探头越平行（插入的角度越小），针越容易被看到（图 5-9）。当置入穿刺针时，尽可能使针与探头平行。由于多数神经阻滞时，穿刺针与探头平行是不可能实现的，因此在操作时的目标是使置入的角度尽可能地小。为了使穿刺针和探头之间的角度尽可能地小，某些情况需要穿刺针旁开探头一定的距离置入，而不是紧贴探头置入。紧贴探头置入穿刺针，会产生比较大的角度，导致针显像不佳。

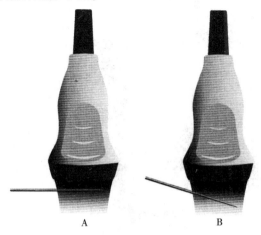

图 5-9 平面内进针：穿刺针置入的角度与探头越平行，针越容易被看到

（二）部分平面内

超声波束的宽度是非常窄的，大约相当于信用卡的厚度。当试图以平面内法进针时，较小的偏差就会导致穿刺针离开超声束。由于只有穿过超声束的那部分穿刺针可以显像，而离开超声束的部分无法显像，因此会导致针尖无法显像。如果穿刺针的一部分在超声束内，一部分在超声束外，那么位于超声束边缘的穿刺针部分会被误认为是针的尖端（图 5-10）。这就会导致潜在的危险，因为操作者不知道穿刺针实际的针尖位置，因此要尽可能地避免部分平面内操作。

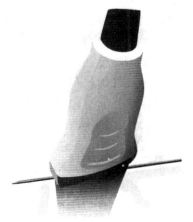

图 5-10 部分平面内：针尖在超声束的外面。针尖的实际位置不明确。显示为针尖的部分其实是针的中间部分

（三）平面外法（OOP）

进针路径与超声束垂直称之为平面外法（图5-11），穿刺针在屏幕上显示为一个高回声点。以平面外法进针时，穿刺针到达目标的距离短于平面内法进针。对于那些正在进行从神经刺激到超声转变的操作者而言，以 OOP 方法置入穿刺针的位置与传统的神经刺激器的进针点相似。对初学者来说寻找以 OOP 方法置入的针尖是个挑战。置入针的角度越陡，在 OOP 方法中越容易看到针的位置。

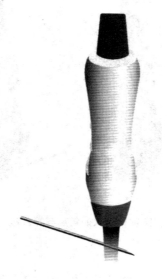

图5-11 平面外法穿刺针置入

四、注射局部麻醉药

一旦针尖处于合适的位置且与目标的关系明确后，就可以开始注入局部麻醉药。注入的局部麻醉药在超声下显示为逐渐扩张的低回声影。局部麻醉药应缓慢注入以避免产生较高的注射压力，从而引起神经损害，目前已有商业化的仪器可用来监测注射压。如果注射时阻力很大，就应该重新调整针尖的位置。

在超声引导下进行神经阻滞时，监测局麻药的扩散是非常重要的，同时其他局部麻醉药注射时的安全措施也不可忽视。例如，在注射局部麻醉药之前和每一次移动穿刺针位置后，都应轻柔地回抽，观察是否有血液回流到注射器内。然而，还是有文献报道在超声引导区域阻滞时，回抽实验阴性者发生惊厥。因此，负压回抽实验阴性不能完全排除局部麻醉药误注入血管或者随后发生的局部麻醉药中毒的可能；虽然目前仍未证实，但理论上超声可视下监测局部麻醉药的扩散可以提供一个额外的安全指征。不管怎样，如果仅看到穿刺针而看不到局部麻醉药的扩散，就应警惕血管内注射的可能。局部麻醉药误注入大血管时，超声图像会产生薄雾状/烟雾状的表现。

在超声引导的区域阻滞中，局部麻醉药扩散方式的重要性等同于应用神经刺激器引导的区域阻滞中神经刺激的方式。局部麻醉药在神经周围的扩散必须明确。即使穿刺针非常接近神经，神经周围的筋膜层和/或组织也会阻止局部麻醉药到达神经。如果局部麻醉药不能到达目标神经，必须通过微调以使局部麻醉药包围神经。在这里始终强调观察药物扩散的模式，而不是像传统神经阻滞那样规定一定的注射次数，例如行锁骨下臂丛神经阻滞时，三次 vs. 单次注射。完善的阻滞一条神经或神经丛，可能需要单次或者多次注射，因此在获得局部麻醉药良好扩散的同时，必须尽可能减少穿刺针的穿刺次数，以达到尽可能减少穿刺所致损伤而引起的并发症，如气胸或神经损伤。如果需要多次穿刺，应尽量减少穿刺针穿刺次数和针的移动幅度（图5-12）。

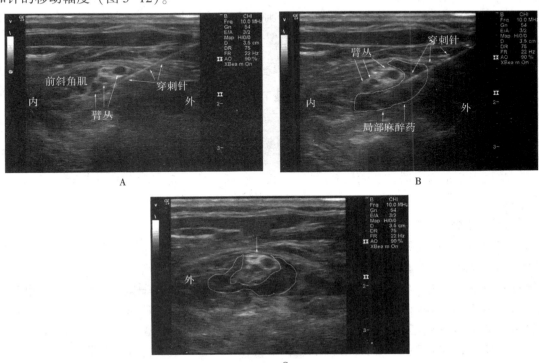

图5-12　A. 肌间沟臂丛阻滞时，在注射药物前先将穿刺针置于神经周围；B. 局部麻醉药注射开始，如本文中所述表现为不断扩大的低回声团区；C. 局部麻醉药注射结束后，局部麻醉药环绕臂丛

　　虽然一些学者主张使局部麻醉药围绕在神经周围，但是没有研究显示这会有助于加快起效时间，延长持续时间，或者增加成功率。所以他们的建议是结合实践中的经验，并在解剖和神经电生理学的基础上提出的。

五、水定位

　　水定位是一种利用注射小剂量（0.5~1mL）的局部麻醉药来观察针尖的技术。通过注入小剂量的局部麻醉药产生的扩大的低回声区域有助于明确针尖的位置。虽然对于某些患者而言该技术具有一定的辅助价值，但是一些学者不提倡常规使用水定位来确定针尖位置。初学者应该专注于身体姿势、扫描和严格地按平面内法置入穿刺针以尽可能使针尖显像，而不是多次盲目注射（如水定位）。虽然水定位在明确置入导管的尖端位置中非常有效，但水定位不应作为正规操作技术的替代。

六、神经刺激

使用超声引导下区域阻滞的初学者可以应用神经刺激器作为确认的一种辅助手段。当尝试进行未实践过的神经阻滞时，可以联合使用超声引导和神经刺激仪。超声引导的相关研究表明即便神经刺激针已非常接近神经，仍有可能无法通过刺激引出运动反应。因此，当操作者已具备足够的自信完成超声引导区域阻滞时，可以放弃使用神经刺激仪而仅单独应用超声引导技术。联合使用神经刺激和超声引导技术与单独使用超声引导技术相比，对于加快阻滞的起效时间和成功率似乎并没有显著的影响。

（赵永昌）

第二节 超声引导下肌间沟臂丛阻滞

一、简介和解剖

肌间沟入路是指阻滞臂丛的根和/或干，此入路通常用于肩部和上臂直至肘部手术的术后镇痛。

（一）臂丛

C_5 至 T_1 的脊神经根腹侧支聚集并组合成臂丛的三个干：上干、中干及下干。上干由 C_5 和 C_6 神经根组成，中干由 C_7 神经根延续而来，下干则由 C_8 和 T_1 神经根组成。有些个体有 C_4 部分参与到上干，有些个体 T_2 会参与到下干。臂丛各干走行在前、中斜角肌之间。前斜角肌起于第四（或第三）颈椎至第六颈椎，行向外侧附着于第一肋骨。中斜角肌起于（除外第一或第一、二）所有的颈椎，是三条斜角肌中最大的，同样附着于第一肋骨。个体间存在解剖变异，在有些个体，臂丛根和/或干会穿过前斜角肌而不走行在斜角肌间隙中。膈神经在前斜角肌表面筋膜的下方走行，从锁骨下静脉的后方入胸腔。

（二）肩胛上神经

肩胛上神经较早由臂丛上干发出，包含了由 C_5 和 C_6 神经根发出的神经纤维，向后经肩胛切迹行于冈上肌和冈下肌之间并支配该肌，兼司后、上肩关节囊、盂肱关节及肩锁关节的感觉。冈上肌由肩胛上神经支配，是肩袖中最易撕裂的肌肉。

（三）颈浅丛

颈丛主要由 C_2 至 C_4 的脊神经腹侧支组成，位于胸锁乳突肌深面并发出深支和浅支。由胸锁乳突肌外缘浅出的神经组成四个终末支：枕小神经，耳大神经，颈横神经，锁骨上神经。锁骨上神经支配肩部和锁骨区域的皮肤感觉。注入斜角肌间隙的局部麻醉药绝大部分情况下会扩散到颈浅丛，但有些患者需要行单独的颈浅丛阻滞。

上臂感觉神经分布见图 5-13。

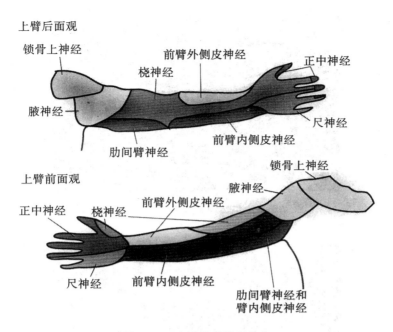

图 5-13　上臂感觉神经分布

二、超声解剖

（一）肌间沟区域

定位结构：颈动脉。

颈动脉显示为无回声、具有搏动性的不可压瘪的圆形结构。颈内静脉则显示为无回声、无搏动可压瘪结构，位于颈动脉浅面。臂丛在超声下显示为走行于前、中斜角肌之间的一串小圆形或椭圆形低回声结构。斜角肌间隙一般处于颈深筋膜形成的微小凹陷处（图 5-14）。有些个体中可见到颈椎横突和椎动脉，再向内侧扫描则可见甲状腺和气管环（图 5-15）。

（二）锁骨上区域

定位结构：锁骨下动脉。

锁骨下动脉显示为很大的、不可压瘪的、圆形无回声结构。臂丛各股显示为"蜂窝样"低回声结构。在二维超声下，臂丛位于锁骨下动脉的浅面及外侧，可以描述成位于锁骨下动脉的"1 到 3 点"或"9 到 11 点"位置，取决于是行左侧还是右侧臂丛阻滞。锁骨下动脉下方的高回声线是第一肋骨（图5-16）。熟悉以下列出的各结构的超声影像对于成功实施肌间沟阻滞是必要的。

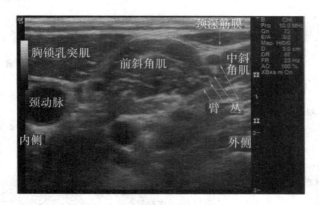

图 5-14 以颈动脉为定位结构实施左侧肌间沟阻滞的超声解剖学

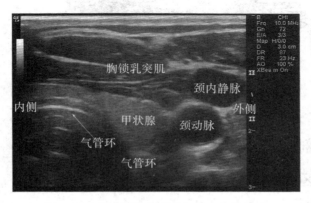

图 5-15 向内侧扫描可见气管环和甲状腺

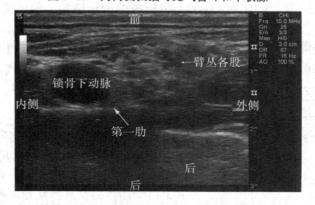

图 5-16 左侧锁骨上臂丛阻滞超声解剖学，臂丛各股位于锁骨下动脉外侧

三、适用手术与禁忌证

（一）适用手术

表 5-1 中列举了可考虑采用肌间沟阻滞的手术示例。

表5-1　可考虑采用肌间沟阻滞的手术示例

手术		需补充的阻滞
肩关节镜手术	R	颈浅丛
肩部开放手术	R	颈浅丛
涉及锁骨的手术	R	颈浅丛
肱骨近端手术	R	肋间臂神经
肱二头肌远端修复手术	M	肋间臂神经
肘部开放/关节镜手术	M	肋间臂神经
尺神经转位手术	M	肋间臂神经
血透造瘘手术（肘部以上*）	M	肋间臂神经
前臂手术**	NR	
手部手术**	NR	

注：R. 推荐；M. 也许可用；NR. 不推荐。

*. 有些内瘘横跨肘窝；

**. 肋间臂神经阻滞可以兼顾到臂内侧皮神经和前臂内侧皮神经。

（二）禁忌证

肌间沟臂丛阻滞的禁忌证见表5-2。

表5-2　肌间沟臂丛阻滞的禁忌证

绝对禁忌证	相对禁忌证
患者拒绝	严重肺疾患
进针部位感染	同侧膈神经疾患/损伤
局部麻醉药过敏	对侧膈神经/膈肌损伤
	对侧喉返神经损伤
	服用抗凝药或伴有出血性疾患
	败血症或未控制的菌血症
	颈椎有内固定植入
	对侧气胸

四、不良反应和并发症

肌间沟阻滞的相关不良反应和并发症见表5-3。

表5-3　肌间沟阻滞的不良反应和并发症

不良反应	并发症*
霍纳综合征	蛛网膜下隙/硬膜外腔扩散
膈神经阻滞	气胸
喉返神经阻滞	
臂的运动和感觉阻滞	

注：*. 所有神经阻滞常见潜在并发症有感染、神经损伤、血管损伤、局部麻醉药中毒及大出血。

（一）霍纳综合征

霍纳综合征是局部麻醉药扩散至颈神经节引起的，表现为同侧上睑下垂、瞳孔缩小及面部无汗。要告知患者可能发生霍纳综合征，因为这些体征和症状可能被误以为是卒中。使用小容量的局部麻醉药似乎并不能减少霍纳综合征的发生。

（二）膈神经阻滞

因为臂丛神经与膈神经位置紧邻，以及局部麻醉药向根部扩散，所以行肌间沟阻滞会导致几乎100%的膈神经阻滞。在健康个体，膈神经阻滞可通过加快呼吸频率和加强肋间肌收缩得以代偿，通常主观不会感到呼吸困难；如果在锁骨上水平实施外周神经阻滞后患者主观感觉到呼吸困难，一定要考虑到发生气胸的可能。

（三）喉返神经阻滞

单侧喉返神经阻滞可引起声嘶，患者觉得很不舒服，不过并无大碍。

五、操作

（一）物品准备

1. 超声仪。
2. 高频线阵探头。
3. 皮肤清洁消毒剂。
4. 5cm长穿刺针。
5. 超声探头覆盖膜。
6. 无菌耦合剂。
7. 浸润穿刺部位用局部麻醉药。
8. 无菌手套。
9. 20mL注射器抽好局部麻醉药。

（二）扫描

因为在此区域臂丛位置浅在，采用高频线阵探头可获得最佳的超声臂丛图像，一般体型的人图像深度置于2～3cm就够了。患者仰卧，手术床升高到平麻醉医生腰部，床头抬高30°～45°，超声仪置于头侧。患者头转向对侧（图5-17），颈部消毒范围从耳朵至锁骨以下。超声探头贴上无菌膜，涂上少量无菌耦合剂。麻醉医生面向患者，使用与患者被阻滞侧同侧手持探头扫描，实际上就是患者做左侧手术则医生左手持探头，患者若是手术在右侧，则医生右手持探头。超声探头的方向标记朝向患者右侧，横向扫描臂丛（图5-18）。探头于颈部首先辨认出颈动脉，这是此入路的定位标志。颈动脉显示为大而圆的、有搏动性的、不可压瘪的无回声结构。一旦定位了颈总动脉，慢慢向外侧扫描寻找前斜角肌。臂丛的干部表现为三个低回声结构，按从头到脚的方向在前中斜角肌间沟中排列。有些个体的臂丛干不在肌间沟中，而直接在前斜角肌内穿行（图5-19）。此区域臂丛根/干呈现低回声，易与血管混淆，可以应用彩色多普勒和/或脉冲多普勒确定血管所在。颈横动脉、肩胛上动脉或颈升动脉可能在此区域横过臂丛，应予确认，避免误注局部麻醉药（图5-20～图5-22）。

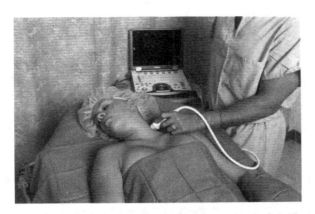

图 5-17　使用与患者被阻滞侧同侧手持探头扫描，超声仪置于床头

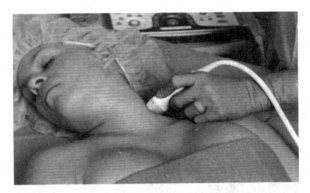

图 5-18　手靠于患者身上以获得稳定扫描图像

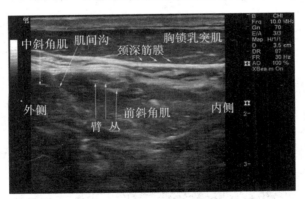

图 5-19　臂丛不在前中斜角肌间的肌间沟中走行，而是在前斜角肌内穿行

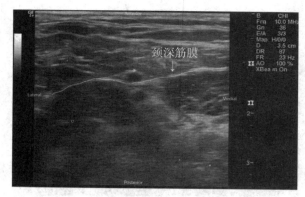

图 5-20　注意颈深筋膜上方圆形低回声结构

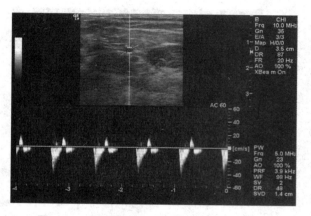

图 5-21　使用脉冲多普勒鉴别该结构为动脉

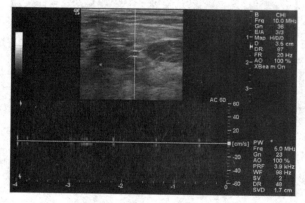

图 5-22　经鉴别颈深筋膜下的圆形低回声结构不是血管

（三）替代扫描

　　有些个体中，辨认臂丛和斜角肌可能会很困难。动脉结构在超声下容易辨认，故与动脉毗邻的神经也比较容易辨认。靠近易于辨认的结构可使得搜索范围缩小、更快更准确地定位目标神经。肌间沟区域内的臂丛远离动脉，在有些患者的确比较难定位。有一种替代的方法就是从锁骨上窝开始扫描，类似于行锁骨上入路的扫描方法。在锁骨上窝臂丛与锁骨下动脉的解剖关系紧邻且恒定，超声易于辨识。

超声探头在锁骨上冠状面放置，探头标记点朝向患者右侧，以便得到锁骨下动脉的横断面影像（图5-23）。锁骨下动脉显示为很大的、不可压瘪的无回声结构，臂丛各股在超声下表现为位于锁骨下动脉的头侧及外侧的一簇低回声结构，好像是"蜂窝"外形（图5-24）。

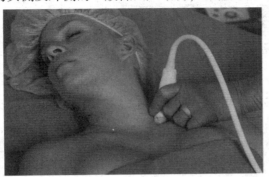

图 5-23 扫描开始：超声探头在锁骨上方锁骨上窝处冠状位放置

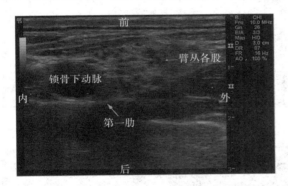

图 5-24 由低回声小结构组成的"蜂窝"位于低回声的锁骨下动脉 2 点钟方向

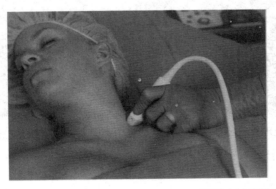

图 5-25 向头侧扫描：探头比图 5-23 位置向头侧轻微移动

当从尾侧向头侧移动扫描时，臂丛各股逐渐移行为臂丛干部。在尾侧，斜角肌和肌间沟更为显著，易于辨认。辨认出臂丛的股部后，缓慢向头侧移动扫描，臂丛逐渐离开锁骨下动脉，在此过程中，要仔细保持可见臂丛各股部的影像（图 5-25~图 5-30）。

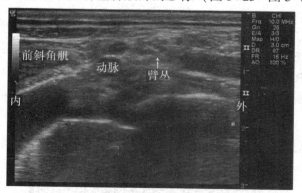

图 5-26 前斜角肌开始在锁骨下动脉 9 点钟方向出现，仍然可见臂丛位于动脉 2 点钟方向

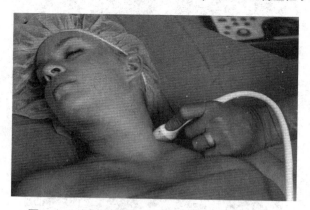

图 5-27 探头比图 5-25 位置再向头侧轻微移动

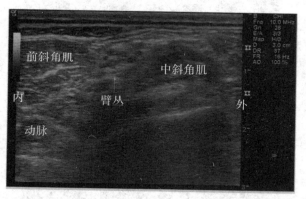

图 5-28 前斜角肌现在已经很清楚，开始看见中斜角肌。注意臂丛已经远离定位血管结构。应尽力维持臂丛显像于屏幕中央

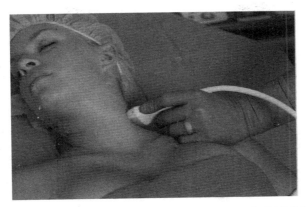

图5-29　探头比图5-27位置再向头侧移动，已位于肌间沟臂丛阻滞位置

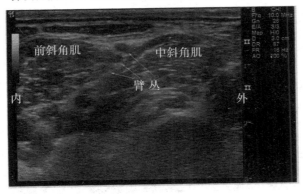

图5-30　股已经变为干：前中斜角肌清晰可见，也可见臂丛的2个干，微调探头使第三干显像

（四）进针

图像满意后，用局部麻醉药在探头边缘皮肤注射一皮丘，一尖端较钝的针以平面内技术由外向内侧方向朝着臂丛进针（图5-31）。进针角度越平则回声越好，易于观察到进针的过程。注意观察屏幕右上方针的轨迹或组织的微动，一旦针进入探头下方，即可显示为一高回声亮线，不要盲目进针。如果一开始没有观察到针和组织的微动，应该确定针有没有通过探头发出的狭窄的声束，有时需要轻微倾斜或旋转探头以设法看到针体。调整的动作要非常精细以保证目标影像的质量优良。如果在寻找针的过程中原先的影像破坏严重，说明进针偏离目标太远，应该重新进针。移动探头来寻找针要比不断地调整针使之处于探头声束内更安全，患者也更舒适。应该用超声束去寻找穿刺针而不是以穿刺针去寻找超声束。针穿过中斜角肌直至肌间沟，靠近臂丛而不接触到穿刺神经（图5-32）。当针由中斜角肌进入肌间沟时会有突破感，小心不要接触到神经，以最大程度减少神经损伤。

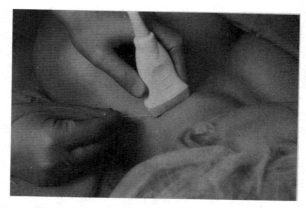

图 5-31　左侧臂丛阻滞时医生左手持探头，在超声声束"平面内"由外向内方向进针

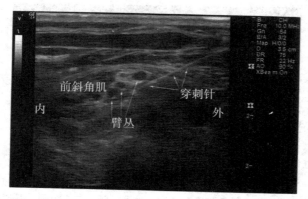

图 5-32　穿刺针自屏幕右上角进入，针尖已位于臂丛附近而不与臂丛接触。该患者中斜角肌较小

（五）注射局部麻醉药

　　一旦针尖处于臂丛附近就可以开始缓慢注射局部麻醉药，每隔 3~5mL 需回抽确认一次。注射中如果出现疼痛、异感和/或注射阻力增加，提示针尖可能位于神经内，应该停止注射并调整针的位置。局部麻醉药的扩散应该能监测到，在影像上表现为不停膨胀的低回声区域（图 5-33）。局部麻醉药应该是包绕浸泡臂丛，如果没有监视到局部麻醉药围绕臂丛的扩散，则针尖的位置可能有误，需要重新调整。因为此区域的筋膜层较多，有时针尖很靠近臂丛但局部麻醉药却未必能扩散得满意。相反，有时针尖虽然距臂丛较远，但只要在正确的筋膜层中，仍可能见到局部麻醉药很充分地扩散包绕臂丛。阻滞的目的其实是用局部麻醉药包绕臂丛，而并不在于将针尖贴近臂丛后再注射（图 5-34）。

　　注射局部麻醉药可以造成部分神经结构产生位移，为了局部麻醉药能完全包绕臂丛，中途需要调整针尖的位置。但是目标是采用最少的进针次数以最大程度地减少针尖与臂丛的接触。其实通常可以不必中途调整就能一次实现满意的局部麻醉药扩散。每次调整针尖位置后都要先同抽，再注射。因为局部麻醉药、组织和针体的声阻抗是不同的，一旦有一些局部麻醉药注入后，针体往往显示更清楚。

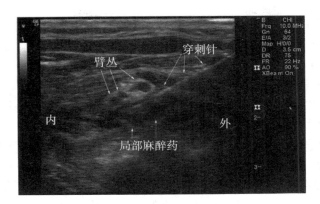

图 5-33 局部麻醉药开始在臂丛周围扩散

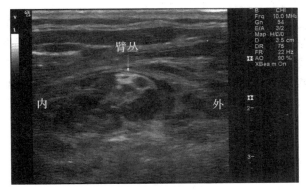

图 5-34 完成阻滞时局部麻醉药在臂丛周围扩散情况

采用此入路容易犯的一个错误是：误将药物注射到前或中斜角肌内而不是肌间沟内，所以当进针从中斜角肌筋膜进入肌间沟时要留意有没有"突破感"。应确保局部麻醉药注射到了颈深筋膜的深面，因为如果注射到了浅面将不能阻滞臂丛。局部麻醉药误注入大血管内可以看到"冒烟"似的影像。

六、临床经验

1. 剂量 一般采用 30~40mL 的 0.5% 或 0.75% 的罗哌卡因用于提供肩部手术的术后镇痛。所使用局部麻醉药的容量和剂量受患者、患者病史、相关并发症和局部麻醉药扩散情况的影响。

2. 因为腋神经（$C_5 \sim C_6$）和肩胛上神经（$C_5 \sim C_6$）支配肩部，所以上干应该被完全阻滞。

3. 对于采取"沙滩椅体位"的肩关节手术，一般不单纯采用局部阻滞技术。很多患者无法忍受消毒铺巾、头托、手术部位如此接近头部而无镇静等带来的不适。有学者认为沙滩椅体位合并大面积的铺巾，一旦气道需要管理将很难入手，而且，很大一部分的肩关节镜手术的患者在肌间沟阻滞后摆成沙滩椅体位会造成严重的低血压和/或心动过缓。

4. 有些研究试图采用小容量的局部麻醉药以避免膈神经被阻滞，但是结果不理想，所以，如果一定强调要避免膈神经被同时阻滞，则不能采用肌间沟入路臂丛阻滞。

5. 有些伴有严重肺疾患的患者不能耐受膈神经被阻滞，一般会考虑采用锁骨上入路合并颈浅丛及肩胛上神经阻滞。虽然锁骨上臂丛神经阻滞仍有造成同侧膈肌麻痹的危险，不过危险性相对较小且对肺功能的影响不大。如果要完全避免同侧膈肌麻痹，建议采用颈浅丛合并肩胛上神经阻滞实施肩部手术。

6. 肌间沟臂丛阻滞中局部麻醉药有时可以扩散到 $C_2 \sim C_4$ 节段，造成颈浅丛阻滞，但是这种向近端扩散造成的颈浅丛阻滞消退得比较快，颈浅丛阻滞能够早期恢复。因此，对于锁骨手术或是肩部开放手术，一般会加用颈浅丛阻滞。

7. 成功的肌间沟阻滞可满足肩关节镜手术或肩部开放手术，肩关节后部和/或前部痛可能是肩胛上神经支配的肩关节囊痛以及颈浅丛区域的皮肤痛。

8. 虽然有学者提倡要尽量将局部麻醉药包绕住神经，但实际上还没有相关的研究证实这样做起效更快、阻滞时间更长或者成功率更高。他们提倡这种做法主要还是基于一些自己零散的经验以及根据解剖学和生理学做出的猜测。

9. 传统上，肌间沟臂丛阻滞适用于肘部以上的手术。单独采用神经刺激器的一些研究证实：相当比例的臂丛下干不能被肌间沟入路阻滞所覆盖，造成下干被遗漏，尺神经、前臂内侧皮神经、臂内侧皮神经都会被遗漏，所以臂内侧的部分、前臂和手部阻滞不全。应用超声，有可能观察到这些神经并实施阻滞。我们不把肌间沟阻滞用于手部和前臂的手术，因为会有它所特有的风险以及相关的并发症，选择更远端一些的入路就不存在这些问题了。

（赵永昌）

第三节　超声引导下股神经阻滞

一、简介及解剖学特点

（一）股神经

超声引导下股神经阻滞的实施相对简单，但在临床实践中有着广泛应用。股神经阻滞，尤其是在像"三合一阻滞"那样注入高容量的局部麻醉药物时，可以提供大腿前侧及膝部的麻醉，也可以为股骨、膝部手术以及髋部手术提供镇痛。股神经是腰丛各分支中最粗的一支，由 $L_{2\sim4}$ 神经的分支组成（图5-35）。它通过腰大肌沿大腿向下，走行于腰大肌与髂肌形成的肌间隙内，在腹股沟韧带后方下行进入大腿前部，伴行于股动脉外侧。在近腹股沟水平，股神经被阔筋膜和髂筋膜所覆盖，通过髂耻韧带与股动脉、股静脉相分隔。因为股神经与周围血管间物理性分隔结构的存在，使得在进行神经阻滞时可以注入更高容量的局部麻醉药物。股神经通过腹股沟韧带和腹股沟后继续下行分为两支，较表浅的是感觉神经支，深层的是运动神经支。股神经的感觉支支配大腿前内侧、小腿内侧到脚踝及髋关节、膝关节的感觉。运动支支配股四头肌的各个头以及缝匠肌、髂肌和耻骨肌的运动。

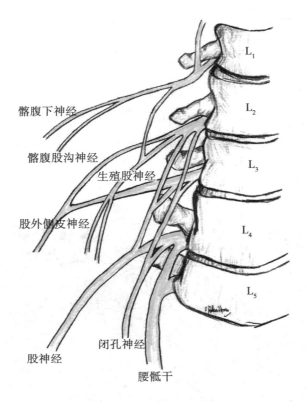

图 5-35　腰丛的神经组成

（二）"三合一"阻滞

Winnie 等人在 1973 年最早提出了"三合一"神经阻滞的方法，这种方法是通过单纯增加股神经阻滞中注射药物的容量，从而达到低位入路阻滞腰丛神经的目的。他假设通过增加局部麻醉药物的容量可以使药物在筋膜层内向近端浸润，从而麻醉股神经、闭孔神经以及股外侧皮神经。尽管这一理论尚未经临床及影像学证实，但这种方法仍广泛应用于临床实践中。但"三合一"阻滞很少能起到名副其实的阻滞三条神经的效果。神经刺激器数据表明，"三合一"神经阻滞能产生可靠的股神经阻滞效果（90%），偶尔能够阻滞股外侧皮神经（60%~70%），而闭孔神经的阻滞效果并不可靠（<50%）。这可能是由于局麻药物在髂筋膜下向外侧扩散，能够浸润到股外侧皮神经，但不能有效地向头侧及内侧扩散，从而不能总是浸润至闭孔神经。因此，称其为"二合一"或"二点五合一"阻滞较之"三合一"更为确切。

（三）股血管

股动静脉走行于股神经内侧，并与之伴行。助记符号"NAVEL"（神经、动脉、静脉、股管及淋巴管）可以帮助医生记忆以上结构从外侧到内侧的解剖排列关系。

股动脉在腹股沟下方约 1~2cm 分支为股深动脉和股浅动脉。股浅动脉继续走行于股三角内，并伴行于神经内侧。股深动脉开始时走行于股神经的下后部，后穿行于更深层组织。股深动脉从股动脉分支后，立即由其根部发出一支旋股外侧动脉。但旋股外侧动脉的起始点在解剖上变异度很高。旋股外侧动脉直接从股动脉分支在解剖中也很常见，分支点可能在股深动脉起始点以上或以下。解剖中有10%~20%的旋股外侧动脉直接由股动脉发出，分支点位于股深动脉起始点的上方，这使得其离腹股沟水平更加接近。

二、超声解剖

定位标志：股动脉（图5-36）。

股动脉是实施股神经阻滞的重要定位结构（图5-37）。在对这个位置进行超声扫描时，超声图像显示股神经在髂肌内侧，并伴行于股动脉外侧。而股静脉则在股动脉内侧与之伴行。

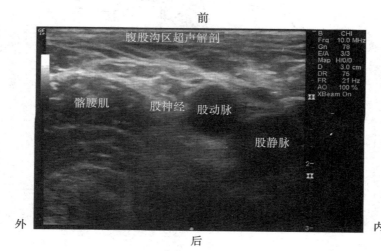

图5-36 腹股沟附近正常的超声解剖学

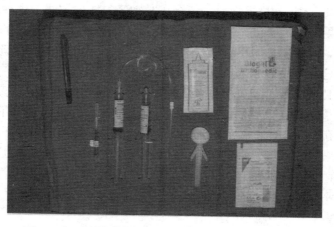

图5-37 实施超声引导股神经阻滞需要准备的器械盘

三、适用手术及禁忌证

（一）适用手术

表5-4示适合实施股神经阻滞或"三合一"神经阻滞的手术举例。

表5-4　适合实施股神经阻滞或"三合一"神经阻滞的手术举例

手术举例		需补充阻滞的神经
全髋关节病变手术	R	+/-闭孔神经
		+/-股外侧皮神经
髋关节镜	R	+/-闭孔神经
股骨手术	R	-
股四头肌手术（如活检、肌腱修复等）	R	-
全膝关节病变手术	R	+/-坐骨神经
膝韧带手术，包括前交叉韧带（ACL）重建术*	R	+/-坐骨神经
膝关节镜	R	-
开放式半月板修复术	R	-
大隐静脉抽剥术，包括膝盖下	M	-
胫骨手术	NR	-
脚、踝手术	NR	-

注：R. 推荐；M. 可能；NR. 不推荐。

*. 当前交叉韧带由腘绳肌腱移植时，腘绳肌腱受坐骨神经支配。

（二）禁忌证

表5-5列出了股神经阻滞的一些禁忌证。

表5-5　股神经阻滞的禁忌证

绝对禁忌证	相对禁忌证
患者拒绝	患侧神经肌肉疾病/损伤
穿刺点周围感染	使用抗凝药物或凝血障碍
局部麻醉药物过敏	败血症或未经处理的菌血症

四、不良反应与并发症

主要为局部麻醉药物持续性不良反应造成的股四头肌运动功能阻滞。

五、物品准备

1. 超声仪。

2. 高频线阵超声探头。

3. 皮肤消毒剂。

4. 4~5cm 钝性穿刺针（对于肥胖人群可能需要更长的针）。

5. 超声探头套。

6. 无菌超声耦合剂。

7. 穿刺点局部麻醉用药。

8. 无菌手套。

9. 20mL 注射器抽取适当剂量的局部麻醉药物。

股神经阻滞患者体位及设备放置参照图 5-38。

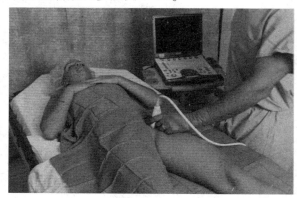

图 5-38　股神经阻滞患者体位及设备放置

六、操作

（一）扫描

嘱患者取仰卧位，双手舒适地放于胸部或腹部。超声仪应放置于患者的头侧，便于操作者观察和操作。操作者应站于患者的手术侧，面朝患者，头可转向超声仪显示屏。床的高度要合适，保证患者的腹股沟区处于操作者的中下腹高度。操作者应使用靠近患者的手操作超声探头（图 5-39）。操作前在腹股沟区进行足够大范围的消毒，在超声探头或探测处涂抹超声耦合剂，以确保获取清晰图像。

将超声探头沿腹股沟附近的横轴放置（图 5-39 和图 5-40），探头的方向标记位于患者的右侧，这将使目标结构在超声屏幕中呈现一个横断面图像。为了捕捉到搏动的股动脉，应根据需要调整超声扫描深度及探头位置（大范围移动）。股动脉是股神经阻滞操作中的定位结构，因此在操作中，有人建议应该该首先探测并识别这一结构。找到股动脉后，应小范围倾斜、旋转超声探头以获得完整的、圆形的动脉横截面图像。继续寻找走行于动脉内侧的股静脉。股动、静脉都找到后，即可在股动脉外侧找到高回声的股神经。

一些学者建议全面扫描目标周围的结构，以确保在股神经周围以及（从外侧）进针路径上没有变异的解剖结构（如变异的血管等）。接下来，轻轻向头侧和尾侧移动超声探头，寻找股动脉近端分支点或股深动脉或旋股外侧动脉的位置（图 5-41）。此外需注意观察，是否存在旋股外侧动脉的分支直接从股动脉发出的情况（图 5-42）。由于这些血管结构很接近股神经，所以在扫描中，需要寻找一个与股神经有合适距离的路径来实施股神经阻滞。如果不使用超声定位，仅凭在股动脉搏动外侧穿刺进行股神经阻滞，将有高达 6% 的可能性刺破血管。因此，利用超声对股动脉分支位置、血管间相对位置关系以及与股神经之间的位置关系进行判断，可以将穿刺针误入血管的可能降至最低。

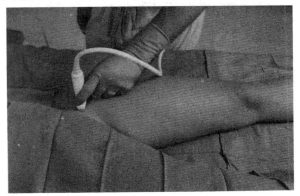

图 5-39 在腹股沟区扫描时超声探头的正确位置

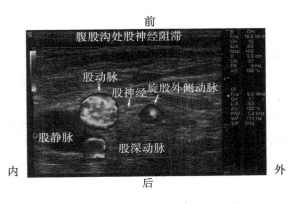

图 5-40 腹股沟区股深动脉及旋股外侧动脉的血流图

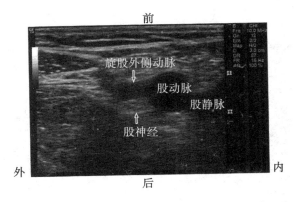

图 5-41 旋股外侧动脉直接从股动脉后走行于股神经前方

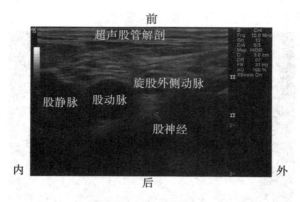

图 5-42　低回声结构位于股神经浅面图像

（二）进针

当获得足够清晰的超声图像，并且确认可以安全地实施神经阻滞，医生就可以在超声探头外侧的皮肤上用局部麻醉药注射一个皮丘，用钝头穿刺针经皮丘在超声声束平面内由外向内朝股神经后方进针（图 5-43）。在屏幕上角（前外侧）寻找穿刺针或其运动轨迹穿刺针在超声探头下时显示为一条高回声线。切忌盲目进针，一旦在视野中找不到针的影像，应该停止进针，并观察持超声探头的手，确认穿刺针恰好穿过超声探头声束内。如果看上去穿刺针在声束平面内而屏幕上仍不见穿刺针的影像，就应该稍微倾斜或转动超声探头，以将针的影像捕捉到视野中来。此时影像如果与最初扫描的影像不同则其改变应该很小，若因定位穿刺针而其改变明显，则应拔出穿刺针，重复之前的扫描定位步骤进针的轨迹应该是从大腿外侧到股神经外侧，然后引导针尖使其达到股神经的后方及周围注射前最理想的针尖位置是股神经的后方中部或者内侧中间的位置（图 5-44）。为了将神经损伤的概率降到最低，应该特别注意避免针尖接触神经。

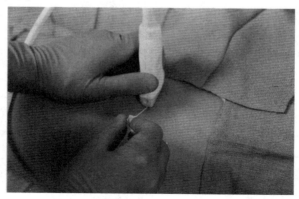

图 5-43　实施股神经阻滞时超声探头和穿刺针平面内法进针的位置

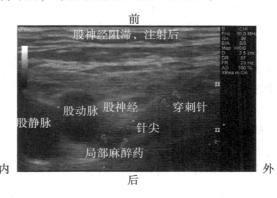

图 5-44 注射局部麻醉药前穿刺针的正确位置

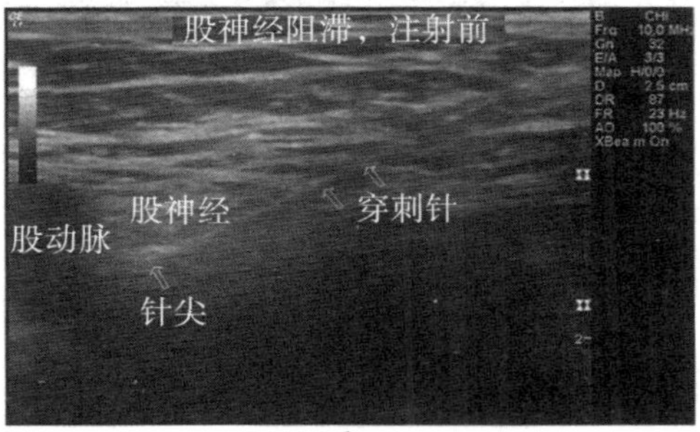

（三）注射局部麻醉药及阻滞针位置调整

一旦穿刺针进入理想位置，且确认回抽注射器无回血就可以开始注射局部麻醉药（图 5-45）。每注射 3~5mL 局部麻醉药物以及调整穿刺针位置后，都应该回抽确认无回血。当注射阻力很高时，应停止注射并调整穿刺针位置。注射过程中应注意观察局部麻醉药扩散形成的不断增大的低回声区。这一低回声区应该在限制良好的间隙内，而不应在股血管的周围扩展。理想的局部麻醉药物扩散，应该在神经周围形成一个"炸面圈"状低回声区，使得股神经浸泡在由局部麻醉药物形成的低回声区内（图 5-46）。如果观察不到局部麻醉药物扩散的影像，应重新调整穿刺针位置，使针尖达到阔筋膜水平，保证局部麻醉药物能够很好地扩散。每次重新调整穿刺针后，都应该进行回抽试验确认。

图 5-45 股神经阻滞时经定位正确的穿刺针注射局部麻醉药

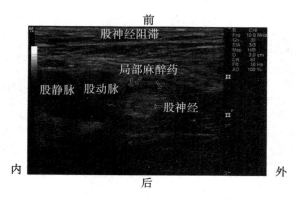

图5-46 股神经阻滞注射后局部麻醉药环绕神经呈"炸面圈"征

七、临床经验

1. 膝关节手术的给药方案 一般采用20mL浓度0.2%~0.5%的罗哌卡因。如果术后需要保留运动功能，比如需要进行早期的积极物理治疗，则采用0.2%的低浓度比较合适。而膝关节置换术后24小时内保留运动功能并不是优先考虑的因素，患者将因使用较高浓度的罗哌卡因带来更长时间更确切的镇痛而获得更多的益处。局部麻醉药物的浓度和容量选择因人而异，患者的病史、相关并发症以及注射时麻药扩散的程度都会影响浓度和容量的选择。

2. 髋关节手术的给药方案 一般采用30mL浓度0.2%~0.5%的罗哌卡因。正如上面讨论的，如果保留术后运动功能很重要，0.2%浓度比较合适。而如果术后第1天运动功能的恢复并不重要，可以使用0.5%罗哌卡因将提供更好的镇痛。局部麻醉药物的浓度和容量选择因人而异，患者的病史、相关并发症以及注射时麻药扩散的程度都影响浓度和容量的选择。

3. 为了给髋关节手术患者提供较好的术后镇痛，尽可能在大腿近端实施阻滞，通常在腹股沟皱褶及腹股沟韧带之间的位置进行阻滞。

4. 若能确保所有的局部麻醉药物在超声直视下全部进入正确的筋膜层面内，此时给予超过阻滞单一股神经剂量的局部麻醉药（见上述"三合一"阻滞），可能使局麻药物沿髂筋膜向头端扩散，可能到达并阻滞股外侧皮神经和闭孔神经。

5. 虽然有学者提倡围绕股神经注射局部麻醉药物，但并没有研究证明这种注药方法在起效时间、麻醉持续时间以及成功率上体现出任何优势。但此处的建议仅基于临床实践观察、解剖学及生理学上的推测。

6. 在进行自体肌腱移植修复前交叉韧带（ACL）的手术时，通常取半腱肌上的腘绳肌腱进行修复。这一区域感觉由坐骨神经支配，因此患者常感到膝关节内侧、后侧区域的疼痛。有学者通过坐骨神经阻滞来抑制这种疼痛，但事实上这种疼痛不是很强烈，不一定需要另外做神经阻滞解决。一般通过术中以及在麻醉后加强监护病房（PACU）积极的药物治疗可以完全抑制这种疼痛，而绝大部分患者在术后也仅仅需要口服少量镇痛药物即可达到良好的效果。

7. 但是，如果患者ACL修复术后韧带移植处剧烈疼痛，单凭药物治疗不能解决，可以考虑在近端（如臀下入路）实施坐骨神经阻滞，但是之前应充分考虑镇痛与消除患侧腿部的运动功能的风险获益比。

8. 接受股外周神经阻滞的患者在阻滞期间，都属于跌倒的高危人群。在实施阻滞和镇静前需要与患者讨论及关注这种跌倒的风险。

（赵永昌）

第四节　超声辅助踝部阻滞

一、简介及应用解剖学

踝部阻滞是以踝关节周围支配足部的 5 支神经为目标的基本阻滞。该阻滞方法适用于不希望阻滞小腿远端和踝关节的足部麻醉或镇痛。5 支目标神经中有 4 支神经（腓浅神经、腓深神经、胫神经和腓肠神经）是坐骨神经的分支。隐神经是股神经的终末延伸支。

从解剖学角度讲，相对于位置更表浅的腓浅神经、隐神经和腓肠神经而言，可以认为胫神经和腓深神经是"深部"神经。使用超声引导有利于在这两支"深部神经"周围精确定位注射局部麻醉药，这可以取代较模糊的扇面注射技术。通常加上其余三支表浅神经的阻滞足以满足"踝部"的阻滞需要。

（一）胫神经（胫后神经）

胫神经是坐骨神经的终末支，在小腿下部穿过腓肠肌后方进入足部，沿内踝后方走行于胫后血管后方和踇长屈肌及踇长屈肌腱前方之间。胫神经最终分为支配部分足底以及足跟部的足底内侧神经和足底外侧神经。

在踝部超声引导胫神经阻滞很容易实施，适用于足底和脚趾手术的麻醉。

（二）腓深神经

腓深神经（DPN）是位于小腿远端踇长伸肌腱和趾长伸肌腱深部的腓总神经的一个深部分支。该神经走行于胫骨和骨间膜前方，通常在胫前动脉外侧伴行至踝关节上方。腓深神经最终在足背分为支配第 1 和第 2 脚趾间趾蹼皮肤的内支和支配中间脚趾运动的外支。

与胫神经相似，超声引导实施腓深神经阻滞很容易，适用于踇趾或第一和第二脚趾间趾蹼手术的麻醉。

（三）腓浅神经

腓浅神经（SPN）是腓总神经的第二个分支，走行于小腿外侧的腓骨肌深部，在小腿中部浅出。在踝关节水平，腓浅神经向前发出皮支支配足背部皮肤。

（四）腓肠神经

腓肠神经由胫神经和腓总神经的皮支在小腿中部或近端附近吻合形成。腓肠神经沿小腿下外侧的深筋膜内走行，然后至外踝后方附近浅出，支配足外侧和踝部的皮肤。

（五）隐神经

隐神经及其皮支是股神经在膝关节下小腿内侧的终末延伸支，隐神经为小腿远端的踝内侧和足内侧提供感觉神经支配。

二、超声解剖

(一) 胫后神经

定位标志:胫后动脉 (图 5-47)。

患者仰卧,把高频线阵探头沿肢体短轴方向置于内踝上部后方,以获得超声声束下走行的神经和血管横断面影像 (图 5-47 和图 5-48)。

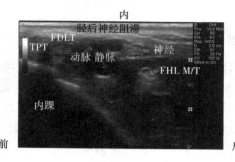

图 5-47 内踝后方结构横断面影像图
TPT:胫后肌腱;FDLT:趾长屈肌腱;FHL M/T:蹞长屈肌/肌腱

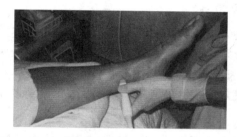

图 5-48 超声扫描胫后神经时超声探头的放置

(二) 腓深神经

定位标志:胫前动脉/足背动脉 (图 5-49)

患者仰卧,把高频线阵探头沿下肢短轴方向放置于踝关节背面以获得超声声束下结构的横断面影像。腓深神经通常位于血管的外侧 (图 5-49 和图 5-50)。

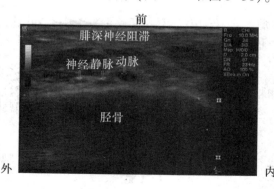

图 5-49 腓深神经、足背动脉和静脉 (右足/踝关节)

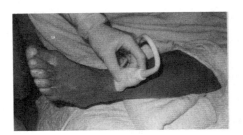

图 5-50　扫描腓深神经时超声探头的放置

三、禁忌证

表 5-6 列举了一些踝部阻滞的禁忌证。

表 5-6　踝部阻滞的禁忌证

绝对禁忌证	相对禁忌证
患者拒绝	非卧床患者对侧神经肌肉疾病/损伤
进针部位感染	
局部麻醉药过敏	

四、不良反应和并发症

实施阻滞后至阻滞消退期间患者有跌倒的危险，所有的神经阻滞都有可能出现感染、神经损伤、局部麻醉药中毒、血管损伤、失血过多或血肿等潜在并发症。

五、物品准备

1. 高频（10~15MHz）线阵探头超声仪。

2. 配有适量局部麻醉药，装有 25G 阻滞针的 10mL 注射器 3 至 4 个。

3. 超声探头的无菌贴膜。

4. 无菌超声耦合剂。

5. 无菌手套。

6. 适当镇静，监护和吸氧。

超声引导踝部阻滞时准备的器械盘见图 5-51。

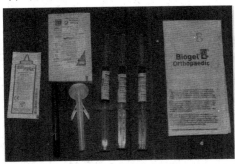

图 5-51　超声引导踝部阻滞时准备的器械盘

六、操作

（一）技术小结

1. 监护以及适度镇静患者。
2. 操作部位使用无菌制剂消毒。
3. 无菌贴膜贴于超声探头上。
4. 在内踝后方实施全面超声扫描以找到胫后神经阻滞定位的最优位置。
5. 刺入 25G 穿刺针，引导至目标结构。
6. 注射局部麻醉药。
7. 必要情况下重新调整穿刺针位置以完成阻滞。
8. 重复步骤 4~7 以完成超声引导下的腓深神经阻滞。
9. 实施其余 3 支神经的阻滞以完成踝部阻滞。

（二）胫神经（胫后神经）

1. 扫描　患者仰卧位，髋部向外侧稍旋转，用毯子或枕头轻度垫高需要阻滞侧下肢以最大限度显露内踝。常规消毒操作区，把高频线阵探头置于内踝后上方，与小腿垂直。由于目标结构非常表浅，应适当调整超声深度。获得搏动性的胫后动脉横断面图像。应用彩色血流成像功能有助于扫描。可能需要向跟腱后方同时沿踝关节向近端扫描以获得最佳图像，该神经通常呈混合性回声，位于胫后动脉后方（图 5-52）。

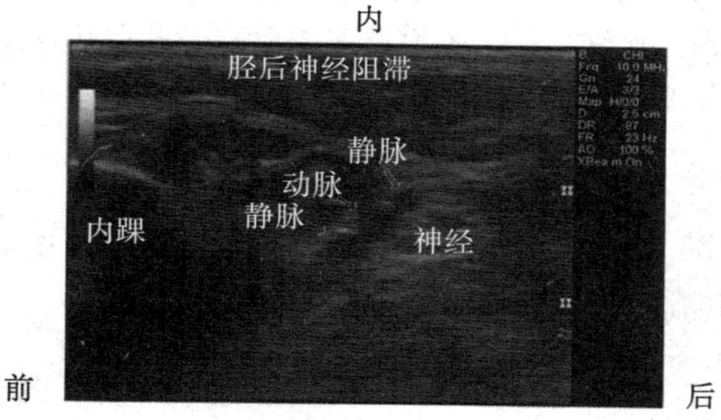

内

胫后神经阻滞

静脉

动脉

静脉

内踝

神经

前　　　　　　　　　　　　　　　　　　　　后

图 5-52　胫后神经和血管。神经（箭头示）位于血管后方

2. 进针　以踝部边缘为进针点在超声声束平面内引导 25G 阻滞针，观察阻滞针行进至目标结构附近（图 5-53 和图 5-54）。

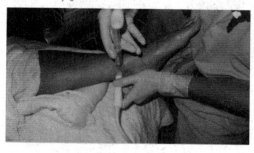

图 5-53　胫后神经阻滞的进针

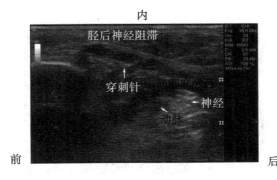

图 5-54 穿刺针定位及在胫后神经周围注射局部麻醉药

如果内踝部阻挡了穿刺针的进针路径，在踝部上方追踪扫描神经至更近端且引导穿刺针进针更容易的位置进针。

3. 注射局部麻醉药和调整穿刺针位置 需要在神经周围注射 5~8mL 局部麻醉药，目的是使神经周围完全被局部麻醉药包绕，可能需要多条穿刺针路径以达此目的（图 5-54、图 5-55）。

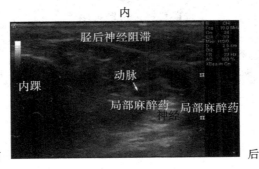

图 5-55 完成胫后神经阻滞

（三）腓深神经

1. 扫描 腓深神经的位置与足背动脉接近。虽然在超声引导下很难看到该神经，但它通常位于𧿹长伸肌和趾长伸肌腱之间的血管外侧。

消毒过皮肤和准备好超声探头之后，用高频线阵探头沿踝关节前方平踝尖水平扫描获得探头下结构的横断面影像。注意显现在胫骨上方的足背动脉（定位结构）和静脉的横断面图。这支神经很小，位于血管附近，呈现低回声或混合性回声（图 5-56）。

2. 进针 由于踝部前方表面区域有限，进针时采用平面外法也比较容易。用 25G 穿刺针在超声探头中点下方朝着目标结构直接进针（图 5-57）。在穿刺针前进时需注意组织位移变化以判断针尖的位置。进针时需要使穿刺针处于较陡的角度以使针尖位于狭窄的超声声束内。

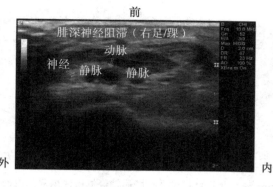

图 5-56 与足背动脉和静脉毗邻的腓深神经（右足/踝）

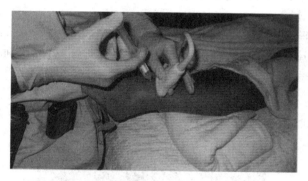

图 5-57 腓深神经阻滞期间的进针（平面外法）

3. 注射局部麻醉药和调整穿刺针位置 如果这支神经很容易找到，则在其周围注射 3～5mL 的局部麻醉药。令该神经可能显示为浮在麻醉药池中一样。如果这支神经很难辨别，可在足背血管的两旁附近注射局部麻醉药，因为该神经通常就在这附近（图 5-58）。

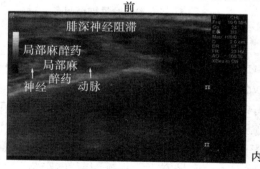

图 5-58 在腓深神经周围注射局部麻醉药

（四）腓浅神经、腓肠神经和隐神经

踝部阻滞其余支配足部皮肤感觉的神经，采用踝关节周围皮下注射局部麻醉药"环"或区域阻滞可以很容易完成阻滞。

阻滞腓浅神经可以沿踝前部至踝关节近端边缘连线的皮下实施，采用腓深神经阻滞的进针点，先朝着踝部内侧其次踝部外侧实施区域阻滞。这样实际上在踝关节前方只有一个阻滞针入路，通常注射总量 8~10mL 的局部麻醉药（图 5-59）。

　　腓肠神经阻滞可以在腓浅神经阻滞后继续在外踝近端上方踝关节外侧向跟腱方向实施（图 5-60）。类似地，隐神经阻滞是在内踝处从内踝近内侧边缘至跟腱皮下注射局部麻醉药来完成的（图 5-61）。通常这些区域阻滞需要分别应用 5~10mL 的局部麻醉药。阻滞完成时，在踝间线近侧围绕踝关节前方、内侧和外侧处皮下形成一个局部麻醉药"环"。

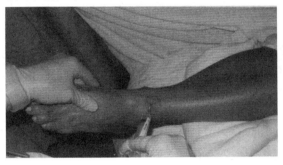

图 5-59　腓浅神经阻滞

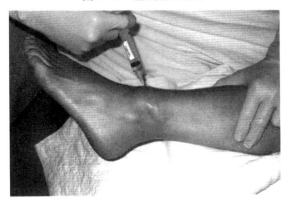

图 5-60　腓肠神经阻滞

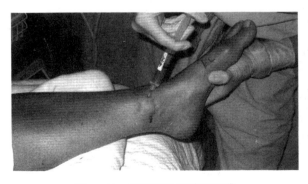

图 5-61　踝关节处隐神经阻滞

七、临床经验

1. 用药方案　为延长阻滞时间和加快起效时间，一般使用不同剂量的 0.75% 罗哌卡因：胫后神经 5~8mL，腓深神经 3~5mL 以及踝部周围其余三支神经的区域阻滞每支 8~10mL。

2. 对于不需要延长术后镇痛的短小手术的麻醉，一般用 1.5% 甲哌卡因。

3. 运用超声引导定位胫后神经和腓深神经阻滞替代了非特异性扇形技术的应用，有学者发现在实际操作过程中超声引导可以增加神经定位的准确性并且提高神经阻滞的成功率。

4. 对于初学者，应用超声完成踝部阻滞定位时可能需要较长的时间，然而，随着练习增加该差异会减少。

（赵永昌）

第六章

椎管内麻醉

第一节　椎管内神经麻醉的解剖与生理基础

一、椎管的解剖

（一）椎管及椎骨的结构

脊椎由 7 节颈椎、12 节胸椎、5 节腰椎、融合在一起的 5 节骶椎以及 3~4 节尾椎组成。成人脊椎呈现四个生理弯曲，即颈曲、胸曲、腰曲和骶曲。颈曲和腰曲向前，胸曲和骶曲向后。典型的椎骨由椎体和椎弓两部分组成。椎体的功能是承重，两侧的椎弓（椎弓根及椎板）从外侧向后围成椎孔，起保护脊髓的作用。每一椎板有 7 个突起，即 3 个肌突（2 个横突及 1 个棘突）是肌肉和韧带的附着处；4 个关节突，上下各 2 个，各有关节面。椎弓根上下有切迹，相邻的切迹围成椎间孔，供脊神经通过。

位于上、下两棘突之间的间隙是椎管内麻醉的常用穿刺路径。从颈椎到第 4 胸椎棘突与椎体的横截面呈水平位，穿刺时可垂直进针。从第 4 胸椎至第 12 胸椎，棘突墨叠瓦状排列，穿刺方向要向头侧倾斜 45°~60°方可进入。而腰椎的棘突与椎体平行，垂直进针较易进入椎管。

骶管裂孔是骶管下后面的斜行三角形裂隙，是硬膜外间隙的终点，用腰部硬膜外相似的穿刺方法，经骶管裂隙垂直进针行骶管麻醉，可以提高穿刺成功率。

（二）椎管外软组织

相邻两节椎骨的椎弓及其棘突由三条韧带相互连接，从椎管内向外依次为：黄韧带、棘间韧带及棘上韧带。

1. 黄韧带　黄韧带几乎全由弹力纤维构成，是连接椎弓板之间的韧带，协助围成椎管，限制脊柱过度前屈。黄韧带从上位椎弓板的下缘和内面，连至下位椎弓板的上缘和外缘，参与围成椎管的后壁和后外侧壁，从上往下逐渐增厚，刺入黄韧带时的阻力感和刺穿后的阻力消失感均较显著，常以此作为是否刺入硬膜外间隙的依据。黄韧带的宽度约等于椎管后壁的1/2，腰部最坚韧厚实。穿刺时，借助于穿刺针，可感知此韧带的坚实感，穿刺针再前进，一旦失去阻力，便知已进入硬膜外间隙。黄韧带常被认为是一条韧带，其实是由左、右两条韧带在脊椎中线融合而成。需要注意的是，某些患者的黄韧带在脊椎中线部位可能没有融合，或者在某些椎体部位没有融合，可能给硬膜外穿刺造成误判。

2. 棘间韧带　棘间韧带比较薄，连接上下两棘突，前面与黄韧带相连，后方移行于棘上韧带。棘间韧带起自第 7 颈椎棘突，止于骶中嵴。

3. 棘上韧带　棘上韧带在颈部特别发达，构成颈部两侧肌肉之间的中膈，故称项中膈或项韧带（据近年解剖学发现，该韧带止于第 3 腰椎棘突者占 22%，止于第 4 腰椎棘突者占 73%，止于第 5 腰椎棘突者占 5%。从未发现骶椎上韧带附着）。棘上韧带是由腰背筋膜、背阔肌、多裂肌的延伸（腱膜）部分组成，分 3 层，深层连接相邻 2 个棘突，且与棘间韧带交织在一起；中层跨越 2 到 3 个棘突；浅层跨越 3 到 4 个棘突。棘上韧带与棘间韧带由脊神经后支的神经末梢分布，是极敏感的组织，一旦受到损伤，可通过脊神经后支传入中枢，可引起腰痛或牵涉性下肢痛。老年人棘上韧带可发生钙化而坚硬如骨，甚至无法经正中线穿刺，因此可能需避开棘上韧带，以减少穿刺困难。

（三）脊髓与脊神经

1. 脊髓的解剖结构　脊髓是中枢神经系统的一部分，位于椎管内，呈圆柱状。脊髓上端起始自枕骨大孔，上端与延髓相连，下端呈圆锥形，随个体的发育而不同，在胚胎期充满整个椎管间隙，至新生儿终止于第 3 腰椎或第 4 腰椎，成人则在第 1、2 腰椎之间，平均长度为 42~45cm。一般颈部下段脊髓与脊椎相差 1 个节段，上胸段相差 2 个节段，下胸段相差 3 个节段，腰椎则相差 4~5 个节段。因此，成人在第 2 腰椎以下的蛛网膜下隙中只有脊神经，即马尾神经。所以，成人行腰麻时多选择在第 2 腰椎以下的间隙，以免损伤脊髓。

2. 脊髓的内部结构　脊髓的横切面可呈现位于中央部的灰质和位于周围部的白质。脊髓的灰质呈蝴蝶形或 "H" 状，其中心有中央管。中央管前后的横条灰质称灰联合，将左右两部分灰质连接在一起。灰质的每一半由前角和后角组成。前角内含有大型的运动细胞，其轴突贯穿白质，经前外侧沟走出脊髓，组成前根。脊髓的白质主要由上行（感觉）和下行（运动）有髓神经纤维纵行排列组成，分为前索、侧索和后索。

3. 脊髓的功能　脊髓具有反射和传导功能。脊髓是神经系统的重要组成部分，其活动受脑的控制。来自四肢和躯干的各种感觉冲动，通过脊髓的上行纤维束，包括传导浅感觉，即传导面部以外的痛觉、温度觉和粗触觉的脊髓丘脑束、传导意识性本体感觉和精细触觉的薄束和楔束等，以及传导非意识性本体感觉的脊髓小脑束。这些传导径路将各种感觉冲动传达到脑，进行高级综合分析；脑的活动通过脊髓的下行纤维束，包括执行传导随意运动的皮质脊髓束以及调整锥体系统的活动并调整肌张力、协调肌肉活动，维持姿势和习惯性动作，使动作协调、准确、免除振动和不必要附带动作的锥体外系统，结果通过锥体系统和锥体外系统，调整脊髓神经元的活动。脊髓本身能完成许多反射活动，但也受脑活动的影响。

脊髓发生急性横断损伤时，病灶节段水平以下呈现弛缓性瘫痪、感觉消失和肌张力消失，不能维持正常体温，大便滞留，膀胱不能排空以及血压下降等，总称为脊髓休克。损伤一至数周后，脊髓反射始见恢复，如肌力增强和深反射亢进，对皮肤的损害性刺激可出现有保护性屈反射。数月后，比较复杂的肌反射逐渐恢复，内脏反射活动，如血压上升、发汗、排便和排尿反射也能部分恢复。膀胱功能障碍一般分为三个阶段，脊髓横断后，由于膀胱逼尿肌瘫痪而使膀胱括约肌痉挛，出现尿潴留；2~3 周以后，由于逼尿肌日益肥厚，膀胱内压胜过外括约肌的阻力，出现溢出性尿失禁；到第三阶段可能因腹壁肌挛缩，增加膀胱外压而出现自动排尿。

脊髓半侧切断综合征表现为病灶水平以下、同侧以上运动神经元麻痹，关节肌肉的振动觉缺失，对侧痛觉和温度觉消失；在病灶侧与病灶节段相当，有节段性下运动神经元麻痹和感觉障碍。由于切断后索，病灶节段以下同侧的本体感觉和两点辨别觉消失。由于切断锥体束，病灶节段水平以下同侧出现上运动神经元瘫痪；由于锥体外系统的抑制作用被阻断，而脊髓后根传入冲动的作用明显，因而肌张力增强，深反射亢进，趾反射变为趾背屈。由于切断脊髓丘脑束，在对侧，相当于病灶节段以下一或二脊髓节段水平以下，痛觉和温度觉消失。由于切断节段的后根受累，同侧出现节段性感觉消失；而由于对上位节段产生刺激，予感觉消失区的上方，有节段性感觉过敏。由于侧角受累，可以出现交感神经症状，如在颈8节段受损害，同侧颜面、头颈部皮肤可有血管运动失调征象和霍纳综合征（瞳孔缩小、眼裂狭小和眼球内陷）。

4. 脊髓的血供 脊髓的动脉来源主要由发自椎动脉的脊髓前动脉和脊髓后动脉以及来自节段动脉的椎间动脉脊膜支组成。脊髓前动脉发自椎动脉末端，沿脊髓前正中裂迂曲下降，供应脊髓全长，途中接受 6~8 支前根动脉。在下降过程中有馔个分支，一支绕脊髓向后与脊髓后动脉的分支吻合，形成动脉冠。另一支又称沟动脉，进入前正中裂后。左右交替进入脊髓，穿过白质前连合，分布于脊髓灰质的前柱、侧柱和后柱基底部以及白质的前索和侧索深部。

脊髓后动脉发自椎动脉内侧或小脑后动脉，左右各一，沿脊髓后外侧沟下降，沿途接受 5~8 条后根动脉，在后根的侧方进入脊髓，分布于后索和后柱。供应脊髓后 1/3 部分。

椎间动脉根据部位不同可发自椎动脉、颈深动脉、肋间动脉、腰动脉或骶中动脉。在颈部，主要为椎动脉和/或颈深动脉的分支，沿脊神经进入椎管，分为前根动脉和后根动脉。

前根动脉沿脊神经前根达脊髓正中裂，分为升支和降支，与相邻前根动脉的降支和升支吻合并同脊髓前动脉相延续。其中有一支较大，为腰骶膨大动脉（又称大前根动脉或 Adamkiewicz 动脉），起自 T_7~L_3 范围之内，以 T_9 常见，左侧为多；另一支次大的叫颈膨大动脉，起自 C_4~T_4 范围之内，以起自 C_8 者多。

后根动脉达脊髓后外侧沟时，在后根的侧方与前根动脉一样，分为升支和降支，同相邻的降支和升支吻合，延续为脊髓后动脉。

5. 脊神经 脊神经有 31 对，包括 8 对颈神经、12 对胸神经、5 对腰神经、5 对骶神经和 1 对马尾神经。每条脊神经由前、后根合并而成。后根司感觉，前根司运动，后根较前根略粗，二者在椎间孔处合成一条脊神经于，感觉和运动纤维在于中混合。后根在椎间孔附近有椭圆形膨大，称为脊神经节。

脊神经干很短，出椎间孔后立即分为前支、后支、脊膜支和交通支。前支粗大，是混合性的，分布于躯干前外侧和四肢的肌肉和皮肤。脊神经前支形成的丛计有：颈丛、腰丛和骶丛等。后支较细，是混合性的，经相邻椎骨横突之间向后行走（出骶部的骶后孔），都有肌支和皮支分布于项、背及腰骶部深层的肌肉和枕、项、背、腰、臀部的皮肤，其分布有明显的节段性。交通支为连接于脊神经与交感干间的细支。其中发自脊神经连至交感干的叫白交通支，而来自交感干连接每条脊神经的叫灰交通支。脊膜支细小，经椎间孔返回椎管，分布于脊髓的被膜和脊柱。

神经纤维分为无髓鞘和有髓鞘两种，前者包括自主神经纤维和多数感觉神经纤维，后者包括运动神经纤维。无髓鞘纤维接触较低浓度的局部麻醉药即被阻滞，而有髓鞘纤维往往需较高浓度的局部麻醉药才被阻滞。

神经根从脊髓的不同节段发出，称为神经节段。躯干部皮肤的脊神经支配区：甲状软骨部皮肤为 C_2 神经支配；胸骨柄上缘为 T_2 神经支配；两侧乳头连线为 T_4 神经支配；剑突下为 T_6 神经支配；季肋部肋缘为 T_8 神经支配；平脐为 T_{10} 神经支配；耻骨联合部为 T_{12} 神经支配；大腿前面为 $L_{1\sim3}$ 神经支配；小腿前面和足背为 $L_{4\sim5}$ 神经支配；足、小腿及大腿后面、骶部和会阴部为骶神经支配；上肢为 $C_3\sim T_1$ 神经支配。脊神经的体表节段性分布是确定蛛网膜下隙和硬膜外麻醉平面的重要标记。

6. 脑脊液 脑脊液是存在于脑室及蛛网膜下隙的一种无色透明的液体。比重为1.005，总量为130~150mL。脑脊液产生的速率为0.3mL/min，日分泌量432mL。穿刺后测得的脑脊液压力，侧卧位成人为 $0.78\sim1.96$ kPa（$80\sim200$ mmH$_2$O），儿童为 $0.39\sim0.98$ kPa（$40\sim100$ mmH$_2$O），新生儿为 $0.098\sim0.14$ kPa（$10\sim14$ mmH$_2$O）。

(四) 椎管内腔与间隙

脊髓容纳在椎管内，为脊膜所包裹。脊膜从内向外分为三层，即软膜、蛛网膜和硬脊膜。

硬脊膜由致密结缔组织构成，厚而坚韧，形成一筒状的硬脊膜囊，上端附着于枕骨大孔边缘，与硬脑膜相连续，下端在第二骶椎水平形成一盲端，并借终丝附着于尾骨。从枕大孔以下开始分为内、外两层。外层与椎管内壁的骨膜和黄韧带融合在一起，内层形成包裹脊髓的硬脊膜囊，抵止于第2或第3骶椎。因此通常所说的硬脊膜实际是硬脊膜的内层。硬脊膜内、外两层之间的间隙为硬膜外间隙或硬膜外间隙。硬脊膜血供较少，刺破后不易愈合。

蛛网膜由很薄的结缔组织构成，是一层半透明的膜。蛛网膜上与脑膜相连续，下端止于第2骶椎平面。蛛网膜与软膜之间的间隙称为蛛网膜下隙，其中充满脑脊液。蛛网膜下隙上与脑室相通，下端止于第2骶椎平面，最宽处位于 $L_{3\sim4}$，称为终池，为蛛网膜下隙穿刺的最佳位点。硬脊膜与蛛网膜几乎贴在一起，两层之间有一潜在的间隙，称为硬膜下腔或硬膜下间隙。在硬膜外穿刺的过程中，如果导管误入硬膜下间隙，将导致硬膜下间隙麻醉，引起难以预料的后果。

软膜覆盖脊髓表面，血管丰富，与蛛网膜之间形成蛛网膜下隙。

蛛网膜下隙有无数蛛丝小梁，内含脑脊液，在 L_2 以下，内无脊髓，而且蛛网膜下隙前后径较宽，穿刺安全，且较易成功。硬膜下间隙为一潜在的、不太连贯的结缔组织间隙，内含少量的浆液性组织液。硬膜下间隙以颈部最宽，在此穿刺易误入此间隙。硬膜外麻醉时若误入此间隙，可引起广泛的脊神经阻滞，而脊髓麻醉时穿刺针针尖部分在硬膜下间隙，是导致脊髓麻醉失败的原因之一。硬膜外间隙是一环绕硬脊膜囊的潜在间隙，略呈负压，内有疏松的结缔组织和脂肪组织、淋巴管，并有极为丰富的静脉丛，血管菲薄。穿刺或置入硬膜外导管时，有可能损伤静脉丛引起出血，此时若注入药物易被迅速吸收，导致局部麻醉药中毒。

硬脊膜、蛛网膜和软膜均沿脊神经根向两侧延伸，包裹脊神经根，故分别称为根硬膜、根蛛网膜和根软膜。根硬膜较薄，且愈近椎间孔愈薄。根蛛网膜细胞增生形成绒毛结构，可以突进或穿透根硬膜，并随年龄增长而增多。根蛛网膜和根软膜之间的间隙称根蛛网膜下隙，与脊髓蛛网膜下隙相通，在椎间孔处闭合成盲囊。在蛛网膜下隙注入墨汁时，可见墨水颗粒聚积在根蛛网膜下隙处，故又称墨水套囊。蛛网膜绒毛有利于引流脑脊液和清除蛛网膜下隙的颗粒物。

骶管是骶骨内的椎管间隙，骶管内有稀疏结缔组织、脂肪和丰富的静脉丛，容积约为 25~30mL。由于硬膜囊终止于 S_2 水平，因此骶管是硬膜外间隙的一部分，并与腰段硬膜外间隙相通。在此间隙内注入局部麻醉药所产生的硬膜外麻醉称为骶管麻醉。骶管下端终止于骶管裂孔，骶管裂孔呈 V 形或 U 形，上有骶尾韧带覆盖，两旁各有一骨性突起，称为骶角。骶管裂孔和骶角是骶管穿刺定位时的重要解剖标志。硬膜囊至骶管裂孔的平均距离为 47mm，为避免误入蛛网膜下隙，骶管穿刺时进针不能太深。由于骶管的变异很多，有可能穿刺困难或麻醉失败。

二、椎管内麻醉的生理学基础

(一) 蛛网膜下隙麻醉的生理

蛛网膜下隙麻醉是通过穿刺，把局部麻醉药注入蛛网膜下隙的脑脊液中，从而产生神经阻滞的一种麻醉方法。尽管有部分局部麻醉药浸入到脊髓表面，但局部麻醉药对脊髓表面本身的阻滞作用不大。现在认为，蛛网膜下隙麻醉是局部麻醉药通过阻滞脊神经根而发挥其作用。离开椎管的脊神经根未被神经外膜覆盖，暴露在含局部麻醉药的脑脊液中，通过背根进入中枢神经系统的传入冲动及通过前根离开中枢神经系统的传出冲动均被阻滞。因此，脊髓麻醉并不是局部麻醉药作用于脊髓的化学横断面，而是通过脑脊液阻滞脊髓的前根神经和后根神经，导致感觉、交感神经及运动神经被阻滞。Cohen 将 ^{14}C 标记的普鲁卡因或利多卡因注入蛛网膜下隙，发现脊神经根和脊髓都吸收局部麻醉药，进一步证实了局部麻醉药的作用部位，而且脊神经根的局部麻醉药浓度是后根高于前根。因后根多为无髓鞘的感觉神经纤维及交感神经纤维，本身对局部麻醉药特别敏感，前根多为有髓鞘的运动神经纤维，对局部麻醉药敏感性差，所以局部麻醉药阻滞顺序先从自主神经开始，次之为感觉裤经纤维，而传递运动的神经纤维及有髓鞘的本体感觉纤维最后被阻滞。具体顺序为：血管舒缩神经纤维→寒冷刺激→温感消失→对不同温度的辨别→慢痛→快痛→触觉消失→运动麻痹→压力感觉消失→本体感觉消失。阻滞消退的顺序与阻滞顺序则相反。交感神经阻滞总是先出现而最后消失，因而易造成术后低血压，尤易出现体位性低血压，故术后过早改变患者的体位是不恰当的。交感神经、感觉神经、运动神经阻滞的平面并不一致，一般来说，交感神经的麻醉平面比感觉消失的平面多 2~4 神经节段，感觉消失的平面比运动神经麻醉平面多 1~4 节段。

(二) 硬膜外麻醉的作用机制

局部麻醉药注入硬膜外间隙后，沿硬膜外间隙进行上下扩散，部分经过毛细血管进入静脉；一些药物渗出椎间孔，产生椎旁麻醉，并沿神经束膜及软膜下分布，阻滞脊神经根及周围神经；有些药物也可经根蛛网膜下隙，阻滞脊神经根；尚有一些药物直接透过硬膜及蛛网膜，进入脑脊液中。所以目前多数学者认为，硬膜外麻醉时，局部麻醉药经多种途径发生作用，其中以椎旁麻醉、经根蛛网膜绒毛阻滞脊神经根，以及局部麻醉药通过硬膜进入蛛网膜下隙产生"延迟"的脊髓麻醉为主要作用方式。鉴于局部麻醉药在硬膜外间隙中要进行多处扩散和分布，需要比蛛网膜下隙麻醉大得多的容量才能导致硬膜外麻醉，所以容量是决定硬膜外麻醉"量"的重要因素，大容量局部麻醉药使麻醉范围广。而浓度是决定硬膜外麻醉"质"的重要因素，高浓度局部麻醉药使麻醉更完全，包括运动、感觉及自主神经功能均被阻滞。相反，可通过稀释局部麻醉药浓度，获得分离阻滞，这种分离阻滞尤其适用于术后镇痛和无痛分娩，即仅阻滞感觉神经而保留运动神经功能。硬膜外麻醉可在任何脊神经节段处穿刺，通过调节局部麻醉药的容量和浓度来达到所需的麻醉平面和麻醉程度。

（三）椎管内麻醉对机体的影响

椎管内麻醉，无论是蛛网膜下隙麻醉还是硬膜外麻醉，均是通过阻滞脊神经，从而阻滞交感、感觉、运动神经纤维。椎管内麻醉对全身系统的影响，主要取决于麻醉的范围及麻醉的程度。

1. 对循环系统的影响　椎管内麻醉对心血管系统的影响与交感神经被阻滞的平面与范围有关，总的表现为心率减慢和血压降低。椎管内麻醉的这种心血管系统的改变与交感神经被阻滞有关，交感神经阻滞导致静脉和动脉血管扩张。由于静脉中的血量占总血容量的75%，静脉主要是容量血管，血管扩张主要是小静脉的平滑肌松弛的结果；相反，交感神经阻滞导致小动脉扩张对血管阻力影响较小，如果心排血量维持正常，在椎管内麻醉导致的交感神经阻滞的患者，其外周血管阻力降低只有 15%~18%。

局部麻醉药阻滞胸腰段（$T_1 \sim L_2$）交感神经的血管收缩纤维，导致血管扩张，继而发生一系列血流动力学改变，其程度与交感神经节前纤维被阻滞的平面高低与范围密切相关，表现为外周血管张力、心率、心排血量及血压均有一定程度的下降。外周血管阻力下降系由大量的容量血管扩张所致。心率减慢系由迷走神经兴奋性相对增强及静脉血回流减少，右房压下降，导致静脉心脏反射所致；当麻醉平面超过 T_4 时，更由于心脏加速神经纤维被抑制而使心动过缓加重。心排血量的减少与以下机制有关：①T_{1-5}脊神经交感丛被阻滞，心脏的交感张力减小，使心率减慢，心肌收缩性降低。②静脉回心血量减少。低平面麻醉时，心排血量可下降16%，而高平面麻醉时可下降31%。心排血量下降，使血压降低，产生低血压。如果麻醉平面在 T_5 以下，循环功能可借上半身未麻醉区血管收缩来代偿，使血压降低幅度维持在20%以内。血压下降的程度除与麻醉平面有关外，还与年龄、麻醉前血容量状况以及麻醉前血管张力状况等有关，例如老年人或未经治疗的高血压患者，血压降低的幅度更为明显。

硬膜外麻醉与蛛网膜下隙麻醉对血压的影响主要与给药方式及麻醉平面与范围有关，但与麻醉方法本身无关。一般说来连续硬膜外麻醉对血压的影响是逐渐的、温和的，单次大剂量注入局部麻醉药对血压的影响较大。有报道表明 10mg 丁卡因脊髓麻醉与同一穿刺点的1.5%利多卡因 20~25mL 硬膜外麻醉，后者血压降低的幅度更大。椎管内麻醉时由于单纯交感神经阻滞而引起的血压下降幅度有限，可能在临床上仅出现体位性低血压，治疗时需把患者体位调整为头低位，妊娠后期的患者可将子宫推向一侧以增加回心血量。但如果合并血管迷走神经过分活跃，患者可迅速出现严重的低血压甚至心搏骤停，这种情况仅见于清醒的患者而不会见于接受全身麻醉的患者。下间隙静脉阻塞或术前合并有低血容量的患者，椎管内麻醉也容易导致严重的低血压。椎管浅麻醉引发的低血压是由于交感神经阻滞所致，可用拟交感药物来处理。

2. 对呼吸系统的影响　椎管内麻醉对呼吸功能的影响，取决于麻醉平面的高度，尤以运动神经阻滞范围更为重要。高平面蛛网膜下隙麻醉或上胸段硬膜外麻醉时，运动神经阻滞导致肋间肌麻痹，影响呼吸肌收缩，可使呼吸受到不同程度的抑制，表现为胸式呼吸减弱甚至消失，但只要膈神经未被麻痹，就仍能保持基本的肺通气量。如腹肌也被麻痹，则深呼吸受到影响，呼吸储备能力明显减弱，临床多表现不能大声讲话，甚至可能出现鼻煽及发绀。有时虽然麻醉平面不高，但术前用药或麻醉辅助药用量大，也会发生呼吸抑制。此外，尚需注意因肋间肌麻痹削弱咳嗽能力，使痰不易咳出，有阻塞呼吸道的可能。有关硬膜外麻醉对支气管平滑肌的影响，存在意见分歧。一般认为支配支气管的交感神经纤维来自 $T_{1~6}$，高位硬膜外麻醉引起交感神经麻痹，迷走神经兴奋性增强，可出现支气管痉挛，但有文献报道用硬膜外麻醉治疗顽固性哮喘，可取得缓解的效果。

3. 对胃肠道的影响　椎管内麻醉易受影响的另一系统为胃肠道。由于交感神经被阻滞，迷走神经兴奋性增强，胃肠蠕动亢进，容易产生恶心呕吐。据报道，有 20% 以上的患者术中出现恶心呕吐。由于血压降低，肝脏血流也减少，肝血流减少的程度同血压降低的幅度成正比。硬膜外麻醉时胃黏膜内 pH 升高，术后持续应用硬膜外麻醉对胃黏膜有保护作用。

4. 对肾脏的影响　肾功能有较好的生理储备，椎管内麻醉时虽然肾血流减少，但一般没有临床意义。椎管内麻醉使膀胱内括约肌收缩及膀胱逼尿肌松弛，使膀胱排尿功能受抑制导致尿潴留，患者常常需要使用导尿管。

（王　冀）

第二节　蛛网膜下隙麻醉

蛛网膜下隙麻醉系把局部麻醉药注入蛛网膜下隙，使脊神经根、背根神经节及脊髓表面产生不同程度的阻滞，称为脊髓麻醉。脊髓麻醉至今有近百年历史，大量的临床实践证明，只要病例选择得当，用药合理，操作准确，脊髓麻醉不失为一简单易行、行之有效的麻醉方法，对于下肢及下腹部手术尤为可取。近年来连续蛛网膜下隙麻醉技术的应用，使脊髓麻醉技术日臻完善。

一、适应证与禁忌证

一种麻醉方法的适应证和禁忌证都存在相对性，蛛网膜下隙麻醉也不例外。在选用时，除参考其固有的适应证与禁忌证外，还应根据麻醉科医师自己的技术水平、患者的全身情况及手术要求等条件来决定。蛛网膜下隙麻醉主要用于可以预知手术时间的下肢、会阴、骨盆或下腹部手术。当患者希望保持清醒或有严重呼吸道疾病或困难气道，使用全身麻醉风险增加的患者手术可选用。

（一）适应证

1. 下腹部手术　如剖宫产手术、阑尾切除术、疝修补术。

2. 肛门及会阴部手术　如痔切除术、肛瘘切除术、直肠息肉摘除术、前庭大腺囊肿摘除术、阴茎及睾丸切除术等。

3. 盆腔手术　包括一些妇产科及泌尿外科手术，如子宫及附件切除术、膀胱手术、下尿道手术及开放性前列腺切除术等。

4. 下肢手术　包括下肢骨、血管、截肢及皮肤移植手术，止痛效果可比硬膜外麻醉更完全，且可避免止血带不适。

5. 下腹部、盆腔、会阴部、下肢的疼痛治疗。

（二）禁忌证

绝对禁忌证包括：

1. 精神病、严重神经症以及小儿等不能合作的患者，或不同意该操作的患者。

2. 穿刺部位有感染的患者　穿刺部位有炎症或感染者，脊髓麻醉有可能将致病菌带入蛛网膜下隙引起急性脑脊膜炎的危险。

3. 中枢神经系统疾病，特别是脊髓或脊神经根病变者，麻醉后有可能后遗长期麻痹。

相对禁忌证包括：

1. 严重低血容量的患者　此类患者在脊髓麻醉发生作用后，可能发生血压骤降甚至心搏骤停，故术前访视患者时，应切实重视失血、脱水及营养不良等有关情况，特别应衡量血容量状态，并仔细检查，以防意外。

2. 止血功能异常的患者　止血功能异常者包括血小板数量与质量异常以及凝血功能异常等，穿刺部位易出血，可导致血肿形成及蛛网膜下隙出血，重者可致截瘫。

3. 全身感染的患者慎用脊髓麻醉。

4. 脊椎外伤或有严重腰背痛病史以及不明原因脊神经压迫症状者，慎用脊髓麻醉。脊椎畸形者，解剖结构异常，也应慎用脊髓麻醉。

二、蛛网膜下隙麻醉穿刺技术

（一）穿刺前准备

1. 急救准备　在穿刺前备好急救设备和物品（麻醉机和氧气、气管插管用品等）以及药物（如麻黄碱和阿托品等）。

2. 麻醉前用药　用量不宜过大，应让患者保持清醒配合状态，以利于进行麻醉平面的调节。可于麻醉前 1 小时肌内注射苯巴比妥钠 0.1g（成人量），阿托品或东莨菪碱可不用或少用。存在术前疼痛患者，应当按需给于不同种类镇痛药。氯丙嗪或氟哌利多等药不推荐应用，以免导致患者意识模糊和血压剧降。

3. 无菌　蛛网膜下隙穿刺必须执行严格的无菌原则。所有的物品在使用前必须进行检查。

4. 穿刺点选择为避免损伤脊髓，成人穿刺点应选择不高于 $L_{2\sim3}$，小儿应选择在 $L_{4\sim5}$。

5. 麻醉用具　穿刺针主要有两类：一类是尖端呈斜口状，可切断硬膜进入蛛网膜下隙，如 Quincke 针，由于对硬脊膜穿刺形成破口较大，现已少用；临床广泛应用的是尖端呈笔尖式穿刺针，注药口在针侧壁，可推开硬膜进入蛛网膜下隙，如 Sprotte 针和 Whitacre 针，笔尖式细穿刺针使腰麻后头痛的发生率大大降低。应尽可能选择细的穿刺针，24～25G 较为理想，可减少穿刺后头痛的发生率。

（二）穿刺体位

蛛网膜下隙穿刺体位，一般可取侧卧位或坐位，以前者最常用。

1. 侧卧位　侧卧位时应注意脊柱的轴线是否水平。女性的髋部常比双肩宽，侧卧位时脊柱水平常倾向于头低位。男性相反。因此应该通过调节手术床使脊柱保持水平。取左侧或右侧卧位，两手抱膝，大腿贴近腹壁。头尽量向胸部屈曲，使腰背部向后弓成弧形，以使棘突间隙张开，便于穿刺。背部与床面垂直，平齐手术台边沿。采用重比重液时，手术侧置于下方；采用轻比重液时，手术侧置于上方。

2. 坐位　臀部与手术台边沿相齐，两足踏于凳上，两手置膝，头下垂，使腰背部向后弓出。这种体位需有助手协助，以扶持患者保持体位不变。如果患者予坐位下出现头晕或血压变化等症状，应立即改为平卧，经处理后改用侧卧位穿刺。鞍区麻醉一般需要取坐位。

（三）穿刺部位与消毒范围

成人蛛网膜下隙常选用 L_{2-3} 或 L_{3-4} 棘突间隙，此处的蛛网膜下隙较宽，脊髓于此也已形成终丝，故无伤及脊髓之虞。确定穿刺点的方法是：取两侧髂嵴的最高点作连线，与脊柱相交处，即为第 4 腰椎或 L_{3-4} 棘突间隙。如果该间隙较窄，可上移或下移一个间隙做穿刺点。穿刺前须严格消毒皮肤，消毒范围应上至肩胛下角，下至尾椎，两侧至腋后线。消毒后穿刺点处铺孔巾或无菌单。

（四）穿刺方法

穿刺点可用 1%~2% 利多卡因作皮内、皮下和棘间韧带逐层浸润。常用的蛛网膜下隙穿刺术有以下几种。

1. 直入法　用左手拇、示两指固定穿刺点皮肤。将穿刺针在棘突间隙中点，与患者背部垂直，针尖稍向头侧作缓慢刺入，并仔细体会针尖处的阻力变化。当针穿过黄韧带时，有阻力突然消失"落空"感觉，继续推进常有第二个"落空"感觉，提示已穿破硬膜与蛛网膜而进入蛛网膜下隙。如果进针较快，常将黄韧带和硬膜一并刺穿，则往往只有一次"落空"感觉。这种"落空感"在老年患者常不明显。

2. 旁入法　于棘突间隙中点旁开 1.5cm 处作局部浸润。穿刺针与皮肤约成 75° 对准棘突间孔刺入，经黄韧带及硬脊膜而达蛛网膜下隙。本法可避开棘上及棘间韧带，特别适用于韧带钙化的老年患者或脊椎畸形或棘突间隙不清楚的肥胖患者。

针尖进入蛛网膜下隙后，拔出针芯即有脑脊液流出，脑脊液流出是脊髓麻醉成功的重要标志，如未见脑脊液流出可旋转针干 180° 或用注射器缓慢抽吸。经上述处理仍无脑脊液流出者，应重新穿刺。穿刺时如遇骨质，应改变进针方向，避免损伤骨质。经 3~5 次穿刺而仍未能成功者，应请示上级医师或改换间隙另行穿刺。

三、常用药物

（一）局部麻醉药

蛛网膜下隙麻醉较常用的局部麻醉药有普鲁卡因、丁卡因、丁哌卡因和罗哌卡因。其作用时间取决于脂溶性及蛋白结合力。短时间的手术可选择普鲁卡因，而长时间的手术（膝或髋关节置换术及下肢血管手术）可用丁哌卡因、丁卡因及罗哌卡因。普鲁卡因成人用量为 100~150mg，常用浓度为 5%，麻醉起效时间为 1~5 分钟，维持时间仅 45~90 分钟。丁哌卡因常用剂量为 8~12mg，最多不超过 15mg，一般用 0.5%~0.75% 浓度，起效时间需 5~10 分钟，可维持 2~2.5 小时。丁卡因常用剂量为 10~15mg，常用浓度为 0.33%，起效缓慢，需 5~20 分钟，麻醉平面有时不易控制，维持时间 2~3 小时，丁卡因容易被弱碱中和沉淀，使麻醉作用减弱，须注意。罗哌卡因常用剂量为 5~15mg，常用浓度为 0.375%~0.5%，最高浓度可用 0.75%。

（二）血管收缩药

血管收缩药可减少局部麻醉药血管吸收，使更多的局部麻醉药物浸润至神经中，从而使麻醉时间延长。常用的血管收缩药有麻黄碱、肾上腺素及去氧肾上腺素。常用麻黄碱（1：1 000）200~500μg（0.2~0.5mL）或去氧肾上腺素（1：100）2~5mg（0.2~0.5mL）加入局部麻醉药中。但目前认为，血管收缩药能否延长局部麻醉药的作用时间与局部麻醉药的种类有关。丁卡因可使脊髓及硬膜外血管扩张、血流增加，将血管收缩药加入至丁卡因中，可使已经扩张的血管收缩，因而能延长作用时间；而丁哌卡因和罗哌卡因使脊髓及硬膜外血管收缩，药液中加入血管收缩药并不能延长其作用时间。麻黄碱、去氧肾上腺素作用于脊髓背根神经元α受体，也有一定的镇痛作用，与其延长麻醉作用时间也有关。因为剂量小，不会引起脊髓缺血，故血管收缩药被常规推荐加入局部麻醉药中。

（三）药物的配制

除了血管收缩药外，尚可加入一些溶剂，以配成重比重液、等比重液或轻比重液以利药物的弥散和分布。重比重液其比重大于脑脊液，容易下沉，向低端扩散，常通过加5%葡萄糖溶液实现，重比重液是临床上常用的脊髓麻醉液。轻比重液其比重小于脑脊液，但由于轻比重液可能导致麻醉平面过高，目前已较少采用。5%普鲁卡因重比重液配制方法为：普鲁卡因150mg溶解于5%葡萄糖液2.7mL，再加0.1%肾上腺素0.3mL。丁卡因重比重液常用1%丁卡因、10%葡萄糖液及3%麻黄碱各1mL配制而成。丁哌卡因重比重液取0.5%丁哌卡因2mL或0.75%丁哌卡因2mL，加10%葡萄糖0.8mL及0.1%肾上腺素0.2mL配制而成。目前临床也常用0.5%~0.75%盐酸丁哌卡因或盐酸罗哌卡因，均为等比重，或倾向于轻比重。必须注意的是甲磺酸罗哌卡因禁忌用于脊髓麻醉；配置的葡萄糖浓度不得超过8%。

四、影响麻醉平面的因素

麻醉平面是指皮肤感觉消失的界限。麻醉药注入蛛网膜下隙后，须在短时间内主动调节和控制麻醉平面达到手术所需的范围，且又要避免平面过高。这不仅关系到麻醉成败，且与患者安危密切关系，是蛛网膜下隙麻醉操作技术中最重要的环节。

许多因素影响蛛网膜下隙麻醉平面，其中最重要的因素是局部麻醉药的剂量及比重、椎管的形状以及注药时患者的体位。患者体位和局部麻醉药的比重是调节麻醉平面的两个主要因素，局部麻醉药注入脑脊液中后，重比重液向低处移动，轻比重液向高处移动，等比重液即停留在注药点附近。所以坐位注药时，轻比重液易向头侧扩散，使麻醉平面过高；而侧卧位手术时（如全髋置换术），选用轻比重液可为非下垂侧提供良好的麻醉。但是体位的影响主要在5~10分钟内起作用，超过此时限，药物已与脊神经充分结合，体位调节的作用就会消失。脊椎的四个生理弯曲在仰卧位时，L_3最高，T_6最低，如果经L_{2-3}间隙穿刺注药，患者转为仰卧后，重比重药物将沿着脊柱的坡度向胸段移动，使麻醉平面偏高；如果在L_{3-4}或L_{4-5}间隙穿刺，患者仰卧后，大部分重比重药液向骶段方向移动，骶部及下肢麻醉较好，麻醉平面偏低。因此腹部手术时，穿刺点宜选用L_{2-3}间隙；下肢或会阴肛门手术时，穿刺点不宜超过L_{3-4}间隙。一般而言，注药的速度愈快，麻醉范围愈广；相反，注药速度愈慢，药物愈集中，麻醉范围愈小（尤其是等比重液）。一般以每5秒注入1mL药物为适宜。穿刺针斜口方向对麻醉药的扩散和平面的调节有一定影响，斜口方向向头侧，麻醉平面易升高；反之，麻醉平面不易过多上升。局部麻醉药的剂量对麻醉平面影响不大，Lambert（1989）观察仰卧位时应用不同剂量的局部麻醉药，由于重比重液的下沉作用，均能达到相同的麻醉平面，但低剂量的麻醉强度和作用时间都低于高剂量组。

具体实际操作中，有人建议以 L_1 麻醉平面为界。麻醉平面在 L_1 以上，应选择重比重液，因这些患者转为水平仰卧位时，由于重力作用局部麻醉药下沉到较低的胸段（T_6），可达满意的麻醉效果；而需麻醉 L_1 以下平面，可选用等比重液，因局部麻醉药停留在注药部位，使麻醉平面不致过高。在确定麻醉平面时，除了阻滞支配手术部位的皮区神经外，尚需阻滞支配手术的内脏器官的神经，如全子宫切除术，阻滞手术部位皮区的神经达 T_{12} 即可，但阻滞支配子宫的神经需达 T_{11}、T_{10}，而且术中常发生牵拉反射，要阻滞该反射，麻醉平面需达 T_6，所以术中麻醉平面达 T_6，方能减轻患者的不适反应。

五、麻醉中的管理

蛛网膜下隙麻醉后，可能引起一系列生理扰乱，其程度与麻醉平面有密切关系。平面愈高，扰乱愈明显。因此，需切实注意平面的调节，密切观察病情变化，并及时处理。

（一）血压下降与心率缓慢

蛛网膜下隙麻醉平面超过 T_4 后，常出现血压下降，多数于注药后 15～30 分钟发生，同时伴心率缓慢，严重者可因脑供血不足而出现恶心呕吐、面色苍白、躁动不安等症状。这类血压下降主要是由于交感神经节前神经纤维被阻滞，使小动脉扩张，周围阻力下降，加之血液淤积于周围血管系，静脉回心血量减少，心排血量下降而造成。心率缓慢是由于交感神经部分被阻滞，迷走神经呈相对亢进所致。血压下降的程度，主要取决于麻醉平面的高低，但与患者心血管功能代偿状态以及是否伴有高血压、血容量不足或酸中毒等情况有密切关系。处理上应首先考虑补充血容量，如果无效可给予适量血管活性药物（去氧肾上腺素、去甲肾上腺素或麻黄碱等），直到血压回升为止。对心率缓慢者可考虑静脉注射阿托品 0.25～0.50mg 以降低迷走神经张力。

（二）呼吸抑制

因胸段脊髓麻醉引起肋间肌麻痹，可出现呼吸抑制，表现为胸式呼吸微弱，腹式呼吸增强，严重时患者潮气量减少，咳嗽无力，不能发声，甚至发绀，应迅速有效吸氧。如果发生全脊髓麻醉而引起呼吸停止、血压骤降或心搏骤停，应立即施行气管内插管人工呼吸、维持循环等措施进行抢救。

（三）恶心呕吐

主要诱因包括：①血压骤降，脑供血骤减，兴奋呕吐中枢。②迷走神经功能亢进，胃肠蠕动增加。③手术牵引内脏。一旦出现恶心呕吐，应检查是否有麻醉平面过高及血压下降，并采取相应措施；或暂停手术以减少迷走刺激；或施行内脏麻醉，一般多能收到良好效果。若仍不能制止呕吐，可考虑使用异丙嗪或氟哌利多等药物镇吐。

六、连续蛛网膜下隙麻醉

连续蛛网膜下隙麻醉技术是通过放置于蛛网膜下隙的导管向其间断注射小剂量局部麻醉

药物或镇痛药物产生和维持脊髓麻醉的方法。

1907 年这一概念首次由英国外科医师 Dean 提出。后续发现连续脊髓麻醉引起的麻醉成功率低和感觉异常发生率高，硬脊膜穿破后头痛发生率高和神经系统并发症等限制了连续脊髓麻醉的应用。20 世纪 80 年代大量文献报道提示连续脊髓麻醉节段扩散和维持的高度可控性好，小剂量局部麻醉药即可产生良好麻醉效果，血流动力学稳定，PDPH 发生率不高，特别适合于老年患者、高危患者的手术麻醉。连续脊髓麻醉微导管技术的应用同时降低了 PDPH 的发生率。然而，1991—1992 年 12 例使用微导管脊髓麻醉后出现马尾综合征及类似严重的神经系统并发症的连续报道导致美国食品药品监督管理局（FDA）于 1992 年公布了禁止在美国使用 24G 腰麻微导管的禁令。直到 1996 年新型连续蛛网膜下隙麻醉导管针"Spinocath"研制成功，该技术再次得以研究推广。目前连续脊髓麻醉导管针设计均为内针芯设计，内针为 27G 腰穿针，外导管为 27G 或 24G 导管，长约为 10cm，穿刺后腰麻针孔可完全被留置导管封闭，避免了脑脊液外漏，减少了 PDPH；导管内径满足药物注射与脑脊液回吸。其优点有：

1. 所用局部麻醉药、镇痛药剂量显著减少，麻醉平面可控性好，效果确切。避免过量局部麻醉药造成的全身毒性反应。

2. 缓慢分次给药对呼吸循环干扰小，血流动力学稳定，尤其适用于老年患者和心血管系统高风险患者的麻醉。

3. 可广泛应用于术后镇痛、癌痛及其他慢性疼痛的治疗。

4. 虽然有 PDPH 的发生，随着细套管针技术应用，减少了脑脊液的外漏，PDPH 发生率显著降低。

5. 留置于蛛网膜下隙的导管长度、方向、所用局部麻醉药的浓度及合适的剂量选择是避免马尾综合征等神经系统并发症的多种重要因素。

6. 连续蛛网膜下隙麻醉器具、导管必须严格无菌操作，严密观察控制导管留置情况和时间，可有效避免中枢神经系统感染等并发症。

连续蛛网膜下隙麻醉技术是一项非常有意义的技术，对其临床应用范围、效果的研究有待更广泛更深入的探索。

（王　冀）

第三节　硬膜外麻醉

将局部麻醉药注入硬脊膜外间隙，阻滞脊神经根，使其支配的区域产生暂时性麻痹，称为硬膜外麻醉。

硬膜外麻醉有单次法和连续法两种。单次法系穿刺后将预定的局部麻醉药全部注入硬膜外间隙以产生麻醉作用。此法缺乏可控性，易发生严重并发症，故已罕用。连续法是通过穿刺针，在硬膜外间隙留置导管，根据病情、手术范围和时间，分次给药，使麻醉平面完善，作用时间延长，并发症减少。连续硬膜外麻醉已成为临床上常用的麻醉方法之一。

根据脊髓麻醉部位不同，可将硬膜外麻醉分为高位、中位、低位及骶管麻醉。

一、适应证与禁忌证

（一）适应证

1. 外科手术　因硬膜外穿刺上至颈段、下至腰段，通过给药可阻滞这些脊神经所支配的相应区域，所以理论上讲，硬膜外麻醉可用于除头部以外的任何手术。但从安全角度考虑，硬膜外麻醉主要用于腹部及其以下部位的手术，包括泌尿、妇产及下肢手术。颈部、上肢及胸部虽可应用，但管理困难。此外，凡适用于蛛网膜下隙麻醉的手术，同样可采用硬膜外麻醉。

2. 镇痛　包括产科镇痛、术后镇痛及一些慢性疼痛的镇痛常用硬膜外麻醉，硬膜外麻醉是分娩镇痛最有效的方法，通过腰部硬膜外麻醉，可阻滞支配子宫的交感神经，从而减轻宫缩疼痛；通过调节局部麻醉药浓度或加入阿片类药物，可调控麻醉强度（尤其是运动神经）；而且不影响产程的进行；即便要行剖宫产或行产钳辅助分娩，也可通过调节局部麻醉药的剂量和容量来达到所需的麻醉平面；对于有妊娠高血压的患者，硬膜外麻醉尚可帮助调控血压。硬膜外联合应用局部麻醉药和阿片药，可产生最好的镇痛作用及最少的并发症，是术后镇痛的常用方法。硬膜外给予破坏神经药物，可有效缓解癌症疼痛。硬膜外应用局部麻醉药及激素，可治疗慢性背痛，但其长远的效果尚不确切。

（二）禁忌证

绝对禁忌证包括：

1. 精神病、严重神经症以及小儿等不能合作的患者，或不同意该操作的患者。

2. 穿刺部位有感染的患者　穿刺部位有炎症或感染者，有可能将致病菌带入硬膜外间隙引起硬膜外间隙感染或脓肿形成的危险。

3. 中枢神经系统疾病，特别是近期卒中、脊髓或脊神经根病变者，麻醉后有可能后遗长期麻痹。

4. 止血功能异常的患者　止血功能异常者包括血小板数量与质量异常以及凝血功能异常等，穿刺部位易出血，可导致椎管内血肿形成，重者可致截瘫。

相对禁忌证包括：

1. 严重低血容量的患者　此类患者硬膜外麻醉可能发生顽固性低血压，故术前访视患者时，应充分了解失血、脱水等有关情况，术中加强，监测以防意外。

2. 全身感染的患者慎用。

3. 脊椎外伤或有严重腰背痛病史以及不明原因脊神经压迫症状者，慎用。

二、穿刺技术

（一）穿刺前准备

硬膜外麻醉的局部麻醉药用量较大，为预防中毒反应，麻醉前可给予巴比妥类或苯二氮䓬类药物；对麻醉平面高、范围大或迷走神经兴奋型患者，可同时加用阿托品，以防心率减慢，术前有剧烈疼痛者可适量使用镇痛药。

硬膜外穿刺用具包括：连续硬膜外穿刺针（一般为 Tuohey 针）及硬膜外导管各一根，15G 粗注射针头一枚（供穿刺皮肤用）、玻璃细管一根（用以观察硬膜外负压）、5mL 和

20mL 注射器各一副、50mL 的药杯两只（以盛局部麻醉药和无菌注射用水）、无菌单两块、纱布钳一把、纱布及棉球数个，以上物品用包扎布包好，进行高压蒸汽灭菌。目前，硬膜外穿刺包多为一次性使用。为预防并及时处理全脊髓麻醉等引起的并发症，须备好气管插管设备，给氧设备及其他急救用品。

（二）穿刺体位与穿刺部位

穿刺体位有侧卧位及坐位两种，临床上主要采用侧卧位，具体要求与蛛网膜麻醉类同。穿刺点应根据手术部位选定，一般取支配手术范围中央的相应棘突间隙。通常上肢穿刺点在 $T_{3\sim4}$ 棘突间隙，上腹部手术在 $T_{8\sim10}$ 棘突间隙，中腹部手术在 $T_{9\sim11}$ 棘突间隙，下腹部手术在 T_{12} 至 L_2 棘突间隙，下肢手术在 $L_{3\sim4}$ 棘突间隙，会阴部手术在 $L_{4\sim5}$ 间隙，也可用骶管麻醉。确定棘突间隙，一般参考体表解剖标志。如颈部明显突出的棘突为 C_7 棘突；两侧肩胛冈连线交于 T_3 棘突；两侧肩胛下角连线交于 T_7 棘突；两侧髂嵴最高点连线交于 L_4 棘突或 $L_{3\sim4}$ 棘突间隙。

（三）穿刺方法与置管

硬膜外间隙穿刺术有直入法和旁入法两种。颈椎、胸椎上段及腰椎的棘突相互平行，多主张用直入法；胸椎的中下段棘突呈叠瓦状，间隙狭窄，穿刺困难时可用旁入法。老年人棘上韧带钙化、脊柱弯曲受限制者，一般宜用旁入法。直入法、旁入法的穿刺手法同蛛网膜下隙麻醉的穿刺手法，针尖所经的组织层次也与脊髓麻醉时类同，如穿透黄韧带有阻力骤失感，即提示已进入硬膜外间隙。

穿刺针穿透黄韧带后，根据阻力的突然消失、推注无菌注射用水或盐水无阻力、负压的出现以及无脑脊液流出等现象，即可判断穿刺针已进入硬膜外间隙。临床上一般穿刺到黄韧带时，阻力增大有韧感，此时可将针芯取下，用一内含约 2mL 无菌注射用水或盐水和一个小气泡（约 0.25mL）的 3~5mL 玻璃注射器与穿刺针衔接，当推动注射器芯时即感到有弹回的阻力感且小气泡受压缩小，此后边进针边推动注射器芯试探阻力，一旦突破黄韧带则阻力消失，犹如"落空感"，同时注液毫无阻力，表示针尖已进入硬膜外间隙。临床上也可用负压法来判断硬膜外间隙，即抵达黄韧带后，拔出针芯，于针尾置一滴液体（悬滴法）或于针尾置一盛有液体的玻璃接管（玻管法），当针尖穿透黄韧带而进入硬膜外间隙时，悬滴（或管内液体）被吸入，这种负压现象于颈胸段穿刺时比腰段更为明显。除上述两项指标外，临床上还有多种辅助试验方法用以确定硬膜外间隙，包括抽吸试验（硬膜外间隙抽吸无脑脊液）、正压气囊试验（正压气囊进入硬膜外间隙而塌陷）及置管试验（在硬膜外间隙置管无阻力）。试验用药也可初步判断是否在硬膜外间隙。

确定针尖已进入硬膜外间隙后，即可经针蒂插入硬膜外导管。插管前应先测量皮肤至硬膜外间隙的距离，然后即行置管，导管再进入硬膜外间隙 4~6cm，然后边拔针边固定导管，直至将针退出皮肤，在拔针过程中不要随意改变针尖的斜口方向，并切忌后退导管以防斜口割断导管。针拔出后，调整导管在硬膜外的长度，使保留在硬膜外的导管长度在 2~3cm；如需要术后镇痛或产科镇痛时，该硬膜外导管长度可为 4~6cm。然后在导管尾端接上注射器，注入少许生理盐水，如无阻力，并回吸无血或脑脊液，即可固定导管。置管过程中如患者出现肢体异感或弹跳，提示导管已偏于一侧而刺激脊神经根，为避免脊神经损害，应将穿刺针与导管一并拔出，重新穿刺置管。如需将导管退出重插时，须将导管与穿刺针一并拔出。如导管内有全血流出，经冲洗无效后，应考虑另换间隙穿刺。

（四）硬膜外间隙用药

用于硬膜外麻醉的局部麻醉药应该具备弥散性强、穿透性强、毒性小，且起效时间短、维持时间长等特点。目前常用的局部麻醉药有利多卡因、丁卡因、丁哌卡因和罗哌卡因等。利多卡因起效快，5~10分钟即可发挥作用，在组织内浸透扩散能力强，所以麻醉完善，效果好，常用1%~2%浓度，作用持续时间为1.5小时，成年人一次最大用量为400mg。丁卡因常用浓度为0.25%~0.33%，10~15分钟起效，维持时间达3-4小时，一次最大用量为60mg。丁哌卡因常用浓度为0.5%~0.75%，4~10分钟起效，可维持4-6小时，但肌肉松弛效果只有0.75%溶液才满意。

罗哌卡因是第一个纯镜像体长效酰胺类局部麻醉药。等浓度的罗哌卡因和丁哌卡因用于硬膜外麻醉所产生的感觉神经阻滞近似，而前者对运动神经的麻醉不仅起效慢、强度差且有效时间也短。所以在外科手术时为了增强对运动神经的麻醉作用，可将罗哌卡因浓度提高到1%，总剂量可用至150~200mg，10~20分钟起效，持续时间为4~6小时。鉴于罗哌卡因的这种明显的感觉—运动阻滞分离特点，临床上常用罗哌卡因硬膜外麻醉作术后镇痛及无痛分娩。常用浓度为0.1%~0.2%。

氯普鲁卡因属于酯类局部麻醉药，是一种较安全的局部麻醉药，应用于硬膜外麻醉常用浓度为2%~3%。其最大剂量在不加入肾上腺素时为11mg/kg，总剂量不超过800mg；加入肾上腺素时为14mg/kg，总剂量不超过1 000mg。

左旋丁哌卡因属于酰胺类局部麻醉药，作用时间长。应用于硬膜外的浓度为0.5%~0.75%，最大剂量为150mg。

局部麻醉药中可加用肾上腺素，以减慢其吸收，延长作用时间。肾上腺素的浓度，应以达到局部轻度血管收缩而无明显全身反应为原则。一般浓度为1：（200 000~400 000），如20mL药液中可加0.1%肾上腺素0.1mL，高血压患者应酌减。

决定硬膜外麻醉范围的最主要因素是药物的容量，而决定麻醉强度及作用持续时间的主要因素则是药物的浓度。根据穿刺部位和手术要求的不同，应选择局部麻醉药不同的浓度。以丁哌卡因为例，用于颈胸部手术，以0.25%为宜，浓度过高可引起膈肌麻痹；用于腹部手术，为达到腹肌松弛要求，常需用0.75%浓度。此外，浓度的选择与患者全身情况有关，健壮患者所需的浓度宜偏高，虚弱或年老患者，浓度要偏低。

为了取长补短，临床上常将长效和短效局部麻醉配成混合液，以达到起效快而维持时间长的目的，常用的配伍是1%利多卡因和0.15%丁卡因混合液，可加肾上腺素1：200 000。

穿刺置管成功后，即应注入试验剂量如利多卡因40~60mg，或丁哌卡因或罗哌卡因8~10mg，目的在于排除误入蛛网膜下隙的可能；此外，从试验剂量所出现的麻醉范围及血压波动幅度，可了解患者对药物的耐受性以指导继续用药的剂量。观察5~10分钟后，如无蛛网膜下隙麻醉征象，可每隔5分钟注入3~5mL局部麻醉药，直至麻醉范围满足手术要求为止；此时的用药总和即首次总量，也称初量，一般成年患者需15~20mL。最后一次注药后10~15分钟，可追求初量的20%~25%，以达到感觉麻醉平面不增加而麻醉效果加强的效果。之后每40~60分钟给予5~10mL或追加首次用量的1/2~1/3，直至手术结束。

三、硬膜外麻醉的管理

（一）影响麻醉平面的因素

1. 药物容量和注射速度　容量愈大，麻醉范围愈广，反之，则麻醉范围窄。临床实践证明，快速注药对扩大麻醉范围的作用有限。

2. 导管的位置和方向　导管向头侧时，药物易向头侧扩散；向尾侧时，则可多向尾侧扩散 1~2 个节段，但仍以向头侧扩散为主。如果导管偏于一侧，可能出现单侧麻醉，偶尔导管进入椎间孔，则只能阻滞数个脊神经根。

3. 患者的情况　婴幼儿硬膜外间隙小，用药量需减少。妊娠后期，由于下间隙静脉受压，硬膜外间隙相对变小，药物容易扩散，用药量也需减少。Hoganc 研究表明，硬膜外间隙并非是一个规则的间隙，在硬膜外间隙内注射溶液传播并不均匀，这一假设说明了硬膜外药物扩散具有临床不可预知性。这种缺乏一致性的情况与年龄相关。有证据表明，随着年龄增加硬膜外空间的脂肪组织减少，这可能导致老年患者硬膜外所需剂量的减少。某些病理因素，如脱水、血容量不足等，可加速药物扩散，用药应格外慎重。

（二）术中管理

硬膜外间隙注入局部麻醉药 5~10 分钟内，在穿刺部位的上下各 2、3 节段的皮肤支配区可出现感觉迟钝；20 分钟内麻醉范围可扩大到所预期的范围，麻醉也趋完全。针刺皮肤测痛可得知麻醉的范围和效果。除感觉神经被阻滞外，交感神经、运动神经也被阻滞，由此可引起一系列生理扰乱。同脊髓麻醉一样，最常见的是血压下降、呼吸抑制和恶心呕吐。因此术中应注意麻醉平面，密切观察病情变化，及时进行处理。

四、骶管麻醉

骶管麻醉是经骶管裂孔穿刺，注局部麻醉药于骶管间隙以阻滞骶部脊神经，是硬膜外麻醉的一种，适用于直肠、肛门会阴部手术，也可用于婴幼儿及学龄前儿童的腹部手术。

骶管裂孔和骶角是骶管穿刺点的重要解剖标志，其定位方法是：先摸清尾骨尖，沿中线向头端方向摸至约 4cm 处（成人），可触及一个有弹性的凹陷，即为骶管裂孔，在孔的两旁可触到蚕豆大的骨质隆起，是为骶角。两骶角连线的中点，即为穿刺点。髂后上棘连线在第二骶椎平面，是硬脊膜囊的终止部位，骶管穿刺针如果越过此连线，即有误入蛛网膜下隙而发生全脊髓麻醉的危险。

骶管穿刺术：可取侧卧位或俯卧位。侧卧位时，腰背应尽量向后弓曲，双膝屈向腹部。俯卧位时，髋部需垫厚枕以抬高骨盆，暴露骶部。于骶管裂孔中心作皮内小丘，将穿刺针垂直刺进皮肤，当刺到骶尾韧带时有弹韧感觉，稍作进针有阻力消失感觉。此时将针干向尾侧方向倾倒，与皮肤呈 30°~45°，顺势推进约 2cm，即可到达骶管间隙。接上注射器，抽吸无脑脊液，注射带小气泡的生理盐水无阻力，也无皮肤隆起，证实针尖确在骶管间隙内，即可注入试验剂量。观察无蛛网膜下隙麻醉现象后，可分次注入其余药液。

骶管穿刺成功的关键，在于掌握好穿刺针的方向。如果针与皮肤角度过小，即针体过度放平，针尖可在骶管的后壁受阻；若角度过大，针尖常可触及骶管前壁。穿刺如遇骨质，不宜用暴力，应退针少许，调整针体倾斜度后再进针，以免引起剧痛和损伤骶管静脉丛。

骶管有丰富的静脉丛，除容易穿刺损伤出血外，对局部麻醉药的吸收也快，故较易引起轻重不等的毒性反应。此外，当抽吸有较多回血时，应放弃骶管麻醉，改用腰部硬膜外麻醉。约有20%正常人的骶管呈解剖学异常，骶管裂孔畸形或闭锁者占10%，如发现有异常，不应选用骶管麻醉。鉴于传统的骶管麻醉法，针的方向不好准确把握，难免麻醉失败。近年来对国人的骶骨进行解剖学研究，发现自 S_4 至 S_2 均可裂开，故可采用较容易的穿刺方法，与腰部硬膜外麻醉法相同，在 S_2 平面以下先摸清骶管裂孔，穿刺针自中线垂直进针，易进入骶管裂孔。改进的穿刺方法失败率减少，并发症发生率也降低。

（王　冀）

第四节　腰-硬联合麻醉

蛛网膜下隙与硬膜外联合阻滞麻醉（CSEA），也简称为腰-硬联合麻醉，是通过硬膜外穿刺针将脊髓麻醉穿刺针刺破硬膜注射局部麻醉药与镇痛药至蛛网膜下隙，然后退出脊髓麻醉穿刺针，通过硬膜外穿刺针置管的技术。CSEA既具有脊髓麻醉起效快、效果确切、局部麻醉药用量小的优点，又有硬膜外麻醉可连续性、便于控制平面和可用作术后镇痛的优点。主要用于下腹部及下肢手术的麻醉与镇痛，尤其是产科麻醉与镇痛。

一、适应证与禁忌证

（一）适应证
CSEA适用于分娩镇痛、剖宫产手术以及其他下腹部与下肢手术。

（二）禁忌证
凡有脊髓麻醉或/和硬膜外麻醉禁忌证的患者均不适合选用CSEA。

二、常用的腰-硬联合麻醉技术

CSEA技术主要有两种：两点穿刺法与单点穿刺法。两点穿刺技术（DST）是在腰段不同间隙分别实施硬膜外穿刺置管和蛛网膜下隙麻醉，由Curelaru于1979年首先报道，目前已很少使用。单点穿刺技术于1982年用于临床，该技术使用硬膜外穿刺针置入硬膜外间隙，然后从硬膜外穿刺针头端-侧孔或直接从硬膜外穿刺针内间隙插入细的脊髓麻醉针穿破硬膜后进入蛛网膜下隙实施脊髓麻醉，然后拔除脊髓麻醉针后经硬膜外穿刺针置入硬膜外导管。SST是目前实施CSEA的通用方法。

目前国内外市场供应有一次性CSEA包，其中有17G硬膜外穿刺针，有的针距其头端约1cm处有一侧孔，蛛网膜下隙穿刺针可经侧孔通过。蛛网膜下隙穿刺针一般为25~26G，尖端为笔尖式，如Sprotte针或Whitacre针。蛛网膜下隙穿刺针完全置入硬膜外穿刺针后突出硬膜外穿刺针尖端一般约1.1~1.2cm。

穿刺间隙可为 $L_{2\sim3}$ 或 $L_{3\sim4}$。常规先行硬膜外间隙穿刺，当硬膜外穿刺针到达硬膜外间隙后，再经硬膜外穿刺针置入25~26G的蛛网膜下隙穿刺针，后者穿破硬膜时多有轻微的突破感，此时拔出蛛网膜下隙穿刺针针芯后有脑脊液缓慢流出。经蛛网膜下隙穿刺针注入局部麻醉药至蛛网膜下隙后，拔出蛛网膜下隙穿刺针，然后经硬膜外穿刺针置入硬膜外导管，留置导管 3~4cm，退出硬膜外穿刺针，妥善固定导管。

三、腰-硬联合麻醉的用药方案

CSEA 的用药方案可因分娩镇痛或手术要求而有所不同。以下介绍 CSEA 用于成人下腹部和下肢手术的用药方案。

（一）脊髓麻醉用药

可选用 0.5%~0.75% 丁哌卡因，宜控制在 10mg 以内，可加入芬太尼 25μg。

（二）硬膜外麻醉的用药

当脊髓麻醉 15 分钟以后，如果平面低于 T_8 或未达到手术要求的麻醉水平、或单纯脊髓麻醉不能满足较长时间手术的要求或考虑硬膜外镇痛时，则需要经硬膜外导管给药。

1. 试验剂量　脊髓麻醉后 15 分钟，平面低于 T_8 或未达到手术要求的麻醉水平，可经硬膜外导管给予 2% 利多卡因 1.5mL，观察 5 分钟。

（1）如果平面上升仅为约两个脊椎平面，提示硬膜外导管位置合适。

（2）如果导管在蛛网膜下隙，则麻醉平面升高明显，但该试验剂量一般不会引起膈肌麻痹。

2. 确认硬膜外导管在硬膜外间隙后可每 5 分钟给予 1%~2% 利多卡因 3~5mL，直至麻醉达到理想平面。

3. 90~120 分钟后可考虑经硬膜外导管追加局部麻醉药，如 2% 利多卡因或 0.5%~0.75% 丁哌卡因 5~8mL。

四、注意事项

1. 如果脊髓麻醉平面能满足整个手术要求，则术中硬膜外间隙不需要给药，或仅作为术后镇痛。

2. 硬膜外导管可能会经脊髓麻醉穿刺孔误入蛛网膜下隙，此时可能有脑脊液经导管流出。上述试验剂量可初步判断导管是否在蛛网膜下隙，因此启用硬膜外麻醉或镇痛时必须给予试验剂量，并且每次经硬膜外导管给药时均须回抽确认有无脑脊液。

3. CSEA 时脊髓麻醉用药量以及硬膜外麻醉用药量均较小，但是麻醉平面往往较单纯脊髓麻醉或硬膜外麻醉的范围广。主要原因可能包括：①硬膜外间隙穿刺后硬膜外间隙的负压消失，使脊膜囊容积缩小，促使脑脊液内局部麻醉药易于向头侧扩散。②注入硬膜外间隙的局部麻醉药挤压硬脊膜，使腰骶部蛛网膜下隙的局部麻醉药随脑脊液向头侧扩散。③注入硬膜外间隙的局部麻醉药经硬脊膜破损孔渗入蛛网膜下隙（称为渗漏效应）。④体位改变等。研究提示，前两个因素可能是 CSEA 时平面容易扩散的主要原因。

4. 硬膜外间隙置管困难，导致脊髓麻醉后恢复仰卧位体位延迟，结果出现单侧脊髓麻醉或脊髓麻醉平面过高或过低。一般要求蛛网膜下隙注药后 3~4 分钟内应完成硬膜外间隙置管。

5. CSEA 时可发生单纯脊髓麻醉或硬膜外麻醉可能出现的并发症，同样需引起高度重视。

（王　冀）

第七章

神经外科手术麻醉

第一节　颅内动脉瘤手术麻醉

在脑卒中的病例中，约 15%~20% 是脑出血性疾病。动脉瘤是造成自发性蛛网膜下隙出血（SAH）的首要原因，约 75%~85% 的 SAH 是由于颅内动脉瘤破裂引起，其中 20% 存在多发性动脉瘤。

颅内动脉瘤好发于颅内大血管的分叉处，表现为血管壁的囊性扩张。据估算动脉瘤患病率为 2 000/10 万人。国际研究的最新报道称，动脉瘤破裂的发生率很低，每年动脉瘤破裂所致的 SAH 发病率为 12/10 万人。SAH 的危险随着年龄的增加而升高，主要发病患者群集中在 30~60 岁，平均初发年龄 55 岁，女性居多，男女比例为 1 ∶ 1.6。在北京天坛医院近年的麻醉记录中，30~60 岁的患者占到了 80%，最小 11 岁，最大 76 岁。

一、动脉瘤病理特点

与颅内动脉瘤相关的疾病包括常染色体显性遗传的多囊肾病、纤维肌性发育不良、马方综合征、Ⅳ型 Ehlers-Danlos 综合征（遗传性皮肤和关节可过度伸展的综合征）和脑动静脉畸形。估计在常染色体显性遗传的多囊肾病患者中，5%~40% 有颅内动脉瘤，10%~30% 有多发性动脉瘤。

颅内动脉瘤多发生在血管分叉处或 Wills 环周围。大约 90% 的颅内动脉瘤位于前循环，常见部位是大脑前动脉与前交通动脉分叉处，颈内动脉与后交通分叉处，大脑中动脉两分叉处或三分叉处。后循环动脉瘤的常见位置包括椎动脉与基底动脉分叉处，椎动脉与大脑后动脉分叉处及基底动脉顶部。

动脉瘤多数是囊状或浆果型的，少数是感染性动脉瘤、外伤性动脉瘤、夹层动脉瘤、梭型动脉瘤或肿瘤相关性动脉瘤。根据动脉瘤直径的大小可将动脉瘤分为小动脉瘤（<0.5cm）、中等动脉瘤（0.5~1.5cm）、大动脉瘤（1.5~2.5cm）、巨大动脉瘤（>2.5cm）。

二、动脉瘤病理生理学特点

动脉瘤破裂时，动脉与蛛网膜下隙相交通，导致局部 ICP 与血压相等，引起突然剧烈的头痛和短暂的意识丧失。血液流入蛛网膜下隙导致脑膜炎、头痛及脑积水。神经受损表现为意识障碍及局灶神经系统定位体征。单纯的脑神经麻痹可能为原发性损伤所致的神经失用症。

脉瘤首次破裂出血时会有约 1/3 的患者死亡或出现严重的残疾，在幸存者中仅有 1/3 的患者神经功能恢复正常。虽然有经验的外科医师手术死亡率低于 10%，但再出血及脑血管痉挛等非手术相关并发症仍会很严重。表 7-1 是世界神经外科医师联盟（WFNS）委员会的 SAH 分级。

SAH 会引起广泛交感兴奋，导致高血压，心功能异常，心电图 ST 段改变，心律失常及神经源性肺水肿。SAH 后患者常由于卧床休息及处于应激状态而引起血容量不足。常出现电解质紊乱如低钠血症、低钾血症及低钙血症，并需及时纠正。大约有 30% 的患者出现低钠血症，可能由脑盐耗综合征（CSWS）或抗利尿激素分泌异常综合征（SIADH）引起。

表 7-1　世界神经外科医师联盟（WFNS）委员会的 SAH 分级

WFNS 分级	GCS 评分	运动障碍
I	15	无
II	14~13	无
III	14~13	有
IV	12~7	有或无
V	6~3	有或无

对于曾有过 SAH 和正处在 SAH 恢复期的脑动脉瘤患者麻醉处理稍有不同。SAH 患者可能会发生多种并发症，包括心功能不全、神经源性或心源性肺水肿、脑积水，以及动脉瘤再出血，其中动脉瘤再出血是最严重的并发症。动脉瘤破裂后最初两周内未行手术者再出血的发生率为 30%~50%，而死亡率大于 50%。

脑血管痉挛（CVS）仍是 SAH 患者致残致死的主要原因。脑血管造影显示 60% 的患者出现血管痉挛，但仅有 50% 的患者有临床症状，表现为逐渐加重的意识障碍（为全脑血流灌注不足的表现），随后出现局灶神经定位体征。这与 SAH 的量、部位以及患者的临床分级有关。目前为止确切的病因仍未知晓，但可能与氧合血红蛋白及其代谢产物有关。经颅多普勒是床旁诊断 CVS 的有效辅助检查方法。CVS 时脑血流速度大于 120cm/s，随 CVS 加重脑血流速降低。尼莫地平是治疗及预防 CVS 的有效药物。血管造影表明尼莫地平并未缓解血管痉挛，可能源于其脑保护作用。目前，治疗措施包括高血容量、高血压、高度血液稀释疗法（3H 疗法）。这种方法的目的是提高心排血量、改善血液流变性及增加脑灌注压（CPP）。大约有 70% 的患者可通过 3H 疗法逆转 CVS 所致的缺血性神经功能缺损。

三、动脉瘤的治疗

动脉瘤破裂后血液流入蛛网膜下隙，导致剧烈头痛、局部神经功能障碍、嗜睡和昏迷。出血后幸存的患者，应进行手术或者血管内介入治疗避免再出血。此外，对于意外发现脑动脉瘤的患者，应采取干预措施以减少 SAH 的风险，包括开颅动脉瘤夹闭术和血管内栓塞术。

1. 治疗原则　从未破裂的小动脉瘤（<0.5cm）发生破裂出血的概率很低（每年 0.05%~1%），可以通过定期影像学检查监测变化。已破裂出血动脉瘤再次出血的概率是上述情况的 10 倍，应进行治疗。目前主要有两种治疗方法，开颅动脉瘤夹闭术及血管内弹簧圈栓塞术。动脉瘤颈夹闭术是过去 50 年直至目前治疗动脉瘤的"金标准"。

Glasgow 昏迷评分和 Hunt-Hess 分级（表 7-2）是评估患者的神经功能的常用指标。Hunt-Hess 分级与患者预后相关度极高。术前分级为Ⅰ~Ⅱ级的患者经手术治疗，其预后明显好于分级较高的患者。动脉瘤手术的最佳时间取决于患者的临床状态及其他相关因素。临床状态良好的患者应早期手术（即 SAH 后 48~96 小时之内）。早期手术时手术致残率增加，而血管痉挛和再出血的发生率要明显降低。而对困难部位的大动脉瘤及临床状态较差的患者应延迟手术（即 SAH 后 10~14 天）。目前，血管内介入治疗在动脉瘤治疗中占据了很高比例，一些患者可能在脑血管造影术后立即进行血管内弹簧圈栓塞治疗，对于那些有全身并发症或 Hunt-Hess 分级较高的患者，这种创伤小的治疗方法更适合。

表 7-2　SAH 的 Hunt-Hess 分级

评分	描述
0 级	动脉瘤未破裂
1 级	无症状，或轻度头痛，轻度颈项强直
2 级	中等至重度头痛，颈项强直，除脑神经麻痹无其他神经功能损害
3 级	嗜睡或谵妄，轻度定向障碍
4 级	昏迷，中等至重度偏瘫
5 级	深昏迷，去脑强直，濒死表现

2. 内科治疗　安静、卧床。降低 ICP，调控血压，预防 CVS，纠正低钠血症，改善全身状况，适当镇静、止吐，预防再出血。

3. 血管内介入治疗　神经介入医师通过动脉导管到达动脉瘤病变部位，填入弹簧圈栓塞动脉瘤。血管内治疗需要选择适合栓塞的动脉瘤，弹簧圈一旦植入就能稳定下来。随着医疗技术的进步，如在载瘤动脉邻近动脉瘤的部位植入支架，扩大了适合进行血管内治疗的动脉瘤的范围。

介入手术创伤小，但是它与开颅手术具有同样严重的并发症，包括再出血、卒中和血管破裂。尽管介入手术的刺激特别小，但仍需要全身麻醉。应该尽量避免喉镜置入时的高血压反应及术中患者的任何体动，避免影响弹簧圈在血管内的植入。应该避免过度通气，因为过度通气将减少 CBF，使弹簧圈更难到达动脉瘤病变区域。手术中常规使用肝素，其目的是减少与动脉导管相关的血栓栓塞并发症的危险。应准备好鱼精蛋白，以备动脉瘤破裂或发生渗漏时使用。当神经介入治疗失败后应该迅速转移到手术室进行开颅手术。

4. 外科治疗　开颅手术治疗包括动脉瘤夹闭术、载瘤动脉夹闭及动脉瘤孤立术、动脉瘤包裹术等。

四、颅内动脉瘤的麻醉

颅内动脉瘤麻醉管理的目标是控制动脉瘤的跨壁压力差，同时保证足够的脑灌注及氧供并避免 ICP 的急剧变化。另外还应保证术野暴露充分，使脑松弛，因为在手术早期往往出现脑张力增加及水肿。动脉瘤跨壁压力差（TMP）等于瘤内压（动脉压）减去瘤外周压（ICP）。在保证足够脑灌注压的情况下而不使动脉瘤破裂。在动脉瘤夹闭前，血压不应超过术前值。SAH 分级高的患者 ICP 往往增高。另外，脑血肿、脑积水及巨大动脉瘤也会使 ICP 增高。在硬膜剪开之前应缓慢降颅压，因为 ICP 迅速下降会使动脉瘤 TMP 急剧升高。

1. 术前准备　脑动脉瘤的内科治疗包括控制继续出血、防治 CVS 等。治疗方案要根据患者的临床状态而定。包括降低 ICP，控制高血压，预防治疗癫痫，镇静、止吐，控制精神症状。SAH 患者可出现水及电解质紊乱，心律失常，血容量不足等，术前应予纠正。除完成相关的脑部影像学检查，术前准备需要完善的检查包括，血常规，心电图，胸部 X 光片，凝血功能，血电解质，肝、肾功能，血糖等。完成交叉配血试验，对于手术难度大或巨大动脉瘤，应准备足够的血源，并备自体血回收装置。一些患者 ECG 会显示心肌缺血，高度怀疑心肌损害的患者可以行血清心肌酶和超声心动图检查，必要时请相关科室会诊。

2. **麻醉前用药**　对于高度紧张的患者可适当应用镇静剂，但应结合患者具体情况而定，尤其对于有呼吸系统并发症的患者。术前抗胆碱药物的选择要根据患者心率等情况决定，除非患者心动过缓，一般不选择阿托品，因其可使心率过快，增加心脏负担。

3. **麻醉监测**　常规监测包括心电图、直接动脉压、脉搏氧饱和度、呼气末二氧化碳分压、经食管核心体温监测、尿量等。对于临床分级差的患者，最好在麻醉诱导前进行直接动脉压监测，明显的心脏疾病需要监测中心静脉压。出血较多者，进行血细胞比容、电解质、血气分析的检查，指导输血、治疗。有些患者需要监测脑电图、体感或运动诱发电位。但至今无前瞻性临床试验表明神经功能监测的有效性。

4. **麻醉诱导**　麻醉诱导应力求血流动力学平稳，由于置喉镜、插管、摆体位及上头架等操作的刺激非常强，易引起血压升高而使动脉瘤有破裂的危险。因此在这些操作之前应保证有足够的麻醉深度、良好的肌松，并且血压应控制在合适的范围。对于老年患者或体质较差者可以选择依托咪酯，为防止出现肌阵挛，可预先静注小剂量咪达唑仑或瑞芬太尼。丙泊酚具有诱导迅速平稳、降低 CBF、ICP 和 $CMRO_2$、不干扰脑血管自动调节和 CO_2 反应性等特点，是目前诱导用药的首选。选择起效较快的非去极化肌肉松弛药，如罗库溴铵可以迅速完成气管插管。另外在上头钉的部位行局部浸润麻醉是一种简单有效的减轻血流动力学波动的方法。若 ICP 明显升高或监测体感诱发电位时宜选用全凭静脉麻醉。

5. **麻醉维持**　麻醉维持原则是保持正常脑灌注压；防治脑缺氧和水肿；降低跨壁压。保证足够的脑松弛，为术者提供良好的手术条件。同时兼顾电生理监测的需要。

全诱导后不同阶段的刺激强度差异可导致患者的血压波动，在摆体位、上头架、切皮、去骨片、缝皮这些操作时，应保持足够的麻醉深度。切皮前用长效局部麻醉药行切口部位的局部浸润麻醉。术中如不需要电生理监测，静吸复合麻醉可以达到满意的麻醉效果。

减小脑容积可以使术野暴露更充分，使脑松弛，为夹闭动脉瘤提供便利。为了保持良好的脑松弛度，术前腰穿置管用于术中脑脊液引流是动脉瘤手术较常用的方法，术中应与术者保持良好沟通，观察引流量，及时打开或停止引流。为避免脑的移位及血流动力学改变，引流应缓慢，并需控制引流量。维持 $PaCO_2$ 在 $30\sim35mmHg$ 有利于防止脑肿胀。也可以通过静注甘露醇 $0.5\sim1g/kg$ 或合用呋塞米（$10\sim20mg$，静注）使脑容积减小。甘露醇的作用高峰在静注后 $20\sim30$ 分钟，判断其效果的标准是脑松弛度而非尿量。甘露醇增加脑血流量，降低脑组织含水量。早期 ICP 降低可能说明脑血管代偿性收缩以使脑血流恢复正常。

术中合理使用糖皮质激素及甘露醇，预防脑水肿，使用抗癫痫药物预防术后癫痫发作。

6. **麻醉恢复和苏醒**　在无拔管禁忌的患者，术后早期苏醒有利于进行神经系统评估，便于进一步的诊断治疗。苏醒期常出现高血压。轻度高血压可以提高脑灌注，这对预防 CVS 有益。血压比术前基础值增高 20%~30% 时颅内出血的发生率增加，对有高血压病史的患者，苏醒及拔管期间可以应用心血管活性药物控制血压和心率，避免血压过高引起心脑血管并发症。术中使用短效阿片类镇痛药维持麻醉者，应在停药后及时追加镇痛药，可以选择曲马朵或小剂量芬太尼、苏芬太尼等，同时应注意药物对呼吸的抑制。预防性应用适宜的止吐药也可避免手术结束后患者出现恶心、呕吐，引起高血压。对术前 Hunt-Hess 分级为 3～4 级或在术中出现并发症的患者，术后不宜立即拔管，应保留气管导管回 ICU 并行机械通气。严重的患者术后需要加强心肺及全身支持治疗。

五、颅内动脉瘤麻醉的特殊问题

1. 诱发电位监测　大脑皮质体感诱发电位及运动诱发电位可用来监测大脑功能。通过诱发电位监测脑缺血可以指导外科操作及循环管理。进行神经生理监测时，首选全凭静脉麻醉，因为其对诱发电位描记的干扰较吸入麻醉小。运动诱发电位监测要求不使用肌肉松弛药，目前多联合应用丙泊酚和瑞芬太尼静脉麻醉，既能满足监测需要，也能很好抑制呼吸以维持机械通气。

2. 术中造影　为提高手术质量，确保动脉瘤夹闭的彻底，术中造影是最有效的方法。动脉置管术中造影需在手术开始前放置导管，使手术时间延长，对患者创伤较大。术中吲哚菁绿荧光血管造影使显微手术操作和荧光血管造影可以同时进行。该技术一经出现，即在神经外科领域得到迅速推广。能在术中判断动脉瘤是否完全夹闭，载瘤动脉及其分支血管是否通畅等，通常术者在造影后 1 分钟以内即能做出判断。在荧光剂注射后会出现部分患者几秒钟的脉搏血氧饱和度降低。少数患者可能出现对吲哚菁绿的过敏反应，应予以注意。

3. 载瘤动脉临时阻断术　在处理巨大动脉瘤或复杂动脉瘤时，为减少出血，便于分离瘤体，常会使用包括对载瘤动脉近端夹闭在内的临时阻断技术，阻断前应保持血压在 120～130mmHg 左右，以最大限度保证脑供血。

4. 预防脑血管痉挛　动脉瘤破裂 SAH 后，30%～50% 的患者可出现 CVS，手术后发生率更高。预防措施包括维持正常的血压，避免血容量不足，围手术期静脉注射尼莫地平，动脉瘤夹闭后，局部使用罂粟碱或尼莫地平浸泡等。

5. 控制性降压　降低动脉瘤供血动脉的灌注压可以减小动脉瘤壁的压力并使手术时夹闭动脉瘤更易操作。另外，如果动脉瘤破裂会更易止血。但是目前，随着神经外科医师技术的提高，以往常用的控制性降压技术目前不再常规使用。低血压虽然有助于夹闭动脉瘤，但可能破坏脑灌注，尤其是在容量不足情况下，使 CVS 发生率增加导致预后不良。大多数神经外科医师通过暂时夹闭动脉瘤邻近的供血动脉的方法达到"局部降低血压"的效果。有些是 3～5 分钟短期多次夹闭，但另外一些医师发现多次夹闭可能会损伤血管而采用 5～10 分钟的时间段。血压应保持在正常范围或稍高于正常水平以增大其他部位的血流量。但应避免暂时夹闭后尚未处理的动脉瘤直接处于血压过高的状态。

6. 术中动脉瘤破裂　术中一旦发生动脉瘤破裂，必须迅速补充血容量，可采用短暂控制性降压，以减少出血。如短时间内大量出血，会使血压急剧下降，此时可适当减浅麻醉，快速补液，输血首先选择术野回收的红细胞，其次可以适当补充异体红细胞及新鲜血浆。如血压过低可以使用血管收缩药维持血压。出血汹涌时可以采用两个负压吸引器同时回收血液，注意肝素的滴速，避免回收血凝固，回收的红细胞可加压输注。已有的大量病例证实，术野自体血液回收是挽救大出血患者生命的有力措施，术前应做好充分准备。

7. 低温　低温麻醉会使麻醉药代谢降低，苏醒延迟，增加术后心肌缺血、伤口感染及寒战发生率。在研究中采用低温麻醉实施动脉瘤夹闭术并未发现有益。

（周劲松）

第二节 颈动脉内膜剥脱术的麻醉

近年来，脑血管疾病和脑卒中是仅次于心脏病和肿瘤的第三大死亡原因。有报道，30%～60%的缺血性脑血管病的发生归因于颈动脉狭窄。颈动脉内膜剥脱术作为治疗颈动脉狭窄的金标准一直沿用至今。颈动脉狭窄通常是由于动脉硬化性疾病引起，患者在围手术期存在各种并发症，最重要的是源于心脑血管的并发症。因此，麻醉医师要了解相关知识，重点考虑对于患者理想的围手术期管理，包括患者的选择，麻醉技术、脑功能监测和脑保护。

一、CEA 手术适应证与禁忌证

1. 手术适应证

（1）短暂性脑缺血发作（TIA）：①多发 TIA，相关颈动脉狭窄。②单次 TIA，相关颈动脉狭窄≥70%。③颈动脉软性粥样硬化斑或有溃疡形成。④抗血小板治疗无效。⑤术者以往对此类患者手术的严重并发症（卒中和死亡）率<6%。

（2）轻、中度卒中：相关颈动脉狭窄。

（3）无症状颈动脉狭窄：①狭窄≥70%。②软性粥样硬化斑或有溃疡形成。③术者以往对此类患者手术的严重并发症率<3%。

2. 手术禁忌证

（1）重度卒中，伴意识改变和（或）严重功能障碍。

（2）脑梗死急性期。

（3）颈动脉闭塞，且闭塞远端颈内动脉不显影。

（4）持久性神经功能缺失。

（5）6 个月内有心肌梗死，或有难以控制的严重高血压、心力衰竭。

（6）全身情况差，不能耐受手术。

3. 手术时机

（1）择期手术：①短暂性脑缺血发作。②无症状性狭窄。③卒中后稳定期。

（2）延期手术：①轻、中度急性卒中。②症状波动的卒中。

（3）急诊（或尽早）手术：①颈动脉重度狭窄伴血流延迟。②颈动脉狭窄伴血栓形成。③TIA 频繁发作。④颈部杂音突然消失。一旦发现异常 EEG 或任何神经功能改变的征兆，必须立即进行干预，以防发生永久性脑损伤。

二、术前评估与准备

1. 病史

（1）了解患者既往脑梗死面积、时间等，病变部位和程度、对侧颈动脉病变和 Willis 环是否完整。

（2）患者心肺功能、手术耐受性等。近期脑梗死发作、冠状动脉供血不足、慢性阻塞性肺疾病、双侧颈内动脉严重狭窄、对侧颈内动脉闭塞、颈动脉分叉位置高和 Willis 环不完整被认为是颈动脉手术的高危患者。

2. 术前检查

（1）心脏超声检查：动脉硬化病变具有全身性、进行性加重的特点。CEA 术患者常常患有冠状动脉硬化性心脏病，也是患者早期和晚期死亡的首要原因。

（2）肺功能检查。

（3）双侧颈动脉多普勒超声。

（4）CTA、DSA 和 Willis 环检查明确诊断和评估手术风险和疗效。

3. 增加手术风险的因素

（1）内科危险因素：如心绞痛、6 个月内心肌梗死、充血性心力衰竭、严重高血压（>180/110mmHg）、慢性阻塞性肺疾病、年龄>70 岁、严重糖尿病等。

（2）神经科危险因素：进行性神经功能缺损、术前 24 小时内新出现神经功能缺损、广泛性脑缺血、发生在术前 7 天之内的完全性脑梗死、多发脑梗死病史、不能用抗凝剂控制的频繁 TIA（逐渐增强 TIA）。

（3）血管造影的危险因素：对侧颈内动脉闭塞、虹吸部狭窄、血栓在颈内动脉远端延伸>3cm 或在颈总动脉近端延伸>5cm、颈总动脉分叉在 C_2 水平并伴短且厚的颈部、起源于溃疡部位的软血栓、颈部放疗病史。

4. 术前准备

（1）改善心脏功能：颈动脉狭窄的患者常伴有冠状动脉狭窄，术前检查若有严重心肌缺血，应做心血管造影，排除冠状动脉狭窄，并行介入治疗后再行 CEA，以防止术后出现心功能不全和心搏骤停，降低死亡率。心脏治疗药物服到手术当日，如无禁忌阿司匹林不停药。

（2）控制血压和血糖：有效的抗高血压治疗可以改善脑血流，恢复脑的自动调节机制，术前宜将血压控制在理想范围，但应避免快速激烈的降压治疗，否则可损伤脑的侧支循环，加重脑局部缺血。

三、麻醉方法

CEA 术麻醉管理原则在于保护心、脑等重要器官不遭受缺血性损害，维护全身及颅脑循环稳定，消除手术疼痛和缓解应激反应。保证患者术毕清醒以便进行神经学检查。CEA 术可以在全身麻醉、区域阻滞或局部浸润麻醉下进行。

1. 区域麻醉　颈动脉剥脱术的麻醉需要阻滞 $C_{2~4}$ 的神经根。有报道应用颈部硬膜外阻滞及局部浸润麻醉，但最主要的麻醉方法是颈浅丛及颈深丛阻滞，可以单独或联合应用。此种麻醉方法的优点在于：可实时对清醒患者的神经功能进行连续评估，避免昂贵的脑监测，减少对分流术的需要，血压更稳定，减少血管收缩药物的应用；降低住院费用等。

颈深丛及浅丛阻滞是内膜剥脱术最常用的区域麻醉。沿胸锁乳突肌后缘皮下注射局部麻醉药以阻滞颈丛从该处发出的支配颈部外侧皮肤的浅支。颈深丛阻滞是在椎旁对 $C_{2~4}$ 的横突部位注入局部麻醉药进行神经根阻滞。包括将局部麻醉药注入到椎间孔（横突）以阻滞颈部肌肉、筋膜和邻近的枕大神经。颈浅丛阻滞即沿胸锁乳突肌后缘行局部麻醉。这种方法局部麻醉药吸收慢，可以提供良好的肌松，但操作复杂，危险系数高。有大约一半的患者出现膈神经阻滞。若阻断星状神经节或喉返神经则可能分别出现 Horner 综合征或声带麻痹。若局部麻醉药误入血管则可能导致癫痫发作。也有误入硬膜外或蛛网膜下隙的报道。

许多前瞻性随机试验已经证实颈浅丛及颈深丛麻醉均可阻滞 $C_{2~4}$ 的皮区，但仍需术者在术区行局部麻醉。对 7 558 位至少行颈深丛阻滞的患者及 2 533 位行颈浅丛阻滞的患者进行 Meta 分析显示这两种方法的并发症均很少。两组严重并发症（如卒中、死亡、颈部血肿、心肺相关并发症等）的发生率（颈深丛与颈浅丛阻滞分别为 4.72% 和 4.18%，$P>0.05$）基本相同。阻滞相关并发症仅在颈深丛组进行研究，包括误入血管及呼吸抑制，后者可能由膈神经或喉返神经阻滞引起。阻滞失败或患者紧张时可改为全身麻醉。

颈丛阻滞应尽量选择作用时间长且毒性小的局部麻醉药物，如左旋丁哌卡因和罗哌卡因。区域阻滞麻醉的同时小剂量多次静脉给予芬太尼 10~25μg 和（或）咪达唑仑 0.5~2mg 予以镇静，使患者感觉舒适并能合作。也可以选择丙泊酚 0.3~0.5mg/kg 静脉间断给予，或 1~5mg/（kg·h）小剂量持续给药。术中严格控制镇静药用量以保证术中进行持续的神经功能监测。要监测患者的觉醒程度、言语以及对侧肢体力量。因术中可能出现紧急情况，应做好转为全身麻醉的一切准备。

2. 全身麻醉　全身麻醉是 CEA 术采用最多的麻醉方式，具有保持患者的舒适体位，减轻心理负担，易于控制通气，降低脑代谢，增加脑对缺氧的耐受性等优点。

全身麻醉诱导应该平稳，可应用艾司洛尔以控制喉镜和气管插管过程中的血压心率波动，丙泊酚、依托咪酯、咪达唑仑均可用于诱导，可给予阿片类药物提供镇痛。所有非去极化肌肉松弛药均可达到插管时所需的肌松，无使用琥珀胆碱禁忌。麻醉维持通常使用吸入麻醉药（异氟烷、地氟烷或七氟烷）复合静脉阿片类镇痛药维持。瑞芬太尼广泛用于 CEA 手术，其短时效便于控制麻醉深度，促进迅速苏醒，特别是在结合使用短效的吸入麻醉药如地氟烷和七氟烷时。全身麻醉需要在手术结束后尽早让患者清醒以进行神经功能评估。

3. 全身麻醉与区域麻醉（或局部麻醉）的比较　CEA 术可以采用全身麻醉或局部麻醉，这两种方法各有优缺点。一些研究报道，与全身麻醉相比，颈丛阻滞可明显降低严重心脏不良事件的发生率，且血流动力学更加稳定。患者同侧脑血流更好，耐受颈动脉阻断的时间更长，但其可能的缺点是在紧急情况下不易控制通气道，术中血压波动比较明显，血中儿茶酚胺水平较高；要求患者能够主动配合才能完成手术。全身麻醉能够更有利于气道管理、安静的手术野，当缺血发生时可提高血压提供最大脑灌注；便于采取术中脑保护措施。缺点是不能完全准确的判定脑灌注的状态，特别是在颈动脉夹闭时。最近有学者提出全身麻醉术中唤醒的麻醉方法以综合全身麻醉与局部麻醉两种麻醉方法的优点，而避开其缺点。

CEA 术中，若出现脑血流灌注不足，需要术中采取搭桥术，此时最好采用全身麻醉。据报道，全身麻醉时采取搭桥术大约有 19%~83%，而局部麻醉下仅为 9%~19%。全身麻醉时采取搭桥术居多，与监测脑血流灌注不足的方法有关。与局部麻醉下清醒进行神经功能评估相较，全身麻醉时的仪器监测特异性低。另外这也与全身麻醉药有关。全身麻醉时搭桥术的增多是否会使危险因素增加，目前尚未明了。局部麻醉也有其优越性，对并发有一些内科疾病的患者列为首选。

直至目前，很多研究致力于比较全身麻醉与局部麻醉对预后的影响，如术后新发卒中、心肌梗死的发生率、死亡率，但尚未发现有何不同。目前有研究进行颈部手术行全身麻醉与局部麻醉的比较，从多家医院随机选取 3 526 位行颈动脉内膜剥脱术的患者进行研究分析（表 7-3）。两组术前并发症与危险因素相似。结果显示，与全身麻醉相比，局部麻醉术中分流及血压控制少，但是术后出现卒中、心肌梗死或死亡的发生率两组相比无差异。最终选择应取决于患者的适应能力和愿望、外科和麻醉医师的经验和技术，以及脑灌注监测的状况。

表7-3　颈动脉内膜剥除术全身麻醉与区域麻醉（或局部麻醉）优缺点分析

	区域麻醉（或局部麻醉）	全身麻醉
优点	患者清醒，可直接行神经功能评估	术中患者舒适
	血流动力学稳定	大多数患者适用
	术后疼痛易控制	气道管理更方便
	术中一般不需采取搭桥术	可给予脑保护药物
缺点	不适合所有的患者	术中多需要采取搭桥术
	可能需要气道管理	血液动力学不稳定
		术后恶心、呕吐

四、术中管理

1. 手术相关的病理生理学改变　颈总动脉邻近组织的分离和牵拉或直接刺激颈动脉窦常引起减压反射，导致剧烈的血流动力学变化，甚至冠状动脉痉挛。颈动脉窦附近常规注射2%利多卡因1~2mL可有一定的预防作用。

（1）过度挤压、牵拉颈动脉还可引起粥样斑块脱落，导致脑梗死。

（2）阻断并纵形剪开颈动脉后，在颈动脉窦内分布的Ⅰ、Ⅱ型压力感受器通过舌咽神经迅速将低压信号上传至孤束核，触发中枢性缩血管效应，导致血压急剧升高。与此同时，颈动脉血氧分压迅速下降，并通过颈动脉体内的化学感受器经上述通路将低氧信号上传，从而加剧中枢性缩血管效应，导致心脏的前、后负荷增加。在此过程中，粥样硬化内膜的粗暴剥离、动脉弹性纤维层的暴露（目前认为也有神经分布）也可能促进上述感受器的兴奋，导致血压升高。

（3）颈动脉阻断期间必须经常对区域麻醉患者进行神经系统检查，或应用EEG对全身麻醉患者进行。

2. 脑功能的监测　在术中阻断一侧颈动脉后对脑血流及脑功能的监测是避免术后卒中及死亡率的较理想方法。虽然常规采取搭桥术时可以不监测脑灌注情况，但在搭桥术时很可能会使斑块脱落而造成脑梗死。大部分医院常应用选择性搭桥术，并进行监测以发现脑灌注不足等情况。对于局部麻醉行CEA术的患者，监测神经功能的变化是判断脑灌注是否充足的金标准。神经功能测试简单精确，但并不是对每位患者均适用。

全身麻醉患者应用仪器进行监测，包括脑电图、诱发电位、残端压及近红外线光谱分析等。脑电图及诱发电位均依靠检测神经活性的改变而判断脑血流量是否不足。这些监测手段比较可靠并可提供相对连续的信息，但需要专业人员进行判读，由于假阳性率较高使得许多患者接受了不必要的搭桥术。经颅多普勒可检测脑内大血管的血流速度。但是目前由于专业技术人员的限制，很难有明确的标准判定脑灌注不足。残端压测量的是颈总及颈外动脉阻塞后颈内动脉远端的压力，反映了Willis环的压力。虽然残端压的测量比较简单，但连续监测就很困难。另外，近红外线光谱分析可以检测脑内血氧饱和度。这种方法简单，可以进行连续监测，并且不需要专业人员培训，但这是项新技术，且目前尚未发现是否能够检测出脑灌注不足。

（1）颈内动脉残端压（CSP）：代表对侧颈动脉和椎基底动脉系统的 Willis 血管环侧支循环对患者血压的代偿情况。通常情况下，颈内动脉残端压低于 50mmHg 则意味着低灌注。

（2）EEG：可对皮层神经元的电活动进行持续监测，其波形的减慢和衰减常反映同侧大脑皮质的缺血。一般认为，当脑血流降至 0.15mL／（g·min）以下时，大脑将发生缺血损伤，EEG 也将发生改变，此时应适当提升血压；如 EEG 仍无改善，则应考虑放置转流管。但越来越多的证据表明，EEG 监测有许多局限性，如无法监测皮层下损伤、假阳性率较高、对有脑梗死史的患者敏感性差、全身麻醉药物可影响 EEG 等。

（3）TCD：是目前应用最为广泛的无创脑血流监测方法，通过颞窗探头可以连续观察到大脑中动脉的血流速度变化。阻断颈动脉后应用 TCD 技术可连续的对 Willis 环的各个组成动脉进行血流监测，可弥补测颈内动脉残端压的一些不足。

（4）诱发电位：是基于感觉皮层对外周感觉神经受刺激后产生的电冲动反应。感觉皮层基本上由大脑中动脉供血，在颈动脉夹闭时有受损的危险。诱发电位振幅下降超过 50%或潜伏期延长>10%，则提示有脑缺血发生，需放置转流管。但麻醉药物、低温以及低血压可以显著影响诱发电位监测结果。

（5）局部脑血流量测定：通过经静脉或同侧颈动脉内注射放射性元素氙，并在大脑中动脉供血的同侧大脑皮质区域放置探测器分析放射性衰变而获得。通常在夹闭前、夹闭时或夹闭后即刻进行测量。与脑电图的联合应用，可以获得脑缺血的脑血流量和脑电图变化并得到不同麻醉药物的临界局部脑血流量。

3. 脑保护措施　良好的脑保护措施、预防脑缺血损伤是手术成功的关键之一。

（1）手术方面

1）在维持理想血压的前提下先试验性阻断颈动脉，测量其阻断远端血压，如血压高于 50mmHg，即开始重建血管，如血压低于 50mmHg，则考虑在临时旁路下行血管重建。置放临时旁路分流管能够保证术中足够的脑灌注，使患侧脑组织血供不受明显影响。但可增加血栓形成的危险。

2）手术中应注意充分灌洗剥脱的血管，并采取颈内与颈外动脉开放反冲，以防止残存的碎屑在血流开放后脱落引起脑栓塞。

3）开放前静脉注射 20%甘露醇 200～250mL。开放后即刻头部抬高 10°～20°，减轻脑组织水肿。

4）血管吻合完毕后，按顺序依次开放颈总动脉、颈外动脉及其分支，最后开放颈内动脉，可以避免栓子进入颈内动脉引起缺血性脑卒中。

（2）生理方面

①低温：头部温度降至 34℃，可明显增加缺血期的安全性。但要注意恢复期很多患者出现寒战，从而增加心肌氧耗并促使心肌缺血的发生。并不推荐常规使用。

②二氧化碳：颈动脉阻断期间诱导性高碳酸血症可扩张脑血管，改善脑缺血区域的血供，但研究表明它具有脑窃血效应，可引起对侧半球血管扩张，加重同侧脑缺血，因此目前仍主张维持 $P_{ET}CO_2$ 在正常范围。

③血糖：术中监测血糖，控制血糖在正常范围。

④高血压：在缺血期间，自动调节功能被破坏，脑血流对灌注压的依赖变得更加明显。应保持正常或稍高的血压水平。

⑤血液稀释：脑缺血期间理想的血细胞比容约为30%，对CEA患者应该避免血细胞比容过高。

（3）围手术期处理

①手术前2天、术中和术后用尼莫地平0.2mg/（kg·d），以1mg/h速度静脉泵入以扩张脑血管，增加脑血供。

②麻醉选择有脑保护作用的静脉麻醉药丙泊酚。丙泊酚控制性降压幅度达30%~40%时，$SjvO_2$不仅未降低，反而升高，显示了丙泊酚在脑低灌注状态时的明显的脑保护作用。

③术中静脉注射地塞米松10mg，稳定细胞膜。

④血管分离完毕静脉内注入肝素0.5~1mg/kg，全身肝素化。

五、术后并发症与处理

1. 脑卒中和死亡的相关危险因素　年龄>75岁、对侧颈动脉闭塞、颅内动脉狭窄、高血压（舒张压>90mmHg）、有心绞痛史、糖尿病、CT和MRI有相应的脑梗死灶、术前抗血小板药物用量不足等。

（1）手术因素：内膜剥脱术后急性血栓形成造成颈动脉闭塞；内膜剥脱时脱落的栓子造成脑栓塞；术中阻断颈动脉时间过久造成脑梗死。

（2）防治：术前合理评估高危患者；尽量减少术中脑缺血时间。

（3）维持围手术期血压平稳。

2. 过度灌注综合征

（1）过度灌注综合征：多发生于术后1~5天，这是由于术前颈动脉高度狭窄，狭窄远端的大脑半球存在慢性灌注不全，大脑血管扩张以弥补血流灌注不足的影响。当严重狭窄解除后，正常或过高的血流灌注进入扩张的失去收缩调节能力的大脑半球，脑血管持续扩张，引起血浆或血液外渗，导致脑水肿或脑出血。

（2）处理：术后严格控制高血压，最好不用脑血管扩张药，慎用抗凝及抗血小板药物，严密监测神经功能的变化。应常规给予甘露醇以减轻脑水肿。

3. 高血压　CEA术后高血压可能与手术引起颈动脉压力感受器敏感性异常有关。积极将血压控制术前水平，收缩压理想值为110~150mmHg，慢性严重高血压者可耐受较高血压。短效药物往往安全有效。

4. 低血压　CEA术后低血压可能机制在于粥样斑块去除后，完整的颈动脉窦对升高的血压产生的反应。此类患者对液体疗法、血管加压药的反应较好，可以通过在颈动脉窦内注入局部麻醉药而抑制。要排除心源性休克，加大补液量，严重者给予升压药。术后需要持续小心地监测血压、心率和氧供。

5. 血管再狭窄　血管再狭窄是常见远期并发症之一。是动脉内膜切除后的一种损伤反应，涉及平滑肌细胞、血小板、凝血因子、炎细胞和血浆蛋白之间复杂的相互作用。术后给予小剂量阿司匹林抗凝，同时治疗全身动脉粥样硬化及高血压、糖尿病等并发症有利于再狭窄的预防。

（丁　明）

— 161 —

第三节　幕上肿瘤手术麻醉

幕上肿瘤主要是指小脑幕以上所包含的所有脑组织中所生长的肿瘤。其包含范围广泛，肿瘤性质繁杂，更因累及多个功能区而具有其独特的病理生理特性。其不同的病种和病变位置，临床症状多样，麻醉的特点与要求也有所不同。

一、幕上肿瘤的特点概述

1. 幕上肿瘤的定位及其特性　幕上肿瘤以胶质瘤最多、脑膜瘤次之，再次为神经纤维瘤、脑血管畸形、脑转移瘤等。幕上肿瘤包括位于额叶、颞叶、顶叶、枕叶、中央区、丘脑、脑室内和鞍区的广泛部位的肿瘤。其位置不同，临床表现各异。额叶肿瘤发生率居幕上肿瘤的首位，临床表现有精神症状、无先兆的癫痫大发作、运动性失语、强握反射和摸索运动、尿失禁等。颞叶肿瘤临床上表现为视野改变、有先兆（如幻嗅、幻视、恐惧）、精神运动型癫痫发作、命名性失语等。顶叶肿瘤主要表现为对侧半身的感觉障碍，失用症、失读症、局限性癫痫发作。枕叶肿瘤常可累及顶叶和颞叶后部，主要表现为视觉障碍（视野缺损、弱视）、幻视及失认症。中央区肿瘤指中央前回、中央后回区的肿瘤，临床表现运动障碍，病变对侧上、下肢不同程度的瘫痪、温、痛、触觉障碍，局灶性癫痫。丘脑部肿瘤临床表现颅压增高、精神障碍、"三偏"症（偏瘫、偏身感觉减退、同向性偏盲）。脑室内肿瘤可无症状，影响脑脊液循环可产生 ICP 增高。

2. 幕上肿瘤的病理生理　幕上肿瘤能引起颅腔内动力学的改变。在最初病变较小、生长缓慢的时候，颅腔内容积的增加可以通过脑脊液（CSF）的回流和临近的脑内静脉收缩所代偿，从而阻止 ICP 的增加。当病变继续扩张，代偿机制耗竭，肿瘤大小的增加将导致 ICP 的急剧升高，脑组织中线结构移位。ICP 的增加可进而导致脑缺血和脑疝。

幕上肿瘤临床表现主要包括局灶性症状和 ICP 升高症状两大类。麻醉医师要掌握麻醉及药物对 ICP、脑灌注压、脑代谢的影响，避免发生继发性脑损伤的因素（表7-4）。同时，关注可能出现的一些特殊问题，如颅内出血、癫痫、空气栓塞等。麻醉中还要综合考虑同时伴随的其他疾病，如心、肺、肝、肾疾病；副肿瘤综合征伴转移癌；放化疗等对手术和麻醉可能造成的影响。

表7-4　引起继发性脑损伤的因素

颅内因素	全身因素
ICP 增加	高碳酸血症/低氧血症
癫痫	低血压/高血压
脑血管痉挛	低血糖/高血糖
脑疝：大脑镰疝，小脑幕切迹疝，枕骨大孔疝，手术切口疝	心排血量过低
中线移位：脑血管的撕裂伤	低渗透压
	寒战/发热

3. 麻醉对 ICP、脑灌注压、脑代谢的影响　麻醉（药物与非药物因素）易导致颅内外生理状态的改变（如颅内顺应性，颅内疾病，颅内血容量），而麻醉操作、麻醉药物和通气

方式等都对 ICP、CPP、脑代谢产生影响，并直接关系到疾病的转归。

（1）麻醉操作：气管内插管、气管内吸引均可致 ICP 急剧升高。

（2）静脉麻醉药：多数静脉麻醉药能降低 $CMRO_2$、CBF 及 ICP，维持脑血管对 CO_2 的反应。巴比妥类药、丙泊酚、依托咪酯呈剂量依赖性降低 $CMRO_2$，可引起 EEG 的爆发性抑制。静脉麻醉药降低 ICP 的程度依次为丙泊酚>硫喷妥钠>依托咪酯>咪达唑仑。颅内高压患者应用丙泊酚或硫喷妥钠后，对体循环的影响较大，但可使脑灌注压下降，致 $CBF/CMRO_2$ 比例下降，影响脑氧供需平衡；应用依托咪酯则无此顾忌；咪达唑仑对脑血流的影响相对较小。氯胺酮对脑血管具有直接扩张作用，迅速增加 CBF，升高 ICP，禁单独用于幕上肿瘤手术的麻醉。利多卡因抑制咽喉反射，降低 $CMRO_2$，防止 ICP 升高。

（3）吸入麻醉药：吸入麻醉药都可增加 CBF、降低 $CMRO_2$。常用吸入麻醉药均引起脑血管扩张、CBF 增加，从而继发 ICP 升高，其 ICP 升高的程度依次为氟烷>恩氟烷>氧化亚氮>地氟烷>异氟烷>七氟烷。脑血流-代谢偶联功能正常时，当吸入浓度<1~1.5MAC 时，与清醒时比较脑血流降低，但 CBF 自动调节功能保存完整；当吸入浓度>1~1.5MAC 时，CBF 呈剂量依赖性降低，CBF 自我调节功能减弱或丧失，但仍保留脑血管对 CO_2 的反应性。吸入麻醉药对 ICP 的影响取决于两个因素：①基础 ICP 水平，在基础 ICP 较低时吸入麻醉药不致引起 ICP 升高或升高较少。②$PaCO_2$ 水平，过度通气造成低碳酸血症时，吸入麻醉药 ICP 升高作用不显著；而在正常 $PaCO_2$ 水平下，等浓度吸入麻醉药可使 ICP 明显升高。

（4）阿片类药：阿片类药可引起 $CBF/CMRO_2$ 下降。不影响脑血流-代谢偶联、CBF 的自动调节功能，不影响脑血管对 $PaCO_2$ 的反应性。

（5）肌肉松弛药：肌肉松弛药虽不能直接进入血脑屏障，但通过作用于外周肌肉、神经节或组胺释放而间接引起 ICP 改变。筒箭毒碱、阿曲库铵和米库氯铵有较弱的组胺释放作用，均可引起 ICP 升高。罗库溴铵、维库溴铵都不引起明显的 CBF、$CMRO_2$ 和 ICP 增加，故适合于长时间神经外科手术。去极化肌肉松弛药琥珀酰胆碱一过性的肌颤可增加 ICP，但困难气道或脑外伤快速序贯诱导时，选用琥珀酰胆碱是有效的经典方法。罗库溴铵起效快，也可作为快速序贯诱导的选择用药。

4. 控制颅内高压、减轻脑水肿 脱水治疗是降低 ICP，治疗脑水肿的主要方法。脱水治疗可减轻脑水肿，缩小脑体积，改善脑供血和供氧情况，防止和阻断 ICP 恶性循环的形成和发展，尤其是在脑疝前驱期或已发生脑疝时，正确应用脱水药物常是抢救成败的关键。常用脱水药物有渗透性脱水药和利尿药两大类，低温、激素等也用于围手术期脑水肿的防治。

（1）渗透性脱水药物：高渗性药物进入机体后一般不被机体代谢，又不易从毛细血管进入组织，可使血浆渗透压迅速提高。由于血脑屏障作用，药物在血液与脑组织内形成渗透压梯度，使脑组织的水分移向血浆，再经肾脏排出体外而产生脱水作用。另外，因血浆渗透压增高还能增加血容量，同时增加肾血流量，导致肾小球滤过率增加。因药物在肾小管中几乎不被重吸收，因而增加肾小管内渗透压，从而抑制水分及部分电解质的回收产生利尿作用，可减轻脑水肿，降低 ICP。常用药物有 20% 的甘露醇、山梨醇、甘油、高渗葡萄糖等。20% 甘露醇 0.5~1.0g/kg，于 30 分钟内滴完，每 4~6 小时可重复给药。

（2）利尿脱水药：此类药物通过抑制肾小管对氯和钠离子的再吸收产生利尿作用，导致血液浓缩，渗透压增高，从而间接地使脑组织脱水，ICP 降低。此类药物利尿作用较强，但脱水作用不及甘露醇，降 ICP 作用较弱，且易引起电解质紊乱，一般与渗透性脱水药同时使用，可增加脱水作用并减少渗透性脱水药的用量。常用药物有呋喃苯胺酸等。

（3）过度通气：过度通气造成呼吸性碱中毒，使脑血管收缩、脑血容量减少而降低ICP。ICP平稳后，应在6~12小时内缓慢停止过度换气，突然终止可引起血管扩张和ICP反跳性增高。过度通气的靶目标是使$PaCO_2$在30~35mmHg间波动。

（4）糖皮质激素：糖皮质激素亦有降低ICP的作用，对血管源性脑水肿疗效较好，但不应作为颅内高压治疗的常规用药。糖皮质激素降低ICP主要是通过减少血脑屏障的通透性、减少脑脊液生成、稳定溶酶体膜、抗氧自由基及钙通道阻滞等作用来实现。

二、幕上肿瘤手术的麻醉

1. 麻醉前评估　幕上肿瘤患者的麻醉前评估与其他患者相类似，需要特别注意进行神经系统的评估。根据患者的全身一般情况、神经系统功能状态、手术方式制定麻醉计划。

（1）术前神经功能评估：神经功能评估包括ICP的升高程度、颅内顺应性和自动调节能力的损害程度、在脑缺血和神经性损害发生之前ICP和CBF的稳态的自动调节能力，评估已经存在的永久性和可恢复的神经损害。术前详细了解患者病史、体格检查及相关的影像学检查，了解采用的手术体位、手术入路和手术计划，进行术前讨论。

①病史：头痛、恶心、呕吐、视觉模糊等颅内压升高表现；癫痫发作及意识障碍、偏瘫、感觉障碍等神经功能缺失表现等；脱水利尿药、类固醇类药、抗癫痫类药用药史。

②体格检查：包括意识水平、瞳孔、Glasgow昏迷评分、脑水肿、Cushing反应（高血压、心动过缓）等；脱水状态评估。

③影像学检查：包括肿瘤的大小和部位，如肿瘤位于功能区还是非功能区？是否靠近大血管？与重要神经的毗邻关系；颅内占位效应，如中线是否移位，脑室受压，小脑幕切迹疝，脑干周围有脑脊液的浸润，脑水肿等。

（2）制定麻醉方案：麻醉方案制定应考虑以下要点，①维持血流动力学的稳定，维持CPP。②避免增加ICP的技术和药物。③建立足够的血管通路，用于监测和必要时输入血管活性药物等。④必要的监测，颅外监测（心血管系统的监测）；颅内监测（局部和整体脑内环境的监测）。⑤创造清晰的手术视野，配合术中诱发电位等神经功能监测。⑥决定麻醉方式，根据肿瘤部位特点和手术要求，决定麻醉方法；语言功能区肿瘤必要时采用术中唤醒方法。

2. 麻醉前用药　垂体肾上腺轴或垂体甲状腺轴抑制的患者继续激素治疗，术前服用抗癫痫药、抗高血压药或其他心血管系统用药应持续至术前。麻醉前用药包括镇静药咪达唑仑、抗胆碱能药物，如阿托品或长托宁；H_2受体阻滞剂或质子泵抑制剂。

3. 开放血管通路　开放两条或两条以上外周血管通路。必要时进行中心静脉穿刺。中心静脉穿刺可选用股静脉或颈内静脉。注意体位对中心静脉回流的影响，保持静脉通路的通畅，避免脑静脉血液回流受阻继而升高ICP。

4. 麻醉诱导　麻醉诱导方案的选择以不增加ICP，保持血流动力学的稳定为前提（表7-5）。

表 7-5 推荐的麻醉诱导方案

1. 充分镇静，开放动静脉通路
2. 心电图，脉搏氧饱和度，无创血压监测，直接动脉压、呼气末 CO_2 监测
3. 预先充氧，随后给予芬太尼 1~2μg/kg（或阿芬太尼，芬太尼，瑞芬太尼）；2% 利多卡因 1.0~1.5mg/kg；丙泊酚 1.25~2.5mg/kg，或依托咪酯 0.4~0.6mg/kg；非去极化肌肉松弛药
4. 根据患者状态，适度追加 β 受体阻滞剂或降压药
5. 控制通气（$PaCO_2$ 维持于 35mmHg 左右）
6. 气管内插管
7. 上头架前，0.5% 罗哌卡因局部浸润麻醉，或追加镇痛药（单次静注芬太尼 1~3μg/kg 或苏芬太尼 0.1~0.2μg/kg，瑞芬太尼 0.25~0.5μg/kg）
8. 适当的头位，避免颈静脉受到压迫

上头架时疼痛刺激最强。充分镇痛、加深麻醉和局部麻醉浸润可有效抑制血流动力学的波动。固定好气管导管，以防意外脱管或因导管活动引起的气道损伤。保护双眼以防角膜损伤。轻度头高位以利于静脉回流；膝部屈曲以减轻对背部的牵拉。避免头颈侧过度的屈曲/牵拉（确保下颌与最近的骨性标志间距大于 2 横指）。过度牵拉头部易诱发四肢轻瘫、面部和口咽部严重水肿，导致术后拔管延迟。

5. 麻醉维持 麻醉维持的基本原则在于维持血流动力学稳定，维持 CPP，避免升高 ICP；通过降低 $CMRO_2$、CBF 来降低脑部张力；麻醉方案确保患者安全的同时，可进行神经功能监测（表 7-6）。

表 7-6 推荐的麻醉维持方案

无电生理功能监测	电生理功能监测
丙泊酚或七氟醚 1.5%~2.5%，或异氟醚 1%~2%	丙泊酚
镇痛药：芬太尼，或阿芬太尼，苏芬太尼，瑞芬太尼	镇痛药：瑞芬太尼 0.2~0.3μg/（kg·min）
间断给予非去极化肌肉松弛药	不给予肌肉松弛药
体位：头高位，颈静脉回流通畅	
维持足够的血容量	

（1）吸入全身麻醉：适用于不伴有脑缺血，颅内顺应性下降或脑水肿患者；早期轻度过度通气；吸入麻醉药浓度<1.5MAC；避免与 N_2O 合用。在术中进行电生理功能监测时，吸入麻醉药的浓度应<0.5MAC 时，对皮层体感诱发电位影响小。

（2）全凭静脉麻醉：全凭静脉麻醉可控性强，维护 CBF-$CMRO_2$ 偶联，降低 CBF、ICP，减轻脑水肿，适用于颅内顺应性下降、ICP 升高、脑水肿以及术中进行电生理监测患者。常用药物选择以丙泊酚、瑞芬太尼、苏芬太尼为主。

6. 液体治疗和血液保护 液体治疗目标在于维持正常的血容量、血管张力、血糖，维持血细胞比容约 30%，轻度高渗（术毕<320mOsm/L）。避免输注含糖的溶液，可选择乳酸林格液（低渗）或 6% 羟乙基淀粉。预计大量出血的患者进行血液回收，对切除的肿瘤为良性的患者可以将回收的血液清洗回输给患者。根据出血量、速度及血红蛋白水平及凝血功能决定异体红细胞和异体血浆的输注，维持凝血功能和血细胞比容。

7. 麻醉苏醒 麻醉苏醒期维持颅内或颅外稳态，避免诱发脑出血和影响 ICP、CBF 的因

素，如咳嗽，气管内吸引，呼吸机对抗，高血压等。苏醒期患者应表现安静，合作，能服从指令。根据回顾性研究证实，影响术后并发症的主要因素包括：肿瘤严重程度评分（肿瘤位置、大小、中线移位程度）、术中失血量及输液量、手术时间>7 小时和术后呼吸机机械通气。因此，呼吸恢复和术中维持情况对麻醉苏醒期尤为重要。

术前意识状态良好，心血管系统稳定，体温正常，氧合良好，手术范围不大，无重要脑组织的损伤，不涉及后组脑神经（Ⅸ～Ⅻ）的后颅窝手术，无大的动静脉畸形未切除（避免术后恶性水肿）的情况下，可以早期苏醒。

在持续使用超短效镇痛药（如瑞芬太尼）或吸入麻醉药时，停药前注意镇痛药的衔接。在术毕前追加长效镇痛药，芬太尼或苏芬太尼，或者曲马朵，待患者呼吸及反射恢复后拔出气管导管。

神经外科手术的术后镇痛对于避免患者躁动、减轻痛苦有着重要的意义，可以选择多模式镇痛的方式。在头皮神经阻滞及局部切口浸润麻醉的基础上，以阿片类药物为主，根据患者一般状态和不同手术入路可采用不同的配方。应注意药物用量以避免影响患者的意识水平和神经功能评估。

（丁　明）

第四节　脑血管疾病的麻醉

脑血管病是一类病死率高、后遗症多、严重危害人民健康的常见病，是造成人类死亡的三大疾病之一，在美国为人口死亡的第三位，日本居第二位，中国为人口死亡的第一位。发病年龄多为中年之后，通常分为出血性和缺血性两大类，前者主要是高血压性脑出血、颅内动脉瘤和脑动脉畸形，后者则主要指脑血栓形成和脑栓塞。

脑血管病外科治疗的原则是：凡因出血形成血肿引起脑受压者，应紧急清除血肿进行止血；如因动脉瘤及动脉畸形破裂出血，则应予以切除畸形血管或夹闭动脉瘤，以免再次出血危及生命。缺血性疾患可根据具体情况行颈动脉内膜切除术、颅外-颅内动脉吻合术。

一、动脉粥样硬化性脑出血

（一）临床特点

1. 发病概况　高血压动脉硬化是脑出血最常见的病因，男性发病率稍高，多见于 50～60 岁的患者。但年轻的高血压患者也可发病。出血好发于壳核、丘脑、脑桥和小脑等部位，其中以壳核最多，占 40% 左右。若出血多，可积聚成较大血肿或破入脑室或侵入脑干，后果严重，病死率很高。

2. 临床表现　剧烈活动或情绪激动常为发病的诱因，起病急剧，突然剧烈头痛、呕吐、偶有癫痫发作。常有不同程度的意识障碍，如破入脑室的大量出血或侵入脑干的出血，很快即进入深昏迷，四肢瘫痪，眼球固定，针尖样瞳孔，高热，病情迅速恶化，几小时内死亡。临床诊断除上述症状外，脑 CT 可很快定位。

（二）手术与麻醉

1. 手术适应证　手术的目的在于清除血肿、降低颅内压和止血。因此，适应证的选择很严格。凡出血不多、病情不重者则不需手术。起病急剧，深昏迷者，手术无价值。只有起病时意识障碍不重，经内科治疗后有加重的趋势，年纪较轻，无严重心、肺、肾病变者应力争尽快手术。

2. 麻醉管理 如意识障碍不严重，患者尚能合作者，可考虑局部麻醉加神经安定镇痛麻醉，这对正在出血的病情有所帮助，不至于由于全身麻醉诱导及术中呛咳屏气而加重出血。但是多数患者入院后不能合作，于 CT 造影过程中即需给予一定的镇静药，故全身麻醉仍为常用的麻醉方法。麻醉过程中必须注意以下几个问题。

（1）急诊入院手术，麻醉前准备不充分，过去病史往往不能全面了解。应着重了解主要脏器的功能及服药史，如时间及病情允许，应立即查心、肺功能。对 45 岁以上的患者要急查心电图。

（2）多数病员有高血压病史，并长期服用 α、β 受体阻滞药。麻醉诱导应慎重用药，为了减少药物对心血管功能的抑制，减少喉镜刺激引起的颅内压（ICP）升高和心血管反应。宜选用快速静脉诱导。术前如血压过高可先适当降压后再行气管插管。麻醉药应以芬太尼、冬眠合剂、硫喷妥钠及肌松药为主，对术前已昏迷且饱食的患者，以保留自主呼吸状态下行气管内插管，静脉复合麻醉为首选。

（3）术中尽量避免血压波动过剧，特别对有高血压的病例，更应竭力避免，以免加重心脏负担。对既往曾有过中枢性损害的患者，在颅压较高的情况下，应防止血压下降过剧，使颅内灌注压降低，影响脑的自身调节功能。

（4）对病情较重的患者，术中应做有创血压、体温及呼吸监测。控制血压下降不应低于麻醉前水平的 30%。过去多用氯丙嗪等药物配合体位调整，一般均可达到所要求的水平。另外，氯丙嗪对控制中枢性高热，减少机体的应激反应，降低脑水肿也有一定的作用。原则上不采用神经节阻滞药及血管平滑肌扩张药，尤其是对高血压动脉硬化的患者。对高热的患者除应用冬眠合剂外，还需要同时配合应用物理性降温。如麻醉前已有高热，宜采用快速气管内插管，肌松药宜选用非去极化类，以免因肌颤而加重高热。降温应在维持较深全身麻醉下进行，以免出现寒战反应。平均体温每下降 1℃，ICP 一般可下降 20mmHg。目前，亚低温要求体温下降至 34℃（鼻温）以下，特别是头部降温，同时术后应配合冬眠药物效果较满意。

二、颅内血管畸形

（一）病理特点与临床特征

1. 病理特点 颅内血管畸形是指脑血管发育障碍引起的脑局部血管数量和结构异常，并对正常的脑血流产生影响。

（1）动静脉畸形。

（2）海绵状血管瘤。

（3）毛细血管扩张。

（4）静脉畸形。

2. 发病部位 幕上远比幕下多，约为 9：1。按脑的解剖部位分，顶、额叶最多；颞叶及枕叶次之；丘脑、脑干及脑室系统均可发生。其供应动脉以大脑中动脉分布区为最多，约50%，其次为大脑前动脉分布区。

3. 发病年龄与性别　好发年龄在 20~30 岁之间，绝大部分在 40 岁以前发病，男：女比例约为 2：1。

4. 术前情况　AVM 可与袋形脑动脉瘤同时存在，主要危险是出血，系病变中的小血管破裂所致，其他症状有抽搐、癫痫、脑实质出血伴脑萎缩、头痛、智力减退、面瘫、共济失调等，婴儿的巨大脑血管畸形可引起心脏扩大及心力衰竭。手术治疗不仅能杜绝往后的再出血，并能阻止脑盗血，从而改善脑组织血供。重要功能中枢的 AVM 不宜手术者，可用血管内栓塞术，超选择导管及 IBC 塑胶注入治疗。

（二）手术与麻醉

1. 手术方法　手术种类甚多，如结扎表浅供应动脉：局部去骨瓣减压+深部放射+颈动脉结扎术，结扎主要供应动脉；人工栓塞法及血管畸形切除法。目前最为理想的方法即血管畸形切除术。近年来，由于手术显微镜在神经外科领域的应用，使手术能尽可能少地损伤正常脑组织和脑血管。大大提高了手术的治愈率。

2. 麻醉　麻醉方法及术中注意事项如下。

（1）麻醉方法及一般原则均同于颅内动脉瘤手术。但是，其需要比较广泛的手术剥离操作和较长时间的中度控制性降压。因此，严密监测血流动力学、血气、酸碱平衡等至关重要。术中如遇突然大出血，应慎重地应用硝普钠或静滴 ATP（0.1%），在心电图监测下使患者尽可能短时间内处于较低血压状态，以利术者进行止血。同时应及时补充血容量。目前较多使用吸入异氟烷降压。对年老、体弱、心功能差的患者可以用硝酸甘油降压，速率为 0.02~0.04mg/（kg·h）。尼莫地平对脑血管有选择性扩张作用，对心肌抑制轻，用药后心排血量反而增加，停药后无反跳现象，对预防手术后心脑血管痉挛尤其有效，在脑血管手术中已被列为首选。

（2）因动静脉瘘血流短路而形成的静脉动脉化和动脉静脉化改变，心脏为了将血液输送到周围器官，必须通过阻力增加的小血管，同时在血管瘤和瘘的部位潴留了很多动脉血，不能很好地加以利用。因此会引起心脏肥大、脉率增加、循环时间缩短、血液量增多，并使血管畸形处的脑组织缺氧。有 14%~30% 的患者会出现智力障碍。所以，术中必须注意充分给氧，维持脑组织较好的灌注压，降低颅内压，以减少颅内盗血现象。

三、大脑半球手术的特点

手术麻醉时应考虑的问题有：颅内压升高、病变部位顺应性下降；长期卧床营养状况的下降；若长期应用脱水药会有电解质失衡等。对这些患者施行手术及麻醉前，除要全面考虑麻醉药物本身的药理及生理效应外，还应熟知手术的刺激及各种药物对颅内压、脑灌注压、脑血流、脑代谢率、血脑屏障、脑苏醒的影响以及药物对脑缺氧、脑水肿的相关影响。术中应满意控制血压、进行神经生理监测，这对确保患者的安全起着重要作用。

大脑半球占位病变，特别是右侧占位时，患者可能有患病数年而不出现临床症状的情况，肿瘤以神经胶质瘤、脑膜瘤多见，余为转移癌、结核瘤等。随着占位病变的增长，可逐渐出现颅内压升高症状，伴视力、嗅觉障碍以及偏瘫、失语等。由于卧床活动量少，体弱、厌食加上反复使用脱水药常伴有电解质紊乱。特别是脑深部肿瘤患者，术前多有颅内压升高，需要在术前使用脱水药，以利手术的进行。如系额叶接近眶面的手术，牵拉额叶暴露术野时，若伤及额叶视丘索，可影响自主神经系统功能，血压、脉搏、呼吸可能有改变。如颞叶部位的手术，颅内压增加时会发生海马沟回疝，中脑功能受影响可出现高热和呼吸紊乱。当涉及颅中窝底部，牵拉脑膜中动脉与棘孔神经的脑膜，可出现血压上升、呼吸增快，甚至出现心律失常。这些对麻醉的实施有一定的影响，麻醉者必须对上述临床表现进行正确判断，并作出相应措施，以策安全。

四、麻醉处理

（一）麻醉要求

麻醉应以镇痛镇静为主，并应监测生命体征，注意患者体位的合理与舒适，同时要随时依据病情及手术需要进行输血补液。

1. 呼吸管理　颅脑手术过程中，保持呼吸道通畅极为重要，呼吸道阻塞和通气不足所致 CO_2 蓄积和缺氧是产生脑水肿和颅内压升高的常见原因。呼吸道阻塞亦可引起呼吸用力和胸腹内压增加。因此，麻醉时必须保证呼吸道通畅及通气充足，切忌发生呛咳、屏气、呕吐等干扰呼吸和增加胸腹内压的因素。全身麻醉时一般须行气管插管。对昏迷患者，采用气管插管有利于清除呼吸道分泌物、还可以充分供氧和防止呕吐物误入气管；一旦出现呼吸抑制便于进行辅助呼吸。

2. 体位安置　不同部位的颅脑病变需要不同的手术体位，无论采用何种体位，都要注意避免影响呼吸和循环功能，头部均应稍抬高，防止颈部受压或扭曲，以利于静脉血回流，减轻脑水肿和手术出血。俯卧位时应避免因胸腹受压影响通气量，导致脑部充血及水肿。坐位手术时，双下肢应缠弹性绷带，以免血液淤滞于下肢，回心血量减少，造成体位性低血压。

3. 输血输液　颅脑手术患者术前大多使用脱水利尿药，再加上术中失血、失液，极易导致有效循环血容量不足，较大手术时应常规开放两条静脉，并连续监测 MAP、CVP 及尿量，以指导维持循环稳定。对体质较好的患者，可采用欠量输血补液，尿量保持在 30mL/h 即可。颅脑手术时应以乳酸林格液配胶体液为宜，忌用葡萄糖液，以免葡萄糖透过血脑屏障增高颅内压，特别当脑缺血后，高血糖会使患者预后更差，即使血糖轻度增加也是有害的。故围术期不用含糖溶液，以期使血糖维持在正常水平。

4. 控制性低温与降压　严格掌握低温麻醉和控制性降压的适应证，对某些颅脑手术确有其特殊优点，如低温下脑血流量减少，脑耗氧量下降，脑体积缩小，为手术创造有利条件。但如实施不当可发生寒战反应，反而使耗氧量和颅内压增高。降温过低又可造成严重循环障碍，故仅适用于需暂时阻断血流的手术。目前提出，>32℃亚低温有脑功能保护作用，但其确切的临床效果仍需进一步观察。对于颅内高压患者，单纯为了降低 ICP 和减少手术出血而不适宜选用控制性降压麻醉，故仅适应于血管丰富的肿瘤（脑膜瘤）和脑动静脉畸形的切除术及颅内动脉瘤的直接手术。

（二）麻醉方法与实施

1. 局部麻醉　术前 30 分钟肌内注射苯巴比妥钠 0.1～0.2g，阿托品 0.3～0.5mg。常用局部麻醉药是 0.5% 普鲁卡因。为了减少头皮出血、延长麻醉作用时间、防止药物吸收过快产生中毒反应，每150～250mL药液内可加用 0.1% 肾上腺素 0.5mL。先在皮瓣四角做皮丘，再用长针头由皮丘刺入，对做切口的皮内、皮下神经末梢进行逐层浸润。为了减少出血和便于分离，再沿帽状腱膜下浸润，至整个皮瓣呈隆起状。

注意事项：①麻醉前认真核对药名、浓度，注药前应回抽，以防错用药及误入血管引起中毒。②肾上腺素有兴奋心肌作用，对心脏病患者、高血压患者应减量或不用。③小儿宜先作基础麻醉再行局部麻醉。④昏迷患者做局部麻醉前宜确保呼吸通畅后再进行，为防止分泌物和呕吐物误吸及便于呼吸管理，最好行气管内插管。

2. 局部麻醉加神经安定镇痛术　氟哌利多和芬太尼按 50 ：1 配成合剂，为神经安定镇痛合剂（NLA），主要对皮质下中枢、边缘系统、锥体系统及下丘脑有抑制作用，具有很强的镇静作用，对外界刺激只表现出淡漠，但意识存在，处于觉醒状态。能降低脑血流量及脑耗氧量。配伍局部麻醉药适用于大脑半球颅内血肿的钻孔引流术、成人凹陷骨折复位术或头皮清创术等短小手术。

3. 全身麻醉　大脑半球各部位的肿瘤切除术，不论采取何种切口入路，均应选择气管内插管，全身麻醉。

（1）麻醉前用药：一般于麻醉前 30 分钟肌内注射苯巴比妥钠 0.1~0.2g，阿托品 0.3~0.5mg。

（2）麻醉实施：早期的方法是在冬眠药或依诺伐及地西泮静脉诱导下，以硫喷妥钠、氯琥珀胆碱快速诱导丁卡因喷雾咽喉部，完成气管内插管，维持麻醉可用，①1%普鲁卡因持续静脉滴注。②γ-羟丁酸钠、丙泊酚等间断静脉应用，而后以肌松药维持机械控制呼吸。

目前可采用对心血管抑制较轻的依诺伐和依托咪酯或咪达唑仑加肌松药诱导插管，然后吸入低浓度异氟烷或七氟烷，并经微量泵持续输注丙泊酚维持麻醉。

（3）注意事项：①气管导管性能要好，固定要牢，防止导管扭曲及术中滑脱。②麻醉深度维持适当，三期Ⅰ级，无呛咳屏气等不良反应。③加强呼吸道管理，无论是辅助呼吸或控制呼吸，均应注意避免增加呼吸阻力，以免影响 CO_2 排出和增加胸膜腔内压，从而导致颅内压升高。④有颅压增高者，在切开硬脑膜前应采取滴注脱水药、脑室穿刺引流脑脊液等降颅压措施。⑤术毕如自主呼吸、吞咽、咳嗽反射恢复正常，其他生命体征平稳，可考虑拔除导管，否则应带气管导管回 ICU 病房。若估计昏迷时间较长者应考虑气管切开术。

（三）术中麻醉的主要问题

1. 颅内高压　大脑深部肿瘤，如颅前窝底第三脑室后部肿瘤，解剖位置深，周围结构为重要传导系统及生命中枢，手术又不易于完整切除，处理不妥死亡率增高，颅内高压症状在早期出现，晚期可出现嗜睡和昏迷，故麻醉诱导后应立即静脉注射 20% 甘露醇 1g/kg，以利于手术进行。术中一旦出现血压下降，呼吸不均匀或暂停时，应提醒术者及早停止操作，否则会出现严重的下丘脑功能紊乱，导致高热、昏迷或死亡。术中应监测体温，以及早发现体温改变，必要时予以降温，应用激素、氯丙嗪等药物，对中枢的保护比较理想。

2. 出血多的手术　脑膜瘤多沿大静脉窦发展，血运丰富极易术中出血。一般可在分离肿瘤前行控制性降压，麻醉力求平稳，无缺氧及 CO_2 潴留。降压程度以手术区血管张力已有降低和出血速度减慢为准。若降压不当或持续将动脉压降至 60mmHg 以下，脑血流量低于 20mL/（min·100g）时，脑灌注量下降，以致不能满足脑代谢需要，尤其当伴有 CO_2 潴留和酸中毒时，脑毛细血管通透性明显增加，可出现脑血管扩张、颅内压增高及脑水肿。术中如出现低血压、心动过速、对降压药或吸入麻醉药异常敏感，或停用降压药后血压不能回升，往往提示血容量不足，应及时纠正。

3. 急性脑膨出　术中脑组织的连续挤压或患者体位不当、气道不畅、缺氧及 CO_2 潴留，输液过多，麻醉药物（含肌松药）的不良反应或瘤内出血等均可造成脑水肿、脑肿胀、ICP 突然增加而出现急性脑膨出，使手术困难，麻醉也不易加深，此时应针对具体变化查明原因，果断处理，血气分析及 CO_2 监测仪对查明原因有重要意义。控制急性脑膨出的措施包括：①调整体位，以利静脉回流。②监测 $PaCO_2$、PaO_2，纠正缺 O_2 或 CO_2 潴留。③改变麻醉药物，可将 N_2O、恩氟烷、异氟烷改为阿片类静脉麻醉。④使用硫喷妥钠。⑤使用非去极化肌松药。⑥适量应用利尿药。⑦使用类固醇药物。⑧采取有效措施恢复脑顺应性，维持好血脑屏障功能。⑨必要时行 CSF 引流。

（丁　　明）

第五节　重症肌无力患者的麻醉

一、重症肌无力的病理生理与分型

重症肌无力（MG）是神经肌肉接头处乙酰胆碱（ACh）传导障碍引起的一种慢性、自身免疫性疾病。主要表现为某些横纹肌异常容易疲劳。多侵犯眼肌、咀嚼肌、咽肌、呼吸肌和骨骼肌等。运动时无力加重，经休息或用抗胆碱酯酶类药物后减轻或恢复。具有缓解、复发、恶化的临床特征。本病可发生于任何年龄，但多见于儿童和青少年。发病率为（2~10）/10 万，迄今尚无理想的根治方法。

根据肌无力的分布部位及种类分型以下：

1. 眼型　较多见，儿童为多，主要表现为一侧或两侧眼睑下垂，眼外肌麻痹。此型常可缓解，预后较好。

2. 延髓型　以延髓所支配的肌群受损为主，表现为吞咽困难、咀嚼无力，发音不清等。此型病情较重。

3. 全身型　全身肌肉包括肢体及躯干肌肉均可波及。此型较为严重，常因呼吸肌麻痹以致死亡。

4. 几种特殊类型

（1）新生儿一时性重症肌无力：患重症肌无力的母亲所生的新生儿中，有 10%~20% 出现一时性重症肌无力，新生儿肌无力症状的轻重与其母亲病程长短、严重程度以及在妊娠期的治疗情况无关系。一般出生时或出生后几小时内即出现肌无力症状，主要表现哭声低弱，全身肌无力、四肢主动运动少，Moro 氏反射从深反射减弱或消失。而眼外肌麻痹及眼睑下垂少见，约占 15%。

诊断本病可应用依酚氯铵 0.5~1mg 或新斯的明 0.1~0.2mg 皮下或肌内注射，肌无力症状立即好转，可确定诊断。

（2）新生儿持续性重症肌无力或称先天性重症肌无力：本病患儿的母亲并无重症肌无力，但有家族性发病倾向，患儿的兄弟姊妹可同样患病，在出生后稍晚即发病。主要表现眼外肌不完全性永久性麻痹，面肌无力及上眼睑下垂也可明显。有的在出生后 1 周内哭声低弱、吸吮困难等，全身性肌无力轻微。此型患儿有时由于症状较轻而延误了诊断。本病病程较长。抗胆碱酯酶药物疗效差，特别是对眼肌麻痹，未见有完全缓解者。

（3）重症肌无力危象：重症肌无力危象是延髓所支配的肌肉和呼吸肌无力突然加重，出现呼吸麻痹，不能维持正常换氧功能，如不及时抢救，即可危及患者生命。危象是重症肌无力死亡的常见原因，根据 Blaugrund 等报道 625 例重症肌无力患者中发生一次或多次危象者有 99 例（占 15.8%）。但也有极少数患者起病急骤，在数天至数周内即发生为危象状态。发生危象因素：①未经抗胆碱酯酶药物治疗或用药不足，或对药物产生耐药性。②感染（特别是肺部感染）、外伤、手术、疲劳、月经来潮、精神紧张或突然停药。③抗胆碱酯酶药物过量，致使乙酰胆碱蓄积过多，发生持久性去极化发作，终板不能再接受刺激（称去极化型阻滞）。

二、重症肌无力病情评估

（一）临床表现

起病隐袭，主要症状是某些横纹肌在活动后异常疲劳。在疾病初期，经休息后肌力可有不同程度的恢复，因此患者通常在晨间起时情况较好，至下午及傍晚则趋明显。部分患者在日光照射后肌无力也可加重。受累肌肉的分布在各个患者并不相同，即在同一患者也常随病程而有变异。眼外肌无力见于 90% 以上，占首位，以下依次为延髓支配肌、颈肌、肩胛带及躯干骨骼肌，严重时呼吸肌受累。

（二）辅助检查

血清免疫球蛋白测定可有 2/3 患者 IgG 增高；少数可有抗核抗体阳性；多数患者血清中抗 AChR 抗体阳性；C_3 补体增高；抗 nAChR 抗体增高，其效价基本与病情严重程度一致；重症肌无力并发胸腺瘤的患者血清中骨骼肌柠檬酸提取物抗体（CAE-ab）增高，横纹肌抗体（ASA）阳性。肌电图检查的特征性改变为运动神经诱发的肌肉动作电位幅度很快降低。单纤维肌电图可见兴奋传递延缓或阻断。

（三）诊断

根据受累肌群的极易疲劳性；病情波动，朝轻夕重，神经系统检查无异常发现者，诊断并不困难。有可疑患者可做以下试验和检查：

1. 疲劳试验　让患者作受累肌肉的重复或持续收缩（如重复闭眼、睁眼、咀嚼、举臂、握拳或双眼瞪视医生手指，两臂平举等）数十次或数十秒后即可出现暂时性所检肌肉的瘫痪。

2. 药物试验　肌内注射新斯的明 0.5~1mg 后观察 30~60 分钟内受累肌肉的肌力变化，有明显进步者当可明确诊断。为减轻新斯的明的毒蕈碱样的作用．可同时肌内注射阿托品 0.5mg。

3. 电刺激试验　用感应电流反复刺激受累肌群。如见肌肉收缩反应逐渐减弱以至消失，即为肌无力反应（JOLLY 反应）。

4. 肌电图检查　若仍不能确定者可作肌电图重复刺激和单纤维肌电图以明确之。

三、麻醉处理要点

（一）麻醉前准备

充分的术前准备是降低 MG 患者术后并发症和死亡率的重要环节。

1. 了解肌无力的程度及其对药物治疗的反应　合理调整抗胆碱酯酶药物的剂量，其原则为以最小有效量的抗胆碱酯酶药维持足够的通气量和咳嗽、吞咽能力。如果停药 1~3 天而症状不明显加重则更好。如果停药后病情加重，应迅速给予抗胆碱酯酶药，观察对药物的反应性，这对判断术中和术后用药有很大的价值。

2. 完善术前检查　胸部 CT 或 MRI、纵隔气体造影能明确有无胸腺肿瘤及其范围和性质；ECG 及 MCG 能了解心脏功能及肌力情况；免疫学如免疫球蛋白 IgA、IgG、IgM 检查能确定抗体蛋白的类型；血清 AChR-Ab 效价测定及血清磷酸激酶（CPK）测定能明确病源及肌肉代谢情况；测定肺通气及 X 线胸片等有助于了解肺功能。肺功能明显低下、咳嗽、吞咽能力不良者宜延缓手术。

3. 支持治疗　MG 患者术前应有足够的休息及适当的营养，以增强体质，加强抗病菌能力；对吞咽困难或发呛者宜鼻饲，防止发生吸入性肺炎。

4. 麻醉前用药　以小剂量、能镇静而又不抑制呼吸为原则。病情较轻者可适用苯巴比妥或安定类药物；病情重者镇静药宜减量或不用。吗啡和抗胆碱酯酶药物间有协同作用，不宜使用。为抑制呼吸道分泌及预防抗胆碱酯酶药不良反应应常规用阿托品或东莨菪碱，但剂量宜小，以免过量造成呼吸道分泌物黏稠或掩盖胆碱能危象的表现。

（二）麻醉选择与管理

对于麻醉医师来说，重要的问题是肌松药的使用和拮抗。因为对于多数重症肌无力患者在治疗过程中需要调整抗胆碱酯酶药物的剂量以最大限度恢复肌力，而手术期间因改变了治疗进程，就需要重新制定药物剂量。为此，一些研究者指出，术前 6 小时暂停使用所有抗胆碱酯酶药物，并在术后非常小心地恢复药物治疗，因为此时患者对此类药物的敏感性可能已经改变。此外还有个问题也值得关注，对行肠吻合术的患者应用抗胆碱酯酶药物可能增加吻合口瘘的发生率。可采用小剂量氯琥珀胆碱行气管内插管；小剂量非去极化肌松药可用于达到术中局部麻醉药和挥发性麻醉药不能达到的肌松。通常术后至少要求 24~48 小时的控制呼吸。特别是对于重症肌无力病史长于 6 年，有慢性阻塞性肺疾病，每日溴吡斯的明用量 750mg 并伴有显著的肌无力，以及肺活量小于 40mL/kg 的患者，术后控制通气尤其重要。

此类患者对去极化和非去极化肌松药物的反应不可预测，主要决定于病程的长短。对于去极化肌松药物初呈抵抗性，随后又是双相阻滞，通常见于使用较大剂量（1mg/kg）的氯琥珀酰胆碱。对此药的反应性还与使用抗胆碱酯酶药物治疗有关，它使肌松的作用时间延长。而患者对非去极化肌松药物十分敏感，有报道仅 2mg 筒箭毒就可达到临床肌松。由于此类患者对肌松药的反应性变异很大，在用肌松药时须持续进行肌松监测，也有的患者在术前漏诊，术后会发生肌松作用延迟恢复，对于发生肌松延迟恢复者，要警惕此病。小剂量的阿曲库铵和维库溴铵可控性较好，同时无须较深的吸入麻醉，有人报道仅吸入氟烷和异氟烷就可产生四联颤搐衰减。

麻醉选择以尽可能不影响神经肌传导及呼吸功能为原则。对于非开胸手术，可采用局部麻醉或椎管内麻醉。胸腺手术一般取胸骨正中切口，有损伤胸膜的可能，为确保安全以选用气管插管全身麻醉为妥。尽量采用保留呼吸气管内插管，可在小剂量镇痛、镇静药配合表面麻醉下完成；对过度紧张、手术时间较长的患者可采用静脉硫喷妥钠或丙泊酚+肌松药快速诱导插管，但肌松药在 NMJ 功能监测下使用较好。

MG 患者的血浆及肝脏胆碱酯酶量仍属正常，故普鲁卡因静脉麻醉并无禁忌，但可能因分解变慢有发生蓄积中毒的倾向，应避免高浓度、大剂量。氧化亚氮、硫喷妥钠、丙泊酚、氯胺酮对神经肌传导的影响很轻，可酌情复合应用。MG 患者通常对非去极化肌松药敏感，有报道是正常人的 20 倍，只需要通用剂量的 1/5～1/4 即满足肌松要求，并以短效药物为安全。MG 对去极化肌松药表现为耐药或早期 II 相阻滞。若选用氯琥珀胆碱，应注意脱敏感阻滞而引起的延迟性呼吸抑制。所以，对 MG 患者最好不用肌松药。吸入麻醉药的神经肌接头阻滞强度依次为异氟烷＞七氟烷＞恩氟烷＞地氟烷＞氟烷＞氧化亚氮，高浓度吸入可加重肌无力的程度，若与静脉麻醉复合应用，浓度可明显降低。麻醉性镇痛药都有呼吸抑制作用，应其用。一些抗生素（如链霉素、新霉素、庆大霉素、肠黏菌素等）可阻碍乙酰胆碱释放，有神经肌接头阻滞作用，可加重肌无力，应注意。有些抗心律失常药物（如奎尼丁、普鲁卡因胺等）可抑制肌纤维的兴奋传导，减少节后神经末梢释放乙酰胆碱，如果再用肌松药，肌无力症状可趋恶化。降压药胍乙啶、六羟季胺和单胺氧化酶抑制药均可增强非去极化肌松药的作用，故慎用。利尿药呋塞米促使血钾降低，可加重肌无力。此外，低钠、低钙和高镁也可干扰乙酰胆碱的释放。

胸腺切除术中，呼吸管理至关重要，必须常规施行辅助呼吸或控制呼吸以保证足够的通气量，但要避免过度通气；术中有可能损伤胸膜，应予警惕。胸腺摘除术后并发症包括呼吸功能异常、出血和气胸。术毕后在 NMJ 功能监测下给予新斯的明和阿托品拮抗肌松作用。拔除气管导管必须具备下列指征：自主呼吸频率及潮气量的恢复正常，神志完全清醒，咳嗽、吞咽反射活跃。鉴于术后需继续使用抗胆碱酯酶药物治疗，有可能呼吸道分泌物增多，对于 MG 病史长、术前既有呼吸功能不全、服用抗胆碱酯酶药物剂量较大的患者，术后宜保留气管导管，以便于随时清理气管内分泌物、充分供氧和呼吸机辅助通气，但应严格无菌操作，以防肺部继发感染。当出现导管耐受有困难时，可使用镇静药，但剂量应视通气量及是否需要施行机械通气而定。

硬膜外阻滞会加重重症肌无力的症状，是因为局部麻醉药抑制乙酰胆碱的突触前释放，或是由于局部麻醉药物对病变肌肉具有毒性，因此须减小局部麻醉药的剂量。

重症产妇的新生儿会发生产后数天的呼吸抑制，须呼吸机支持，直到母亲在其机体内的抗体消失为止。

使用 D-青霉胺治疗类风湿关节炎的患者，常发生重症肌无力，因此药可刺激产生数种自身抗体，包括抗乙酰胆碱受体抗体，对此类患者用肌松药须谨慎。

四、术后处理

术后处理的重点在排痰及呼吸支持，应持续监测呼吸功能，间断行血气分析。呼吸功能异常时应首先查明原因，针对不同变化妥善处理，防止肌无力或胆碱能危象。术后机械通气支持对于病程＞6 年者，或伴有肺疾患、肺活量＜2.9L 或日服溴吡斯的明＞750mg 者是必要的。

（丁　明）

第六节　垂体腺瘤手术的麻醉

垂体腺瘤是常见的颅内肿瘤之一，约占颅内肿瘤的 8%～15%，发病率仅次于胶质瘤和脑膜瘤，占颅内肿瘤的第三位。男女比例约为 1 ： 2，成年人多发，青春期前发病者罕见。垂体腺瘤按照分泌激素类型可分为高功能腺瘤和无功能腺瘤，高功能腺瘤又包括生长素腺瘤、泌乳素腺瘤、皮质激素腺瘤、生殖腺瘤、甲状腺素腺瘤。有相当部分的垂体腺瘤分泌两种或两种以上的激素，有报道 68% 的生长素腺瘤同时分泌生长激素和泌乳素，仅 32% 只分泌生长激素；而 97% 的泌乳素型垂体腺瘤只单纯分泌泌乳素，不复合分泌其他激素。通常认为垂体腺瘤是良性颅内占位性病变，易复发，但垂体瘤也有恶性，如垂体后叶细胞瘤，非常少见。

一、垂体腺瘤的发病机制

垂体腺瘤的发病机制有两种假说：下丘脑假说和垂体假说。前者认为，垂体腺瘤是控制垂体前叶功能的下丘脑功能紊乱或正常生理调节机制缺失所致；后者则认为是垂体自身细胞发生改变的结果。

目前认为，垂体腺瘤发展可以分为两个阶段：首先垂体细胞发生突变，然后在内外因素作用下突变的细胞异常增殖，发展成垂体腺瘤。可以用单克隆细胞异常增殖来解释。目前还未找到垂体腺瘤真正的发病机制。

二、垂体腺瘤的临床表现（表 7-7）

表 7-7 垂体瘤分型及临床表现

垂体腺瘤分型	分泌激素	临床表现
生长素腺瘤	GH 和 PRL	巨人症，肢端肥大症
泌乳素腺瘤	PRL	男：阳痿，性腺功能下降
		女：溢乳-闭经-不孕
皮质激素腺瘤	ACTH	Cushing 综合征
	αMSH	Nelson 综合征
生殖腺瘤	FSH/LH	性腺功能减退
甲状腺素腺瘤	TSH	（中枢性）甲状腺功能亢进

在垂体腺瘤早期，往往因为肿瘤较小，临床上没有任何颅内占位症状，仅出现内分泌改变症状，常被患者忽视。随着瘤体的增大，内分泌改变症状凸显，主要表现：①垂体本身受压症群，造成其他垂体促激素的减少和相应周围靶腺体的萎缩，表现为生殖功能低下，和（或）继发性甲状腺功能低下、和（或）继发性肾上腺皮质功能低下等。②垂体周围组织受压症群，主要压迫视交叉，此类患者可能存在颅内高压。表现为视力减退、视野缺损和眼底改变等，还可因肿瘤生长到鞍外，压迫颈内动脉、Willis 动脉环等组织产生血管神经性头痛。③垂体前叶功能亢进综合征，以高泌乳素血症、肢端肥大症和皮质醇增多症多见。

在垂体腺瘤的大小诊断标准中，Hardy（1969）提出直径 10mm 以下者为微腺瘤，10mm 以上者为大腺瘤。Grote（1982）提出肿瘤直径超过 40mm 者为巨大腺瘤。相当比例的垂体腺瘤都表现为一种或几种激素异常分泌增多。

三、垂体腺瘤常见类型的麻醉管理

垂体腺瘤患者的临床症状表现多样，尽管内分泌紊乱所致的独一无二的表现很容易被发现，如库欣病和肢端肥大症，但理想的麻醉管理需要充分理解每一位患者的内分泌及复杂的病理生理。所有患者都需要慎重的术前评估，有很多种可行的麻醉方案供选择，但麻醉药物的最终选择应该是个体化的。

1. 泌乳素型垂体腺瘤　此型腺瘤是最常见的垂体腺瘤，占所有垂体腺瘤的 50% 以上。高泌乳素血症是最常见的下丘脑，垂体紊乱表现。泌乳素型垂体腺瘤的 65% 为小泌乳素瘤，发生于女性，其余 35% 腺瘤男女均可发生。除鞍区神经占位压迫症状外，男性表现为性功能减退，女性表现为"溢乳-闭经-不孕"三联症。

高泌乳素功能腺瘤，相关激素合成或分泌不足，导致不同程度的代谢失常及有关脏器功能障碍，应激水平相对低下，对手术和麻醉的耐受性差，术前应补充糖皮质激素，以提高机体对药物的反应性。麻醉诱导、麻醉维持可适当减低镇静、镇痛药物剂量，术中亦可追加糖皮质类激素。此型腺瘤的麻醉苏醒期也较其他类型为长。

2. 生长素型垂体腺瘤　此型腺瘤起病隐匿，逐渐出现手足增大、鼻唇增大增厚、皮肤粗厚、皮质骨增厚、下颌骨增长等特有面容，从症状出现到最终确诊，平均 6~7 年，初次就诊原因通常为腕管综合征或出现视野缺损。随着病程的延长，此型患者均伴有不同程度的血压增高、心律失常，出现左心室肥厚、瓣膜关闭不全等心脏器质性改变的患者，手术后激素水平可逐步恢复正常，但心脏器质性改变已不可逆转。

麻醉前访视应充分评估气道，准备困难气道的应对措施。由于舌体肥厚、会厌宽垂，还有下颚骨过度增长，导致咬合不正、颅骨变形，即使应用最大号喉镜片也不能充分推开舌体，全部置入喉镜片也感提升会厌吃力，声门常常暴露困难。国外一项回顾研究显示，746 例经蝶入路垂体腺瘤患者有 28 例遇到困难气道问题，占 3.8%，发生率并不比普通外科困难气道发生率高，但在垂体腺瘤患者当中，生长素型患者困难气道的发生率是其他类型垂体腺瘤患者的 3 倍。生长素型垂体腺瘤患者困难气道的发生与性别、肿瘤大小无关。

应激反应主要由交感-肾上腺髓质系统和下丘脑-垂体，肾上腺皮质系统参与，可见垂体是应激反应的重要环节。此型腺瘤患者麻醉诱导、麻醉维持阶段的镇静镇痛要求较高，可能与高生长激素血症、高代谢有关，也可能与骨质增厚导致外科有创操作困难、耗时长久有关。

垂体依赖性血糖升高，系因垂体占位病变造成中枢性内分泌激素分泌异常，可出现糖尿病的临床表现，也有人认为垂体瘤性高血糖是由抗激素因子存在引起的。糖代谢的紊乱是影响神经功能恢复的重要风险因素，高血糖可以加重乳酸酸中毒，造成脑继发损害。术中动态监测血糖水平，必要时给予胰岛素进行干预，有利于术中脑保护及术后脑功能的恢复，对缺血性脑损伤有明显的保护作用。

3. 皮质激素腺瘤　典型的皮质激素腺瘤患者表现为库欣综合征，是由于腺垂体的促皮质激素腺瘤引起的皮质醇增多症的一种表现形式，男女比例约为 1 : 5，女性主要集中在孕产期年龄阶段，大于 7 岁的儿童若并发有库欣综合征，则多患有垂体瘤，反之，小于 7 岁的儿童若并发有库欣综合征，则多提示肾上腺肿瘤。1912 年 Haevey Cushing 首次报道并定义之，并且揭示了库欣综合征患者中，接近 80% 的患者是由于垂体 ACTH 分泌增多引起的，其余 20% 是由于异位存在 ACTH 分泌功能的肿瘤，如：燕麦细胞癌、支气管肿瘤、胰岛细胞瘤、嗜铬细胞瘤。

与生长素腺瘤基本一致，此型应激反应更剧烈，增加麻醉深度，并辅以尼莫地平、艾司洛尔等维护循环稳定，将应激反应控制在一定程度内，保证内环境稳定，减少内分泌并发症，避免过强过久的应激反应造成机体损伤，深麻醉恐是不二选择。

术中应动态监测血糖水平，将血糖控制在 12mmol/L 以内，加深麻醉以削弱外科操作引起的强烈应激反应，可降低交感神经-下丘脑-肾上腺轴的反应性，使糖异生减少，抑制无氧酵解增多导致的乳酸生成；逆转应激状态下机体胰岛素受体敏感性的下降，减弱血糖升高的趋势，稳定糖代谢，有利于术后脑功能恢复。

（李　龙）

第七节　颅脑创伤手术的麻醉

颅脑创伤（traumatic brain injury，TBI）是指头部遭受撞击或贯穿伤，引起脑功能障碍。在所有创伤中，颅脑创伤往往是最严重和危及生命的，是导致儿童和青壮年残疾和死亡的首要原因。TBI 围手术期正确的麻醉管理对改善患者的转归至关重要。

一、颅脑创伤的分类和病理生理

按照创伤发生时间，TBI 可分为原发性颅脑创伤（primary brain injury）和继发性颅脑创伤（secondary brain injury）。原发性颅脑创伤在创伤即刻发生，是对颅骨和脑组织的机械撞击和加速挤压引起的颅骨骨折和颅内损伤，主要有脑震荡、弥漫性轴索损伤、脑挫裂伤和原发性脑干损伤等。目前还没有应对原发性颅脑创伤的有效办法。继发性颅脑创伤发生于伤后数分钟、数小时或数天后，表现为源于原发性损伤的一系列复杂病理生理过程，主要有脑水肿和颅内血肿，后者按血肿的来源和部位又分为硬脑膜外血肿（通常是由于颅骨骨折和硬脑膜动脉或静脉窦破裂所致）、硬脑膜下血肿（通常是由于大脑皮质和脑膜之间的静脉撕裂所致）和脑内血肿等。最常见加重损伤的因素包括缺氧、高碳酸血症、低血压、贫血和高血糖，这些因素都是可以预防的。伤后数小时或数天若出现癫痫、感染和败血症会进一步加重脑损伤，必须及时防治。继发的神经损害和全身性并发症是可以预防和治疗的。颅脑创伤管理的目标是采取及时有效的措施预防继发性脑损伤。

TBI 后典型表现为颅内血肿形成、脑血管自主调节功能障碍、颅内压（intracranial pressure，ICP）升高和脑血流（cerebral blood flow，CBF）降低。创伤局部 CBF 降低导致脑细胞缺血缺氧，引起细胞毒性脑水肿，而 TBI 又常常伴发不同程度的血脑屏障（blood brain barrier，BBB）破坏，并发血管源性脑水肿。由于颅腔是一个几乎封闭的结构，颅内血肿和脑水肿的形成都会导致 ICP 升高，这时机体会启动代偿机制抑制 ICP 的增加，初期以减少颅内脑脊液容量为主，后期全脑 CBF 进一步降低，形成缺血-水肿恶性循环，最终导致脑疝。

TBI 后还会引起全身其他器官系统并发症，在呼吸系统可表现为呼吸节律异常、舌后坠、反流误吸、支气管痉挛和肺不张等，TBI 后剧烈的应激反应可引起急性神经源性肺水肿。由于出血、呕吐和脱水利尿治疗等因素，绝大多数 TBI 患者伴有不同程度的低血容量，但临床上机体为了维持 CBF 的代偿性反应以及应激状态，多表现为高血压，高血压反应又会引起反射性地心动过缓。当创伤累及心血管运动中枢时会出现各种心律失常，当心电图出现高 P 波、P-R 和 Q-T 间期延长，以及深 U 波、S-T 段和 T 波改变、严重的室性期前收缩或传导阻滞时提示预后不良。TBI 患者还常常伴发高热、应激性溃疡和弥散性血管内凝血等。

二、颅脑创伤的麻醉管理

TBI 患者围手术期管理的重点是内环境，避免引起继发性损伤的全身和颅内损害。继发性脑损伤加重病情，严重影响预后。麻醉管理目标是迅速恢复心肺功能、维持脑灌注压（cerebral perfusion pressure，CPP）和脑供血供氧，降低 ICP，减轻脑水肿，避免继发性脑创伤。

1. TBI 患者的麻醉前评估　对 TBI 患者的诊治要争分夺秒，应在最短的时间内对患者的脑创伤程度、呼吸和循环状态进行快速评估，包括既往病史、受伤过程和时间、最后进食水时间、意识障碍的程度和持续时间、ICP 情况以及是否并发颈椎、颌面部和肋骨骨折以及内脏器官出血等。通过已有的辅助检查如头颅 CT、MRI、胸片、血常规、出凝血时间、血生化、电解质和血气分析等迅速了解患者的一般状态并制定麻醉方案。

TBI 患者的预后与入院时格拉斯哥评分（GCS，见表 7-8）、年龄、循环呼吸状态、继发性颅脑创伤的救治等因素相关。重度 TBI（GCS≤8）患者死亡率可达 33%，轻度（GCS 13~15）和中度（GCS 9~12）TBI 患者约 50% 可能后遗致残和认知功能障碍。

表 7-8　格拉斯哥昏迷评分（Glasgow coma score）

项目	得分
睁眼	
不睁眼	1
刺激睁眼	2
呼唤睁眼	3
自动睁眼	4
言语反应	
无发音	1
只能发音	2
只能说出（不适当）单词	3
言语错乱	4
正常交谈	5
运动反应	
无反应	1
异常伸展（去脑状态）	2
异常屈曲（去皮层状态）	3
对疼痛刺激屈曲反应	4
对疼痛刺激定位反应	5
按指令动作	6

2. TBI 患者的呼吸管理　TBI 患者多为饱胃，且常并发颅底骨折、胸部创伤和通气不足等。大多数轻、中度 TBI 患者的呼吸功能仍可维持稳定，无需紧急气管插管，但应尽早实施面罩吸氧，密切观察，可待麻醉诱导后进行气管插管。GCS≤8 分的 TBI 患者应尽早行气管插管以保护呼吸道，并进行有效呼吸支持。

大约 2%~3%TBI 患者并发有颈椎骨折，而 GCS≤8 的重型 TBI 患者可高达 8%~10%。颈椎骨折患者进行气管插管操作有导致进一步脊髓损伤的风险，因此除非已经有影像学指标明确排除颈椎损伤，在插管过程中所有患者都应进行颈椎保护。插管时由助手用双手固定患者头部于中立位，保持枕部不离开床面可以维持头颈部不过度后仰，颈部下方放置颈托也有助于保护颈椎。颈椎固定后增加了喉镜暴露和气管插管的难度，而 TBI 患者对缺氧的耐受性很差，必须事先准备好应对插管困难的措施，如训练有素的助手和各种插管设备等，紧急时应迅速行气管切开。颅底骨折患者经鼻插管和置入鼻咽通气道有可能损伤脑组织，属相对禁忌证。

麻醉中应保证 PaO_2 在 100mmHg 以上。并发肺挫伤、误吸或神经源性肺水肿的患者需要呼气末正压通气（positive end-expiratory pressure，PEEP）来维持充分的氧合，同时应尽量避免过高的 PEEP 导致 ICP 显著升高。

过度通气可引起脑血管收缩、减少脑血容量而达到降低 ICP 的目的，但近年来其应用价值受到了广泛质疑。在 TBI 的早期 CBF 通常是降低的，过度通气会进一步降低 CBF，加重脑缺血。在 TBI 后 5 天内，尤其是 24 小时内要避免预防性的过度通气治疗。过度通气的缩血管效应时效较短，研究发现其降低 CBF 的效应仅能维持 6~18 小时，所以不应长时间应用，尤其不能将 $PaCO_2$ 降至 25mmHg 以下。对 TBI 患者是否采用过度通气应综合考虑 ICP 和脑松弛等方面因素，尽量短时间使用。过度通气后将 $PaCO_2$ 恢复正常范围时也应逐步进行，快速升高 $PaCO_2$ 也同样会干扰脑生理。

3. TBI 患者的循环管理　TBI 患者往往伴有中枢神经反射（Cushing reflex），在循环方面表现为高血压和心动过缓，是机体为了提高脑灌注的重要保护性反射，所以在此时不可盲目地将血压降至正常水平。ICP 升高的患者若伴有低血压会严重影响脑灌注，应进行积极纠正。心率若不低于 45 次/分，一般无需处理，若用抗胆碱药宜首用格隆溴铵，阿托品可通过血脑屏障，可能引起中枢抗胆碱综合征（central anticholinergic syndrome），表现为烦躁、精神错乱和梦幻，甚至可出现惊厥和昏迷，应避免用于 TBI 患者。TBI 患者出现心动过速时常常提示可能有其他部位的出血。

TBI 早期 CBF 大多先明显降低，然后在 24~48 小时内逐步升高，TBI 后脑组织对低血压和缺氧十分敏感，多项研究证实轻度低血压状态就会对转归产生明显不利影响，所以目前认为对 TBI 患者应给与积极的血压支持。

正常人 MAP 在 50~150mmHg 范围内波动时，通过脑血管自动调节功能可使 CBF 保持恒定，而 TBI 患者这一调节机制受到不同程度破坏，有研究表明约三分之一 TBI 患者的 CBF 被动地随 CPP 同步改变，所以此时维持 CPP 至少在 60mmHg 以上对改善 CBF 十分重要（儿童推荐维持 CPP 在 45mmHg 以上）。

对于无高血压病史的 TBI 患者，为保证 CPP>60mmHg，在骨瓣打开前应将 MAP 至少维持在 80~90mmHg 以上。血压过高也会增加心肌负担和出血风险，应给予降压治疗，但一定小剂量分次进行，谨防低血压的发生。手术减压后（打开骨瓣或剪开硬膜）ICP 降为零，此时 CPP=MAP，同时脑干的压迫缓解，Cushing 反射消失，很多患者会表现为血压突然降低和心率增快，在此期应维持 MAP 高于 60~70mmHg，可通过使用血管收缩药和加快输液提升血压。由于骨瓣打开后血压降低的程度很难预料，所以不提倡预防性给予升压药，但应预先进行血容量的准确估计，在开颅前补充有效循环血量。

4. TBI 患者的液体治疗　TBI 患者多伴有不同程度的低血容量，但往往被反射性的高血压状态所掩盖，此时液体治疗不要仅以血压为指导，还要监测尿量和中心静脉压（central venous pressure，CVP）等的变化，尤其复合伤伴有其他部位出血时。在围手术期应避免血浆渗透压降低以防加重脑水肿，0.9%盐水属轻度高渗液（308mOsm/L），适用于神经外科手术中，但大量使用时可引起高氯性酸中毒，乳酸钠林格液可避免此情况，但它属于低渗液（273mOsm/L），大量使用时会引起血浆渗透压降低，所以在需要大量输液的情况下，可以混合使用上述两种液体并在术中定期监测血浆渗透压和电解质作为指导。

关于 TBI 手术中晶体液和胶体液的选择方面一直存在争议，目前认为对于出血量不大者无需输入胶体液，但需要大量输液时应考虑加入胶体液。胶体液可选择白蛋白、明胶和羟乙基淀粉等，前两种有引起变态反应的风险，而后者大量使用时会影响凝血功能，要注意 TBI 本身即可引发凝血异常。

甘露醇和呋塞米都可以用来降低脑组织细胞外液容量，甘露醇起效快且效果强，对于BBB 破坏严重的患者使用甘露醇有加重脑水肿的顾虑，但目前临床上仍将其作为脱水治疗的首选。甘露醇的常用剂量为 0.25~1.0g/kg，使用后产生有效降低 ICP 或脑松弛效果时可考虑继续应用，而无效或血浆渗透压已经超过 320mOsm/L 时则不推荐继续使用。近年来高渗盐水（3%或 7.5%）用于 TBI 患者的效果引起了广泛的兴趣，尤其在多发创伤患者的急救方面，但已有研究未能证实高渗盐水较甘露醇具有明显优势，使用不当反而可导致严重的高钠血症，以及中枢系统脱髓鞘改变。

高血糖状态与神经系统不良预后密切相关，所以应尽量避免单纯使用含糖溶液。

围手术期应将血细胞比容维持在 30%以上，不足时应输入浓缩红细胞，闭合性脑创伤可进行术野自体血回收利用。小儿本身血容量就很小，单纯的帽状腱膜下血肿和头皮撕裂即可引起相对大量的失血，应注意及时补充。

5. 麻醉实施

（1）麻醉诱导：麻醉诱导的原则是快速建立气道，维持循环稳定，避免呛咳。临床上常用快速序贯诱导插管法。给药前先吸入 100%氧气数分钟，静脉注射丙泊酚、硫喷妥钠、依托咪酯或咪达唑仑后立即给予插管剂量的肌肉松弛药。饱食患者不可加压通气，待自主呼吸停止即进行气管插管。除非明确排除颈椎损伤，插管过程中应保持头部中立位，助手持续环状软骨压迫直到确认导管位置正确、套囊充气。

低血容量患者使用丙泊酚会引起明显的低血压，可选用依托咪酯或咪达唑仑。循环衰竭患者可不使用任何镇静药。在置入喉镜前 90 秒静脉注射利多卡因 1.5mg/kg 可减轻气管插管引起的 ICP 升高反应。

虽然琥珀胆碱可引起 ICP 升高，但程度较轻且持续时间短暂，在需要提供快速肌肉松弛时仍不失为一个较好的选择。传统观点认为琥珀胆碱引起的肌颤可升高胃内压，增加反流的概率，但实际上其增加食管下段括约肌张力的作用更强，并不会增加误吸的发生率。

苄异喹啉类非去极化肌肉松弛药如阿曲库铵等可引起组胺释放，导致脑血管扩张，引起

CBF 和 ICP 升高，而全身血管扩张又会导致 MAP 降低，进一步降低 CPP，所以不主张用于 TBI 患者。甾类非去极化肌肉松弛药对 CBF 和 ICP 无直接影响，适用于 TBI 患者，但泮库溴铵的解迷走作用可使血压和心率升高，用于脑血流自动调节机制已损害的患者则可明显增加 CBF 和 ICP，应慎用。维库溴铵和罗库溴铵几乎不引起组胺释放，对血流动力学、CBF、$CMRO_2$ 和 ICP 均无直接影响，尤其后者是目前临床上起效最快的非去极化肌肉松弛药，静脉注射 1.0mg/kg 后约 60 秒即可达到满意的插管条件，尤其适用于琥珀胆碱禁忌时的快速气管插管。

（2）麻醉维持：麻醉维持的原则是不增加 ICP、$CMRO_2$ 和 CBF，维持合理的血压和 CPP，提供脑松弛。静脉麻醉药除氯胺酮外都可减少 CBF，而所有的吸入麻醉药都可引起不同程度脑血管扩张和 ICP 升高，因此当 ICP 明显升高和脑松弛不良时，宜采用全凭静脉麻醉方法，若使用吸入麻醉药应小于 1MAC。气颅和气胸患者应避免使用氧化亚氮。

临床剂量的阿片类药物对 ICP、CBF 和 $CMRO_2$ 影响较小，可提供满意的镇痛并降低吸入麻醉药的用量，对于术后需保留气管插管的患者，阿片类药物的剂量可适当加大。头皮神经阻滞或手术切口使用局部麻醉药有助于减轻手术刺激引起的血压和 ICP 的突然增高，避免不必要的深麻醉。

血糖宜维持在 4.4~8.3mmol/L，高于 11.1mmol/L 时应积极处理。应定期监测血浆渗透压并控制在 320mOsm/L 以内。常规使用抗酸药预防应激性溃疡。TBI 患者术后有可能出现惊厥，如果没有禁忌证，可考虑在术中预防性应用抗惊厥药如丙戊酸钠。糖皮质激素可减轻肿瘤引起的脑水肿，之前也大量应用于 TBI 患者，以期减轻脑水肿，但被证实对 TBI 患者反而产生不利影响，现在的共识是在 TBI 患者不再使用糖皮质激素。

（3）麻醉恢复期：术前意识清楚，手术顺利的患者术后可考虑早期拔管，拔管期应避免剧烈的呛咳和循环波动。重型 TBI 患者宜保留气管导管，待呼吸循环状态良好、意识恢复时再考虑拔管，为了抑制气管导管引起的呛咳反射，在手术结束后可在监测下追加小剂量的镇静药和阿片类药物。创伤程度重，预计需要长时间呼吸支持者应及时行气管切开术。

三、颅脑创伤患者的脑保护

药物脑保护主要是通过降低 $CMRO_2$，尽管大量的动物实验支持钙通道阻滞剂、自由基清除剂和甘氨酸抑制剂等具有明确的脑保护作用，但无一能在临床上得到有效验证。巴比妥类药是目前临床上唯一证实具有脑保护作用的药物，但二级证据并不支持使用预防性巴比妥达到脑电图爆发抑制。推荐使用大剂量巴比妥类药处理难治性 ICP 升高，但必须在患者血流动力学稳定的前提下。

TBI 后创伤核心区发生严重脑缺血，极短时间内即出现脑细胞坏死，治疗时间窗极其有限，而核心区周围的缺血半影区脑缺血程度相对较轻，如果局部 CBF 得到恢复，脑细胞坏死的程度和速度会明显改善，所以及时恢复缺血半影区的脑血流是临床上进行脑保护的关键，在此过程中，血压、$PaCO_2$、血糖和体温管理等对 TBI 患者的转归起到重要影响。

脑缺血时氧供减少，低温可降低氧耗。体温降低到 33~35℃ 可能起到脑保护的作用。尽管一些临床实验得出了令人鼓舞的结果，但都没能表现出统计上的显著改善。一项 TBI 后亚低温治疗的多中心研究在收入 392 名患者后被中止，正常体温组和亚低温组的死亡率没有差异，而且亚低温组还出现了更多的并发症。目前还不清楚是否存在创伤后亚低温保护作用的治疗时间窗，当实施低温时，必须注意避免不良反应，如低血压、心律失常、凝血障碍和感染等。复温应缓慢进行，复温不当时反而会加重脑损害，所以目前不推荐将低温作为一种常规治疗方案。围手术期体温升高会严重影响预后，必须积极处理。

为维持足够的 CBF，应保证 TBI 患者的 CPP 至少在 60mmHg 以上，也有很多学者认为将 CPP 保持在 70mmHg 以上更为合适。为了达到这一目标，临床上常常使用血管收缩药将血压提升基础值的 20% 左右，但应注意升压过快过高也会增加颅内出血的发生率。TBI 后低血压状态是导致预后不良的重要因素，必须积极纠正，α-受体激动剂去氧肾上腺素提升血压的同时不引起 CBF 降低，是较为合适的选择。

葡萄糖在缺氧状态下会引起乳酸性酸中毒，加速脑细胞坏死，所以必须积极防治 TBI 患者的高血糖状态，可以通过输入含胰岛素的葡萄糖液调控血糖。对于将血糖控制到何种程度尚无定论，目前一般认为应将其维持 $5.6 \sim 10.0$mmol/L 的范围内。治疗期间应加强血糖监测，随时调整胰岛素用量，避免血糖过低。

应积极地采取防治措施预防 TBI 后惊厥。苯二氮䓬类药、巴比妥类药、依托咪酯和丙泊酚等都可快速处理惊厥，需长期抗惊厥治疗时考虑苯妥英钠等。

目前认为 TBI 后药物的脑保护作用是十分有限的，我们更应该将治疗的重点放在维持足够的 CPP、合理使用过度通气、积极控制血糖、避免体温升高和惊厥等生理治疗上。

（李　龙）

第八节　神经外科术中唤醒麻醉

近年来，随着神经影像学、神经导航及术中神经电生理监测技术在临床的应用和发展，神经外科手术已经从传统的解剖学模式向现代解剖-功能模式转化，从而大大提高了手术质量并显著改善了手术效果。在术中唤醒状态下，应用电刺激技术进行脑功能监测，是目前在尽可能切除脑功能区病灶的同时保护脑功能的有效方法。通过术中直接电刺激判断大脑功能区，对全身麻醉术中唤醒技术的要求很高，这种麻醉方法既需要患者开、关颅过程中镇痛充分、能够耐受手术从而在麻醉与清醒过程中平稳过渡，又需要患者术中大脑皮质电刺激时维持清醒状态，配合神经功能测试；而且在手术中有效控制气道，不发生呼吸抑制，同时保证患者的舒适性而不误吸、无肢体乱动。目前的麻醉方法主要有静脉全身麻醉或清醒镇静术，复合手术切口局部麻醉或区域神经阻滞麻醉。

一、术中唤醒麻醉适应证与禁忌证

1. 术中唤醒麻醉适应证　包括脑功能区占位；功能区顽固性癫痫；脑深部核团和传导束定位；难治性中枢性疼痛的手术治疗。

2. 术中唤醒麻醉禁忌证　包括术前严重颅内高压，已有脑疝者；术前有意识、认知障碍者；术前沟通交流障碍，有严重失语，包括命名性、运动性以及传导性失语，造成术前医患之间的沟通障碍，也难以完成术中的神经功能监测；并发严重呼吸系统疾病和长期大量吸烟者；枕下后颅窝入路手术需要俯卧位者；病理性肥胖，BMI>35kg/m^2，并发有肥胖性低通气综合征及阻塞性睡眠呼吸暂停综合征；不能耐受长时间固定体位的，如并发脊柱炎、关节炎患者；对手术极度焦虑恐惧，手术期间不合作者；无经验的外科医师和麻醉医师。

— 182 —

二、唤醒麻醉方法与实施

1. 麻醉前访视与医患沟通　麻醉前一天麻醉医师进行麻醉前访视，设法解除患者的紧张焦虑情绪，恰当阐明手术目的、麻醉方式、手术体位，以及麻醉或手术中可能出现的不适等情况，针对存在的顾虑和疑问进行说明，以取得患者信任，争取麻醉中的充分合作。对过度紧张而不能自控的患者应视为唤醒麻醉的禁忌证。

2. 麻醉前准备　麻醉前对气道的评估极为重要。对于并发困难气道、上呼吸道感染、未经控制的肺病患者应视为唤醒麻醉的禁忌证。癫痫、颅内肿瘤、运动障碍病及中枢性疼痛患者，术前常已接受一系列药物治疗，麻醉前除了全面检查药物治疗的效果外，还应重点考虑某些药物与麻醉药物之间存在的相互作用。

麻醉前用药目的为解除患者的焦虑，充分镇静和产生遗忘；抑制呼吸道腺体分泌；预防术后恶心呕吐；预防术中癫痫发作等。常用药物包括苯二氮䓬类药、抗呕吐药、抗癫痫药、抗胆碱药等。

3. 手术体位摆放　唤醒麻醉手术最适宜体位为侧卧位，便于呼吸管理和术中监测。体位摆放既要充分考虑患者的舒适性和安全性，又要照顾术者手术操作的方便与舒适。头部应高于心脏平面，降低双侧颈静脉压和ICP。避免过度扭转颈部防止发生静脉回流和通气障碍，同时避免颈部关节及神经损伤。头架固定后，防止颈部肌肉过度牵拉损伤臂丛神经，同时缓解头架的压力。手术体位摆好后铺放手术单，应保证患者眼前视野开阔，减轻患者焦虑心情。

4. 头部神经阻滞与切口局部浸润麻醉

（1）头部神经支配与分布：头部伤害性知觉传入纤维主要源于三叉神经，也有发自面神经、舌咽神经和迷走神经，颈神经也参与其中。与唤醒麻醉技术有关的头部的感觉神经包括枕大神经、枕小神经、耳颞神经、眶上神经、滑车上神经和额支，图7-1。

（2）头皮神经阻滞和局部浸润麻醉的药物选择：常用的局部麻醉药有利多卡因、丁哌卡因、左旋丁哌卡因以及罗哌卡因。唤醒麻醉中常用局部麻醉药浓度、剂量与用法见表7-9。

表7-9　常用局部麻醉药浓度、剂量与用法

局部麻醉药	用法	浓度（%）	起效时间（min）	作用时效（min）	一次最大剂量（mg）	产生中枢神经系统症状的阈剂量（mg/kg）
利多卡因	头皮局部浸润	0.25~0.5	1.0	90~120	400	7.0
	头皮神经阻滞	1.0~1.5	10~20	120~240	400	7.0
	硬膜表面贴敷麻醉	2.0~4.0	5~10	60	400	7.0
丁哌卡因	头皮局部浸润	0.25~0.5		120~240	150	2.0
	头皮神经阻滞	0.25~0.5	15~30	360~720	200	2.0
罗哌卡因	头皮局部浸润	0.25~0.5	1~3	240~400	300	3.5
	头皮神经阻滞	0.5~1.0	2~4	240~400	300	3.5

5. 术中人工气道建立与呼吸管理

（1）人工气道建立：唤醒麻醉过程中依据手术步骤和麻醉深度可采用口咽和鼻咽通气

道、带套囊的口咽通气道和鼻咽通气道、喉罩通气道和气管内插管作为人工气道。

喉罩通气道适用于唤醒麻醉中建立人工通气道。食管引流型喉罩通气道通过引流管插入胃管吸引胃内的气体和胃液，可有效预防反流误吸。唤醒麻醉插入喉罩前，应进行口腔和会厌部位充分的表面麻醉（2%~4%利多卡因），丙泊酚（1~2mg/kg）诱导，抑制咽喉反射。一般不用肌肉松弛药以避免潜在危险。

（2）唤醒麻醉期间呼吸管理：唤醒期间出现通气不足必然导致缺氧与二氧化碳蓄积，前者可增加吸入氧浓度来弥补，后者则必须加强通气管理维持足够的通气量。通气量应维持 $P_{ET}CO_2$ 35~45mmHg 较为适宜。当麻醉中患者通气不足时，需通过人工通气道进行手法或机械通气。

双水平气道正压通气本质为压力支持通气（PSV）与自主呼气状态下持续气道内正压通气（CPAP）的结合形式。PSV 的特点是自主吸气时，采用设定的吸气正压辅助自主呼吸，以克服气道阻力，并协助呼吸肌在减轻负荷下做功。这种无创通气模式，可用于无气管内插管、无喉罩通气道的术中唤醒麻醉呼吸管理。

6. 清醒镇静麻醉　清醒镇静麻醉方法是早期神经外科唤醒麻醉时常用的麻醉技术之一，在切口局部浸润麻醉和（或）头部神经阻滞（图7-1）的基础上应用镇静/镇痛药物不仅可以减轻患者的恐惧、焦虑及术中疼痛，还能消除对伤害性刺激的记忆，从而提高患者的舒适和接受程度。常用药物有咪达唑仑、丙泊酚、芬太尼、苏芬太尼。α_2 受体激动药右美托咪啶具有剂量依赖性镇静、抗焦虑和止痛作用，且无呼吸抑制，还有止涎作用，可单独应用于唤醒麻醉，也可与阿片类或苯二氮䓬类药物合用。应用右美托咪啶可增加拔管期间患者的适应性，且容易唤醒。对血流动力学不稳定的患者，在快速注射右美托咪啶时应警惕引起心动过缓和低血压等。

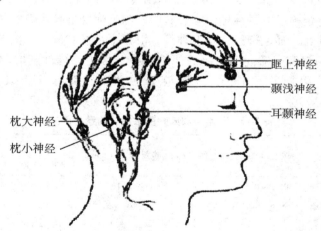

图7-1　头部神经支配

采用清醒镇静麻醉方法在开颅和关颅阶段应充分镇痛，且达到足够的镇静深度，Ramsay 分级应在 4 级以上。术中麻醉唤醒期间 Ramsay 分级应在 2~3 级。在术中唤醒阶段使用镇静药的同时，经常与患者交流使之适应周围环境、给予充分的镇痛以及改善周围环境都可以起到减轻焦虑的作用。

7. 全凭静脉唤醒麻醉　以丙泊酚和瑞芬太尼 TCI 输注的全凭静脉麻醉是目前唤醒麻醉

的主要应用方法之一。在应用 TCI 静脉麻醉时，要获得满意的麻醉效果，必须熟悉所选择药物的血药浓度-效应的关系，以便在临床上设置靶浓度（表 7-10）。

表 7-10 常用药物血浆浓度与临床效应之间的关系

药物	诱导麻醉	切皮	自主呼吸	清醒	镇痛或镇静
丙泊酚（µg/mL）	4~6	2~6	—	0.8~1.8	1~3
瑞芬太尼（ng/mL）	4~8	4~6	<1~3	—	1~2
苏芬太尼（ng/mL）	1~3	1~3	<0.2	—	0.02~0.2

丙泊酚血药浓度为 1.0~1.5µg/mL 时，患者有良好的镇静效果。全凭静脉麻醉维持期丙泊酚血药浓度达到 3.5~5µg/mL 时，BIS 可降到 50 左右。

瑞芬太尼输注速度与药效直接相关，由于其独特的药代动力学特点，适用于静脉持续输注。由于代谢过于迅速，停药后镇痛作用很快消失，可能造成麻醉唤醒期的患者躁动。应用瑞芬太尼也应采用头部神经阻滞和（或）切口局部麻醉，在瑞芬太尼停药前 10 分钟应用小剂量的芬太尼（1~2µg/kg）或曲马朵（50~100mg）。

三、术中唤醒麻醉并发症与防治

1. 麻醉唤醒期躁动　术前良好的交流和解释工作对于消除患者焦虑和恐惧至关重要。消除不良刺激，包括唤醒期镇痛完善，避免尿潴留等。由于疼痛引起的躁动给予芬太尼 0.05mg 或曲马朵 100mg 效果较好。术中维持平稳，避免术中知晓，避免呼吸抑制、缺氧和二氧化碳潴留等。避免使用拮抗剂。不恰当的制动也是术后躁动的原因，适当安抚患者，放松强制制动有效。

2. 呼吸抑制　术前对唤醒麻醉患者呼吸功能障碍或并发睡眠呼吸暂停综合征患者呼吸代偿能力进行重点评估。麻醉药物抑制了缺氧和高二氧化碳的呼吸驱动。在低氧血症和二氧化碳蓄积发生时辅助和控制呼吸的实施。

3. 高血压与心动过速　唤醒过程保持麻醉唤醒期适宜的镇静水平，避免患者焦虑紧张；保持适宜的镇痛水平，避免麻醉唤醒期疼痛刺激；保持呼吸道通畅，避免镇痛药和全身麻醉药抑制呼吸，必要时采用有效的辅助呼吸。对于麻醉唤醒过程中发生的高血压与心动过速，在加强监测和针对原因处理的同时，给予药物有效地控制血流动力学改变。

4. 癫痫的控制　术中应保持患者安静、避免刺激、保证呼吸道畅通、维持生命功能等。在术中皮层功能区定位脑皮层暴露情况下发生癫痫，可立即局部冲洗冰盐水终止癫痫发作。使用丙泊酚静脉注射亦可，但药物作用时间较短。

5. 颅内压增高　对于颅内占位及病灶周围明显水肿，颅内顺应性降低患者，应积极治疗脑水肿。麻醉中保持呼吸道通畅、通气充分、避免二氧化碳蓄积。麻醉前行腰部蛛网膜下隙穿刺，术中打开颅骨骨瓣后放脑脊液。针对脑水肿主要采用高渗性利尿药和肾上腺皮质激素等。头高位（15~30℃）利于颅内静脉回流，降低 ICP。

6. 低温与寒战　对低温的预防比对并发症的处理更为重要，应根据体温监测及时采取保温和其他相应措施。维持正常体温可使用热温毯、维持适宜的室温、静脉输入液体和术野冲洗液体适当加温。曲马朵（50mg）在终止寒战和降低氧耗中非常有效。

总之，唤醒麻醉技术是保证神经外科手术过程中进行功能监测、准确定位病灶和功能区的必要方法。如何选择适宜的麻醉方法对提高麻醉效果、减少或预防并发症具有极其重要的作用。唤醒麻醉方法与术中管理尚需不断改进，最终保证手术最大限度切除病灶的同时尽可能保护患者脑功能的完整。

(李 龙)

第九节 术中神经电生理监测麻醉

近年来，神经监测技术已成为神经外科术中监测神经功能状态、最大程度减少神经损伤、提高手术治疗效果的重要手段。应用各种电生理技术监测处于危险状态的神经系统功能，了解神经传递过程中电生理信号的变化，有助于手术医师及时、全面地判断麻醉状态下患者神经功能的完整性。术中神经电生理监测能够监测到神经生理的改变从而防止术后神经损伤。神经外科麻醉医师应熟知术中神经电生理监测技术，并了解术中使用的每一种麻醉药物和方法对神经生理参数的影响。

一、脑电图

脑电图是监测脑功能最基本方法，是将脑自发性生物电放大记录而获得的波形图，它反映了大脑皮层锥体细胞产生的突触后电位和树突电位的整合，包括原始脑电图、计算机处理后脑电图和双频谱分析。

1. 脑电图的基本组成　在人类，脑电波根据频率及波幅的不同，可分为 α 波、β 波、θ 波和 δ 波（表 7-11），一般来讲兴奋时脑电波快而波幅小，睡眠时脑电波较慢而波幅大。

表 7-11　脑电图波形及临床意义

波形	频率	常见位置	意义
α 波	9~12Hz 中频	枕部最明显，其次为顶部，额部最少	清醒、闭眼时可见，可被睁眼、心算或呼其姓名等所抑制
β 波	13~30Hz 高频	额部和中央前回多见	当 α 活动因外界刺激（如睁眼）被抑制时出现，清醒状态时占优势，思考、情绪紧张、激动时变多
θ 波	4~8Hz 低频	顶叶及颞叶多见，常见于正常小儿	见于成年人多属病理性，为皮质趋于抑制状态的表现
δ 波	0~4Hz 频率最低	可见于成人及儿童睡眠时	一般出现 δ 波均属异常。过度通气、睁眼及呼叫等对 δ 波无影响。波幅升高提示脑功能抑制，和深度昏迷一致（由麻醉、代谢和缺氧引起）

脑电图电极的安放方法按照国际会议建议的 10/20 系统放置 16 通道记录。术中脑电图的记录点会根据手术部位而改变，导联设置明显少于临床脑电图。术中导联的设置主要是围绕大脑前动脉、大脑中动脉的供血区域，导联多设为 8 导或 4 导，其中以 4 导脑电图记录最为简单、实用，监测范围包括了大脑半球的大部分区域。

2. 术中脑电图监测的适应证　主要适应证包括：颅内动脉瘤暂时夹闭载瘤动脉；脑血管畸形手术；CEA 术；癫痫手术中判断癫痫灶部位；心肺转流术；颅内外血管旁路手术操作。

3. 手术和麻醉对脑电图的影响

（1）脑血流和缺血缺氧对 EEG 的影响：缺血缺氧早期先为 β 波短暂活性升高，随后出现高幅低频的 θ 波和 δ 波，β 波逐渐消失，最后出现低幅的 δ 波。缺血进展期引起脑电活动抑制，偶发暴发性抑制。术中阻断血管时突然出现的 δ 波提示有脑损害的危险。缺血性脑电图发生越快，不可逆损伤可能性越大。

（2）血压对 EEG 的影响：低血压所导致的脑电图的改变通常为全脑性的，即两侧半球的脑电图均呈减慢节律，低电压变化。阻断一侧颈总或颈内动脉导致一侧供血障碍时，若对侧侧支循环血供不充分，即使血压正常，也可造成阻断一侧局部或半脑缺血。

（3）麻醉对 EEG 的影响：麻醉诱导时，β 波常变为以额部为主的广泛的阵发性高幅慢波。除氯胺酮外，多数静脉麻醉药对脑电图都呈剂量依赖性抑制，并可引起爆发性抑制。吸入麻醉药也可使脑电图呈全脑慢波状态，在吸入麻醉药物中，N_2O 对波形影响最大，应避免使用。

麻醉较浅导致患者活动或肌肉收缩会影响脑电图，需加深麻醉或使用适量肌肉松弛药。避免心电图导线和脑电图导线交叉，防止计算机把心电波形作为慢波成分计算。此外，电极导线摆动、医师挪动患者头部或将手放在患者头部、患者出汗、手术室中的电子仪器设备等都会造成脑电图出现一些伪差。

二、诱发电位

诱发电位指于神经系统（包括感受器）某一特定部位给予适宜刺激，在中枢神经系统（包括周围神经系统）相应部位检出的与刺激有关的电位变化，即中枢神经系统在感受外在或内在刺激过程中产生的生物电活动。需要对多次采集的信息经过信号平均的方法，将诱发电位波从众多干扰信号中过滤、突出并记录清晰的诱发电位波形（图7-2），主要包括以下几种（表7-12）：

1. 躯体感觉诱发电位 刺激外周神经，感觉冲动经脊髓上传至大脑，在整个传导通路上的不同部位放置记录电极，再经信号放大得到波形，即躯体感觉诱发电位。用来监测感觉通路的完整性，用于评价手术可能造成的中枢神经系统缺血或损伤的危险。术中常用的刺激部位和记录部位见表7-13。

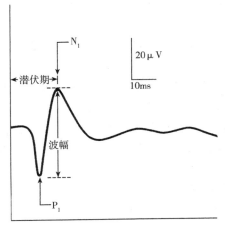

诱发电位的波形可以是单相、双相或三相波，大多为双相和三相波。双相波开始为正相（波形向下折)，随后为较大的负相(波形向上折)；而三相波则开始为正相，随之为负相，继而是终末的正相。
诱发电位的标记规则是：
负相波(Negative)以"N、N1…"表示；
正向波(Positive)以"P、P1…"表示

图7-2 诱发电位波形、波幅、潜伏期示意图

表 7-12　诱发电位的分类

感觉诱发电位（sensory evoked potentials, SEPs）
　躯体感觉诱发电位（somatosensory evoked potentials, SSEPs）
　脑干听觉诱发电位（brainstem auditory evoked potentials, BAEPs）
　视觉诱发电位（visual evoked potentials, VEPs）
运动诱发电位（motor evoked potentials, MEPs）
　经颅磁刺激运动诱发电位（transcranial magnetic motor evoked potentials）
　经颅电刺激运动诱发电位（transcranial electrical motor evoked potentials）
　脊髓诱发电位（spinal cord evoked potentials）
　下行神经元性诱发电位（descending neurogenic evoked potentials）

表 7-13　术中体感诱发电位的周围神经刺激位及记录部位

	常用刺激部位	记录部位	记录反应的区域
上肢	正中神经，尺神经	锁骨上窝 Erb's 点	刺激点-锁骨上窝的外周神经电位反应
		颈 $_{2\sim5}$ 椎体	颈电位
		水平的颈部电极	中央区感觉皮质的皮质电位
		头皮电极	
下肢	胫后神经（术中常用），腓总神经	腘窝电极	胫后神经刺激的腘窝电位
		颈 $_{2\sim5}$ 椎体	皮质下电位
		水平的颈部电极	中央区旁中央小叶感觉
		头皮电极 Cz	皮质的皮质电位

（1）躯体感觉诱发电位的适应证：脊柱、脊髓手术（包括脊柱畸形、脊髓肿瘤、脊髓血管畸形等）；后颅窝手术；顶叶皮质区附近的手术；丘脑附近的手术；CEA 术；颅内动脉瘤手术。

（2）躯体感觉诱发电位的解释及预警：按照经典的 50/10 法则，麻醉稳定并确立诱发电位反应基线后，如果反应波幅降低 >50% 和/或潜伏期延长 >10% 则为警报标准。

除了监测感觉神经是否受损外，躯体感觉诱发电位用在颅内外血管手术中，可反映大脑前、中动脉供血区内感觉皮质神经通路上电生理功能的改变。

引起躯体感觉诱发电位改变的影响因素很多（详见下文），应综合考虑。术中监测到的变化没有绝对的界限说明神经是否已经受到损伤。此外，躯体感觉诱发电位只监测感觉通路的完整性，不能监测术中运动系统的功能。

（3）躯体感觉诱发电位的影响因素：吸入麻醉药对 SEPs 有抑制作用，呈剂量依赖性，在麻醉维持阶段吸入麻醉药的浓度应维持在 1.0MAC 以下。七氟醚对 SEPs 的影响与其他吸入麻醉药相似。N_2O 对 SEPs 的抑制作用强于其他吸入麻醉药。当 N_2O 与其他吸入麻醉药或阿片类药物合用时这种抑制作用更明显。

静脉麻醉药对 SEPs 的抑制作用较吸入麻醉药弱。术中以 6mg/（kg·h）的速度持续静脉输注丙泊酚对 SEPs 的抑制作用很小，此浓度是用于 SEPs 监测手术麻醉的最佳浓度。依托咪酯分别以 0.15mg/kg、0.3mg/kg 和 0.4mg/kg 用于麻醉诱导时，显著增加 SEPs（N_2O）的波幅，给药 10 分钟后仍可以观察到增高的波幅，在 SEPs 监测的麻醉诱导时推荐使用依托咪酯。氯胺酮对躯体感觉诱发电位没有抑制。

阿片类药物对 SEPs 的影响微弱，持续静脉输注的影响更小。以 0.2～0.6μg/（kg·h）的速度输注瑞芬太尼可安全用于 SEPs 监测手术的麻醉维持。

右美托咪啶可以用于神经外科麻醉而不影响术中神经电生理监测。血浆浓度为 0.6ng/mL 时对躯体感觉诱发电位没有明显抑制作用。

低温会延长躯体感觉诱发电位潜伏期，并且随着体温的下降，诱发电位的潜伏期也随之延长。体温每下降 1℃，外周神经传导和中枢神经传导会相应地减少 5%（0.5ms）和 15%（1.5ms）。

2. 脑干听觉诱发电位　通过声音刺激监测听觉通路的完整性，听觉通路起始于耳，还包括神经结构如毛细胞、螺旋神经节、第Ⅷ对脑神经、耳蜗核、上橄榄核、外侧丘系、下丘、内侧膝状体，最后到达听觉皮质。监测中一系列的"滴答"声通过放置在外耳道的传感器传导刺激听觉，从而产生脑干听觉诱发电位，由放置在头皮的电极来监测反应。

（1）脑干听觉诱发电位的适应证：听神经瘤；第Ⅴ对脑神经受压，三叉神经痛；第Ⅶ对脑神经受压，面痉挛；后颅窝手术；颞叶或顶叶皮质损伤；椎－基底动脉瘤。

（2）脑干听觉诱发电位的解释及预警：患者需有足够的听觉才能引发有意义的脑干听觉诱发电位，若有中耳或耳蜗病变，将不会出现波形，第Ⅷ对脑神经损伤将影响波形Ⅰ后所有的波形。小脑萎缩常会导致波形Ⅰ和波形Ⅴ间的峰间潜伏期延长。短暂的改变不能预测听力丧失，但是当后面的波形都全部消失时，很有可能预示听觉通路永久性破坏。

（3）脑干听觉诱发电位的影响因素：脑干听觉诱发电位几乎不受麻醉药物的影响，肌肉松弛药对其也无影响。体温降低可造成脑干听觉诱发电位反应潜伏期和反应间期明显延长。

3. 运动诱发电位　运动诱发电位是指用电或磁刺激中枢运动神经（脑功能区或脊髓），在刺激点下方外周神经（神经源性运动诱发电位）或肌肉（肌源性运动诱发电位）记录反应电位。由于感觉诱发电位只监测感觉通路的完整性，运动诱发电位可以与感觉诱发电位互补，来监测运动传导通路的损伤。经颅刺激运动神经诱发的复合肌肉动作电位能够监测整个运动系统的功能，并且对脊髓缺血的敏感性也很高，因此得到了广泛的临床应用。但是由于突触传递参与到 CMAPs 的产生过程中，使得 CMAPs 对麻醉药物的抑制作用异常敏感。

（1）运动诱发电位的适应证：脊柱手术；髓内肿瘤；运动皮质附近的颅脑肿瘤；运动皮质附近的脑血管手术。

（2）运动诱发电位的解释及预警：波幅降低、潜伏期延长或运动诱发电位的刺激阈值急剧增加都暗示有神经损伤。对于经颅刺激脑皮质引发的肌源性运动诱发电位尚没有明确的警报标准线。

（3）运动诱发电位的影响因素：术前就存在肌肉病变（由于神经病变或肌病）的患者术中很难监测到运动诱发电位。小儿需很强的刺激才能引发运动诱发电位，可能由于未成熟的运动通路缺乏完全髓鞘化。

吸入麻醉药呈剂量依赖性抑制 CMAPs 的波幅，临床使用剂量可导致监测的失败。吸入麻醉药抑制运动神经元活动，即使是低浓度的吸入麻醉药（0.25~0.8MAC）也足以抑制单个经颅刺激产生的诱发电位。

丙泊酚抑制脊髓灰质 α 运动神经元的活动，对 CMAPs 有一定的抑制作用，但是很难确定丙泊酚抑制 CMAPs 的剂量曲线。进行运动诱发电位监测时，应当使用成串刺激技术并限制丙泊酚的血浆浓度。成串刺激技术提高了丙泊酚麻醉下运动诱发电位监测的成功率。

与其他巴比妥类药物和丙泊酚相比，依托咪酯对经颅刺激诱发的 CMAPs 的抑制作用很小。持续输注依托咪酯维持麻醉可以为运动诱发电位监测提供一个良好的条件，以 10~30μg/（kg·min）持续输注依托咪酯维持麻醉而不影响运动诱发电位监测。

氯胺酮对 MEPs 的波幅和潜伏期的影响较小，但由于可导致严重精神症状和升高颅压的缺点限制其临床应用。

阿片类药物作为运动诱发电位监测过程中的辅助麻醉药，以低剂量或持续输注时对运动诱发电位的影响很小。临床上以 0.35μg/（kg·min）的速度静脉输注瑞芬太尼时，CMAPs 波幅降至其基线的 50%，以 0.6μg/（kg·min）的速度持续输注，单个刺激后的 CMAPs 也不会消失。

肌肉松弛药会导致 CMAPs 波幅大幅降低，在进行运动诱发电位监测时应尽量避免使用肌肉松弛药。在不完全肌松的条件下可进行有效的 MEPs 监测，但需要权衡外科手术肌松要求和进行有效地 CMAPs 监测对肌松的要求。需要注意的是，进行肌松监测的肌肉群应与 CMAPs 的记录点是同一肌肉群。

综上所述，麻醉药可能对诱发电位的振幅和潜伏期产生复杂的影响。吸入麻醉时，若要获得有效的信号，需将吸入浓度维持在 0.5MAC 剂量下，以免影响信号质量（潜伏期延长和振幅降低）。吸入低浓度麻醉药时，常联合应用阿片类药物，以确保麻醉的安全性和监测的有效性。使用丙泊酚进行全凭静脉麻醉时，也可以获取非常好的信号质量。

三、肌电图

肌电图不同于其他诱发电位监测，EMG 信号不是通过故意刺激神经传导通路某一特定点而产生的，而是记录手术区域内的神经根所支配的肌肉群的自发 EMG 活动。其目的是探查手术区域内的神经根是否有损伤。当手术器械触碰到神经根时，很容易观察到其所支配肌肉的自发 EMG 活动，可提醒医师及时调整操作以免造成进一步的神经损伤。小的神经激惹会导致暂时性肌电活动，但很快会消失，强烈的神经激惹会产生持续性肌电活动。肌电图常应用于颅底手术、颈椎和腰椎的手术中。在脊柱手术中脊髓和脊神经根的有损伤风险时，可把电极安放于存在神经损伤风险的肌肉上，从上、下肢记录肌电活动。

麻醉药物不干扰肌电活动的反应。但要特别注意，肌肉松弛药会阻断神经肌肉接头，使肌肉完全松弛，影响或无法记录到肌肉反应活动，因此在肌电图描记时应避免使用肌肉松弛药。此外，电凝和盐水冲洗也是其主要的影响因素。

四、脑神经监测

后颅窝的手术毗邻脑干周围，如听神经瘤切除术，神经外科医师需在脑神经周围进行操作，有极大的可能会碰触到脑神经。如前所述，BAEP 可用于监测第Ⅷ对脑神经的功能，其他几对脑神经同样需要监测。一般来说，只能监测运动神经，通过支配肌肉的反应来推测其功能的完整性，即通过产生 EMG 或通过局部电刺激诱发产生 EMG 来推测神经功能的完整性。常用的脑神经监测包括Ⅴ，Ⅶ，Ⅸ，Ⅺ，Ⅻ对脑神经监测。

（李　龙）

第十节　神经介入治疗麻醉

神经介入治疗就是利用血管内导管操作技术，在计算机控制的数字减影血管造影的支持下，对累及神经系统血管的异常进行纠正，对所造成的神经功能和器质性损害进行诊断与治疗，从而达到治疗疾病、恢复正常功能的效果。神经介入治疗具有微创、精准度好、成功率高等优点，给很多高龄、多并发症、不能承受开颅手术打击和病变范围过广、手术切除风险过大的重症患者提供了治疗的机会，但同时对麻醉医师提出了更高的要求。

一、神经介入治疗的特殊问题

1. 神经介入治疗疾病特点　神经系统血管病大致可分为出血性血管病和闭塞性血管病两大类。前者主要包括，动脉瘤、动静脉畸形（AVM）、硬脑膜动静脉瘘、海绵状血管瘤等；后者主要包括，椎动脉、基底动脉狭窄，大脑中动脉、颈动脉狭窄，急性脑梗死等。此分类决定了神经介入治疗的目的，即对出血性病灶进行封堵、栓塞，而对闭塞性病变做溶栓、疏通或血管成形。

2. 神经介入治疗的并发症　神经介入手术并发症的发生快而重，其中最严重的为脑梗死和 SAH，其他的包括造影剂反应、微粒栓塞、动脉瘤穿孔、颅内出血、局部并发症、心血管并发症等。在紧急情况下首先要辨别并发症是阻塞性还是出血性，它决定不同的治疗措施。麻醉医师此刻首先要保证气道安全，其次对症处理、提供脑保护。

（1）出血性并发症：出血多见于导管、金属导丝、弹簧圈或注射造影剂所致的动脉瘤破裂或普通血管穿孔。患者可表现为平均动脉压突然增高和心率减慢，提示 ICP 升高和造影剂外溢。如果患者清醒，可能会出现意识丧失处理措施包括：①解除病因，微小的穿孔可予以保守治疗，有时导管本身就可以用于阻塞破孔，或尽快置入更多的电解式可脱微弹簧圈以封闭裂口。②若 ICP 持续增加，需要进一步行 CT 检查，可能需要紧急行脑室穿刺术甚至开颅血肿清除术（动脉瘤夹闭术）。③立即逆转肝素的抗凝作用。④降低收缩压，减少出血。⑤通过过度通气（将 $PaCO_2$ 维持在 30~35mmHg）、给予甘露醇 0.25~0.5g/kg 等措施减轻脑水肿、降低 ICP。

（2）阻塞性并发症：血栓栓塞、栓塞材料、血管痉挛、低灌注、动脉剥离或静脉梗阻等均可导致颅内血管阻塞、缺血，其中痉挛性缺血多见，因脑血管具有壁薄、易痉挛的特点。

颅内血管痉挛（CVS）的原因包括术中导管、导丝等介入治疗器械对血管壁的直接物理刺激；造影剂用量过大或浓度过高或存在动脉粥样硬化、高血压、吸烟等促 CVS 的危险因素。CVS 重在预防，术前可常规使用钙通道阻断剂（如尼莫地平），术中应维持正常范围的血压和血容量以及适当的血液稀释。CVS 的处理措施包括：①应用高血压、高容量、血液稀释的 3H 方法治疗，但应警惕肺水肿、心肌缺血、电解质失衡和脑水肿等相关并发症的出现。②动脉内灌注罂粟碱具有较好的解痉效果，但其作用为短暂效应，并可能引起低血压、惊厥、瞬间 ICP 增高、瞳孔散大、呼吸暂停等不良反应，应注意。③也有报道动脉内灌注尼莫地平、尼卡地平或酚妥拉明治疗血管痉挛有效。

一旦出现阻塞，应采取以下处理措施：①提升动脉压以增加相关的血流并采取措施脑保护。②造影下可视的血栓可通过金属导丝或局部注射盐水机械碎栓。③通过微导管注射溶栓剂可治疗血栓。④血管成形术是最有效的治疗手段，2 小时内应用效果最佳。⑤肝素抗凝预防和治疗血管栓塞。⑥地塞米松治疗栓塞引起的脑水肿。

（3）造影剂性肾病：造影剂性肾病占医源性肾功能衰竭的第三位，其危险因素包括糖尿病、高剂量造影剂、液体缺乏、同时服用肾损害药物及既往肾脏病史等。已有肾功能不全的患者，应注意：①应用非离子造影剂可减少医源性肾病的发生。②液体治疗（容量的保证）是防止肾脏并发症的关键。③高风险患者建议应用 N-乙酰半胱氨酸、输注等张的重碳酸盐碱化肾小管的液体以减轻对肾小管的损害，血管扩张剂（小剂量多巴胺，酚妥拉明）、茶碱、钙通道阻滞剂、抗氧化剂（维生素 C）等都曾尝试应用，但无确凿证据。

（4）造影剂反应：多数目前应用的非离子等渗造影剂，过敏的发生率大大降低。对于有过敏史的患者，术前应给予激素、抗组胺药预防。

（5）心血管并发症：神经介入治疗过程中，特别是颈内动脉分支处的操作，可直接刺激颈动脉窦，产生减压反射，患者可出现心率、血压显著降低、烦躁、微汗、胸闷等症状。因此，术前应建立可靠的静脉通路，积极扩容，正确使用血管活性药物，改善心脑供血，纠正心律失常；术中应操作熟练，尽量减少牵拉刺激，重要操作时密切观察循环的变化；对于频繁使用球囊扩张的，可给予阿托品；术后监护循环，防止迟发性心血管事件。

二、麻醉前评估与准备

1. 麻醉前评估　麻醉医师术前应详细询问病情、仔细观察患者，综合分析患者、疾病及手术三方面因素，适时地与手术医师沟通，最终制定出最适宜的麻醉方案。

缺血性脑血管病患者及大部分动脉瘤患者既往可能有高血压、冠心病，血管弹性差，术中循环极易波动、难控制，术前应掌握基础血压情况、仔细评估心血管贮备、尽量优化循环状况。患者日常服用降压药、硝酸酯类药物、抗心律失常药等应持续用至术前。术前应用钙通道阻滞剂以预防脑缺血。

施行这类手术的患者，术前需要进行气道检查，为术中可能会出现的紧急情况做准备。对术前存在肾功能不全的，应谨慎用药，避免进一步肾功能损害。认真评估凝血功能有助于围手术期凝血及抗凝的管理应详细询问患者既往过敏史，尤其是否有造影剂反应及鱼精蛋白、碘及贝壳类动物过敏史。术前应明确记录已存在的神经功能不全，以利于术中、术后的神经系统功能评估。

择期手术患者的状况通常较好，而急诊患者状况往往复杂且不稳定，可能存在高血压、心肌缺血、心律失常、电解质紊乱、肺水肿、神经功能损害及相应的气道保护性反射削弱等。更应充分做好术前评估及相应处理，并在适当的监测、管理下转运至手术室以确保生命安全。此外，应特别注意饱胃患者的处理。

2. 麻醉前用药　麻醉前用药无明确的规定。可给予适量抗焦虑药；对于意识改变的患者应尽量避免镇静类药物；既往有过敏史的，可预防性应用激素和抗组胺药；对于 SAH、肥胖和胃食管反流者，应使用 H_2 受体拮抗剂以降低误吸导致的风险。

三、麻醉管理

1. 术中监测 神经介入治疗中的基本监护与手术室相同。术中应根据患者基础血压、手术步骤及病情需要来控制血压。对于颈动脉狭窄或 SAH 的患者，缺血区脑血管已丧失自身调节功能，术中控制和维持血压、预防和正确治疗低血压极为重要。应将血压控制于术前可耐受水平，发生低血压时，应停止刺激、减浅麻醉、补充液体，仍无效时宜用 α 肾上腺素受体激动药提升血压。在血管阻塞或痉挛患者，应采取控制性高血压。在 AVM 注射栓塞材料前或动脉瘤未被完全阻塞时，应降低血压以减缓供血动脉血流。治疗原发性或反应性高血压以防止再出血或脑水肿。

术中维持轻度呼吸性碱中毒（$PaCO_2$ 30～34mmHg）利于降低 ICP，还可通过收缩血管，使造影剂流入动脉边缘而提高血管造影质量。高 $PaCO_2$ 在局部脑缺血时可引起脑内窃血，还可增加交感神经活性及心律失常的发生率，并破坏冠心病患者的心肌氧供需平衡，应避免。可在鼻导管的采样口进行 $P_{ET}CO_2$ 监测。脉搏氧饱和度探头夹在患者的趾端以观察是否有股动脉栓塞或远端梗死。

对于预计术中有较大循环波动或术中需要实施控制性降压、控制性高血压的患者应监测直接动脉压。穿刺困难时可从股动脉导管鞘的侧腔进行监测。对于心肺功能很差、术中循环极不平稳、需要药物控制血压等的特殊患者，可监测 CVP。

术中的造影剂、冲洗液及利尿剂（如：甘露醇、速尿）都起到利尿的作用，应监测尿量并严格管理液体。

除术中密切观察患者意识状态、语言功能、运动功能及瞳孔变化外，可依需要监测脑电图、体感诱发电位、运动诱发电位等协助了解神经功能。对 SAH 已行脑室穿刺引流的患者，可监测 ICP。

2. 麻醉管理 监护下麻醉和全身麻醉是神经介入治疗中应用较多的麻醉方法，具体选择有赖于患者状况、手术需要及麻醉医师习惯等因素。

（1）监护下麻醉：由于介入手术微创、刺激较小，MAC 曾被广泛使用，这种麻醉方法所要达到的目标是，镇静、镇痛、解除不适；保持不动；苏醒迅速。注入造影剂时可能会有脑血管烧灼感及头痛，并且长时间固定的体位也会使患者感到不适。其优点在于：①术中可以全面、有效地监测神经功能状态。②对生命体征影响小，尤其适用于伴有严重系统性疾病不能承受全身麻醉打击的患者。③避免了气管插管、拔管带来的循环波动。④使患者处于轻度镇静，减少紧张、焦虑，减轻应激反应。MAC 的缺点在于缺乏气道保护，不恰当运用可有误吸、缺氧、高碳酸血症的潜在危险；长时间的手术令患者紧张不适；无法避免突然的体动；一般不适用于小儿及丧失合作能力的患者；会延迟术中紧急情况的处理。在应用 MAC 时应注意：①对术中可能发生脑血管破裂、血栓形成、血管阻塞及心律失常等紧急情况的，应随时做好建立人工气道、循环支持的准备。②术中合理运用口咽或鼻咽通气道，密切观察、防止呼吸抑制或气道梗阻。③术中监测应视同全身麻醉。④股动脉穿刺置管及可解离式弹簧圈解离时都会有一定的头痛、疼痛、发热等不适感。⑤应常规导尿以防止膀胱充盈，影响镇静效果。

采用哪种镇静方法，可以根据术者的经验及麻醉管理目标而定。几乎所有的镇静方式均会导致上呼吸道梗阻。由于给予抗凝治疗在放置鼻咽通气道时可能导致出血不止，应避免使用。

应用 MAC 时选择短效麻醉药物（如瑞芬太尼、咪达唑仑、丙泊酚）使麻醉深度易于掌控，利于术中神经状况评估。药物可单独或组合应用，单次给予或持续输注均可。咪达唑仑复合阿片类药物、丙泊酚复合阿片类药物等为临床上常用的复合给药方式。应用阿片类药物出现恶心呕吐时可给予抗呕吐药物。

右美托咪啶是选择性 α_2 受体激动剂，具有抗焦虑、镇静及镇痛的作用，最主要的优点是镇静而不抑制呼吸。但是该药对脑灌注的影响尚不明确、患者易发生苏醒期低血压。大部分介入治疗的患者存在脑侧支循环，并需保证足够的侧支灌注压。因此，任何致血压降低的方法均需慎重应用。

（2）全身麻醉：麻醉诱导应力求平稳、气管插管操作轻柔、避免循环波动，术中保证患者制动并控制 ICP、脑灌注压，维持生命体征及液体容量于最适合的状态，术后拔管和复苏尽可能快速、平稳。

全身麻醉具有以下优势：①能保证气道安全并改善氧合，控制通气可加强对 $PaCO_2$ 及 ICP 的控制。②全身麻醉状态有利于对患者进行循环控制（包括控制性降压、控制性高血压）和脑保护。③发生严重并发症时，已建立的安全气道能为抢救和及时处理并发症赢得更多主动。④使用肌肉松弛药可确保患者制动，提高了重要步骤的操作安全性。⑤对于手术时间长、术中操作困难、儿童、不能合作及需要控制运动甚至暂时性呼吸停止以提高摄片质量的患者特别适用。全身麻醉因优点众多，越来越受到麻醉医师和神经介入医师的推崇，逐渐占据主导地位。

应注意全身麻醉期间气管插管、拔管引起的循环波动会导致心肌耗氧量增加，打破氧供需平衡；高血压、呛咳、屏气等最终会升高 ICP；循环的波动和随之而来的跨壁压增加会直接导致动脉瘤破裂；外科医师术中不能随时评估神经功能。

全身麻醉下气管内插管虽然利于呼吸管理，但插管、拔管操作可造成强烈的应激反应。用双腔喉罩避免了喉镜对会厌声门感受器、舌根和颈部肌肉深部感受器及气管导管对气管黏膜的机械性刺激，同时明显减少呛咳、应激及心血管反应、减少动脉瘤的破裂的风险，加之神经介入手术刺激小，术中可减少麻醉药用量，从而缩短患者苏醒时间，有利于术后早期神经功能评估。应用喉罩时应注意破裂的动脉瘤术中再次破裂的风险较大，喉罩不能防止误吸，应禁用于饱食患者；应谨慎用于慢性阻塞性肺疾病的患者。

用药原则应选择起效快、半衰期短、无残余作用、无神经毒性、无兴奋及术后神经症状，不增加 ICP 和脑代谢，不影响血脑屏障功能、CBF 及其对 CO_2 反应性的药物。目前的多数麻醉药，如丙泊酚、地氟烷、七氟烷，均为短效，诱导和恢复迅速，对循环影响较小，术中可快速、平稳地调整麻醉深度。介入手术有创伤小、并发症少、术后恢复快、疼痛轻、疼痛时间短且无需术后镇痛等特点，采用全凭静脉麻醉丙泊酚复合瑞芬太尼为目前首选方案。丙泊酚和瑞芬太尼起效快、半衰期短，术中复合应用可随时调整麻醉深度，可控性强，术后苏醒迅速彻底，无迟发性呼吸抑制。靶控输注（TCI）的方法可将血浆或效应室的药物浓度维持在恒定水平，具有起效快、药物浓度维持稳定、可控性好的特点，有利于麻醉深度的稳定。

3. 术中管理的特殊要求

（1）控制性高血压：大脑具有高代谢、低储备的特点。慢性缺血患者依靠逐步建立侧支循环改善血流，而急性动脉阻塞或血管痉挛时，增加循环血量的唯一有效方法便是通过提高血压，从而提高灌注压。但升压前应权衡提高缺血区灌注之利与缺血区发生出血之弊。血压升高的幅度取决于患者全身状况及疾病情况，一般可将血压升至基础血压基线以上 20%～30%，或尝试升至神经系统缺血症状得到解决，应在升压同时严密监测生命体征。全身麻醉时可通过适当减浅麻醉同时使用升压药的方法提升血压。通常首选去氧肾上腺素，首剂量 1μg/kg，而后缓慢静脉滴注，并依据血压调节用药量。对于心率较慢或其他条件限制使用去氧肾上腺素的，可选择多巴胺持续输注。提高灌注压与缺血部位出血需要慎重权衡，但是在大多数情况下升压对急性脑缺血是有保护作用的。

（2）控制性降压：术中及时、准确地根据需要调控血压，使颅内血流动力学达到最优化，将大大有利于手术操作、降低并发症发生率。较大 AVM、动脉瘤栓塞术中或大动脉闭塞性试验时采用控制性降压以增加栓塞的准确性、降低破裂发生率或检测脑血管贮备，为永久性球囊栓塞做准备。控制性降压可用于对颈动脉闭塞的患者行脑血管容量测试以及闭合动静脉畸形的滋养动脉前减慢血流速度。选择合适的降压药可以安全快速的达到理想血压水平并能够维持患者的生理状态。可根据医师的经验、患者的情况进行选择用药。

在采用控制性降压时应注意：①降压的幅度不宜过大，速度不宜过快。MAP 低于 50mmHg，脑血管对 $PaCO_2$ 的反应性消失，而 MAP 降低大于 40% 时，脑血管的自身调节作用消失。对于术前合并动脉硬化、心脑血管疾病的患者，降压幅度应比对基础血压并考虑到患者的承受能力。②降压效果应恰出现在栓塞材料脱离时。③清醒患者的降压过程会比较困难，血压的突然下降会让患者感觉不适、恶心、呕吐、难以忍受，以至被迫中断手术。因此，降压过程应更缓慢，并在实施降压前确保充分氧合，预防性给予抗恶心呕吐药。清醒患者高度的紧张和焦虑会增高体内儿茶酚胺含量，加之无全身麻醉药额外的降压作用，需要加大降压药的剂量。

用于控制性降压的药物应能快速、安全地将血压降至适合的预定目标且药效能快速消失。药物的选择取决于麻醉方式、患者全身状况及血压所需要降低的程度。常用药物包括硝酸甘油、艾司洛尔、拉贝洛尔。

（3）术中并发症：麻醉医师在术前应综合考虑各方面因素并做好术中急救准备。发生紧急情况时，麻醉医师的首要任务是维持气体交换，即保持气道通畅，同时应判断是否出现出血或栓塞等并发症，其次应与外科医师及时沟通、商讨措施、并协作处理，必要时及时寻求上级医师帮助。

如并发症出现于手术刚结束时，可能需要进一步做 CT、MRI 等检查。基于对检查的需要和患者并发症的考虑，无论是全身麻醉还是监护下麻醉，应继续维持麻醉，同时应全面考虑手术室外麻醉所强调的各项内容。

出现血管栓塞时，不论是否直接溶栓均需要通过升压来增加末梢灌注。出血时，应立即停用肝素，并用鱼精蛋白进行拮抗。每 1mg 鱼精蛋白用来拮抗 100U 的肝素。通过测定 ACT 来调整用量。在应用鱼精蛋白时的主要并发症有低血压、过敏反应和肺动脉高压。若应用新型的长效直接凝血酶抑制剂如比伐卢定时，需要新的拮抗方法。

清醒患者在致命性大出血前往往会诉头痛、恶心呕吐及动脉穿破部位的血管疼痛。颅内出血常不会导致意识的迅速消失。造影剂、短暂性局部缺血及癫痫发作后状态均可导致癫痫发作。麻醉状态下或昏迷的患者，若突然出现心动过缓、血压升高（Cushing 反应）或术者发现造影剂外渗则说明有出血。血管造影术可以发现大部分的血管破裂。手术医师可以填塞破裂的动脉并停止手术，并应紧急行脑室引流。

四、术后管理

手术结束后应尽快复苏、尽早拔管。应避免复苏过程中的任何应激、躁动、呛咳和恶心。术后患者应送入监护室以监测血压及神经功能。术中及术后均应控制血压。出现并发症后首先应进行 CT 等影像学检查，在运送及进行影像学检查时均应进行监护。

血压的监控仍很重要，对于颅内高血流病变实施栓塞治疗的，术后 24 小时应将 MAP 维持在低于术前基础值 15%～20% 的水平，以防止脑水肿、出血或过度灌注综合征；而对有阻塞或血管痉挛性并发症的则建议将 MAP 维持在高于正常值 20%～30% 的水平以维持脑灌注压。对长期低血压或缺血的血管再灌注时，往往会引起颅内出血或脑水肿。血管成形术及 CEA 术颅内出血或脑水肿的发生率约为 5%，AVM 或 DAVF 栓塞术的发生率较低。虽然机制未明，但与脑内高灌注及术后血压不易控制有关。

由于术中应用的高渗性造影剂有大量利尿的作用，术后维持液体容量很重要。需要仔细观察穿刺点，及时发现血肿。术后的恶心呕吐发生率高可能与术中应用造影剂和麻醉剂有关，可以给予氟哌利多、恩丹西酮等处理。

（李　龙）

第十一节　术中磁共振检查手术的麻醉

术中开放式磁共振影像学是神经外科近十几年来重要的发展领域，应用这种技术可最大程度地精确定位病变、明确病变边界及选择最佳或最安全的手术入路，为神经外科医师治疗肿瘤、血管畸形和其他一些脑内病变提供了最佳的实时信息。总体来说，磁共振检查可以在清醒、镇静和麻醉三种状态下进行。MRI 检查对环境要求苛刻，限制患者体位减少运动伪迹，存在强磁场和噪声，而且要避免低温和低湿度，另外 MRI 在检查过程中往往需要患者变换体位或者变换设备线圈位置。MRI 检查的麻醉从其临床特点、患者安全以及围麻醉期管理要求更高，本节重点讨论 MRI 检查的麻醉，其麻醉管理一般原则适用于所有影像学检查麻醉管理。

MRI 复合手术间是由介入放射、MRI 设备及手术室组合而成的复合体，属多学科相互交融的边缘学科。MRI 检查需要各科室的医师及技术人员的共同配合完成。术前评估患者的基本情况，选择合适的患者，体内存在磁性植入物的患者不适宜接受 MRI 检查。麻醉前评估中重点注意一些危险因素，例如困难气道、困难插管、建立静脉通路困难，以及循环呼吸衰竭或者恶性高热等严重麻醉并发症的病史。

麻醉管理要考虑磁共振扫描对患者和外科手术造成影响的特殊性。由于 MRI 扫描仪对温度有要求，在 MRI 手术间可能会导致体温的下降，应该注意患者的保暖。另外由于和普通检查不同，术中 MRI 扫描时间可能会延长，同时患者处于无意识状态，可能会出现体温过高的显现，因此必须监测体温，防止热损伤。

麻醉诱导可以在 MRI 手术间旁边的麻醉准备间进行，这样可以减少患者焦虑，同时可以使用一些非强磁场耐受的设备例如纤支镜，降低麻醉诱导的难度。如果在 MRI 手术间进行麻醉诱导时，所有麻醉设备均必须是非磁性的。

麻醉医师在手术和扫描的过程中不能靠近患者，只能在操作室观察，需要加强观察并需要辅助一些特殊设备。由于噪声的存在，无法听清楚脉搏的声音及报警声，应该在操作间使用专业的声音收集装置帮助麻醉医师实时地了解患者的情况，同时还应该设置可视报警装置。

根据手术、患者、医师偏好、手术医师的水平等具体情况选择麻醉方法。一般分为清醒镇静麻醉和全身麻醉。清醒镇静麻醉的特点与清醒开颅手术的特点相同，但是观察患者的视野和靠近患者的途径受到限制，与患者沟通比较困难。另外，因为空间狭窄和噪声太大，可能会导致镇静效果不佳，患者紧张焦虑的程度较在普通手术间为重。全身麻醉的原则和注意事项与普通的神经外科手术全身麻醉相同。在 MRI 设备旁边工作限制了许多监测设备和方法的使用，增加了麻醉难度，同时如果出现意外情况限制了抢救设备的使用。在药物和麻醉技术选择上应该根据手术和患者的具体情况进行选择。

（李　龙）

第八章

心脏及大血管手术麻醉

第一节　麻醉对循环系统的影响

　　对循环系统的了解是麻醉学的重要基础，麻醉和手术可以通过多种途径影响循环系统的功能。循环系统的变化直接影响到患者的生命安全和术后的恢复，近年来，随着人口老龄化和外科技术的发展，围术期麻醉医师经常面临患者的心血管功能变化更加复杂化、多样化。在了解麻醉对心血管功能的影响时，有必要对下述概念予以阐明。①循环功能：指循环系统的功能，包括心脏、血管功能、血容量和微循环等方面的影响。其中任何一项功能衰竭均可导致显著的循环障碍。如低血容量可导致循环衰竭或休克，而心脏功能却可能是正常的。②心脏功能：包括心肌、心脏瓣膜、传导组织和支架结构的功能。其中任何一项功能障碍即可导致心脏和循环衰竭。如瓣膜失去完整性，即使心肌功能正常也可造成心脏衰竭。③心肌功能：心肌功能取决于心肌本身和心肌血液供应，其功能障碍包括心肌病变、损伤、心肌缺血和心肌功能不良，但均可造成心肌功能衰竭，其结局必然导致心脏功能障碍和循环异常。

一、吸入麻醉药对循环的作用

　　吸入麻醉药是常用的全身麻醉药（简称全身麻醉药），主要依靠肺泡摄取和排除。吸入麻醉药经肺泡进入血流到达脑组织，当脑组织内吸入麻醉药的分压达到一定水平时，即产生临床上的全身麻醉状态。吸入麻醉药有挥发性液体和气体两类。常用的挥发性液体有氟烷、恩氟烷、异氟烷、七氟烷和地氟烷；气体有氧化亚氮。

　　在一定的浓度范围，所有吸入麻醉药均可降低动脉压和抑制心肌收缩力，都与麻醉药浓度相关。其中异氟烷、七氟烷和地氟烷通过增加交感活性对血压维持有一定帮助。氟烷和恩氟烷使心排血量减少，与其降低平均动脉压平行。异氟烷对心排血量的影响很小，而地氟烷则具有稳定的心血管作用。恩氟烷、异氟烷和地氟烷使外周血管阻力（SVR）减低，其中，异氟烷使 SVR 减低最显著。

　　吸入麻醉药也可引起心率的变化，改变心率的机制包括：改变窦房结去极化速率；改变心肌传导时间或改变自主神经系统的活动，如吸入氟烷后可见心率减慢。吸入麻醉药对心率的影响应在麻醉前评估中予以考虑。麻醉可消除因术前兴奋和激动而导致的心动过速、血压升高及心排血量增加。如果麻醉前副交感神经活动增强，麻醉又可能使心率和血压升高。氟烷和恩氟烷麻醉有助于减少全身动脉血压和心率的增加，使之转变为临床上可以接受的低血压和心率减慢。吸入麻醉药还通过减少心肌氧耗而降低心肌需氧量。

有人提出，异氟烷的冠状动脉（简称冠脉）扩张作用可引起冠脉窃血，而导致心肌局部缺血，所以曾有一段时间，冠状动脉粥样硬化性心脏病（简称冠心病）患者的麻醉中很少应用异氟烷。然而近来有研究发现，如果冠脉灌注压能充分维持，异氟烷麻醉与其他吸入麻醉一样，并没有窃血现象发生。

研究证实异氟烷对人体心肌有保护作用同动物实验一样，异氟烷的保护作用在它撤离后持续至少15分钟。异氟烷是通过什么途径来保护心肌的？是否与缺血预处理的心肌保护作用相似呢？为了测定异氟烷是否对钾通道产生直接作用，将异氟烷用于人体心房细胞，在3%的浓度时，对格列本脲敏感的钾通道电流没有受到正或负的影响。这些发现提示异氟烷并不直接影响钾通道活性，而是降低钾通道对ATP的敏感性。另一个可能性是异氟烷的保护作用发生在其他部位，如腺苷受体。腺苷A_1受体阻断剂8-环戊基-1，3-二丙基黄嘌呤能抑制异氟烷的心肌保护作用支持后一理论。Kerstan等的研究发现在动物实验中，DPCPX部分地抑制异氟烷的心脏保护活性。

二、静脉麻醉药对心血管的影响

静脉麻醉药本身能产生心血管效应，且在麻醉诱导时通过影响自主神经系统、血管运动中枢、外周血管张力和心肌的机械性能引起血流动力学改变。

1. 硫喷妥钠　对心肌的影响主要是通过减少肌原纤维的钙内流而降低心肌收缩力，同时加快心率，心排血指数没有变化或稍有下降，平均动脉压不变或稍下降。早期血流动力学研究证实硫喷妥钠（100~400mg）明显降低心排血量（24%）和收缩压（10%），因为增加了静脉容量而减少静脉回流。给硫喷妥钠后气管插管有明显的高血压和心率增快，同时应用芬太尼可减少心率的增快。硫喷妥钠减低心排血量的机制有：①直接的负性肌力作用。②因增加静脉容量而减少心室充盈。③暂时降低中枢神经系统输出的交感活性。应用硫喷妥钠引起的心率增快可能是由于刺激心脏的交感神经引起。硫喷妥钠引起的负性肌力作用是由于钙内流减少而致。

2. 咪达唑仑　对循环系统干扰较轻，如对外周阻力及心室收缩功能影响较少，使心肌氧耗减少等，比较适用于心功能较差患者或心脏手术的麻醉。随着苯二氮䓬类的拮抗剂氟吗泽尼的应用，临床使用中也比较安全。

3. 氯胺酮　通过中枢介导的交感反应兴奋心血管系统。单独给药时，使心率、血压、全身血管阻力、全身和肺动脉压及心肌耗氧量均增加，因而导致心肌氧供需不平衡。心脏做功增加，尤其是右室，因为肺血管阻力比全身血管阻力升高明显，因此禁用于右室储备差的成年患者。氯胺酮产生心血管效应的程度在治疗剂量范围内与剂量无关，无交感性刺激作用，但有负性肌力效应；氯胺酮可维持血压，通常用于急性休克患者，也可供狭窄性心包炎或心脏压塞患者用作麻醉诱导。

4. 依托咪酯　对心肌收缩力影响较小，仅外周血管稍有扩张；不引起组胺释放；在目前常用的静脉麻醉药中依托咪酯对心血管系统影响最小。与其他麻醉药相比，其产生的心肌氧供需平衡最佳。事实上，依托咪酯对冠状循环可能有弱的硝酸甘油样效应。用依托咪酯诱导后，血流动力学不变或变化小，诱导后前负荷和后负荷均未改变，dp/dt_{max}不变提示心功能未受损害。二尖瓣或主动脉瓣病变患者用依托咪酯诱导麻醉后，全身和肺动脉血压显著降低。血容量过低和心脏压塞或低心排血量患者用依托咪酯比用其他静脉麻醉药对心血管的影响轻。

5. 丙泊酚　有许多研究比较了丙泊酚与常用的诱导药物如硫喷妥钠和依托咪酯的血流动力学作用，然而因为麻醉技术的不同、麻醉药物剂量的不同和监测技术不同，而结果的相互比较较为困难。用丙泊酚静脉诱导（2mg/kg）和静脉维持［100μg/（kg·min）］，动脉收缩压下降15%~40%，动脉舒张压和平均压也有相同的改变。丙泊酚对心率的影响是可变的。如联合氧化亚氮麻醉使交感神经系统活性增加，心率可能增快。丙泊酚并不破坏控制心率的靶受体反射，而是重新调整反射的平衡导致在低水平的血压时心率没有改变，可解释尽管平均压下降而心率仍下降的现象。有证据表明应用丙泊酚出现剂量依赖性的心肌收缩性下降。Coetzee 等测量动物的局部心肌收缩性，证实丙泊酚血浆浓度和心肌收缩性下降有明显的相关性。许多研究发现，应用丙泊酚后 SVR、心排血指数、每搏量和左室收缩做功有明显下降。与硝普钠相比，丙泊酚输注入清醒患者的肱动脉，尽管前臂血管的丙泊酚浓度达到了治疗浓度，但并没有引起明显血管舒张反应。丙泊酚麻醉对前臂血管阻力和前臂静脉顺应性的作用同阻滞颈胸神经节引起的去交感神经效果一样，所以丙泊酚对外周血管的作用表现为抑制以交感神经兴奋为主的血管收缩。有学者研究丙泊酚对兔肠系膜动脉的平滑肌的影响，发现丙泊酚主要是通过抑制钙离子释放和钙离子通过钙通道的流入，从而抑制去甲肾上腺素引起的动脉平滑肌收缩，这些结果也可解释丙泊酚对其他血管平滑肌的作用。

三、阿片类麻醉药对心血管的影响

阿片类的许多血流动力学作用可能与它们对中枢神经系统发出的自主神经的影响有关，特别是迷走神经的作用。吗啡和哌替啶有组胺释放作用，芬太尼类药物不引起组胺释放。阿片类对靶受体反射的抑制引起全身血流动力学反应。芬太尼破坏颈动脉化学感受器反射，这一反射不但能控制呼吸，还是一有力的心血管功能调节反射。

所有阿片类，除了哌替啶外，都引起心动过缓。哌替啶常使心率增快，可能与它和阿托品在结构上相似有关。阿片类诱发心动过缓的机制是刺激迷走神经的作用，用阿托品预处理会减弱这一作用，但不可能全部消除阿片类诱发的心动过缓，特别是用 β 受体阻断药的患者。缓慢应用阿片类可减少心动过缓的发生率。

1. 吗啡　由于抑制交感神经活性，增强迷走神经张力，常引起低血压。即使小剂量静脉使用也可发生低血压。静脉用麻醉剂量（1~4mg/kg）可发生深度的低血压。吗啡的许多血流动力学效应是由于吗啡对血管平滑肌的直接作用和释放组胺的间接作用引起的，用吗啡后发生的低血压并不引起显著的心肌抑制。在心血管手术时，用吗啡麻醉的患者中可能发生高血压。麻醉期间的高血压可因轻度或不充分的麻醉、反射机制、兴奋肾素-血管紧张素机制和交感肾上腺的激活等所致。

2. 哌替啶　应用哌替啶后可发生低血压。哌替啶引起血浆组胺显著升高。大多数研究表明哌替啶降低心肌收缩力，甚至在低剂量也可引起动脉血压、外周阻力和心排血量的显著下降。哌替啶常有心动过速，很少造成心动过缓，这可能和其结构与阿托品相似有关。由于其显著的心血管作用，哌替啶不是理想的麻醉用药。

3. 芬太尼类　很少引起血压降低，即使左室功能较差者也很少出现低血压，与此种阿片类药物不引起血浆组胺变化有关。芬太尼也不引起或很少引起心肌收缩力的变化。在芬太尼家族中，芬太尼对循环功能的影响最小，使用芬太尼后的低血压多与心动过缓有关。芬太尼麻醉时也有突然血压升高的情况，尤其在气管插管或强的手术刺激时发生较多，常与浅麻醉或剂量低出现觉醒有关。芬太尼类药物用于心脏手术的最大的优点是对心血管的抑制小。这在麻醉诱导中特别重要，在劈开胸骨和游离主动脉根部时，可有明显的高血压和心率增快，这时就需要应用辅助药物以保持心血管的稳定性。在劈胸骨时，动脉血压升高，外周阻力升高，心排血量反而下降。有关芬太尼麻醉时血流动力学对手术刺激的反应强度报道差异较大，即使相同剂量的芬太尼，不同的作者有不同的结论。有一个重要的影响因素是 β 受体阻断药，在行冠状动脉旁路移植术（CABG）的患者，用芬太尼 122μg/kg，未用 β 受体阻断药的患者有 86% 发生高血压，而在用 β 受体阻断药的患者只有 33% 发生高血压。芬太尼和苏芬太尼在诱导期间提供相同的心血管稳定性，而阿芬太尼会引起血流动力学欠稳定和心肌局部缺血。阿芬太尼对刺激引起的交感反射和血流动力学反应的抑制效果比芬太尼和苏芬太尼弱。对于心脏瓣膜置换患者，3 种芬太尼类药物均能提供满意的麻醉。但争论仍存在，尤其是用哪一药物麻醉为 CABG 最好选择，但一般认为麻醉技术的选择对 CABG 术后结果并无明显影响。

有学者考虑到静脉应用芬太尼对心血管影响较大，比较了在大手术中硬膜外和静脉应用芬太尼的效果，结果除了硬膜外应用芬太尼的患者心率减慢的发生率较低外，两者血流动力学差异不明显，同样，血糖、皮质醇、尿肾上腺素和去甲肾上腺素也没有差异。

四、肌肉松弛药对心血管的影响

肌肉松弛药可能干扰自主神经功能而产生多种心血管效应。实验证明各种肌肉松弛药如果给予足够大的剂量均可与胆碱能受体相互作用。然而在临床实践中，不良反应一般并不严重，因为肌肉松弛药的 N_1 和 M 性质的剂量-反应曲线与其神经肌肉阻断效应的曲线相隔很远。真正的自主神经反应不因注射速度较慢而减弱，如果分剂量给予，反应则叠加。肌肉松弛药的后续剂量如果与原剂量相同，将产生相似的反应。

许多肌肉松弛药产生心血管效应的另一种机制可能是组胺释放。经静脉途径快速注射大剂量肌肉松弛药时，头颈和上部躯干可出现一定程度的红斑，并有动脉压短暂下降和心率轻、中度升高。支气管痉挛极为少见。这些不良反应一般是短时间的，可因注射速度较慢而显著减弱。也可采取将 H_1 和 H_2 受体阻断药联合应用的预防疗法。

1. 琥珀胆碱　由于其在神经肌肉接头处的去极化作用，可导致一系列不良反应，如胃内压、眼压和颅内压增高、高钾血症、麻醉后肌痛和恶性高热等。琥珀胆碱可能是唯一直接参与导致心律失常的肌肉松弛药。由于其结构与乙酰胆碱相似，可刺激全部胆碱能受体包括交感或副交感神经节的 M_1 受体和心脏窦房结 M_2 受体，引起窦性心动过缓、交界性心律和从室性期前收缩到心室颤动（简称室颤）的各种室性心律失常。

2. 潘库溴铵　一般无神经节阻滞和组胺释放作用，但有阻滞心脏 M_2 受体作用，可使心率增快和血压升高。在心血管麻醉中，与大剂量芬太尼合用，可拮抗芬太尼引起的心率减慢，对那些依赖心率维持心排血量的患者是一种较为理想的药物。潘库溴铵和丙米嗪合用时引起心动过速。0.08mg/kg 的潘库溴铵会产生室性期前收缩和心动过速，如给丙米嗪则有可能发展为室颤。有研究发现接受长期丙米嗪治疗的患者应用潘库溴铵和氟烷麻醉可发生严重的室性心律失常。

3. 哌库溴铵 为一长效肌肉松弛药，临床使用剂量能保持心血管功能的稳定。可偶发心率减慢，是由麻醉和手术刺激引起迷走反射间接导致的作用。

4. 阿曲库铵 因其特殊的灭活方式——霍夫曼降解，已成为肝肾疾病和老年患者的首选肌肉松弛药。临床上给阿曲库铵 0.2~0.4mg/kg 时一般心率、血压、心排血量和中心静脉压无明显变化，而给 0.6mg/kg 时可出现剂量相关的组胺释放引起的低血压和心率增快，一般能自行恢复。用组胺 H_1 和 H_2 受体阻断药可预防这一反应。

5. 维库溴铵 是潘库溴铵的衍生物，心血管安全系数高，即使剂量高达 0.4mg/kg，也无心血管不良反应，不产生神经节和迷走神经阻滞，不引起组胺释放，适合心脏病患者的手术。但与大剂量芬太尼合用时可发生心动过缓，可用阿托品预防。维库溴铵可抑制缺氧时颈动脉化学感受器的调节功能，因而抑制自发呼吸的恢复。

6. 罗库溴铵 是维库溴铵的衍生物。肌肉松弛作用约为维库溴铵的 1/8~1/5，但其起效较快。用罗库溴铵 1.2mg/kg 和琥珀胆碱 2mg/kg 可在 45 秒内使 95% 患者达到 90% 的神经肌肉阻滞，这一资料表明用罗库溴铵 1.2mg/kg，可用于快速起效诱导插管。同维库溴铵一样，罗库溴铵不产生心血管不良反应，大剂量时可引起心率增快，可能是迷走神经被阻滞的原因。

7. 顺阿曲库胺 是阿曲库铵的 10 种异构体混合物中的一种，灭活方式也为霍夫曼降解。其神经肌肉阻滞作用与阿曲库铵相同，不产生心血管效果或增加血浆组胺浓度，适合用于危重患者的肌肉松弛。顺阿曲库胺在老年人起效较慢，比年轻人长约 1 分钟。延迟的原因可能是老年人达到生物相平衡较缓慢，但这一不同并不影响恢复时间。

8. 米库氯胺 是短效肌肉松弛药。应用米库氯胺后不拮抗，在成年人残余肌肉松弛作用有发生，而在小儿较少发生，一般 10 分钟就可恢复。大剂量或快速注射可引起组胺的释放，导致血压下降、心率增快，多发生在给药后 1~3 分钟，可自行消退。临床上为了达到肌肉松弛药的快速恢复，在长效肌肉松弛药后应用短效肌肉松弛药。可是有学者发现在使用潘库溴铵后，再使用米库氯胺，并不表现为短效肌肉松弛作用。

五、肌肉松弛药拮抗药的心血管作用

有报道在使用新斯的明和阿托品后可发生心律失常和心搏骤停，所以常使用各种技术来改善安全性，包括过度通气产生轻微的呼吸性碱血症，同时缓慢应用新斯的明和阿托品，维持充足的氧供应等。

应用新斯的明时，同时使用不充分的阿托品和格隆溴铵，可刺激心脏的胆碱能受体（M_2 受体）产生心搏骤停。阿托品、新斯的明或两者联合使用与心律失常的关系较为复杂，如倒转的 P 波、文氏现象、房性期前收缩、室性期前收缩和二联律。这些情况也常在改变麻醉浓度、手术刺激、从麻醉中恢复时发生。

接受格隆溴铵和新斯的明的患者比接受阿托品和新斯的明的患者心率改变较小。格隆溴铵和新斯的明、吡斯的明或依酚氯铵合用时可降低心律失常的发生率。用阿托品可能有较高的心律失常发生率，而格隆溴铵阻滞抗胆碱酯酶药的心律失常作用比阿托品有效。

依酚氯铵有两个优点：①起效时间比新斯的明或溴吡斯的明短。②仅需要和新斯的明合用时阿托品的一半剂量来防止依酚氯铵不利的心脏 M_2 受体作用。为了减少心率的改变，起效快的依酚氯铵和阿托品应一起使用，慢起效的新斯的明和格隆溴铵应一起使用。依酚氯铵与新斯的明相比有较少的 M_2 受体作用，它主要的作用机制是突触前。

长期三环类抗抑郁药治疗后使用肌肉松弛药拮抗药可导致心电图异常。长期应用阿米替林的猫，用新斯的明或新斯的明和阿托品联合用于拮抗筒箭毒碱时，可观察到 ST-T 改变和心肌传导改变明显增强，这可能归因于新斯的明对心脏的作用结合三环类抗抑郁药的奎尼丁样作用和对心肌的直接作用。

六、局部麻醉药对心血管的影响

局部麻醉药（简称局部麻醉药）对心血管的效应，系局部麻醉期间对自主神经通路阻滞的间接作用（例如高位脊髓或硬膜外阻滞），或对心脏或血管平滑肌或心肌传导系的直接抑制作用。

在心肌细胞 4 相舒张期自动去极化期间，正常时存在着钾渗透力的逐渐下降。这种效应，尤其在心室肌缺血时，可被抗心律失常剂量的利多卡因所减弱或阻断而造成 4 相延长或去极化消失。更高剂量的利多卡因使 0 相去极化减慢，这种效应是由于钠传导的抑制。

正常心电图很少受一般抗心律失常剂量利多卡因的影响，中毒剂量的利多卡因可减慢心内传导，心电图表现为 P-R 间期和 QRS 持续时间延长和窦性心动过缓，所有这些均反映出心肌自律性降低。其他局部麻醉药也已证实具有抗心律失常的效应。

相对的心血管毒性与各种药物固有的麻醉效能一般成比例。此外，心血管系统对局部麻醉药可能的毒性效应抗拒力更强。普鲁卡因比效力较弱、脂溶性较低而且与蛋白结合具有相对更强的心脏毒性。普鲁卡因引起心血管虚脱的剂量比中枢神经系统毒性剂量仅大 3.7~4.4 倍。已有若干普鲁卡因引起快速而深度心血管虚脱病例报道。

1. 利多卡因 临床应用证明它对各种室性心律失常均有迅速而显著的疗效，能改善梗死区心肌的局部供血，故用于心肌梗死急性期防止发生室颤的疗效更好，是室性心律失常的首选药物。

利多卡因直接抑制希-浦氏系统的钠离子内流和促进钾离子外流，对其他心肌组织及自主神经无影响。利多卡因能降低浦肯野纤维的自律性和提高心室肌的致颤阈。在治疗浓度，它对希-浦氏系统的传导速度无影响，但在心肌缺血部位，因细胞外钾离子浓度升高而血液偏酸性，使利多卡因减慢传导作用明显增强。在高浓度时，可抑制钠离子内流，降低动作电位 0 相上升速率而减慢传导。

2. 丁哌卡因 一般局部麻醉药中枢神经系统毒性表现多先于心脏毒性，而丁哌卡因则与此相反。①产生不可逆性心血管虚脱与中枢神经系统毒性（惊厥）间局部麻醉药剂量之比（CC/CNS），丁哌卡因要比利多卡因低。动物实验表明利多卡因 CC/CNS 为 7.1±1.1，亦即相当于 7 倍的惊厥剂量才引起不可逆的心血管虚脱，丁哌卡因则为 3.7±0.55。②血管内误入过量的丁哌卡因能引起室性心律失常与致死性室颤，利多卡因则否。③怀孕患者对丁哌卡因的心脏毒性更为敏感。④丁哌卡因引起的心血管意外，复苏困难。⑤酸中毒和缺氧可显著强化丁哌卡因的心脏毒性。

3. 罗哌卡因 其化学结构与丁哌卡因相似，但脂溶性小于丁哌卡因，神经阻滞效能小于丁哌卡因；对心脏兴奋和传导抑制均弱于丁哌卡因。

此外，麻醉药物、麻醉深度、通气方式、手术刺激、PCO_2 的变化、麻醉药物对神经调节功能的干扰和麻醉状态下血管张力的改变都直接或间接影响心血管系统功能，所以应对麻醉期间循环功能变化有足够的认识，注意病情的转化，以保证治疗措施具有针对性。

七、心肌缺血预适应的研究

心肌缺血预适应（IPC）是指心肌在受到短暂缺血缺氧、热休克或给予特定的药物因子后产生的对随后的致死性的缺血缺氧损害的抵抗力。IPC 的效应主要表现为：减少持续的缺血再灌注时的心肌梗死面积，显著改善再灌注后心室尤其是左室功能的恢复，并减少缺血急性期的心律失常；降低心肌能量代谢率，或者在再灌注期增加已耗竭的 Krebs 循环的糖的供应，以使心肌获得能量维持收缩功能。

1. IPC 的触发物质　从 IPC 的触发到产生效应的整个信号传导过程大致分以下 3 个环节。受刺激后机体产生内源性的触发物质；触发物质通过膜受体将信号转导到蛋白激酶；蛋白激酶作用于效应器，产生对抗缺血缺氧的保护作用。IPC 内源性触发物质主要有：

（1）腺苷：是心肌代谢产物，内源性扩血管剂，作用机制是与膜腺苷受体（主要是 A_1 受体）结合，通过 G 蛋白偶联激活磷脂酶 C，后者经过一系列顺序激活蛋白激酶 C（PKC）和胞膜钙通道，信号最终传递至效应器——线粒体的 K^+-ATP 通道。腺苷受体拮抗剂可阻断 IPC 的形成。

（2）类阿片肽：近年来阿片肽在介导 IPC 中的作用逐渐得到重视。主要激活 G 蛋白，后者激活 PKC，PKC 又可激活线粒体的 ATP 敏感的钾通道。IPC 的保护作用如缓解心绞痛、减小梗死面积等在给予阿片类药物后即刻出现，并且在 24 小时后再现。其缓解心绞痛作用不依赖于其镇痛效应。非特异性拮抗剂纳洛酮以及 δ 受体拮抗剂可抑制 IPC。

（3）一氧化氮（NO）：IPC 的延迟效应与 NO 水平中度升高有关。NO 激活鸟苷酸环化酶使 cGMP 增多，后者激活磷酸二酯酶（PDE）使 cAMP 水平下降而产生一系列效应。单磷脂 A（MLA）诱发的心肌延迟性保护作用依赖于诱生型一氧化氮合成酶（iNOS），给予拮抗剂 S-methylisothiourea（3mg/kg）可消除 MLA 的作用，在 iNOS 基因敲除的动物，MLA 根本不能发挥心肌保护作用，因此 NO 被认为在 MLA 药物预适应中起到了枢纽作用。如果 NO 产生过多，导致氧自由基大量产生则可能介导细胞损伤作用。

（4）肾上腺素：一般认为在 IPC 的细胞外信号转导中肾上腺素的 A_1 和 A_3 受体与抑制性的 G 蛋白偶联，通过作用于腺苷酸环化酶（AC）产生心肌保护作用（A_1 和 A_3 受体在心室肌和血管平滑肌呈优势分布）。A_2 受体则与 G 蛋白偶联而产生扩血管作用（A_2 受体在血管平滑肌呈优势分布）。肾上腺素受体激动药诱导 IPC 的研究已经兴起，目前还处于初期阶段。

（5）血管紧张素转化酶（ACE）：ACE 抑制药通过减少缓激肽的降解可以增加其在局部的水平，从而增强缓激肽诱导的 IPC，这种作用出现在缺血 24 小时后，表现为心肌梗死面积显著减少。

（6）降钙素基因相关肽（CGRP）：长时间的缺血再灌注后心肌可产生大量的肌酸激酶和肿瘤坏死因子 α（TNF-α），预给 CGRP 诱导 IPC 后心肌组织中的肌酸激酶和 TNF-α 的含量显著减少，心功能显著改善。另有报道 CGRP 在 IPC 时的升高与年龄相关，老龄患者相应的保护作用减弱。

（7）激肽：心脏有独立的激肽系统，在缺血期间释放激肽，具有保护心肌的作用。外源性激肽可模拟 IPC。其具体的信号转导途径可能通过 NO 通路介导心肌保护，其最重要的通路可能是通过 PKC 途径：激肽受体偶联 G 蛋白，后者激活磷脂酶 C（PLC）分解 PIP_2 为 IP_3 和 DG，前者使胞内钙离子增加，后者则激活了 PKC，产生生物学效应。

（8）热休克蛋白（HSPs）：在心肌缺血/再灌注和缺血预适应的延迟相 HSP72 都是心肌自我保护系统中的重要一员。HSPs 的过度表达激活了 5′-外核苷酸酶，后者是合成腺苷的关键酶。因此 HSPs 的延迟性保护作用可能有赖于 5′-外核苷酸酶的作用，给予酶抑制剂 α，β-亚甲基腺苷二磷酸可明显降低 IPC 的保护作用。

2. IPC 的效应器　触发物质通过胞内信号传导激活蛋白激酶系统，后者使得磷酸化过程激活。早年的研究以为 IPC 的最终效应器在胞膜的 ATP 敏感的 K^+ 通道（K^+-ATP），通过胞外钾离子的内流使动作电位时程（APT）缩短，引起 Ca^{2+} 内流而产生作用。但最近几乎所有的目光都集中在线粒体的 K^+-ATP 通道上。其结构上是属于内向整流 K^+ 通道家族和磺脲类药物受体。受体蛋白上有 2 个 ATP 结合位点，当组织缺氧，ATP 浓度降低至某一临界值时线粒体上的 K^+-ATP 通道开放，钾离子内流，有助于重建线粒体内的电化学梯度，增强电子传递链和氧化磷酸化作用。二氮嗪是一类选择性的 K^+-ATP 通道开放剂，对线粒体上的 K^+-ATP 通道作用强大而对胞膜的 K^+-ATP 通道作用微弱，可模拟 IPC，它的作用可被线粒体的 K^+-ATP 通道阻断药格列本脲或 5-OH-癸酸盐（5-HD）取消，而不能被胞膜的 K^+-ATP 通道阻断药 HMR1883 阻断。

3. 药物性诱发 IPC　已见报道的诱发策略大致可分为 2 类，即药物性 IPC 和非药物性 IPC。药物性诱发主要有：

（1）作用于信号通路的药物：基于上述的机制，分别有作者提出了使用腺苷、阿片受体激动药、单磷脂 A、肾上腺素、血管紧张素转化酶抑制药（ACEI）、PKC 激动药等作为药物性 IPC 的诱导剂。还有人提出短暂的无钙灌流也可诱发出 IPC。实际上都是作用于不同的信号传导环节而发挥心肌保护作用。

（2）作用于效应器的药物：线粒体的 K^+-ATP 通道开放剂目前备受关注。尼可地尔作用于 ATP 敏感的 K^+ 通道，属于硝酸盐类药物，可提高缺血心肌心室壁的运动，具有明显的心肌保护效应。其主要的不良反应是头痛，以小剂量开始则可避免之。临床上在行经皮腔内冠脉成形术（PTCA）时静脉内给予尼可地尔可产生药物性 IPC 的作用，可以明显限制心肌梗死的面积。

（3）其他可模拟 IPC 的药物：硝酸甘油被报道预先应用于冠状血管成形术可以模拟 IPC，在硝酸甘油应用 24 小时后可发挥类似多次短暂缺血所致的 IPC 作用，即延迟性保护效应。因此预防性使用硝酸盐是保护缺血性心肌的一条新途径。

（4）吸入麻醉药：体外循环冠状血管手术中，在心脏停搏前吸入 0.5%～2.0% 的恩氟烷，然后在体外循环前、后分别评估心脏压力-面积曲线，协方差分析结果显示其心肌保护作用非常显著（P＝0.002）。有关异氟烷、七氟烷、地氟烷的类似报道也分别提示能够使心肌产生预适应效应。

4. 非药物性诱发 IPC

（1）多次反复的缺血再灌注：早在 1986 年就有人发现 4 次 5 分钟的左旋支缺血可提高对后续 40 分钟的心肌缺血的耐受。此法已经成为研究缺血预适应常用的经典实验诱导方法。

（2）短期重复运动：心绞痛患者在行走中出现心绞痛，但继续行走疼痛反而减轻，此现象被称为"预热"。临床上采用重复运动试验发现首次运动 10 分钟后第二次重复运动时心绞痛发生率明显降低，潜伏期延长，ST 段压低程度减小且持续时间缩短。短期锻炼可诱发心肌对抗缺血再灌注损伤的保护作用，这种作用不依赖于 HSP 的升高，但可见到相应的 MnSOD（含 Mn^{2+} 的超氧化物歧化酶）活性升高，提示脂质过氧化水平较低，因此锻炼相关性心肌保护可能部分依赖于内源性抗氧化的防御机制。

（3）远隔器官心肌预适应：一过性的肾脏或肠缺血也可诱发心肌的 IPC，这种远隔器官诱发的心肌缺血预适应又称为器官间缺血预适应。实际上由于心脏的缺血再灌注后导致远隔器官如大脑的损伤的发生频率也是很高的。有作者做了这样的研究：先阻断肠系膜上动脉 30 分钟，24 小时后持续阻断冠脉 30 分钟，再灌注 180 分钟，发现心肌梗死面积比假手术组（未行肠缺血术）显著减少（$P<0.01$）。此过程可能由诱生型 NOS（iNOS）介导。这种预适应的重要临床意义在于：对于那些不同病因（严重创伤、血流动力异常、阻塞性疾患等）引起的肠缺血再灌注的患者，在随后可能发生的心肌缺血治疗中有一个更长的治疗时机，以挽救缺血的心肌。

通过对上述的有关 IPC 机制和诱发策略的分析，可以看出实际上有多种策略可供选择，有些方法在临床上已初见效果。尽管如此，对外源性诱发 IPC 的临床应用仍应持谨慎的欢迎态度。前期的机制研究是令人鼓舞的，展示的前景也是诱人的，但使用直接的外推法将实验室的结果应用于临床应予避免。对当前的研究成果进行实事求是的评价是很重要的，应避免对其寄予不切实际的期望，另外还应该通过改良的试验设计来开发这种功能强大的预适应现象的巨大潜力。

（张　丹）

第二节　缺血性心脏病麻醉

缺血性心脏病指心肌相对或绝对缺血而引起的心脏病，其中约 90% 因冠状动脉粥样硬化引起；约 10% 为其他原因如冠状动脉痉挛、冠状动静脉瘘、冠状动脉瘤、冠状动脉炎等引起。因冠状动脉粥样硬化及冠状动脉痉挛引起的缺血性心脏病，简称"冠心病"。我国 40 岁以上人群中的患病率为 5%～10%。缺血性心脏病的临床表现类型包括心绞痛、心肌梗死、心源性猝死及充血性心力衰竭。

一、心脏代谢的特点

1. 心脏耗氧量　居全身各脏器之首，静息时可达 7～9mL/（100g·min），因此在正常情况下，心肌从冠状动脉血流中的氧摄取量高达 65%～75%，心肌氧储备量很低。当心肌氧耗量增加时，必须通过扩大冠状动脉管腔，增加冠状动脉血流量才能满足耗氧量增加的需求。

2. 冠状动脉的血流量　主要依赖于 3 个因素：冠状动脉管腔的大小、冠状动脉灌注压（体循环舒张压）的高低以及舒张期的时限。正常的冠状动脉具有一定的自主调节功能，当冠状动脉灌注压在 60～180mmHg 之间时，冠状动脉能够通过自主调节管腔的大小来维持正常的冠状动脉血流量。然而当冠状动脉灌注压低于 60mmHg 时，冠状动脉的管腔达到最大的舒张状态依然无法满足心肌的氧耗量，患者会出现心肌缺血的表现。但对于冠心病的患者，由于冠状动脉动脉粥样硬化斑块形成、管腔狭窄，冠状动脉失去了自主代偿的功能，冠状动脉狭窄 50%～70% 为中度狭窄，患者在运动状态下可能出现心肌供血不足的表现，而冠状动脉狭窄 70% 以上为重度狭窄，患者在静息状态下即可能出现心肌供血不足的表现。冠状动脉循环的另一特点是心脏收缩期由于心肌毛细血管受挤压，冠状动脉循环血流量反而减少，因此冠状动脉的灌注主要发生在心脏舒张期。当心率增快，心脏舒张期缩短时可能发生冠状动脉灌注不足和心肌缺血。

3. 冠状动脉氧供的因素　冠状动脉狭窄的程度，冠状动脉痉挛，斑块破裂血栓形成，心动过速导致心脏舒张期缩短，低氧血症导致冠状动脉含氧量下降，体循环舒张压降低导致冠状动脉灌注压不足，心肌肥厚导致心肌内毛细血管和心肌细胞的比例降低等。增加心肌耗氧的因素有：①心率加快。②心肌收缩力增强。③心室壁收缩期或舒张期张力增加。

二、术前评估

对于拟行冠状动脉搭桥手术的患者，除了术前常规脏器功能评估外，还需要通过详细地询问病史、细致的体格检查及实验室检查对患者的心脏情况进行充分的评估。

1. 评估冠状动脉粥样硬化的严重程度　特别要注意患者是否存在严重的左冠状动脉动脉主干病变或等位病变，是否存在左冠状动脉前降支近端或三支病变等高危因素。

2. 临床心功能评估　血管造影术或超声心动图等检查来评估左心室的收缩功能。临床心功能评估可按照纽约心脏病协会的心功能分级：Ⅰ级（体力活动不受限，一般活动无症状）；Ⅱ级（一般活动引起疲劳、心悸、呼吸困难或心绞痛；休息时感觉舒适）；Ⅲ级（轻活动即感心悸、呼吸困难、心绞痛，休息后缓解）；Ⅳ级（休息时也有症状或心绞痛）。成人正常左心室射血分数（LVEF）为 60%±7%。一般认为 LVEF<50% 即为心功能下降。心肌梗死患者若无心力衰竭，LVEF 多在 40%～50%；如果出现症状，LVEF 多在 25%～40%；如果在休息时也有症状，LVEF 可能<25%。LVEF 可通过左心室导管心室造影获得，也可通过超声心动图、核素心脏显像获得。LVEF 正常或大于 50% 时，患者术后发生低心排综合征的危险度低，而 LVEF 在 25%～50% 之间的患者具有中等危险度，LVEF 低于 25% 的患者具有高危险度。

3. 评估患者是否存在急性冠状动脉综合征　明显的充血性心力衰竭、严重心律失常以及瓣膜疾病等严重影响围术期生存率的因素。存在上述并发症的患者，围术期发生心梗、恶性心律失常、心源性休克等风险很高。

影响手术效果的危险因素如下：①年龄大于 75 岁。②女性，冠状动脉细小，吻合困难，影响通畅率。③肥胖。④LVEF<40%。⑤左冠状动脉主干狭窄>90%。⑥术前为不稳定性心绞痛，心力衰竭。⑦并发瓣膜病、颈动脉病、高血压、糖尿病、肾及肺疾病。⑧心肌梗死后 7 天内手术。⑨PTCA 后急症手术。⑩再次搭桥手术，或同期施行其他手术。

三、术前准备

1. 冠心病二级预防用药　包括降压药、降脂药、控制心率的 β 受体阻滞剂均口服至手术当日晨，小口水送服；抗血小板药物是否停药及是否使用抗凝治疗需根据患者冠状动脉病变的严重情况和外科医生的要求进行个体化决策；对于病情不稳定继续服用阿司匹林、氯吡格雷等抗血小板药物的患者，术前需备血小板以防因血小板功能不全导致术中止血困难。

2. 对于冠心病患者　特别是存在急性冠状动脉综合征的患者，术前应采取各种措施来缓解患者紧张焦虑的情绪，包括精神安慰和镇静镇痛药物的使用；但对于并发心力衰竭或肺部疾病的患者，术前使用镇痛镇静药物时需注意药物的用量，并加强监测。

3. 对于存在心力衰竭的患者　术前应采取强心利尿等治疗纠正心力衰竭症状。

4. 术前准备过程　需监测并纠正电解质紊乱等情况，尤其需避免低钾血症和低镁血症。

5. 营养状况较差的患者　需加强营养支持治疗，纠正低蛋白血症和贫血。

6. 对于高血压和糖尿病患者　需调整降压药和降糖药的用量，使术前血压血糖控制平稳。

同时麻醉医生应特别关注心电图上的或病史中的异常心律，例如房心颤动或其他室上性心动过速（可能导致血流动力学不稳定或增加栓塞性神经并发症的发生）、左束支传导阻滞、PR 间期延长（可能发展为更进一步的心脏传导阻滞）及完全性心脏阻滞（可能已经安置了起搏器）。应充分了解目前的抗心律失常治疗方法，麻醉前准备好相应的抗心律失常药物。

四、麻醉要点

1. 麻醉监测　标准的常规监测包括：有创动脉血压监测（通常采用桡动脉）、中心静脉压监测、五导联心电图监测、脉搏血氧饱和度监测、鼻温和肛温监测、术中动脉血气分析、ACT 监测等。麻醉深度监测包括 BIS 和 Narcotrend。对于存在肺动脉高压或右心室功能不全的患者可采用肺动脉导管监测，有条件的机构还可采用 TEE 和 PiCCO 等检查来监测术中的血流动力学指标，指导术中补液及血管活性药物的使用。同时 TEE 还能够早期发现心肌缺血的部位和范围，指导外科手术方案，评估心脏瓣膜功能。复杂的神经系统功能监测包括术中脑电图监测、多普勒脑血流图及脑氧监测等，但这些监测手段的使用与神经系统的改善并无直接相关性。

2. 麻醉方法及药物的选择　患者进入手术间后先建立心电图、脉搏氧饱和度、无创袖带血压监测，镇静吸氧，开放 1~2 条 14G 的外周静脉通道，并在局部麻醉下建立桡动脉有创监测。对于存在左冠状动脉主干严重病变或心功能不全的患者，需在麻醉诱导前放置主动脉球囊反搏装置。

目前仍没有确切证据证实某一种麻醉药物明显优于其他药物。所以无论采用七氟醚、异氟醚还是以丙泊酚为基础的静脉麻醉，只要血流动力学控制平稳都能够取得满意的麻醉效果。传统的心血管手术主要依赖于大剂量阿片类药物的使用，但大剂量长效阿片类药物的使用使患者术后麻醉苏醒缓慢，拔管延迟，术后并发症和医疗费用明显增加。目前的临床实践已经证实，使用中小剂量阿片类药物能够达到和大剂量阿片类药物相同的血流动力学效果。

3. 术中注意事项　手术开始后外科医生先取大隐静脉，此过程手术疼痛刺激较小，因此麻醉深度不宜过深，否则容易导致严重的心动过缓和低血压。如果同时取乳内动脉，劈胸骨的疼痛刺激较强烈，需达到足够的镇痛和麻醉深度，以避免心动过速和高血压导致心肌缺血。外科医生取乳内动脉时应将手术床升高并稍向左侧倾斜以便于外科医生操作；同时采用小潮气量、高通气频率的方式以减少胸膜膨胀对术野的干扰。

4. 体外循环　体外循环前需要对患者进行肝素化，肝素的剂量通常为 3mg/kg，ACT 需大于 480 秒。同时要追加镇痛和肌松药，以弥补体外循环后药物分布容积增大及体外循环机器黏附造成的药物浓度降低。在主动脉插管前，采用 TEE 评估升主动脉或主动脉弓部有无钙化或游离粥样斑块，并确定它们的具体位置以指导插管的位置。主动脉插管时需适当降低血压，收缩压小于110mmHg，对于动脉粥样硬化严重的患者收缩压甚至要降得更低。在动静脉插管期间，由于容量丢失、心脏受压等因素，患者极易发生严重低血压、恶性心律失常等并发症，麻醉医生应密切关注患者的血流动力学情况，随时提醒外科医生。体外循环开始后停止机械通气，采用静态膨肺的方法减少术后肺不张的发生率；定期检查颈静脉的压力，查看患者的颜面部有无水肿，及时发现由于颈静脉梗阻导致的颜面静脉回流障碍；体外循环期间可以采用单次推注苯二氮䓬类药物或持续泵注丙泊酚，定期追加阿片类药物和肌松药物来维持麻醉深度。体外循环期间由于药物分布容积扩大、体外循环机器管壁对药物的黏附作用、机体温度降低导致药物代谢减慢等各种因素的影响，麻醉药物的药代动力学无法按照常规方法进行计算，因此术中加强麻醉深度监测对于避免麻醉过浅和术中知晓极为重要。

5. 心脏复跳前的准备　复查动脉血气分析，确保酸碱平衡及电解质在正常范围内，血细胞比容大于20%；肛温恢复至35℃以上；压力换能器重新调零；各种监护仪工作正常；准备好可能用到的各种血管活性药物，比如硝酸甘油、肾上腺素、去甲肾上腺素、胺碘酮等。

6. 体外循环停机前注意事项　复温完全，肛温大于36℃；电解质在正常范围内，血红蛋白在9g/dl以上；TEE检查示心腔内没有大量的气泡；容量基本正常，在使用或者未使用血管活性药物的情况下，心肌收缩力基本良好；无论是起搏心律还是自主心律，要求没有恶性心律失常；血流动力学基本平稳的情况下可以考虑脱离体外循环。体外循环停机后，给予鱼精蛋白拮抗体内的残余肝素。鱼精蛋白和肝素之比为0.8：1~1.0：1，之后根据ACT的情况决定是否追加鱼精蛋白。

7. 体外循环后麻醉管理　需要避免容量过负荷，避免左心室室壁张力过高导致心肌氧耗量增加；维持冠状动脉灌注压，对于术前存在心功能不全的患者，可能需使用正性肌力药物及缩血管药物来维持血压，部分患者甚至需要主动脉内球囊反搏来维持冠状动脉灌注压；避免过度通气、麻醉过浅等因素导致的冠状动脉痉挛，尤其是对于搭动脉桥的患者需泵注硝酸甘油或钙通道拮抗剂类药物以防冠状动脉痉挛；输注机血时需适当补充鱼精蛋白，但要避免鱼精蛋白过量导致桥血管血栓形成。

8. 冠状动脉搭桥手术中外科和技术性缺血并发症
（1）移植物近端或远端吻合不佳。
（2）失误导致冠状动脉后壁切口而形成冠状动脉夹层。
（3）冠状动脉缝闭。
（4）静脉移植物长度不够使血管在心脏充盈时受到牵拉。
（5）静脉移植物过长导致静脉扭结。
（6）静脉移植物血栓形成。
缺血的其他原因包括：①冠状动脉气体栓塞或粥样斑块碎片栓塞。②冠状动脉痉挛。③肺过度充气导致的静脉移植物牵拉或乳内动脉血流阻塞。心脏停搏液的残留、室壁瘤或心包炎可能导致在没有真正缺血的情况下出现ST段抬高。

9. 心肌缺血监测　心电图仍然是监测心肌缺血的标准方法。心脏手术患者使用的监护仪应能够同时查看两个导联的心电图，通常是Ⅱ导联和V_5导联，能同时自动分析ST段者更优。但对于心肌缺血的监测，心电图改变的敏感性低于 TEE 监测到的局部室壁运动异常。因此，在血管重建手术中可以采用 TEE 来动态观察心腔半径的缩短和心室壁厚度的增加，用以评价局部心肌是否存在缺血的情况。与其他方法相比，TEE 通常可以提供更好的信息，这对脱离体外循环后患者的评估具有十分重要的价值。

五、术后注意事项

1. 保证氧供

（1）维持血压和心脏收缩功能，必要时辅用小剂量血管活性药物。同时保证足够的血容量，使 CVP 维持在满意的水平。应用小剂量硝酸甘油，防止冠状动脉痉挛，扩张外周血管。

（2）维持血红蛋白浓度，桥血管通畅的患者维持 8g/dl 即可满足心肌氧摄取率、混合静脉血氧张力及冠状窦氧张力。但对于心功能不全、年龄>65 岁或术后出现并发症导致机体氧耗量增加时，血红蛋白浓度应维持 10g/dl 或更高。

（3）维持血气及酸碱度正常，充分给氧。积极治疗酸中毒、糖尿病及呼吸功能不全。

2. 减少氧耗

（1）保持麻醉苏醒期平稳，避免术后过早减浅麻醉，应用镇静镇痛药以平稳过渡到苏醒期。

（2）预防高血压和心动过速，必要时使用 α 受体阻滞剂（压宁定）、β 受体阻滞剂（美托洛尔）、钙通道拮抗剂等药物。如果仍出现血压升高，试用小剂量硝普钠，但应注意术后患者对硝普钠较敏感，需慎重掌握剂量。控制心率，避免心动过速导致心肌缺血。

3. 早期发现心肌梗死　冠状动脉搭桥患者围术期心肌缺血的发生率为 36.9%~55%，其中 6.3%~6.9% 发生心肌梗死。临床上小范围的心肌梗死往往不易被发现；大范围心肌梗死则可引起低心排综合征或恶性心律失常，其中并发心源性休克者为 15%~20%，病死率高达 80%~90%；并发心力衰竭者为 20%~40%。早期发现心肌梗死具有重要性，其诊断依据有：①主诉心绞痛；不明原因的心率增快和血压下降。②心电图出现 ST 段及 T 波改变，或心肌梗死表现。③心肌肌钙蛋白（cTnI）、CK-MB、肌红蛋白（Myo）有重要的诊断价值。

4. 心律失常的防治　心律失常可加重血流动力学紊乱，使心肌氧耗量增加，氧供减少，易导致心肌及体循环灌注不足。因此术后及时纠正心律失常对于维持患者血流动力学平稳，减少术后并发症极为重要。当患者发生心律失常时，首先要去除心律失常的诱发因素，比如电解质紊乱、酸碱失衡、缺氧、二氧化碳蓄积、疼痛刺激、情绪紧张等。去除诱因后若心律失常仍持续存在，则根据患者心律失常的类型选用合适的抗心律失常药物。搭桥手术后器质性的心律失常通常为室性心律失常，可以选用胺碘酮治疗，先给予负荷剂量 150mg 在 10 分钟内缓慢注射，然后以 1mg/min 速度持续输注 6 小时，再以 0.5mg/min 的速度输注 18 小时进行维持。

5. 术后镇痛　心脏手术后伤口疼痛不仅会增加患者的痛苦，更有可能引起机体一系列的病理生理改变。例如：①患者取强迫体位，不敢呼吸，肺通气量下降，导致低氧血症和 CO_2 蓄积。②患者不能有效咳嗽排痰，易诱发肺不张和肺炎。③患者焦虑、烦躁、睡眠不佳，可使体内儿茶酚胺、醛固酮、皮质醇、肾素-血管紧张素系统分泌增多，从而导致高血压、心动过速、心肌耗氧量增加，引起心肌缺血。④引起交感神经兴奋，使胃肠功能受到抑制，引发腹胀、恶心、尿潴留等。综上所述，对于冠状动脉搭桥手术后的患者施行有效的镇痛具有极重要意义。

（张　丹）

第三节　瓣膜病麻醉

心脏瓣膜病是指由于炎症性、先天性、老年退行性、缺血性坏死或创伤等原因引起瓣膜的结构（如瓣叶、瓣环、腱索或乳头肌）或功能异常，从而导致瓣口狭窄和（或）关闭不全。心室或动脉根部严重扩张也可引起相应瓣膜的相对性关闭不全。

目前我国的心脏瓣膜疾病中以风湿性瓣膜病最为常见。在20~40岁的心脏瓣膜病患者中，约70%的患者为风湿性心脏病。成人风湿性心脏病中，1/3~1/2病例可无明显风湿病史。风湿性瓣膜病以累及左心瓣膜为多见，其中单独二尖瓣病变约占70%，二尖瓣并发主动脉瓣病变约占25%，单独主动脉瓣病变占2%~3%。

风湿性心脏病的发病率在逐年下降，而随着诊疗技术及外科技术的提高，感染性心内膜炎、白塞氏病、梅毒以及马方综合征等原因导致的瓣膜病变比例逐年增加。因此心脏瓣膜置换术仍然是心脏手术十分重要的一个部分。熟练掌握心脏瓣膜疾病的特点及其麻醉处理原则是心血管麻醉医生的基本技能之一。

一、瓣膜病分类

1. 二尖瓣狭窄　正常二尖瓣瓣口面积为4~6cm²，瓣口长径为3~3.5cm。二尖瓣狭窄几乎都是继发于风湿性心脏病。风湿性瓣膜病的病变进展过程较长，患者通常在风湿热后10~20年甚至更长时间后才出现症状。自然病程是一个缓慢的进行性衰退的过程，首先是劳力性呼吸困难，然后发展为静息性呼吸困难，夜间阵发性呼吸困难，同时可伴有疲劳、心悸、咯血，以及扩大的心房和增粗的肺动脉压迫喉返神经引起声嘶等。随着二尖瓣狭窄病程的延长，左心房逐渐淤血扩大，左心房壁纤维化及心房肌束排列紊乱，导致传导异常，可并发心房纤颤。心房颤动使左心室充盈进一步受限，患者的症状进一步加重；同时增大的心房内形成湍流，易导致血栓形成。血栓脱落可导致体循环栓塞的症状。

随着风湿性瓣膜病病程的进展，二尖瓣狭窄的严重程度可根据瓣口面积的大小分为轻度、中度和重度。①轻度二尖瓣狭窄：瓣口面积达到1.5~2.5cm²，此时中度运动可引起呼吸困难，患者处于无症状的生理代偿期。②中度二尖瓣狭窄：瓣口面积达到1.0~1.5cm²，轻中度的活动即可引起呼吸困难等症状。此时，由左心房收缩引起的心室充盈量占左心室总充盈量的30%，因此房心颤动或其他原因（如甲亢、妊娠、贫血或发热等）引起的高心排血量状态均可引起严重的充血性心力衰竭。同时左心房压力逐渐升高，肺循环淤血，肺动脉收缩、肺动脉内膜增生、肺动脉中层肥厚，最终造成慢性肺动脉高压，右心功能不全。③重度二尖瓣狭窄：瓣口面积<1.0cm²，患者在静息状态下即可出现呼吸困难等症状。此时患者左心房压明显升高，休息状态下出现充血性心力衰竭的表现，同时心排量明显降低，可出现心源性休克。慢性肺动脉高压使右心室扩大，室间隔受压左移使左心室容积进一步减小；右心扩大可致三尖瓣相对关闭不全，出现三尖瓣反流，右心负荷进一步加重，进而出现右心功能不全，引起体循环淤血症状。

— 211 —

2. 二尖瓣关闭不全　二尖瓣关闭不全根据病程的长短可分为急性二尖瓣关闭不全和慢性二尖瓣关闭不全：①急性二尖瓣关闭不全的常见病因包括心肌缺血导致的乳头肌功能不全或腱索断裂，感染性心内膜炎导致的瓣膜损伤等。急性二尖瓣关闭不全患者由于病程进展较快，短时间内左心房压力明显升高可致肺淤血水肿；左心室容量超负荷使左心室舒张末压增高，代偿性交感兴奋使心率增快，外周阻力增加，这两者可增加心肌的氧耗量，加重心肌缺血。②慢性二尖瓣关闭不全的常见病因是风湿性心脏病，但风湿性二尖瓣关闭不全很少单独发生，通常并发有二尖瓣狭窄。风湿性二尖瓣关闭不全的发病也是一个缓慢而无症状的过程。患者在患病后的 20~40 年内可以很好的耐受该疾病，而没有临床不适主诉。但患者一旦出现明显的疲劳、呼吸困难或端坐呼吸等症状，则预示着疾病已进入晚期，未经诊治的患者可在 5 年内死亡。慢性二尖瓣关闭不全根据反流的程度和患者的症状又可分为轻度、中度和重度：①轻度二尖瓣关闭不全为无症状的生理性代偿状态。在这个阶段，随着病程的进展，左心室发生偏心性肥厚，左心室腔逐渐扩大。尽管左心室舒张末容积显著增加，但由于左心室扩大，左心室舒张末压基本维持在正常水平。左心室总每搏量的增加补偿了反流每搏量，因此前向每搏量也基本保持在正常水平。另外左心房体积增大，左心房内压接近正常水平，肺动脉压力也基本在正常范围内。但多数患者最终会出现心房颤动。②中度二尖瓣关闭不全为有症状的损害。持续增大的左心系统使二尖瓣瓣环进一步扩张而致反流量继续增大。此时左心室扩大和肥厚已无法代偿反流量导致的前向心排量减少，患者可出现疲劳、全身虚弱等心力衰竭症状。一旦反流分数超过 60%，患者将发生充血性心力衰竭。二尖瓣关闭不全患者 LVEF 通常较高，如果此类患者的 LVEF 值小于等于 50%，则提示患者存在明显的左心室收缩功能不全。③重度二尖瓣关闭不全为终末衰竭期。重度的二尖瓣反流可使左心房压明显升高，引起肺动脉高压，最终导致右心衰竭；持续而严重的前向心排血量损害可致心源性休克；左心室长期扩大、劳损致收缩功能不全，心肌纤维化，可引发心律失常，加重心源性休克。左心室功能持续恶化的患者，即使瓣膜手术后左心室功能也很难恢复。

3. 主动脉瓣狭窄　正常主动脉瓣口面积 3~4cm²。主动脉瓣狭窄的常见原因包括风湿性心脏病、先天二瓣畸形或老年退行性变等。风湿性主动脉狭窄患者通常伴有关闭不全，患者可出现心绞痛、晕厥、充血性心力衰竭、猝死等临床表现。主动脉瓣狭窄根据瓣口面积和患者的症状也可分为轻度、中度和重度：①轻度为无症状的生理代偿期。患者的左心室收缩压增加，可高达 300mmHg，从而使主动脉收缩压和每搏量保持相对正常。但由于左心室射血阻力增加，左心室后负荷加大，舒张期充盈量增加，心肌纤维伸展、肥大、增粗呈向心性肥厚。此期，左心室舒张末压增高提示左心室舒张功能下降，顺应性降低。②中度为有症状的损害。当瓣口面积达到 0.7~0.9cm² 时，可出现心脏扩大和心室肥厚，左心室舒张末容积和压力升高。但心室肥厚的同时，心肌毛细血管数量并不相应增加。左心室壁内小血管受到高室压及肥厚心肌纤维的挤压，血流量减少；左心室收缩压增高而舒张压降低，可影响冠状动脉供血，因此主动脉狭窄患者心肌氧耗量增加的同时，心肌的氧供却明显降低，严重患者可出现缺血性心肌损伤，进而导致左心室收缩功能受损，LVEF 下降。主动脉瓣狭窄患者左心室舒张末压明显升高，因此左心房收缩可提供高达 40% 的心室充盈量，患者出现房心颤动时可致左心室充盈不足，导致病情急剧恶化。③重度主动脉瓣狭窄为终末衰竭期。此时主动脉瓣指数降至 0.5cm²/m²，LVEF 进一步降低，左心室舒张末压进一步升高。当患者的左心房压超过 25~30mmHg 时，患者可出现肺水肿，充血性心力衰竭等症状。且患者通常会出现猝死。

4. **主动脉瓣关闭不全** 主动脉瓣或主动脉根部病变均可引起主动脉瓣关闭不全。①急性主动脉瓣关闭不全可因感染性心内膜炎、主动脉根部夹层动脉瘤或外伤引起。突发的主动脉瓣关闭不全使左心室容量负荷急剧增大，左心室舒张末压升高；同时心室前向心排量减少，交感张力代偿性升高，产生心动过速和心肌收缩力增强，心肌氧耗量增加；患者舒张压降低，室壁张力增加，心肌氧供减少。因此，重症患者或并发基础冠状动脉病变的患者可能出现心肌缺血性损伤。前向心排量减少致心功能不全，液体潴留导致前负荷进一步增加，这种恶性循环可致左心室功能急剧恶化，需紧急手术治疗。②慢性主动脉瓣关闭不全 60% ~ 80% 由风湿病引起，风湿病可使瓣叶因炎症和肉芽形成而增厚、硬化、挛缩、变形；主动脉瓣叶关闭线上有细小疣状赘生物，瓣膜基底部粘连，因此此类主动脉瓣关闭不全患者通常并发主动脉瓣狭窄。其他病因有先天性主动脉瓣脱垂、主动脉根部病变扩张、梅毒、马方综合征、非特异性主动脉炎以及升主动脉粥样硬化等。慢性主动脉瓣关闭不全根据病情严重程度可分为轻度、中度和重度：①轻度为无症状的生理性代偿期。主动脉瓣反流可致左心室舒张和收缩容量负荷增加，容量负荷的增加伴随着左心室壁增厚和室腔扩大，但左心室舒张末压维持相对正常。反流分数小于每搏量 40% 的患者基本没有临床症状。②中度为有症状的损害。当主动脉瓣反流量超过每搏量的 60% 时，可出现持续的左心室扩大和肥厚，最终导致不可逆的左心室心肌组织损害。当患者出现左心室心肌组织不可逆损伤时可表现为左心室舒张末压升高。左心室舒张末压超过 20mmHg 时表明左心室功能不全。随后出现肺动脉压增高并伴有呼吸困难和充血性心力衰竭。③重度为终末衰竭期。随着病情的加重，左心室功能不全持续发展，最终变为不可逆。此期患者症状发展迅速，外科治疗效果差。由于严重的主动脉瓣反流，舒张压明显减低，引起舒张期冠状动脉灌注不足，患者可发生心绞痛。

5. **三尖瓣狭窄** 三尖瓣狭窄多因风湿热所致，且多数与二尖瓣或主动脉瓣病变并存。表现为瓣叶边沿融合、腱索融合或缩短。其他还有先天性三尖瓣闭锁或下移 Ebstein 畸形。三尖瓣狭窄的病理生理特点为：①瓣口狭窄致右心房淤血、右心房扩大和房压增高。病变早期由于静脉系统容量大、阻力低，缓冲量大，右心房压在一段时间内无明显上升；但随着病情的加重，静脉压明显上升，可出现颈静脉怒张，肝大，甚至出现肝硬化、腹腔积液和水肿等体循环淤血的症状。②由于右心室舒张期充盈量减少，肺循环血量及左心充盈量下降，可致心排出量下降而使体循环供血不足。③由于右心室搏出量减少，即使并存严重二尖瓣狭窄，也不致发生肺水肿。

6. **三尖瓣关闭不全** 三尖瓣关闭不全多数属于功能性改变，常继发于左心病变和肺动脉高压引起的右心室肥大和三尖瓣环扩大，由于乳头肌、腱索与瓣叶之间的距离拉大而造成关闭不全；因风湿热引起者较少见。

7. **联合瓣膜病** 侵犯两个或更多瓣膜的疾病，称为联合瓣膜病。常见的原因有风湿热或感染性心内膜炎，病变往往先从一个瓣膜开始，随后影响到其他瓣膜。例如风湿性二尖瓣狭窄时，因肺动脉高压而致肺动脉明显扩张时，可出现相对性肺动脉瓣关闭不全；也可因右心室扩张肥大而出现相对性三尖瓣关闭不全。此时肺动脉瓣或三尖瓣瓣膜本身并无器质病变，只是功能及血流动力学发生变化。又如主动脉瓣关闭不全时，由于射血增多可出现主动脉瓣相对性狭窄；由于大量血液反流可影响二尖瓣的自由开放而出现相对性二尖瓣狭窄；也可因大量血液反流导致左心室舒张期容量负荷增加，左心室扩张，二尖瓣环扩大，而出现二尖瓣相对性关闭不全。联合瓣膜病发生心功能不全的症状多属综合性，且往往有前一个瓣膜病的症状部分掩盖或减轻后一个瓣膜病临床症状的特点。

二、术前准备

1. 心理准备　无论瓣膜成形术或瓣膜置换术都是创伤较大的大手术；机械瓣置换术的患者还需要终身抗凝，影响患者的生活质量。因此，术前要对患者详细地讲述病情、风险以及麻醉相关的有创操作，使之了解麻醉当天可能发生的事情，有充分的心理准备；同时鼓励患者，使之建立信心，减少术前焦虑和紧张。

2. 术前治疗

（1）术前尽量加强营养支持治疗，改善患者的全身情况。心力衰竭或肺水肿患者应用强心利尿药，使循环维持在满意状态后再接受手术。

（2）术前重视呼吸道感染或局灶感染的积极防治，若存在活动性感染灶，手术应延期进行。

（3）长期使用利尿药者可能发生电解质紊乱，特别是低血钾，术前应予调整至接近正常水平。

（4）术前治疗药物可根据病情酌情使用，如洋地黄或正性肌力药及利尿药可用到手术前日，以控制心率、血压和改善心功能；降压药和 β 受体阻滞剂使用至手术日晨，小口水送服。但应注意，不同类型的瓣膜病有其各自的禁用药，如 β 受体阻滞剂能减慢心率，用于主动脉瓣或二尖瓣关闭不全患者，可能会增加反流量而加重左心负荷；主动脉瓣严重狭窄的患者使用 β 受体阻滞剂可能会出现心搏骤停。二尖瓣狭窄并发心房纤颤，要防止心率加快，不宜使用阿托品；主动脉瓣狭窄患者不宜使用降低前负荷（如硝酸甘油）及降低后负荷（钙通道阻滞剂）的药物以防心搏骤停；术前并发严重病窦综合征、窦性心动过缓或严重传导阻滞的患者，为预防麻醉期骤发心脏停搏，麻醉前应先经静脉安置临时心室起搏器；对重症心力衰竭或严重冠状动脉病变的患者，在施行抢救手术前应先安置主动脉内球囊反搏，并联合应用正性肌力药和血管扩张药，以改善心功能和维持血压。

三、麻醉要点

1. 麻醉诱导　瓣膜病患者通常都有明显的血流动力学改变和心功能受损，麻醉诱导必须缓慢而谨慎。麻醉诱导前连接心电图、脉搏血氧饱和度，并在局部麻醉下建立桡动脉有创监测。诱导药的选择以不过度抑制循环、不加重血流动力学紊乱为前提：①对于病情轻到中度的患者可采用咪达唑仑、依托咪酯、芬太尼诱导；肌松剂可根据患者心率进行选择，心率不快者可用泮库溴铵，心率偏快者用阿曲库铵、哌库溴铵等。②对病情重、心功能Ⅲ～Ⅳ级患者，可采用依托咪酯、芬太尼进行诱导，给药时根据血流动力学情况缓慢加量。

2. 麻醉维持　可采用吸入麻醉，也可采用以静脉药物为主的静吸复合麻醉。对于心功能较差的患者，以芬太尼或舒芬太尼等阿片类药物为主，复合丙泊酚、异氟醚或七氟醚等麻醉药物。但麻醉过程中需加强麻醉深度监测，预防术中知晓。对于心功能较好的患者，可以吸入麻醉药为主，如并发窦房结功能低下者可加用氯胺酮。在体外循环前、中、后应及时追加静脉麻醉药以防麻醉过浅致术中知晓。静脉麻醉药可直接注入体外循环机或经中心静脉测压管注入。

（1）二尖瓣狭窄手术：体外循环前麻醉管理要点，①容量管理，一方面要保持足够的血容量，保证足够的左心前负荷，另一方面又要严控输入量及速度，以免左心房压继续升高导致急性肺水肿；此类患者体位改变对回心血量的影响十分明显，应缓慢改变体位。②心率管理，防止心动过速，否则舒张期缩短，左心室充盈进一步减少，可导致心排量明显下降；同时也要防止心动过缓，因为重度二尖瓣狭窄患者主要依靠心率适当加快来代偿每搏量的减少，若心动过缓，血压将严重下降；房心颤动伴心室率过快时，应选用洋地黄控制心率。③避免肺循环压力进一步升高；二尖瓣狭窄患者通常存在肺动脉高压，而低氧血症、酸中毒、高碳酸血症或使用氧化亚氮等因素可引起严重的肺血管收缩，进一步加重肺动脉高压，从而导致右心功能不全。右心心排量降低使左心房压降低，而室间隔左移左心室内压升高，因此左心室前负荷明显降低，从而引起体循环血压明显下降。④除非血压显著下降，一般不用正性肌力药，否则反而有害；有时为保证主动脉舒张压以维持冠状动脉血流，可适量应用血管加压药。

体外循环后麻醉管理要点：①人工瓣膜置换后，二尖瓣跨瓣压差降低，左心室充盈改善，但由于左心室长期处于容量减少状态，重症患者甚至存在失用性心肌萎缩，容量过负荷或心动过缓可致心室过度扩张，从而引起左心衰，甚至房室破裂。②在维持足够心排量的前提下尽量降低左心室舒张末压，适当使用强心药物增强心肌收缩力，维持适当的心率，减小左心室大小和室壁张力。③部分慢性房颤患者在体外循环后转复为窦性心律，应给予胺碘酮等抗心律失常药物或给予心房起搏以维持窦性心率。

（2）二尖瓣关闭不全手术：①适当的左心室前负荷对于保证足够的前向心排量非常重要，但容量超负荷可使左心房压升高，导致心力衰竭和肺水肿。②心率应维持在正常甚至较快的水平，否则容易引起左心室容量负荷增加，反流分数增加，前向心排量减少。③降低左心室后负荷有助于减少反流分数，因此术中要防止高血压，必要时可用扩血管药降低外周阻力。④可能需要用正性肌力药支持左心室功能。

（3）主动脉瓣狭窄手术：体外循环前的麻醉管理要点，①容量管理，左心室的心排量对于左心室前负荷十分依赖，适当的左心室前负荷对于维持正常每搏量而言十分重要，不恰当的使用硝酸甘油等扩血管药物可致回心血量骤降，从而引起心排量骤降，患者会出现严重的心肌缺血或脑缺血；但容量超负荷可使左心室舒张末容量和压力进一步升高，导致心力衰竭，也应该避免。②心率管理，最好维持在 70~80 次/分，心率过快或过慢患者都不能很好地耐受。但相对而言，稍慢的心率（50~60 次/分）较偏快的心率（>90 次/分）为好。因为主动脉瓣狭窄时，左心室射血分数对收缩期的长短十分依赖，心率过快时，左心室射血时间不足导致 CO 明显下降；室上性心动过速可使有效心房收缩丧失，左心室充盈受限，也可导致病情的急剧恶化；对心房退化或丧失窦性心律者应安置心房心室顺序起搏器。③体循环阻力，左心室射血的后负荷大部分来自狭窄的瓣膜，因而基本是固定的，体循环压力下降对于减小左心室后负荷作用甚微。而冠状动脉灌注对体循环舒张压却十分依赖，加上主动脉瓣狭窄患者左心室肥厚，舒张末压升高，极易发生心内膜下缺血，因此术中应避免体循环压力下降。麻醉诱导时，要准备好去氧肾上腺素等 α 受体激动剂，积极纠正低血压以维持心肌灌注。

体外循环心肌保护及心脏复跳时的管理要点：①存在心肌肥厚的患者，体外循环期间心肌保护十分重要，要保证升主动脉阻断期间停搏液有效的灌注，必要时可采取顺灌+逆灌相结合。②心脏复跳时容易出现顽固性室颤，因此复跳前要求复温完全，充分排气，维持电解质、酸碱平衡和冠状动脉灌注压，必要时使用利多卡因、胺碘酮等抗心律失常药物。如果经过上述处理仍无法恢复正常节律，可采用温血半钾停跳液进行温灌注一次后再行复跳。

（4）主动脉瓣关闭不全手术：①保证足够的左心室前负荷。主动脉瓣大量反流患者左心室心排量依赖于左心室前负荷，因此瓣膜置换前要避免使用静脉扩张药物。②对于主动脉瓣关闭不全的患者，保持较快的心率有助于增加前向心排量。心率增开时，由于反流分数降低，左心室舒张末容积和舒张末压降低，因此心内膜下血流反而能够得到改善。90 次/分的心率对于患者而言最为合适。③降低体循环阻力有助于降低反流量，改善心内膜下血供。④对于左心室明显扩张，甚至存在收缩功能不全的患者需给予 β 受体激动剂增强心肌收缩力。主动脉内球囊反搏在瓣膜置换前属于禁忌证。

四、术后注意事项

1. 二尖瓣狭窄　二尖瓣狭窄患者的左心室由于失用性萎缩，体外循环手术打击，术后早期收缩功能往往明显受损。因此，术后早期的管理依然是控制容量，避免左心室超负荷，同时维持适当的心率，避免心动过缓。如果患者存在明显的收缩功能不全，则加用正性肌力药物辅助度过恢复期。

2. 二尖瓣关闭不全　二尖瓣关闭不全的患者左心室容积扩大，因此术后需要有足够的血容量以保证心排量。但瓣膜置换后，左心室必须把每搏量全部泵入主动脉，失去了心房的缓冲作用，因此左心室的负荷增大。所以，体外循环后通常需要正性肌力药的支持，以增加左心室做功。房心颤动患者如果在体外循环后恢复窦性心率，则需要加用抗心律失常药物，快速房室顺序起搏，维持水电解质平衡，以维持窦性心律。

3. 主动脉瓣狭窄　术后早期，主动脉瓣梗阻消除，每搏量增加，肺毛细血管楔压和左心室舒张末压随即降低，但肥厚的心肌仍需要较高的前负荷来维持其正常的功能。若瓣膜置换成功，术后心肌功能一般能够迅速得到改善。

4. 主动脉瓣关闭不全　瓣膜反流得到纠正后，左心室舒张末容积和压力随即下降，但左心室肥厚和扩大依然存在，因此需要维持较高的前负荷以维持左心室的充盈。同时，术后早期左心室功能低下，可能需要正性肌力药的支持。

（张　丹）

第四节　成人先天性心脏病麻醉

随着医学及外科手术技术的发展，越来越多先天性心脏病（以下简称先心病）患者可以存活至成年期。先天性心脏病的进展缓慢且隐匿，所以在成年之前常被忽视，而成年后病情已经进展到很严重的阶段，产生不可逆的心脏瓣膜及心功能障碍，因此选择这类患者进行手术时应持谨慎态度。

一、成人先心病的分类

1. 无分流的先心病　常见的有肺动脉狭窄、主动脉瓣缩窄等。

2. 左向右分流的先心病　常见的有房间隔缺损、室间隔缺损、动脉导管未闭等，少见的有主动脉窦瘤破入右心、冠状动静脉瘘、左心室-右心房相通等。

3. 右向左分流的先心病　法洛四联症及三联症、三尖瓣下移畸形伴异常房室交通、完全型肺静脉畸形引流、Eisenmenger 综合征等。

二、麻醉前评估

1. 是否存在发绀。

2. 是否有心内或心外分流、分流的方向及心内缺损的大小。

3. 是否并发肺动脉高压。

肺动脉高压定义为平均肺动脉压力大于 25mmHg，或者运动时大于 30mmHg。成年先心病患者中有 5%～10% 发展为一定程度的肺动脉高压，肺动脉高压的出现以及相关的运动耐量下降和功能容量的下降对于患者预后有重要的预示作用。

4. 是否有心功能不全。

三、不同类型先心病的麻醉要点

1. 房间隔缺损　占成人先天性心脏病的 30%，继发孔缺损常见。

（1）病理生理：①分流量取决于缺损的大小和右心室与左心室的相对顺应性。②右心室容量超负荷，导致右心室肥厚，顺应性逐渐下降。③肺血增多，随年龄增长，肺血管发生病变。④分流量大的发生房性心律失常的比例增加。⑤肺动脉高压发生较晚。

（2）外科处理：①常规外科治疗，体外循环下房间隔直视修补。②杂交手术，右侧胸部切口显露右心房，在 TEE 的引导下，经右心房直接将封堵器置于缺损处。③部分房间隔缺损可以在放射科介入封堵。

（3）麻醉管理：①尽管房间隔缺损为左向右分流，仍应避免静脉气栓。②体外循环后输血输液不要过快，避免左心室容量负荷过重。③术后的房性心律失常可考虑给予地高辛或维拉帕米。④杂交手术是常温全身麻醉下进行，注意保温，准备自体血回输装置。⑤放置封堵器过程中，位置不当时可引起二尖瓣位置异常，血压会发生明显变化。⑥无特殊情况，一般不需使用正性肌力药和血管活性药。可以在手术室内拔除气管插管。

2. 室间隔缺损　占成人先天性心脏病的 10%。

（1）病理生理：①缺损大小与临床症状相关，肺血多，常表现左心室肥厚。②心脏杂音由大变弱甚至消失，是肺动脉压进行性增高的发展过程。③室间隔缺损分流量取决于缺损的大小和左右心室间压力差。

（2）外科处理：①正中或右侧胸部切口，体外循环直视下室间隔修补。②杂交手术，正中切口开胸，在 TEE 引导下，直接经右心室放入封堵器。

（3）麻醉管理：①体外循环前要适当限制肺血流，避免肺损伤和体循环灌注不足。②严重肺动脉高压患儿要防止 $PaCO_2$ 增高，以避免肺动脉压进一步升高，肺血流减少。体外循环脱机困难时，首先排除外科因素（残留室间隔缺损和存在动脉导管未闭），联合使用正性肌力药和血管活性药。留置左心房导管为体外循环脱机时泵入药物使用。术后早期加强镇静镇痛，降低肺血管反应性。③房室传导阻滞时有发生，常用山莨菪碱和异丙肾上腺素治疗，必要时使用临时起搏器。④有明显心室肥厚和扩大者，常需使用多巴胺、多巴酚丁胺、米力农和硝酸甘油等药物。

3. 动脉导管未闭　是由于胎儿期连接肺动脉主干与降主动脉的动脉导管出生后未闭塞所致。

（1）病理生理：①分流量的大小取决于导管的直径以及体血管阻力与肺血管阻力之比值。②动脉导管分流，使主动脉舒张压降低，心肌灌注减少。③主动脉分流使肺血增多，左心室舒张末期容量增大，导致左心室扩张、肥厚和舒张末期压力升高。④左心房压增高时导致肺水肿，肺血管阻力增高，从而右心负荷增加。

（2）外科处理：①小婴儿常温全身麻醉下导管结扎或切断缝合术，左后外侧切口。②年龄大的并发严重肺动脉高压的患者，一般在体外循环下正中切口行导管闭合术。③大部分单纯动脉导管未闭可以在放射科介入封堵。

（3）麻醉管理：①同时监测右上肢和股动脉血压，辅助判断主动脉缩窄和避免外科失误操作。②常温全身麻醉结扎动脉导管时，可用硝普钠控制性降压，平均动脉血压可暂时维持在 40~50mmHg。③深低温低流量体外循环经肺动脉缝闭时，采取头低位，避免主动脉进气并利于脑部灌注。

4. 主动脉缩窄　较为少见的先天畸形。根据缩窄发生的部位分为导管前和导管后型。

（1）病理生理：①主动脉缩窄造成血流阻力增大，缩窄近端血压升高，缩窄远端血供减少，血压降低。②动脉导管前的主动脉缩窄，缩窄程度通常较重，常并发动脉导管开放畸形，肺动脉内一部分静脉血液可经过开放的动脉导管进入降主动脉，因此下肢动脉血氧含量低，但上肢动脉血氧含量正常，若动脉导管发生闭锁，则不能存活。③动脉导管后的主动脉缩窄，缩窄程度通常较轻，主动脉弓部的动脉分支（乳内动脉、肋间动脉等）均扩张与降主动脉的分支形成侧支循环以保证下肢的血供。

（2）外科处理：①一旦确诊，应立即手术。②左侧开胸主动脉修补、左锁骨下动脉片翻转成形术、缩窄切除端端吻合术、人工补片主动脉成形术等。③并发症，术后高血压、残余狭窄或再复发、截瘫；动脉瘤形成。

（3）麻醉要点：①减少肺血的呼吸管理（高二氧化碳通气、限制吸入氧浓度）。②纠正酸中毒和使用正性肌力药来维持心脏功能。③常温全身麻醉，术中监测右上肢动脉压和下肢股动脉压。④术中中心温度不宜超过 37.5℃，且可以适度降温至 35℃。⑤动脉阻断或钳夹动脉前，静脉注射肝素 200U/kg（ACT>200 秒），并使用自体血回收装置。⑥动脉阻断或钳夹后，注意控制血压和维护心脏功能。⑦术后早期可出现高血压，持续 2 周左右，可使用血管扩张药和 β 受体阻滞剂。

5. 主动脉瓣狭窄

（1）病理生理：①包括瓣膜型、瓣下型和瓣上型，成人以瓣膜型常见。②瓣膜型半数以上为二叶式主动脉瓣畸形，成人患病率为 1%。③随着年龄的增加逐渐出现纤维化和钙化，半数患者可发生不同程度的狭窄，狭窄程度随年龄增长进行性增加，临床表现为心绞痛、心功能不全、晕厥和猝死。

（2）外科处理：有症状（心绞痛、晕厥、呼吸困难）者或跨瓣压差>50~70mmHg 者应考虑手术治疗。

（3）麻醉要点：①加前负荷，维持正常的每搏量。②HR 控制于 50~60 次/分，患者不能很好地耐受心率过快或过慢。③引起心肌抑制、血压降低、心动过速或其他心律失常的麻醉药应小心使用。④准备 α 受体激动剂，以便处理低血压。⑤心肌肥厚的患者应进行充分的心肌保护，以防止心肌缺血。

（张　丹）

第九章

胸外科手术麻醉

第一节　肺隔离技术

肺隔离（lung isolation）技术传统的定义是指插入特殊的气管导管如单腔支气管导管、双腔支气管导管或支气管阻塞导管以能够将左、右主支气管完全分隔的方法。随着导管材质及插管技术的改进，现在已经可以应用支气管阻塞导管做到分隔左上、下肺叶支气管及右下肺叶和右上、中肺叶支气管。

20世纪肺隔离技术的发明在胸外科手术、麻醉中具有里程碑的意义，使得胸外科手术取得了长足进步，不仅保障了大量湿肺患者的手术安全，也拓展了胸外科手术的适应证。肺隔离后双肺分别通气或一侧通气，不仅可以防止病肺分泌物或脓血对健肺的污染，还可以让手术侧肺萎陷、减少对手术野的干扰；不仅方便手术操作，而且还可减轻手术操作对肺的机械损伤。因此肺隔离、单肺通气技术是胸内手术麻醉管理的核心。

一、肺隔离技术的适应证

肺隔离技术的应用范围广泛，从为胸内手术操作创造理想的手术野到严重肺内出血时的急症抢救、保护健侧肺免遭出血、堵塞、避免患者窒息死亡等都需要应用肺隔离技术。通常把肺隔离的适应证分为相对适应证与绝对适应证。肺隔离的相对适应证是指为方便手术操作而采用肺隔离的情况，包括全肺切除、肺叶切除、肺楔形切除、支气管手术、食管手术及降主动脉重建术等。肺隔离的绝对适应证系指需要保证通气，防止健肺感染等情况，包括湿肺、大咯血、支气管胸膜瘘、单侧支气管肺灌洗及中央型肺癌等。但这种分法并不理想，实际应用中很多相对适应证会演变为绝对适应证。如手术中意外发生大出血导致必须使用肺隔离技术时，相对适应证就成为绝对适应证。随着疾病谱的改变，现在大咯血病例减少，肺隔离技术作为保护健肺之主要目的的应用减少；相反，因微创技术在胸外科的应用日趋增多，肺隔离技术已经成为胸腔镜（包括达芬奇机器人辅助）手术的必要条件。因此现在肺隔离技术不仅常规用于肺部、食管、降主动脉等胸内手术，还用于胸腔镜下非体外循环下冠脉搭桥和胸椎手术，有时巨大右半肝脏手术甚至后腹膜巨大肿瘤及后腹膜腔镜手术也采用了肺隔离、单肺通气技术来为手术操作提供更为便利的条件。

二、肺隔离的禁忌证

肺隔离并无绝对禁忌证，但临床实践中有些情况在行双腔支气管导管插管时应注意防止各种损伤，任何情况下气管导管在插管过程中遇有阻力一定禁忌硬插。如存在主动脉瘤时插管要避免动脉瘤的破裂（当然还包括血压的控制）；存在前纵隔肿瘤时插入双腔支气管导管可能造成肺动脉受压，但有时前纵隔肿瘤压迫支气管时又必须选用适宜的双腔支气管导管插入一侧支气管以确保一侧肺通气。因此插管前应依据颈部、胸部 X 片及 CT 片谨慎选择适宜的导管，插管中动作轻柔、忌暴力，插管后仔细观察肺隔离及单肺通气效果，拔管前再评估：有无气道损伤可能？有无再插管困难？做好再插管准备。理论上，双腔支气管导管插管的条件高于单腔气管导管，既往对于饱胃、困难气道的患者作为双腔支气管导管的插管禁忌，现今随着插管工具及插管技术的提高，认为在做好充分准备的基础上可以谨慎行双腔支气管导管的插管或应用单腔气管导管加用支气管阻塞器来实施肺隔离。注意先插入单腔管再应用交换导管更换双腔支气管导管的插管方式是困难气道患者实施双腔支气管导管插管的方法之一，但是切记并非 100% 成功，应有交换失败的备用方案准备；对于饱胃患者而言，交换导管的方法延长了气道失控的时间，并不适宜于饱胃患者。

三、肺隔离的方法

双腔支气管导管、支气管阻塞导管、单腔支气管导管为肺隔离的三种基本方法，各有优缺点，可根据不同的对象及需求灵活选用。双腔支气管导管是目前选用最多、最主要的肺隔离方法；支气管阻塞导管主要用于困难插管、小儿、下呼吸道解剖异常而需要单肺通气的患者；单腔支气管导管主要用于隆突部位的手术或既往已行全肺切除的患者和小儿。

（一）支气管导管行支气管内插管

支气管内插管是最早应用的肺隔离技术，有左、右支气管导管，通过一定的手法直接送入通气侧的目标支气管（左或右）内而达到肺隔离之目的。因解剖关系，右侧支气管内插管较容易，而左侧支气管插管时如果未能进入左支气管，可将导管退到总气管后将患者头右转 90°，然后轻压气管，利用杠杆原理使得气管导管的尖端指向左支气管而容易获得成功，必要时可用纤维支气管镜辅助插管。该方法的优点是费用低廉，左支气管内插管可以采用普通气管导管替代，而右侧支气管由于长度较短，普通气管导管套囊过长可能并不适宜，宜选用短套囊的气管导管以避免堵塞右肺上叶开口。该方法的缺点明显：其一是容易堵塞右肺上叶支气管开口，造成右肺上叶不张；其二是导管插入目标支气管（左或右）后只能是该侧支气管通气，被堵塞的手术侧肺内分泌物或血液无法及时吸引，结束手术后如果病肺内有分泌物或血液容易造成健肺污染或堵塞，对健肺存在一定的风险。目前，该方法在成人已经基本被废弃，偶用于无适宜双腔支气管导管或支气管阻塞导管可用的小儿患者。

（二）双腔支气管导管（double lumen tube，DLT）

1949 年，Carlens 发明的双腔支气管导管使得肺隔离技术有了质的飞跃。Carlens 双腔支气管导管是左支气管导管型（图 9-1），可插入左支气管，而 White 是右支气管导管型（图 9-2），可插入右主支气管，两种均为橡胶制品。管腔截面呈 "D" 字型，带有隆凸小舌可跨在隆凸部。由于管腔小，带有小舌钩，插管操作时可引起声门损伤、小钩断裂和脱落，可造成意外，现在已经很少使用。

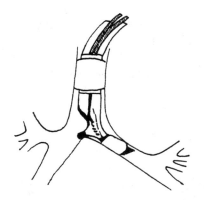

图 9-1 Carlens 导管即左支气管导

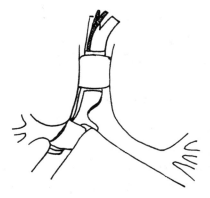

图 9-2 White 导管即右支气管导管

20 世纪 80 年代，聚氯乙烯导管替代了橡胶导管，Robertshaw 双腔支气管导管也称为可弃性或一次性使用双腔支气管导管，由透明塑料（PVC）制成，"D" 型管腔大而光滑，无小舌钩，有左、右型（图 9-3）。由于双腔支气管导管横截面呈卵圆形，不宜以直径反映其规格，故目前仍以双腔支气管导管的周长与相同周长单腔管的尺寸表示双腔支气管导管的规格，以 French size（F）表示。外径型号最小为 F26［相当内径（ID）= 4mm］，其他还有 F28（ID = 4.5mm）；F35（ID = 5.0mm）；F37（ID = 5.5mm）；F39（ID = 6.0mm）；F41（ID = 6.5mm）。这种导管优点为：①无小舌钩，插管容易。②气管套囊为低压套囊，减轻对气管壁黏膜的压迫。③支气管套囊为蓝色（图 9-3），纤维支气管镜定位识别方便。④X线可显示导管位置。⑤透过透明塑料管可观察呼吸湿化器在管腔内来回移动，易清除气管分泌物。⑥右支型设计更为妥帖合理，可保证大部分患者右上肺叶的通气。

虽然双腔支气管导管至今仍存在一些缺陷，如右侧双腔支气管导管容易移位，需纤维支气管镜辅助定位等，但双腔支气管导管制造技术的改进，使得插管方式更加接近于单腔气管导管、插管损伤的发生率明显降低，加之应用纤维支气管镜对双腔支气管导管的准确定位，临床双腔支气管导管的应用日趋广泛。

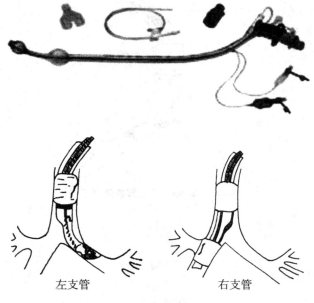

左支管   右支管

图 9-3　Robertshaw 双腔支气管导管

1. 双腔支气管导管尺寸的选择　一方面如选择偏细的双腔支气管导管容易使得通气阻力增加，肺部分泌物引流不畅，而且为了避免气道漏气，往往需要增加套囊的注气量，而过高的套囊内压则易引起气道黏膜的损伤；另一方面如选择偏粗的双腔支气管导管，气管插管时易引起声带和气道黏膜损伤，甚至造成支气管破裂。因此选择合适的双腔支气管导管的型号就显得格外重要。理想的双腔支气管导管以能顺利插入目标支气管内最大型号的双腔支气管导管为原则，合适需要同时满足以下三个条件：①双腔支气管导管能够插入顺利，管端能正确到达目标支气管。②主气管套囊内注气 2~6mL 后套囊内压力<2.45kPa，正压通气时气道峰压达 2.94kPa 时无漏气现象。③支气管套囊内注气 1~3mL 后套囊内压<1.96kPa，正压通气气道峰压达 2.94kPa 时两肺隔离良好。双腔支气管导管的选择不仅与患者的性别、身高有关，有时还与麻醉医师的习惯有关。中国北方地区医师较南方地区医师可能选择更粗 1 个型号。一般推荐男性选用 DLT 35~41F，女性选用 DLT 35~37F（表 9-1）。上海交通大学附属胸科医院 2 万余例双腔支气管导管的应用经验是，男性选用 37F，女性选用 35F 多可满足肺隔离的需求，且便于双腔支气管导管的插入、减少插管并发症。上海交通大学附属瑞金医院近年来采用胸部 X 片与 CT 测量法来选用双腔支气管导管的尺寸，更为准确，可避免导管选择不当造成的不必要浪费。其方法是从医院的影像系统中获取胸部 CT 图像，测量声门下气管最狭窄处（A）、气管中段（B）及左、右主支气管（C）等处的内径（图 9-4）。如图中所示测量该患者的数据得到声门下最狭窄处（A）直径为 12.0~12.2mm，主气管直径为 16.5~17.0mm，左主支气管直径为 9.7~10.6mm，右主支气管直径为 8.1~8.9mm，按照表 9-1 某品牌 DLT 数据，选择 37F 双腔支气管导管较适合。此外，插管前还可参考单腔气管导管、双腔支气管导管及支气管阻塞导管的直径（表 9-2）。

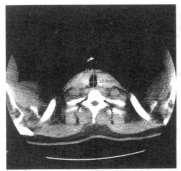
A.气管最狭窄处

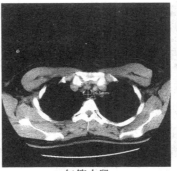
B.气管中段

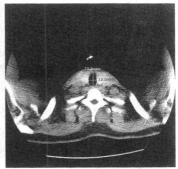
C.左、右支气管处

图9-4 依据胸片测量气管、支气管直径

表9-1 依据性别、身高所推荐的DLT的尺寸

性别	身高（m）	推荐DLT尺寸
女性	≥1.6	37F
女性	<1.6	35F
女性	<1.5	32F
男性	≥1.7	41F
男性	<1.7	39F
男性	<1.6	37F

表9-2 单腔气管导管、双腔支气管导管及支气管阻塞导管直径

单腔气管导管 ID（mm）	单腔气管导管 OD（mm）	双腔支气管导管 French size（F）	双腔支气管导管主气管导管 OD（mm）	支气管阻塞导管 ID（mm）
6.5	8.9	26	8.7	3.0
7.0	9.5	28	9.3	3.2
8.0	10.8	32	10.7	3.4
8.5	11.4	35	11.7	4.3
9.0	12.1	37	12.3	4.5
9.5	12.8	39	13.0	4.9
10.0	13.5	41	13.7	

注：ID，内径；OD，外径。

2. 插管前双腔支气管导管的检查 检查内容包括套囊是否漏气，将主气管的套囊注气15~20mL、支气管套囊注气3mL进行检查。然后在导管外涂润滑剂或喷雾润滑剂，根据患者的解剖及麻醉医师的插管习惯，将双腔支气管导管弯曲至所需要的角度，建议不宜更改导管前端自身的塑性以便于进入目标支气管。

3. 双腔支气管导管的插管方法 与气管内插管的基本方法相同。喉镜暴露声门后导管的支气管斜口向上插入声门，支气管套囊经过声门后，拔除插管导芯，左侧双腔支气管导管逆时针旋转90°，右侧双腔支气管导管顺时针旋转90°，推进导管至预计深度插管即初步完成。一般身高170cm的成人患者导管尖端距门齿29cm，身高每增减10cm插管深度增减

1cm。Robertshaw 双腔支气管导管与具有小舌钩的橡胶双腔支气管导管的设计不同，推进导管时不宜以遇到阻力为插管初步成功的标志，推进中遇到阻力时可能造成肺叶、肺段支气管插管或支气管损伤。插管初步完成后应准确定位导管的位置。

4. 导管定位　确定双腔支气管导管位置的方法包括听诊与支气管镜检查。听诊分三阶段进行。第一步确定气管导管的位置（图9-5），即主气管内套囊充气，双肺通气时听诊可闻及双肺呼吸音清晰、对称（肺部疾患呼吸音改变与病变吻合），同时可见双侧胸廓均匀起伏。若双肺呼吸音不一致，气道阻力大，表明双腔支气管导管插入过深，可后退 2~3cm 后重新听诊。第二步确定支气管导管的位置（图9-6）。将支气管套囊充气，夹闭气管腔接口后通气，听诊确认插入支气管侧单肺通气呼吸音清晰，开放气管腔接口行双肺通气，听诊双肺呼吸音清晰、对称。第三步确定隔离效果（图9-7）：分别钳夹气管腔与支气管腔接口，听诊通气侧单肺呼吸音同时见通气侧胸廓起伏以确定隔离效果。

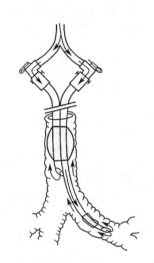

图 9-5　双腔支气管导管定位步骤 1

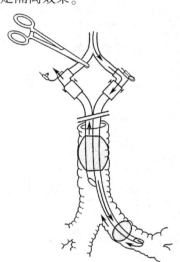

图 9-6　双腔支气管导管定位步骤 2

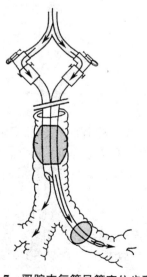

图 9-7　双腔支气管导管定位步骤 3

第一步：确认在气管内气管套囊充气，支气管套囊未充气，双侧呼吸音。

第二步：确认目标支气管内插管气管套囊充气，支气管套囊充气，夹闭总气管通气管，听诊确认支气管导管位置。

第三步：确认肺隔离效果分别钳夹气管腔与支气管腔接口，听诊通气侧单肺呼吸音同时观察通气侧胸廓起伏以确定隔离效果。

听诊法可快速诊断双腔支气管导管是否到达目标支气管，如果通气效果好、单肺通气时气道峰压低于1.96kPa，呼出气CO_2波形无气道梗阻表现，基本可以确定导管位置良好。反之如果气道峰压高，呼出气CO_2波形呈气道梗阻表现，则提示双腔支气管导管位置不当，可能存在一侧支气管或肺叶支气管堵塞的情况。定位最可靠的方法是应用纤维或电子支气管镜明视下定位。其方法是在双腔支气管导管初步定位后，支气管镜经双腔支气管导管的侧孔直接进入气管内，明视下可见支气管的蓝色套囊恰封堵在目标支气管口上。（标准位为：蓝色套囊充气后在隆突下可见）患者体位改变或手术操作可移动导管位置，此时需要重新核查双腔支气管导管的位置。由于双腔支气管导管的内径较细，宜选用适宜型号的纤维支气管镜，以避免纤维支气管镜损坏。

5. 导管进入目标支气管失败情况的处理　由于解剖关系右侧双腔支气管导管的插管较易成功，而左侧双腔支气管导管在插管中较易误入右支气管。遇到这种情况后先将套囊放气，导管后退至距门齿20cm处，将患者头右转90°，同时将双腔支气管导管逆时针旋转90°，再向下推进导管入左侧支气管。在头转向右侧送管过程中可以轻压气管位置，利用杠杆原理将导管送入目标左支气管。另一种处理方法是夹闭主气管通气，控制呼吸并后退导管，见到双侧胸廓起伏后将患者头向右侧旋转，导管同时逆时针旋转推进易使左侧双腔支气管导管进入左支气管。在上述方法不能奏效的情况下再考虑用纤维支气管镜引导插管，因为用于定位的纤维支气管镜较为纤细，用作引导容易造成光纤维断裂，使得纤维支气管镜出现黑斑点而影响视野。因此最好避免用纤维支气管镜作为双腔支气管插管的引导。

（1）左侧双腔支气管导管：左侧双腔支气管导管常见进口的有Portex、Rusch、Mallinckrodt、Sheridan等，国产的有威利、驼人、坦帕等。这些导管行肺隔离时的套囊内压较低，在1.47~1.96kPa之间。支气管套囊内容量2~3mL即可完成隔离，套囊内容量超过3mL才能完成隔离时应调整双腔支气管导管位置。左侧双腔支气管导管可能进入左肺上叶或下叶的叶支气管，通过纤维支气管镜检查可鉴别。

（2）右侧双腔支气管导管：右侧双腔支气管导管进口的也有Portex、Rusch、Mallinckrodt、Sheridan等，国产的有威利、驼人、坦帕等。主要区别在于套囊设计。导管的特点是支气管套囊远端后导管侧壁有一侧孔，用于右上肺通气（图9-8）。右侧双腔支气管导管行肺隔离时套囊内压较高，为3.920~4.802kPa，但低于Univent管的套囊内压。右侧双腔支气管导管插入过深可堵塞右上肺叶开口而致右上肺叶不张。

在三种肺隔离技术中，双腔支气管导管法有其他方法无法比拟的优势，即在良好肺隔离的情况下，可以随时、按需对气管及支气管进行吸引、通气，且支气管镜检查时方便；其缺点是需要较单腔气管导管更好的气管插管条件，对于存在解剖变异时固定的导管设计不能发挥肺隔离作用，甚至造成下呼吸道损伤。

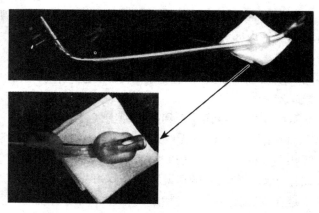

图 9-8　Robertshaw 双腔支气管导管右支

（三）支气管堵塞器（包括 Univent 导管）

支气管堵塞器是将带套囊的支气管阻塞导管经气管导管置入一侧支气管（左或右），然后套囊充气封闭支气管，达到肺隔离的目的。目前可以采用的导管有 Univent 导管（图 9-9）和支气管阻塞导管（图 9-10）。支气管堵塞时非通气侧肺的萎陷有赖于肺内残余气体的吸收（隔离前纯氧通气有助于加快肺内气体的吸收）或在堵塞器套囊充气前暂停呼吸，让手术医师轻轻挤压肺脏来完成，通过堵塞器导管中间的细孔吸引也有助于非通气侧肺萎陷。这些促进非通气侧肺萎陷的方法均不利于非通气侧的肺保护，因此对于术前肺功能减退的患者应倍加注意，必要时在非通气侧肺萎陷前后采用肺复张措施可有利于肺保护。

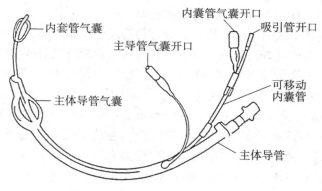

图 9-9　Univent 导管

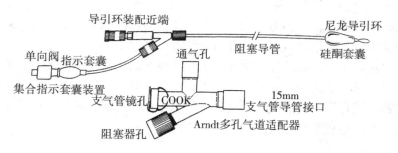

图 9-10　Arndt 支气管阻塞器示意图

1. Univent 导管　Univent 导管出现于 1982 年，系一硅胶材质的单腔气管导管，其特点是在主导管前壁上有凹槽，凹槽内有一空腔为支气管阻塞导管通过，支气管阻塞导管空腔直径为 2.0mm，其远端有一个套囊，可充气 5mL 左右。充气后发挥支气管阻塞作用。其伸出主导管末端约 8cm，有二个开口，一个为充气套囊接口，另一个可供氧和高频通气，并能进行吸引。外伸出导管有固定帽，当可移动支气管导管进入支气管后，套囊充气固定于正确部位。其主要的优点为：①插管方法简便。②年龄适应范围大，也可用于小儿。③支气管阻塞导管可供氧及进行高频通气和分泌物吸引。④手术结束，如患者需要进行机械通气，不需要换管仅将阻塞器退到凹槽空腔内即可。⑤支气管阻塞导管的套囊为蓝色，使纤维支气管镜容易辨认。⑥双侧通气转换到单肺通气，只需套囊充气即可。以上优点使得 Univent 导管的临床适用范围较广，但在应用中仍存在一些问题，如与双腔支气管导管相比其肺隔离效果不稳定、吸引分泌物能力有限，故不宜用于湿肺、肺脓肿及支气管扩张、大咯血的患者，且 Univent 导管留做术后应用不如普通单腔气管导管便利。

Univent 导管的插管方法与普通单腔气管导管相同，暴露声门后，将支气管堵塞器侧孔朝上将 Univent 导管送入声门下，导管插入的深度与普通气管导管相同，听诊确认双侧呼吸音并见双侧胸廓起伏后正常通气，然后再操作 Univent 导管的支气管堵塞器。如果是拟封堵左侧支气管，将导管逆时针旋转 90°，拟封堵右侧支气管则将堵塞器顺时针旋转 90°，因导管有一定的硬度，可轻轻向下插入，遇到阻力后即停止，然后套囊充气后听诊确认肺隔离效果，必要时可在纤维支气管镜辅助下将支气管堵塞器送入相应的支气管内。支气管堵塞器套囊不充气时即施行双肺通气。为防止堵塞器移位，在改变患者体位前可将堵塞器插入支气管较深的部位。

Univent 导管的支气管堵塞器套囊属高容量高压套囊，长时间单肺通气应间断开放，避免气道黏膜长时间受压。因堵塞器导管硬，有穿破支气管的可能，应谨慎操作。

2. 支气管阻塞导管　支气管阻塞导管系一根将支气管堵塞套囊通过单腔气管导管送入支气管，实现肺隔离的一种技术。由于手术操作的影响，尤其在右侧支气管堵塞时易发生堵塞套囊的移位。堵塞套囊移位不仅可造成肺隔离失败，严重时甚至可以堵塞主气管与通气侧肺支气管造成患者窒息，因此应持续监测气道压力、呼气末二氧化碳分压波形，以便及时发现导管移位。其主要的适应证：无须非通气侧吸引的肺隔离，如食管手术、胸椎手术，双腔支气管导管插管困难又必须行肺隔离的患者，手术中需要紧急肺隔离而双腔支气管导管插入困难的情况，也可用于无分泌物、非肺部的胸科手术。支气管堵塞法肺隔离的主要缺陷在于不能对非通气肺进行正压通气、吸引等操作，因此对降主动脉瘤血管重建术患者仍宜采用双腔支气管导管。

目前可用的支气管阻塞导管进口的有两种，Amdt 支气管阻塞器（美国，Cook 公司）（图 9-10）和 Coopdech 支气管阻塞导管（日本大研医器株式会社）（图 9-12），国产多类似于后者。

（1）Amdt 支气管阻塞器：图 9-10 示包含有引导尼龙丝的支气管阻塞器和多孔的气道连接器。在放入气管导管后，通过连接器的阻塞孔放入支气管阻塞器，通过引导尼龙丝形成的环将纤维支气管镜放入气管或支气管内，将阻塞器末端的尼龙环套在纤维支气管镜前端，在纤维镜的牵引下将阻塞器送入目标支气管。纤维支气管镜应有足够长度使支气管阻塞器能够顺势放入主气管内，一旦支气管阻塞器的套囊位于支气管内，则拔出纤维支气管镜，再将套囊充足气（采用恰好封闭支气管的方法）；改变患者体位后重新应用纤维支气管镜检查套囊位置并使其准确定位（图9-11）。

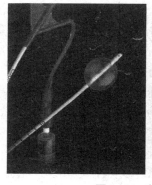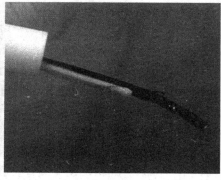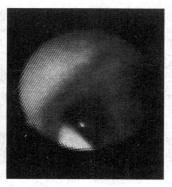

图9-11　检查套囊、尼龙导引环套住气管镜前端、阻塞一侧支气管

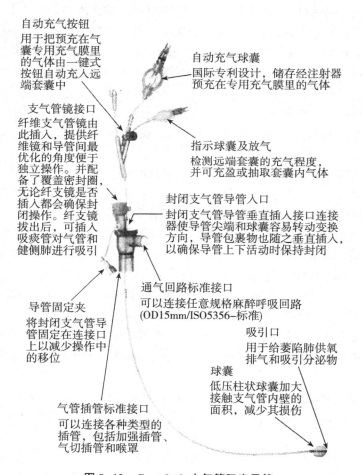

自动充气按钮
用于把预充在气囊专用充气膜里的气体由一键式按钮自动充入远端套囊中

自动充气球囊
国际专利设计，储存经注射器预充在专用充气膜里的气体

支气管镜接口
纤维支气管镜由此插入，提供纤维镜和导管间最优化的角度便于独立操作。并配备了覆盖密封圈，无论纤支镜是否插入都会确保封闭操作。纤支镜拔出后，可插入吸痰管对气管和健侧肺进行吸引

指示球囊及放气
检测远端套囊的充气程度，并可充盈或抽取套囊内气体

封闭支气管导管入口
封闭支气管导管垂直插入接口连接器使导管尖端和球囊容易转动变换方向，导管包裹物也随之垂直插入，以确保导管上下活动时保持封闭

导管固定夹
将封闭支气管导管固定在连接口上以减少操作中的移位

通气回路标准接口
可以连接任意规格麻醉呼吸回路
(OD15mm/ISO5356-标准)

吸引口
用于给萎陷肺供氧排气和吸引分泌物

球囊
低压柱状球囊加大接触支气管内壁的面积，减少其损伤

气管插管标准接口
可以连接各种类型的插管，包括加强插管、气切插管和喉罩

图9-12　Coopdech支气管阻塞导管

（2）Coopdech支气管阻塞导管：现常用的Coopdech支气管阻塞导管为日本大研医器株式会社生产（图9-12），外径3mm，可用于ID6.0mm以上的单腔气管导管。

与 Arndt 支气管阻塞器相比，该导管的置入比较方便，无须通过纤维支气管镜放入支气管内，故该导管也无引导尼龙丝装置。导管尖端角度的设计符合解剖结构，操作者可通过旋转导管外部即可将套囊精确放置于目标支气管内。套囊有两种外形：圆柱形和小纺锤形，注气量分别为 5.25mL 和 7.33mL。圆柱形套囊旨在对支气管黏膜的损伤最小，小纺锤形套囊在未充盈时可减少气道阻力。两种气囊注气后囊内压力分别为 5.05kPa 和 3.61kPa，对气管壁黏膜的压力分别为 3.04kPa 和 1.85kPa，均可达到低压套囊的要求，从而降低支气管黏膜损伤的风险。

四、单肺通气在临床应用中的问题

单肺通气（one lung ventilation，OLV）使手术区域肺萎陷，不仅有利于明确病变范围，创造安静的手术野，还有利于减轻非切除部分肺的机械性损伤。但肺萎陷毕竟是非生理状态，除了涉及潜在的低氧血症，还要注意防治肺萎陷-复张所致的肺损伤。因此单肺通气的呼吸管理主要注意两个问题：一是未经通气的去氧饱和血液分流（即肺内分流）引起动脉血氧分压下降，二是非通气侧肺萎陷及通气侧肺正压通气所致的肺损伤。因此在麻醉处理上要尽可能减少非通气侧肺血流以减少肺内分流、降低低氧血症的发生率；其次，在单肺通气时要采用保护性肺通气策略，以减轻对通气侧和非通气侧肺的损伤。

（一）单肺通气时低氧血症的原因

单肺通气时低氧血症最主要的原因是肺隔离的机械因素即双腔支气管导管或支气管阻塞导管的位置不当，其次为单肺通气所致的通气/血流比（V/Q）失调（即非通气侧 V/Q 骤降）及通气肺的病变不能耐受单肺通气。

针对上述原因，在单肺通气时出现低氧血症首先应排除双腔支气管导管或支气管阻塞导管位置不当，可在纤维支气管镜明视下调整到位，当呼吸道被血液、分泌物或组织碎屑堵塞时，则应及时吸引、清理呼吸道，以保持呼吸道通畅。其二，对于单肺通气时不可避免的V/Q 失调，首先应增强对其病理生理过程的理解，结合患者术前肺功能、术中用药、患者麻醉深度、机体呼吸和循环的整体情况等，采用个体化的机械通气模式（包括通气侧 PEEP、非通气侧 CPAP），尽可能减轻 V/Q 失衡，通过提高吸入氧浓度往往在 90% 单肺通气的患者可以避免低氧血症的发生。最后对于慢性肺疾病患者，由于其本身肺结构破坏所致的 V/Q 失衡，在单肺通气时因气道内气体分布不均衡增加，小气道提前闭合等均可加剧 V/Q 的失衡，更容易出现低氧血症或高碳酸血症。依据病情调整机械通气参数格外重要，为了避免机械通气对患者肺的再次损伤，对此类患者在单肺通气中除了提高吸入氧浓度、适宜的通气侧 PEEP、非通气侧 CPAP，在单肺通气时还可接受允许性高碳酸血症。安全起见，可以接受对循环无明显影响程度的高碳酸血症，但是不能接受严重缺氧。因此在单肺通气中如出现低氧血症则必须尽快查明原因迅速纠正之。如果不能纠正则应放弃单肺通气（即双肺通气）。单肺通气时影响 V/Q 的因素包括体位、全身麻醉、开胸及低氧性肺血管收缩（HPV）等。

1. 体位、全身麻醉与开胸对 V/Q 的影响　清醒状态下侧卧位时，膈肌较低部位向胸腔弯曲明显，能更有效收缩。同时，胸膜腔压力梯度的改变也使下肺通气比上肺通气好。肺血受重力影响向下肺分布较多。由于上肺通气与血流均下降，下肺通气与血流均增加，因此双肺的 V/Q 变化不大。

全身麻醉醉后侧卧位时，肺血分布的模式依然是下肺占优势。但肺机械通气的模式则与清醒时相反，上肺通气比下肺通气好。所以麻醉后侧卧位时上肺通气好但血流不足，V/Q上升；下肺通气不良但血流灌注良好，V/Q下降，通气效能下降，即无效通气增加。

开胸后肺萎陷，肺泡通气面积骤减，但开胸侧肺血流并未相应减少，造成开胸侧肺通气不足而血流灌注良好的情况，V/Q降低造成肺内分流。麻醉后非开胸侧肺受腹腔内容物、纵隔、重力的影响通气不良，血流灌注相对较多，同样造成V/Q的降低而造成肺内分流。肺内分流使动脉血氧分压下降出现低氧血症。非通气侧肺内分流量可达40%～50%，在单肺通气20～30分钟内下降最严重。随着HPV的启动，静脉血掺杂逐渐缓解，非通气侧肺内分流减至20%～25%。

2. 低氧性肺血管收缩（hypoxic pulmonary vasoconstriction，HPV）　HPV是指肺泡氧分压下降后，机体自身肺血管收缩、肺血管阻力增加的一种保护性代偿反应。HPV表现为肺泡低氧区域肺血管收缩致使肺动脉阻力升高、血流减少，这样使得血液流向通气良好的区域。HPV可使V/Q失调减轻，肺内分流减少。因此单肺通气时HPV在减少萎陷肺血流中起了重要的作用。HPV有两个阶段，最初（几分钟）快速发生，然后（几个小时）缓慢增加，HPV受生理因素、疾病状态与药物的影响。影响肺血管的因素同样也影响肺血管的收缩，如充血性心力衰竭、二尖瓣疾患、急慢性肺损伤等均可影响HPV。钙离子通道阻断药、硝酸盐类、硝普钠、β_2受体激动药如支气管扩张药、一氧化氮（NO）与吸入麻醉药均可抑制HPV。HPV受到抑制后低氧血症的表现更为明显。虽然所有的吸入麻醉药均能抑制HPV，增加肺内分流，但与恩氟烷和氟烷相比，异氟烷、地氟烷、七氟烷对HPV的抑制作用弱，临床在≤1MAC时，其作用与静脉麻醉药相似。静脉麻醉药与阿片类麻醉镇痛药对HPV无明显影响。

3. 心排血量减少　开胸后胸腔负压消失，回心血量减少，手术操作压迫，低血容量、心律失常等因素均使心排血量减少，从而影响V/Q，因此有时术中低氧血症的原因可能是循环因素。

（二）单肺通气时的麻醉管理

针对单肺通气时导致低氧血症的原因，采用以下措施可减少低氧血症的发生。

1. 准确的双腔支气管导管或支气管阻塞导管的定位，保持呼吸道通畅，有分泌物、血液、组织碎屑时应及时清除。

2. 单肺通气时机械通气模式的设定　过去多以单肺通气中提高吸入氧浓度至100%，加大潮气量的方法来提高PaO_2。这些措施虽可提升PaO_2、避免全身缺氧，但纯氧可致吸收性肺泡萎陷加剧、活性氧损伤。此外，加大潮气量所致的肺容量伤、气压伤越来越得到人们的重视。为了降低术后急性呼吸窘迫综合征（ARDS）的发生，且避免单肺通气中低氧血症的发生，目前主张采用保护性肺通气策略。

保护性肺通气策略是在实施机械通气时，既考虑患者氧合功能的改善和二氧化碳的排出，同时又注意防止机械通气负面作用的通气策略。可采用小潮气量、低气道压通气，加用PEEP防止肺萎陷，肺泡复张策略等保护肺免遭机械通气的损伤（容量伤、气压伤）。

有鉴于此，在单肺通气时机械通气的通气模式设定应个体化，其参数设定要兼顾：①维持足够的通气量，使得PaO_2和$PaCO_2$接近于生理状态。②避免大潮气量、高气道压对肺造成损伤。③尽可能缩短非生理的单肺通气时间，避免长时间非通气侧肺萎陷，必要时间隔1

小时膨肺 1 次。肺保护应贯穿于整个围手术期，其具体措施包括：

1. 术前呼吸锻炼　良好积极的心态、正确的呼吸方法、体能训练、术前戒烟、减轻肺部疾病，有利于 V/Q 趋于正常的措施（祛痰、平喘、抗感染等治疗）。

2. 选用对 HPV 干扰较少的麻醉方法和用药　全身麻醉可采用全凭静脉麻醉或静吸复合麻醉，吸入麻醉尽可能采用对 HPV 干扰较小的异氟烷、七氟烷或地氟烷，避免高浓度吸入，可以采用全身麻醉联合硬膜外阻滞或椎旁阻滞的方法。

3. 麻醉开始即实施肺保护

（1）肺隔离与通气过程中注意：插管的无菌技术、纤维支气管镜的准确定位与肺隔离，良好的肌肉松弛使得通气肺和胸壁的顺应性增大，防止通气肺的肺内压增高或气道压增高使得肺血管收缩而减少肺血流。如果术中出现 SpO_2 下降，在增加吸入氧浓度的同时，首先检查导管位置，支气管导管或阻塞导管的移位往往是低氧血症的首要原因。

（2）避免纯氧吸入：双肺通气时选用 $FiO_2<60\%$、单肺通气 $FiO_2<80\%$，从肺保护的角度考虑，建议使用 0.41kPa 的 CPAP 于非通气侧，0.41kPa 的 PEEP 于通气侧肺；理论上 $5cmH_2O$ 的 CPAP 对手术操作影响不大，但在实际应用中有时仍会因肺部膨胀干扰手术，故术中需要观察手术野肺部膨胀情况调整 CPAP 大小，尤其是在胸腔镜手术中。

（3）适宜的机械通气模式：容量控制呼吸双肺通气时，设定潮气量 6~8mL/kg，呼吸频率 12~14 次/分，监测气道的峰压宜<1.96kPa；单肺通气时潮气量和呼吸频率可不变，但监测气道峰压宜<2.45kPa，通气功能障碍者气道峰压<2.94kPa；如果容量控制呼吸不能达到理想的通气效果，可改容量控制为压力控制呼吸，以求在相同的气道峰压下获得更大的潮气量，同样一般在双肺通气时气道压力设定不超过 2.45kPa，单肺通气时气道压力设定不超过 2.94kPa；如果经过上述措施仍不能达到理想的通气效果，可以采用允许性高碳酸血症。需要注意的是只要无严重的酸血症，患者均可以较好地耐受高碳酸血症，但患者对缺氧的耐受性较差，如果出现严重的低氧血症则应停止单肺通气改为双肺通气，或在非通气侧肺应用高频喷射通气［HFJV（0.5~0.8kPa、100 次/分）］改善氧合，纠正低氧血症。待情况改善后，再施行单肺通气。如施行全肺切除，宜尽早结扎肺动脉，使肺内分流减少，从而终止低氧血症。

（4）肺泡复张策略：即在每通气 30 分钟，扩张萎陷的肺，膨胀肺维持气道峰压大于 3.43kPa 持续7~10 秒，现在也有建议在肺萎陷前、后采用肺泡复张策略以更有利于肺保护。

（5）吸入气体加温、加湿：也是肺保护的策略之一，其机制是：①有利于气管和支气管纤毛运动。②使分泌物变得稀薄，容易排出。③预防微小肺不张。④预防支气管痉挛。

（6）有效的液体控制：维持满足机体有效灌注的最低血容量，避免肺脏液体过度负荷而致肺损伤。

（7）良好的术后镇痛：采用有效的静脉或硬膜外镇痛，有利于术后维持良好的胸廓扩张运动，使得肺扩张与咳嗽、排痰有力，保持呼吸道通畅，促进肺功能的恢复，从而降低术后肺部并发症。

五、肺隔离的并发症

肺隔离的主要并发症是气道创伤。有报道医源性创伤在用双腔支气管导管的患者中发生率为0.5‰~2‰，在这些报告的病例中体形小、女性、食管手术、既往有放疗史为主要的创伤危险因素，任何上述危险因素的叠加则增加应用双腔支气管导管时气管、支气管损伤的风险，应予以警惕，加强防范。为此需要注意下列问题：①胸部 X 线检查或 CT 上解剖异常的证据常可提示双腔支气管导管支气管内放置困难，这些患者应避免使用双腔支气管导管，因此在气管插管前麻醉医师必须自己查看胸部 X 片或 CT 片。②吸入 70%的氧化亚氮（N_2O）在术中可使支气管套囊内的气体从 5mL 增加到 16mL，因此肺隔离患者术中应避免吸入 N_2O。③选用适宜尺寸的导管，尺寸太小的导管可使肺隔离困难，套囊充气过多，可对支气管黏膜产生压迫性损伤；而尺寸太大的导管则可引起机械性创伤。④支气管套囊或阻塞导管的套囊尽可能用最低的充气容量，并尽可能缩短肺隔离的时间，这样可缩短支气管或阻塞导管套囊的充气时间，缩短对支气管黏膜的压迫时间。⑤如果气道阻力增加必须用纤维支气管镜检查。

由于双腔支气管导管是对正常气管、支气管解剖而设计的，故支气管阻塞导管更适用于上或下呼吸道解剖有异常的患者。防止气道创伤的主要措施为插管前详细的气道评估、选择适宜规格的导管、减小肺隔离时套囊内注气容量、仅在需要隔离时才对套囊充气、避免使用 N_2O 及插管时轻柔操作，插管遇有阻力时切忌暴力，宜在分析后如需要可在纤维支气管镜引导下再尝试。因此类创伤的临床报道较少，治疗经验缺乏，多主张在严重创伤时术中修复，术后发现的轻微创伤可采用保守治疗的方法。上海市胸科医院连续 10 年 18 000 余例双腔支气管插管病例，仅发现 1 例气道创伤。该患者气管插管略有困难，插管 3 次最终成功插入双腔支气管导管左支，在全身麻醉下实施了食管癌根治手术。术中未见异常，术后在拔除气管导管后患者立即出现呼吸困难、纵隔、皮下气肿而诊断为气道损伤，立刻重新气管插管，将单腔气管导管置于隆突上，控制呼吸有效，而当气管导管退至声门下，则气肿加剧，提示声门下至隆突上气管有损伤。将气管导管重新放置在隆突上，纤维支气管镜检查未能发现异常，带管回 ICU 监护，2 天后皮下及纵隔气肿吸收，保留气管导管下自主呼吸至术后第 4 天拔除气管导管，顺利康复，再次纤维支气管镜检查未发现气管损伤痕迹。

（张雪东）

第二节　常见胸内手术的术前准备

良好的术前准备既可保证患者接受手术的最佳时机，又利于术中麻醉管理与减少术后并发症。术前准备包括两个方面的内容，即麻醉前评估与准备。

一、术前评估

术前评估的目的在于了解患者对于手术、麻醉的耐受能力，为制定麻醉方案提供依据。术前评估以患者病史、体格检查、实验室检查与特殊检查为依据，对患者三个方面作出评估，即主要器官功能、体能状况及手术风险。评估结果决定了患者是按计划手术，还是需要暂缓手术进一步准备及不适宜手术。因胸内手术患者的术后并发症主要为心血管和呼吸系统并发症，故本章主要介绍呼吸系统与心血管系统的术前评估。

（一）呼吸系统

主要通过呼吸系统疾病的症状、体格检查与肺功能检查等全面了解呼吸系统的功能，以评估手术效果、手术风险与术后需呼吸支持的时间。

接受开胸手术的患者常伴有呼吸系统疾病的症状，主要包括咳嗽、咳痰、咯血与呼吸困难。咳嗽、咳痰是呼吸道激惹的表现，多因感染、肿瘤刺激或压迫引起。咳嗽伴咳痰表明呼吸道炎症反应的存在，而肿瘤压迫与异物刺激多引起干性咳嗽。术前评估应了解咳嗽与咳痰的性质。术前咳痰量大时应使用双腔支气管导管以防止手术中患肺痰液流向健肺。现在大咯血虽不常见，但容易造成窒息的严重后果，因此咯血患者的麻醉也应使用双腔支气管导管。此外，对于术前长期存在肺不张患者，术中及术后要做好预防复张性肺水肿的准备，有时也需要双腔支气管导管实施肺隔离。炎症、水肿、支气管痉挛等均可造成呼吸困难，呼吸困难的程度可反映呼吸系统病变的严重程度。

体格检查中应注意患者的一般情况（有无发绀、营养不良、杵状指等）、判断气管插管的难度、观察呼吸频率与呼吸幅度。胸部 X 线检查对判断气管移位、受压的情况有帮助，还能明确肺大疱、肺脓肿、肺气肿、肺不张、肺实变等情况。

呼吸系统的特殊检查包括气管镜、支气管镜检查、支气管造影与肺功能测定等。气管、支气管镜检查与造影有利于明确病变的性质与范围，而肺功能检查用于判断呼吸功能受损的程度。

曾有许多学者致力于寻找出一种具有足够灵敏性、特异性的评估方法来预测所有行肺切除术后的呼吸功能，遗憾的是至今尚未有一种单一的方法可以达到这一目的。因此对于呼吸功能只能进行包括呼吸动力学、气体交换、心肺功能储备三方面的综合评估。

呼吸动力学评估中常规肺功能检查是剖胸手术前必不可少的检查项目，是预测术后呼吸衰竭等并发症的初步筛选。一般认为，当肺活量（VC）占预计值百分率（VC%）<50%、MVV 占预计值百分率（MVV%）<50%、FEV_1<1.0L 或 FEV_1%<50%时剖胸手术的风险较大。有人以 MVV 作为通气障碍的指标来判断手术的危险性，认为 MVV%>70%时无手术禁忌，50%~69%者应慎重考虑，30%~49%者应尽量保守或避免手术，30%以下者为手术禁忌。Miller 等连续分析 500 例肺癌患者肺切除手术的资料，提出了不同手术切除范围的肺功能指标的要求，即全肺切除需 MVV%>50%、FEV_1>2L；肺叶切除 MVV%>40%、FEV_1>1.0L；楔形或肺段切除 MVV%>40%、FEV_1>0.6L。Keagy 等认为术前 FEV_1 降低是引起术后并发症的重要因素。

有许多方法和计算公式来预测术后肺功能，最简单的是以肺切除范围大小来计算术后肺功能，常用的指标是预计术后 FEV_1（FEV_1-ppo）。1975 年，Olsen 等报告术前 FEV_1<2.0L 或 MVV%<50%者术后危险性增高，但如 FEV_1-ppo>0.8L，仍可行肺切除手术。因此 FEV_1-ppo<0.8L 或 1.0L 被认为是肺切除手术的禁忌证。Kearney 对一组 331 例肺癌手术资料的分析也证实仅仅术前 FEV_1<1.0L 并不一定提示术后风险高，FEV_1-ppo 是唯一与术后并发症发病率相关的因素。

用简单公式预计术后肺功能是以每一支气管与通气功能相等为基础来设计的，如患者有严重的肺不张、肺门病变或支气管内病变，则误差较大，应用放射性核素定量扫描（RQLS）来预计则更准确。Markos 等对 55 例肺癌患者采用 RQLS 来预计术后肺功能，证实术前 FEV_1-预计术后 FEV_1（FEV_1-FEV_1-ppo）是预计术后死亡的最佳参数，而且 FEV_1-ppo 正常值预计百分比（FEV_1-ppo%）较绝对值更妥，全组中 FEV_1-ppo%>40%者无 1 例死亡。因此他提出 FEV_1-ppo%>40%者能接受手术，30%~40%属临界值，<30%则属手术禁忌。

肺一氧化碳弥散量（D_LCO）对剖胸手术后肺部并发症的预测。1988 年，Ferguson 等认

为 D_LCO 能预计术后死亡率和肺部并发症，如 D_LCO 占预计值<60%，不论其他肺功能指标正常与否，应避免较大范围的切肺手术。Markos 等则认为 D_LCO 是预计术后呼吸衰竭的最佳指标。Berry 等的研究认为肺功能检查指标 FEV_1 和 D_LCO 占预计值<60%可以预测肺癌患者开胸肺切除术后并发症，但不能预测胸腔镜下肺切除术后的并发症。

术前动脉血气分析对预计术后风险无特异性。传统的观点认为有高碳酸血症者提示有慢性呼吸通气衰竭，不宜行肺切除术，也有人提出 PaO_2<6.65kPa 或 7.98kPa 时禁止剖胸手术。但是 Dunn 等认为这些标准并不是绝对的，因为部分肺癌患者可因肺不张导致右向左分流而引起缺氧，切除癌肿后低氧血症反可改善。但总的来说高碳酸血症患者（$PaCO_2$>5.985kPa）术后呼吸系统并发症和死亡的危险性增加，手术需谨慎。由于仅中度肺功能损害而出现严重动脉血气异常者少见，故 FEV_1%<60%时术前应行动脉血气分析。此外，对于配合欠佳的患者，肺功能检查误差较大，此时术前动脉血气分析的意义就较大。术前动脉血气分析对于肺功能不全患者术中、术后的处理都有明显的指导意义，应列为常规检查。

肺癌对肺功能的影响取决于肿瘤生长部位、肿瘤的大小和侵犯范围。术前除了考虑肿瘤因素外，还应考虑患者的全身状况、年龄、并发症、麻醉、手术技巧和围手术期的处理等因素。术前肺功能检查对预计术后的情况是必要的，可为肺切除高危患者的筛选和术前积极准备提供依据，对肺功能低于肺切除标准者则还需行进一步的肺功能评估。

1. 放射性核素定量肺扫描（radionuclide quantitative lung scanning，RQLS） 可估计肺脏各区域的肺血管数量和分布情况，了解两肺乃至局部血管形态及功能改变，并能估计被切除肺占全肺灌注分布的比例，对决定能否进行手术切除和切除范围，及预计术后保留肺功能情况有重要的指导意义。若再行肺通气显像，可进一步了解肺内通气功能情况，并可计算出各区域的通气与血流灌注的比值。RQLS 创伤性小、安全、方便，能从多项指标上比较准确地判断不同范围肺切除后丧失和保留的肺功能情况，是临床非常规性肺功能检查的首选项目。

2. 暂时性闭塞一侧肺动脉试验（temporary unilateral pulmonary artery occlusion，TUPAO） 是通过右心导管顶端气囊暂时性地闭塞术侧肺动脉，然后测定肺循环压力和血管阻力的改变。TUPAO 后，若肺动脉压（PAP）只轻微增高，而这种增高又是暂时的，说明肺毛细血管网的顺应性好，若 PAP 明显和持续上升一般认为 PAP>2.926kPa、PaO_2<7.98kPa，预计术后患者发生心力衰竭的可能性极大，不宜行全肺切除。

3. 心肺运动试验 可比较精确地反映心、肺、肌肉、骨骼等的功能情况，从而较全面地判断患者对剖胸手术的耐受性。术前运动能力是术后发病率和死亡率较为敏感的预测参数。运动试验时可测定许多参数，对评估剖胸手术后风险较为精确的参数是最大摄氧量（VO_2max）。一般认为运动试验中如 VO_2max>20mL/（kg·min）者术后心肺并发症危险性较小，10~20mL/（kg·min）者为中度危险性，<10mL/（kg·min）者即使肺功能其他指标未提示手术禁忌，其手术危险性仍较大。最近 Bolliger 等认为 VO_2max 为 10~20mL/（kg·min）判定为"手术危险区"的范围太大，而且此绝对值并没有用性别、年龄做校正，故建议用占预计值百分率（VO_2max%）来代替 VO_2max。他们从连续 80 例肺切除手术的资料分析中发现，VO_2max%>75%时，不论其他肺功能检查结果如何，90%无手术并发症；VO_2max%<60%时肺叶切除危险大，应尽量避免行一个肺叶以上的手术；当 VO_2max%<40%时则不宜做任何剖胸手术。

由于肺癌多见于老年人或伴有 COPD 等心肺疾病的患者，并不是所有患者都能胜任极量

运动试验以测定 VO_2max，对那些不能行运动试验的患者可以做 6 分钟步行距离或登楼试验做初步判断。肺切除术后并发症和围手术期预后受到多种因素影响，因此多因素综合评估较单因素分析更为合理。

（二）心血管系统

胸内手术以肿瘤切除术为多，尤其是肺癌的高发，使得胸内手术中老年患者的比例增加，对老年患者行肺切除术主要考虑手术治疗风险/效益的关系。强调术前健康状况、肿瘤分期较年龄和生存率更为重要。老年肺癌患者选择手术治疗的理由：①研究显示早期肺癌是致死性疾病，即便年龄超过 80 岁，其主要的死因仍与肺癌的进展有关而非其他原因。②肺癌在老年患者往往较年轻患者的分期上更早，鳞癌的发病率更高，其特点为生长慢、有潜在转移，切除病灶对患者有利。③随着围手术期处理的进步，老年患者肺切除后心、肺并发症的发生率已控制在可接受的范围内。因此心血管系统功能的评估要结合老年患者心血管系统功能的变化特点。随着年龄的增长，主动脉、心肌和心脏传导系统的结构发生与年龄相关的心脏储备功能的下降（如压力传感器的敏感性下降、心脏对儿茶酚胺的反应下降、心脏脂肪浸润、纤维化、淀粉质样变致使心脏传导异常、外周血管阻抗增加），即便在术前心脏功能正常，在围手术期应激状态下其代偿能力有限。开胸手术（大动脉手术排除）在手术危险分层中被列为中度风险手术，即发生围手术期心血管病风险在 1%～5%。对伴有心血管疾病患者拟实施胸内手术时，可依据其临床危险因素、心脏疾病情况和活动时的能量需求（METs）等来综合评估。

1. 临床危险因素　分为心脏疾病活动期、中等风险和次要风险。心脏疾病活动期（表 9-3）应先处理心脏问题，然后再择期行非心脏手术。中等风险包括缺血性心脏病史、代偿性心力衰竭或既往心力衰竭病史、脑血管疾病史、糖尿病史、肾功能不全史、心肌梗死史或 ECG 示病理性 Q 波。次要风险因素（目前未被证实增加围手术期风险）包括高龄（≥70岁）、ECG 异常（左室肥厚、左束支传导阻滞、ST-T 异常等）、非窦性心律失常及未控制的高血压。

表 9-3　心脏疾病活动期（Class I，证据水平 B ＊）

心脏疾病	心脏疾病的解释
不稳定性冠状动脉综合征	急性（7 天）或近期（1 月）心肌梗死，不稳定型或严重心绞痛
失代偿心力衰竭	心功能Ⅳ级，心功能恶化，心力衰竭初发
严重心律失常	重度房室传导阻滞（莫式Ⅱ度或Ⅲ度 AVB）及心脏病伴症状明显的室性心律失常，心室率不能控制的室上性心律失常（房颤、心室率超过 100 次/分）
严重瓣膜疾病	严重主动脉瓣狭窄（平均压差大于 5.32kPa，主动脉瓣口面积小于 1.0cm²，有明显的症状）

注：＊，Class I 类，已证实和（或）一致公认某诊疗措施有益、有用和有效。

证据水平 B：资料来源于单项随机临床试验或多项非随机试验。

虽无充分的临床证据，但在心肌梗死 4～6 周后再考虑实施非心脏择期手术仍是目前适宜的选择。

Goldman 心血管危险指数（CRI）评分（表 9-4）是心脏病患者行非心脏手术应用较多的评估方法之一。

表 9-4　心血管危险指数评分

评分项目	分值
充血性心力衰竭	11 分
近 6 个月内心肌梗死	10 分
每分钟大于 5 次的期前收缩	7 分
非窦性心律	7 分
年龄大于 70 岁	5 分
严重的主动脉瓣狭窄	3 分
全身情况差	3 分

注：危险指数 0~5 分为 CRI 评分 Ⅰ 级，危险指数 6~12 分为 CRI 评分 Ⅱ 级，危险指数 12~25 分为 CRI 评分 Ⅲ 级，危险指数大于 25 分为 CRI 评分 Ⅳ 级。CRI 评分 Ⅲ 级、Ⅳ 级的手术危险明显增加。

2. 体能储备　与机体的心肺功能密切相关，反映活动能力的储备。常用活动时的能量需求（METs）（表 9-5）来评估。一个 40 岁，70kg 的成年人，静息状态的基本能耗 3.5mL（kg·min），相当于 1MET。METs>10 为功能储备优；METs 7~10 为功能储备良好；METs 4~6 时功能储备中等；METs<4 则为功能储备差，非心脏手术时心脏意外的风险明显增大。如果患者无症状，每天可以跑步 30 分钟，无须做进一步检查。对于因疾病不能运动时功能储备为"不确定"，可采用无创心脏应激试验来评估。

表 9-5　不同体力活动时的能量需求（METs）

1MET ↓ 4MET ↓ 10MET	生活自理
	能在室内活动
	能以 3~5km/h 的速度走 1~2 条街
	能在家中干活（清洁工作或洗衣服）
	能上一楼或走上小山坡
	以 6.4km/h 的速度平地行走
	能短距离跑步
	干重活（拖地板或搬家具等）
	能参加中等度体育活动（高尔夫球、保龄球、跳舞、双打网球、投垒球或足球等）
	参加较强运动（如游泳、单打网球、打篮球、踢足球或滑雪等）

二、麻醉前准备

（一）呼吸系统准备

1. 急性呼吸系统感染是择期手术的禁忌证　为了避免气道高反应，择期手术宜安排在急性呼吸系统感染治愈至少 2 周以后。

2. 关于戒烟　对于吸烟的患者，术前理想的禁烟时间为 8 周。证据显示只有在戒烟 8 周之后才能显现降低术后呼吸系统并发症的作用，但临床上患者对于肿瘤的恐惧常常难以有耐心等待 8 周后手术。因此对于只能短时间戒烟者也鼓励戒烟，以减少吸烟对心血管系统的不良影响及促进纤毛运动。

3. 腹式呼吸与体能锻炼　对于开胸手术患者训练其正确的腹式呼吸，登楼训练增强体能。

4. 治疗原有呼吸系统疾病 缓解支气管痉挛，控制呼吸道与肺部炎症、排痰、胸部体位引流、物理治疗及纠正营养不良等。

（二）伴有心血管系统疾病患者的术前准备

1. 冠心病 除了发生急性冠脉综合征的患者，非心脏手术前行冠状动脉重建在预防围手术期心脏意外事件上并无明显有益的作用。因此①对于无明显症状的患者，即便有患冠心病的高危风险或可疑冠心病，也无须在开胸术前重建冠脉，故没有必要在限期胸内手术前明确诊断。但在围手术期处理中应将其视为冠心病患者而加强监护治疗。②对于冠状动脉搭桥术后或冠状动脉介入术后的患者应该了解其现有症状、既往外科或内科的术式、所用支架性质（裸支架或药物洗脱支架）、所用治疗药物的名称、类型、持续时间，并根据患者的手术及血液检查结果在开胸手术前做好治疗药物的调整及血液制品和药物的准备。放置了冠脉支架的患者术前往往常规在接受氯吡格雷和阿司匹林的双重抗血小板治疗。非心脏手术前继续用药会增加围手术期出血的风险，突然停药则增加冠脉支架内血栓形成的风险，尤其是非心脏手术激活凝血使得机体处于高凝状态时。一般开胸手术氯吡格雷停用 5~7 天，阿司匹林可持续应用。对于急症手术大量出血时除了输注血小板，可以尝试输注重组活化凝血因子Ⅶ，但在术后应严密注意监测心肌缺血。如果在放置冠脉药物支架 1 年内需行非心脏手术，而又必须停止双重抗血小板药物治疗时，如高危患者，包括近期放置药物洗脱支架、有支架内血栓史、无保护的左主干或分叉支架则可以短期使用Ⅱb/Ⅲa 受体阻断药来过渡，在术前尽可能短期内停用抗血小板药物，在术后尽快恢复抗血小板药物治疗；另一种可供选择的方案为双重抗血小板治疗改变为阿司匹林和低分子肝素治疗。此外，应准备床头警示牌，告知医护人员及患者处于冠状动脉支架内血栓形成的风险中，以便及时发现问题、及时处理。③患者发生急性冠状动脉综合征需在非心脏手术前冠状动脉重建术，不同冠状动脉介入术式与非心脏手术的适宜时机，见图 9-13。

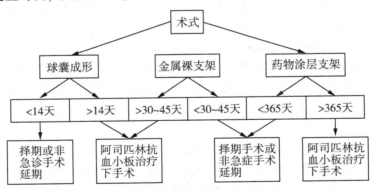

图 9-13 不同冠状动脉介入术式与非心脏手术的适宜时机

2. 高血压 虽说术前高血压预示着术后发病率增加，但尚无资料确定术前高血压治疗到何种程度可以降低术后并发症。有心血管风险的择期手术患者应优化其术前状况，包括血压的控制、电解质调整、血糖控制、戒烟、营养、可能的降脂治疗等。对于高血压靶器官损伤的急性期（如心力衰竭、心肌缺血、急性肾功能不全、视盘水肿/脑病）的患者应暂停择期手术，待治疗稳定后再施行手术。对于收缩压超过 23.94kPa 和（或）舒张压超过 14.63kPa 的高危患者（既往有脑卒中、心脏疾病活动期）也应谨慎地取消手术直至血压和心血管情况优化。对于收缩压超过 23.94kPa 和（或）舒张压超过 14.63kPa 的低危患者，可以在手术前应用苯二氮䓬类药物（抗焦虑），并用 β 受体阻断药或二氢吡啶类钙通道阻断药（尼卡地平或地尔硫䓬）适当地降低血压（一般降压幅度不超过20%）。不推荐静脉用肼屈嗪等潜在不可预知低血压的药物。术前抗高血压治疗应持续至术日（尤其是 β 受体阻断药、钙通道阻断药），但为了避免术中发生严重的低血压，在手术前 10 小时应停用 α_1 受体拮抗剂。

3. 瓣膜性心脏病　术前可通过病史、体格检查及超声心动图能够明确瓣膜病变的严重程度及对心功能的影响。对于轻、中度二尖瓣狭窄，围手术期仅需控制心率，延长舒张期充盈时间，避免肺水肿。对于严重二尖瓣狭窄患者可考虑先行二尖瓣球囊扩张或手术治疗。对于二尖瓣关闭不全或主动脉瓣关闭不全，应量化反流程度，适当降低后负荷、适当保持心率，避免后负荷增加、心动过缓使得反流量增加。主动脉瓣狭窄对开胸非心脏手术风险较大，如果主动脉瓣狭窄已有症状，择期手术应延期或取消。即便无症状，如在一年内未做瓣膜及心功能评估的应先检查评估。对于非心脏手术前无法行瓣膜手术的患者，围手术期急性心肌梗死的风险增加，一旦心搏骤停，较难复苏，应慎重，必要时可考虑主动脉瓣球囊扩张。

4. 先天性心脏病和肺血管疾病　对于此类患者实施开胸术前风险评估的研究并不多。围手术期处理的重点应避免使肺血管阻力增高。

5. 围手术期心律失常　主要发生在老年人。虽然近年来有证据表明无症状的室性心律失常并非心脏手术后心脏并发症增加的直接原因，但是术前心律失常常提示需要查清其潜在的心肺疾病、心肌缺血或心肌梗死的初始阶段、药物中毒或代谢紊乱等。对于三度房室传导阻滞、二度Ⅱ型（莫氏Ⅱ型）非心脏手术前宜安置起搏器。对于房室传导阻滞、左和（或）右束支传导阻滞，左束支传导阻滞并发或不并发一度房室传导阻滞的患者，如果不伴有晕厥或进一步的房室传导阻滞，可在有创动脉压监测下实施麻醉，麻醉中避免加重房室传导阻滞的情况，如心肌氧供不足、电解质紊乱等，对于此类患者可备用经皮心脏起搏装置以防不测。对于已经安置永久性起搏器的患者，术前应请心内科医师检测起搏器功能，必要时根据手术大小调节起搏器的心率、起搏模式，将起搏器调整为非同步模式（VOO 或 DOO）。术中一方面保护起搏器免遭其他电器的损害，另一方面要防止其他电器尤其是电灼器对起搏器的干扰。对已经安装植入型心律转复除颤器（ICD）的患者，术前应关闭心动过速治疗程序。

6. 心肌病　术前评估应对心肌病的病理生理过程有充分的理解，明确围手术期血流动力学处理的目标导向。肥厚型梗阻性心肌病在血容量降低、系统血管阻力降低可导致左心室容量降低，增加流出道梗阻。充盈压降低可能导致肥厚的心室顺应性降低，搏出量明显减少。β 受体激动药增加动力性流出道梗阻的程度，降低舒张期充盈，应避免使用。对于此类患者围手术期独立的危险因素是外科风险度分级和外科手术的持续时间，故应尽可能简化手术、缩短手术时间。

（张雪东）

第三节 常见胸内手术的麻醉

一、常见胸内手术的麻醉特点

常见胸内手术包括全肺切除、肺叶切除、肺段切除、食管手术、纵隔手术等，传统手术多采用开胸入路，开胸对呼吸、循环功能可产生明显影响。手术操作对纵隔内结构的牵拉与压迫可引起不良神经反射。术前疾病本身影响呼吸、循环功能，手术可加重这种不良影响。因此胸内手术的麻醉处理与管理要求较高。为方便手术操作与保护健肺，胸内手术多采用全身麻醉、肺隔离技术。现今胸内微创手术开展日趋增多，肺隔离技术已成为胸腔镜下乃至达芬奇机器人辅助下手术的必要条件。

二、麻醉选择

胸内手术的麻醉方法以气管内插管全身麻醉为主。麻醉诱导可根据患者病情选择静脉诱导、吸入诱导及静-吸复合诱导的方法。麻醉维持也可采用静脉、吸入及静-吸复合的方法，常使用肌肉松弛药以保证充分的肌肉松弛。全身麻醉联合胸段硬膜外阻滞或椎旁神经阻滞与全身麻醉配合不仅有利于加强镇痛作用、减少术中麻醉药的用量，还有利于术后镇痛，促进患者的恢复。虽有非气管内插管硬膜外、局部麻醉与镇静复合麻醉配合胸腔镜下成功行肺叶切除、淋巴结清扫等胸外科常见复杂手术的报道，但毕竟有一定的局限性，术中要求胸外科医师进行迷走神经的阻滞以抑制咳嗽反射，其有效性、安全性及真正的效益/成本比有待进一步的实践检验。

三、麻醉期间的呼吸管理

（一）保持呼吸道的通畅

由于胸内手术多采用肺隔离技术，故首先应有足够的麻醉深度使双腔支气管导管或支气管阻塞导管准确到位。术中依据气道压力、呼气末二氧化碳波形的持续监测及时发现并处理导管移位、气道分泌物增加等呼吸道受阻的情况。在手术的重要步骤有时需要麻醉医师暂停呼吸来保证手术的顺利进行，有时则需要外科医师在手术台上调整气管导管的位置或直接台上行气管或支气管插管，而在气道吻合结束需要麻醉医师轻柔膨肺来协助外科医师检查是否存在吻合口漏，在关胸前则应再次吸净呼吸道分泌物后充分膨肺，因此台上、台下医师间的配合甚为重要。

（二）保证有效通气的同时预防急性肺损伤

主要采用保护性肺通气策略。

（三）促进术后尽早恢复有效的自主呼吸

正常、有效的自主呼吸有赖于中枢神经系统调节下的呼吸运动。全身麻醉药及阿片类药物对于中枢神经系统的抑制、肌肉松弛药对于呼吸运动肌肉的阻滞及开胸手术对于呼吸功能的损害都可影响患者有效自主呼吸的恢复。因此在制定麻醉方案时就应考虑这些因素，通过合理的麻醉管理方法，达到术中保持患者无知晓、无疼痛、肌肉松弛无体动、无咳嗽、自主神经抑制适度，手术结束后又能够使患者的意识、自主呼吸迅速恢复，且无明显的疼痛、躁动、恶心、呕吐及不良记忆。

四、麻醉期间的循环管理

（一）胸内手术对循环系统的影响

开胸前，胸腔两侧压力相等，纵隔位于胸腔中间。开胸后，开胸侧胸腔变为正压，而非开胸侧胸腔仍为负压，结果使纵隔移向非开胸侧胸腔。此时，如为自主呼吸，吸气时非开胸侧胸腔负压增加，纵隔向非开胸侧胸腔移位更明显；呼气时非开胸侧胸腔压力增加超过开胸侧胸腔压力，使纵隔向开胸侧胸腔移位，纵隔随呼吸的变化在两侧胸腔之间交替移动，称为纵隔摆动。纵隔摆动容易造成大血管扭曲。腔静脉扭曲可引起回心血量减少，使心排血量降低；大动脉扭曲则直接造成血压下降。因此开胸手术需要采用气管内插管全身麻醉、正压机械通气以减轻纵隔摆动所致的血流动力学紊乱。何建行等报告已成功开展了非气管插管静脉麻醉微创胸腔镜下肺叶切除术，术中要求外科医师进行迷走神经阻滞以抑制咳嗽反射，但该麻醉方式仅适用于部分患者且存在呼吸、循环抑制的风险。

即便采用了全身麻醉、机械通气，胸内操作对于纵隔内结构的牵拉、压迫、电灼刺激及单肺通气的影响等仍可对循环系统产生明显的干扰，容易造成低血压、心肌缺血、心律失常等。因此胸内手术中应持续监测心电图、脉搏血氧饱和度、呼气末二氧化碳、有创动脉血压、中心静脉压等。术后搬动患者时也应动作轻柔，尤其是对全肺切除后的患者。

（二）胸内手术循环管理的方法

1. 严密监测　由于心电图电极位置必须让位于手术野，因此需要更加注意心电图波形的动态变化。心电图可以发现心率、心律及 ST-T 的改变。有创动脉压监测应作为开胸手术所必备的监测。依据上海市胸科医院连续 12 832 例普胸手术发现，围麻醉期心搏骤停的发生率为 0.1%，多发生在肺门周围操作期间，而此时恰逢使用电凝、心电图受到干扰的情况下，有创动脉压监测可不受电凝的干扰，从动脉压力波形改变的瞬间观察到血压的骤降，此时让术者暂停手术，分析心电图波形即可得到心搏骤停类型的诊断，在心脏按压的同时，针对心搏停止、无脉电活动及心室纤颤采用相应的心脏复苏措施，一般均可获得良好的治疗效果。心肺复苏期间有创动脉压还可以直接观察到心脏按压的效果，对于后续治疗有明显的指导意义。此外，有创动脉压监测便于单肺通气期间血气分析血样的获取。中心静脉压监测常作为临床液体管理的主要监测方法，胸内手术中要考虑胸内手术操作对中心静脉压的影响，因此，开胸手术中更加强调中心静脉压的动态观察，结合患者的心功能状况、手术操作、有创动脉压及呼气末二氧化碳等来判断中心静脉压数值的意义更有价值。此外，在紧急状况下中心静脉通路能够为药物迅速起效提供便捷的给药途径。脉搏血氧饱和度和呼气末二氧化碳监测不仅是呼吸功能监测的主要指标，同时两者提供的信息也有利于循环管理。通过观察脉搏血氧饱和度的波形可以获悉心脏收缩强弱、外周血管舒缩及是否存在血容量不足的初步信息；呼气末二氧化碳则是肺血流量减少甚为敏感的指标，术中应同步监测有创动脉压与呼气末二氧化碳，如果术中呼气末二氧化碳突然下降，随之血压下降，要考虑肺栓塞的可能；如果血压下降在前，呼气末二氧化碳随后下降，则肺血流的下降则是全身血流下降的一部分。血气分析检查则是单肺通气管理的一部分，在抽取动脉血时应同步记录呼气末二氧化碳的数值，这样可以动态观察动脉血二氧化碳与呼气末二氧化碳的差值，借此了解肺通气的有效性。术中容易被忽略的，但也却是最简单、有效的监测，即呼吸音的听诊，在麻醉前、中、后均应重视。

2. 循环功能的调节　以满足机体有效灌注为循环管理之目的，维持好心脏的心泵功能、血容量、血管的完整性及正常的舒缩功能这三者之间的平衡。就心脏而言，周而复始、有序、协调的收缩与舒张是实现正常心泵功能的前提，为此保证心脏自身正常的血供、前后负荷、营养成分、水电解质都是必要的，因此防治心肌缺血、心律失常及代谢、水电解质紊乱等都是维持正常循环功能重要的组成。相对而言，由于监测技术的发展，心脏异常情况较容易发现。血管的完整性及正常的舒缩功能，需要根据病理生理、手术流程及动脉压力波形或脉搏血氧饱和度波形、末梢毛细血管充盈度等的观察来综合判断，如感染晚期低血压患者可能已经存在毛细血管通透性增加（相当于血管的完整性破坏）。血容量的补充首先考虑"量"、然后再考虑"质"，"量"必须与心功能和血管的容积相适宜，本着节约用血的原则，容量补充可用人工代血浆，"质"则为血液的有形成分及凝血因子、纤维蛋白等，按需补充，维持水、电酸碱平衡。

3. 备好抢救用药、仪器　常规将麻黄碱、阿托品、利多卡因分别抽好在注射器内备用，此外，在手术室内应能够随时取到肾上腺素等其他抢救药品。在手术室固定场所备好随时可用、性能良好的除颤仪等。

五、术后管理

（一）术后管理模式

手术结束后麻醉管理的目标就是要让患者安全、无痛、舒适地从麻醉状态中快速恢复到正常的生理状态，而无严重不良反应。胸内手术因其手术创伤大，对患者循环和呼吸系统功能的干扰大，可能潜在的问题有术后剧烈疼痛、恶心、呕吐、低氧血症、体温异常、意识障碍和血流动力学不稳定等，需要专业人员迅速诊断与治疗。麻醉后恢复室（postanesthesia care unit，PACU）的管理模式，不仅提高麻醉后患者的安全性，而且还可以提高手术室的使用效率，合理利用医疗资源。

（二）呼吸问题的处理

PACU呼吸问题的处理目标是避免缺氧与减少手术后呼吸系统并发症，如果患者自身能够保持气道通畅（保护性反射恢复，注意食管手术潜在吞咽、咳嗽反射恢复延迟）、神经肌肉接头功能恢复（确认无肌松残余作用）、麻醉药对呼吸的抑制作用消退，在充分膨肺之后可以考虑拔除气管导管。但在此处理过程当中，应避免缺氧，在吸痰、拔管过程中始终供氧。对于胸内手术患者可用潮气量、胸廓起伏、呼吸频率及手握力等来判断潮气量恢复是否足够，没有必要在患者手术恢复早期最需要充分氧供的时候用脱氧自主呼吸观察氧饱和度是否能够维持的方法来判断。

PACU要求气管导管拔除前谨慎评估：①确保拔管后能够保证呼吸道通畅；准备加压面罩和口鼻咽通气道，必要时喉罩；在拔管前应在一定麻醉深度下清除呼吸道分泌物，包括气管、支气管和口腔，必要时进行气管镜检查；双腔支气管导管在不需要肺隔离后，应将小套囊放气，再次清理呼吸道。②确保拔管后能够保证足够的通气与氧合，带管自主呼吸如下：

自主呼吸恢复平稳，呼吸频率<25次/分，潮气量>8mL/kg（可借助呼吸机采用CPAP通气模式，将压力参数设置为0，通过监测数值来判断）；尚未拮抗肌松药如TOF在0.75～0.9，可拮抗一次，使TOF>0.9；气体交换达标：FiO_2 40%，血气分析$PaCO_2$<5.985kPa（既往有COPD者<6.65kPa），PaO_2>13.3～26.6kPa，SpO_2为99%～100%。③拔管前吸氧，适当膨肺，拔管后面罩吸氧，如患者已清醒，可鼓励深吸气、咳嗽交替进行后面罩吸氧。④循环系统拔管前要求血流动力学稳定，无明显活动性出血，胸腔引流量应<100mL/h。PACU是清醒后拔管还是麻醉状态中拔管，要因人而异，开放气道的难易程度是重要的考虑因素，其次考虑的是患者的心脏能否承受气管导管刺激所致的应激反应。麻醉早期应用右美托咪定可为清醒拔管创造良好的镇静条件。

拔管后要注意观察是否潜在气道并发症。对气管塌陷或出现严重的皮下气肿、纵隔气肿，可能需要再次气管插管，故在拔管前应常规准备气管插管器具，对于存在困难气道的患者，拔管应慎重，必要时在导管内留置交换导管并准备相应的可视喉镜等设备。对于气管或支气管重建患者特殊的体位造成再次插管困难，应保留气管导管直至患者自主呼吸恢复并能够良好配合。

对术前肺功能减退、术中出血、输血量大、手术创伤大等潜在急性肺损伤患者，可考虑带气管导管回ICU行呼吸支持治疗。

（三）循环问题的处理

PACU中可以通过监测心电图、血压、中心静脉压及观察患者的末梢循环等来判断患者的循环功能。胸腔引流液的量、色均是观察的重点。拔管前后的吸痰要注意既要吸净分泌物，又要防止患者剧烈咳嗽造成血管结扎线脱落。如果突然血压下降，首先要排出血，如果大出血，及时开胸止血能够挽救患者的生命，一旦拖延则有可能延误抢救时机。血压是反映循环功能的综合指标，血压降低一定要查明原因，切忌仅用升压药治标。在PACU中最常见的循环系统并发症是高血压，尤其是术前有高血压且控制不佳的患者，排除疼痛因素外，可以用硝酸盐类或钙通道阻断药或乌拉地尔等控制血压，以免引起心脑血管意外。其次，胸科手术中，较常见的是心律失常，尤其是房颤，对于无严重器质性疾病的房颤患者，在PACU中首先调整其内环境，包括水电、酸碱、血气、温度等，然后可以在镇静下行电复律，以消除房颤的危害。对于全肺切除术后的患者，在搬动和改变体位时，注意操作轻柔，避免纵隔摆动对生命体征的干扰。

（四）疼痛的处理

术后镇痛是胸内手术麻醉管理中不可或缺的重要组成部分。术后镇痛不仅可改善患者的呼吸功能，增加通气量，还有利于咳嗽、排痰，减少术后肺部并发症。目前采用多模式全程镇痛的模式，静脉自控镇痛（PICA）、硬膜外自控镇痛（PECA）、椎旁神经或肋间神经阻滞等镇痛方法及中枢、外周镇痛药的联合应用可发挥良好的镇痛作用，使得胸科手术后疼痛已非PACU中的主要问题，偶有患者主诉疼痛，加用少量镇痛药物多能缓解。

（五）苏醒延迟与躁动的处理

苏醒延迟偶见于老年肝功能不良者，应用氟马西尼可能促进恢复。躁动重在预防，术前良好准备，完善的麻醉计划，恰当的麻醉用药，术中良好的循环、呼吸功能维护，对于预防躁动乃至术后谵妄均有意义。小剂量右美托咪定1μg/kg在麻醉早期应用，不但可以减少术中麻醉用药，而且其加强镇静、镇痛效果对于预防术后躁动、谵妄及寒战不适均有良好的作用。

（六）低体温的处理

低体温多见，偶有寒战。可采用周身覆盖吹热风式加温的方式以避免寒战带来的不利；如有寒战，应用适量哌替啶或曲马朵，多能缓解。

（七）恶心、呕吐的处理

在 PACU 中少见。但在手术后当晚及次日女性患者容易发生。预防性应用地塞米松及中枢性抗呕吐药有一定的作用。对于食管患者在拔除气管导管前一定要注意胃管的通畅，以防误吸。

（八）尿失禁与尿潴留的处理

注意观察，如果尿失禁应注意更换尿垫，尿潴留多见于男性患者，导尿处理简单但要注意预防并发症。

（九）PACU 转出标准与患者的转送

每例患者在转出 PACU 之前必须要进行充分评估，汇总分析。呼吸道的保护反射一定要恢复良好，通气和氧合能力良好，以保证在无监测条件下能克服轻微的病情变化，血压、心率和外周末梢灌注良好，体温正常不是必须的指标，但是应无寒战，镇痛充分，呕吐得到控制，已经超过最后一次用药 15 分钟以上。根据患者情况决定返回病房或 ICU。转出 PACU 标准归纳见表 9-6。由于个体差异，根据患者临床情况做出判断更加重要，如果对诊断和安全性存在疑问，应该推迟转出 PACU 或入 ICU 继续监护治疗。

表 9-6　出 PACU 标准

一般情况	意识、定向力恢复，清醒合作，对言语和简单指令有反应
	外科情况稳定（无可疑出血）
循环	血压和心率稳定
	无新出现的心律失常
	可接受的血容量
	至少保持 30 分钟内的稳定
呼吸	呼吸频率与深度稳定
	足够的咳嗽和排出分泌物的能力
	动脉血气 $PaCO_2$ 低于 6.65kPa
气道	完整的气道保护性反射（吞咽，呛咳和呕吐）
	无喘鸣、痉挛和梗阻
疼痛	能够确定外科疼痛的位置和强度
	有足够的镇痛处理措施并已经调整观察>30 分钟
肾功能	尿量大于 30mL/h
其他	血糖水平得到控制
	水、电解质、酸碱平衡良好
	恶心和呕吐得到控制

（张雪东）

第四节 肺部手术的麻醉

肺切除术是治疗肺内或支气管疾病的重要外科手段，常应用于肺部肿瘤、药物难以治愈的感染性疾病（肺结核，肺脓肿）、支气管扩张、肺大疱等疾病的治疗。根据不同病情可分为：全肺切除术和部分肺切除（包括肺叶切除、肺段切除或楔形切除）。此外，因病变累及范围增大，可能采取支气管或肺动脉袖形切除术，胸膜肺切除等特殊手术方式。

对肺隔离技术要求较高，熟练掌握各种肺隔离技术和正确应对各种通气和换气功能异常，减少肺损伤，强调肺保护是肺切除术麻醉管理的关键。

一、麻醉前用药

一般无特殊要求。哮喘及喘息性支气管炎患者避免使用吗啡；抗胆碱能药物可能引起患者的不适，不宜在麻醉前给药，术中需要时应用即可。

二、麻醉方式的选择

肺切除术目前基本在支气管内麻醉下完成，全身麻醉方式可选择有全凭静脉麻醉、静吸复合麻醉、静脉或静吸全身麻醉联合硬膜外阻滞或椎旁阻滞麻醉等。

三、选择适当的肺隔离技术

双腔支气管导管仍是最常用的选择，在确定不涉及左总支气管的手术，可常规使用左侧双腔支气管导管，因为右总支气管的解剖特点，决定了右侧双腔支气管定位准确率低、术中移位率高。上海市胸科医院基本选用手术对侧双腔支气管导管，即右胸手术选左侧双腔支气管导管，左胸手术选右侧双腔支气管导管，可取得良好的肺隔离效果。Univent 管和支气管阻塞导管，也可以灵活地运用于肺叶手术，但吸引管细，不适用于湿肺患者，现在支气管阻塞导管基本取代了 Univent 管。在特殊情况下，单腔管也可以灵活地延长成为支气管导管，实施单肺通气。

四、麻醉中处理的要点

（一）呼吸功能的维护

1. 保持对气道的控制 改变体位、手术牵拉等可使双腔支气管导管位置改变而影响通气，随时进行纤维支气管镜检查是最有效的调整方法，此外也可请手术医师探查气管隆突处导管位置，辅助调整定位简便有效。

2. 采用个体化的通气模式 依据患者情况，选择容量控制通气，潮气量 6~8mL/kg，呼吸频率12~14 次/分，术中必要时通气侧肺用呼气末正压通气（PEEP 0.49kPa），非通气侧肺用持续气道正压（CPAP 0.196~0.490kPa），可减少单肺通气时肺内分流，从而减少低氧血症的发生。单肺通气中高流量纯氧维持氧合并非必须。高流量麻醉或手术时间长时，应当加用人工鼻保持气道的湿化。

3. 适时气道内吸引 在改变体位、处理气管后及患肺复张前，应常规进行气道内吸引，注意无菌要求，且吸引健侧肺与患侧肺时应常规更换吸引管。

4. 及时纠正低氧血症 基于缺氧的危害及患者对缺氧的耐受能力较差，一旦出现低氧血症应积极采取应对措施。术中低氧血症最常见的原因是双腔支气管导管位置不当，一般调整位置、适当提高吸入氧浓度均可避免低氧血症，但要注意避免过高气道压或过大潮气量等肺损伤因素。对于原有肺疾患者可采用允许性高碳酸血症之策略，但长时间的高碳酸血症终究为非生理状态，条件允许的情况下可作适当调整，采用个体化通气模式，既满足机体代谢之需求，又避免造成肺损伤。

（二）维护循环功能的稳定

1. 保证机体有效循环血量 术前的禁饮禁食、开胸手术的体液蒸发及创面的失血等均可导致患者有效循环血量的不足，因此在诱导前应适当补液，避免麻醉中因低容量导致低血压而匆忙以缩血管药来维持血压。

2. 避免输液过多引起肺水过多甚至肺水肿 在心、肾功能健全的患者单纯输液引起肺水肿罕见，但是在全肺切除时，相当于瞬间缺失了一个低阻高容的容量器官，余肺要承担全身循环血量，故输液量应加以控制。输液量以满足机体最低有效灌注的容量为目标实施体液平衡管理，避免肺水过多，严密监测中心静脉压，尤其是要注意中心静脉压与动脉压和末梢组织灌注的关系，对指导输液有益。

3. 心律失常的处理 肺切除手术术中及术后房颤的发生率较高，多见于高龄、男性患者，尤其是在淋巴结清扫时。术中使用钙通道阻滞药或 β 受体阻滞药是否可以减少发生，还有待观察；但对术中心率增快、血压增高，或房性期前收缩增多的患者，提示心脏在手术操作过程中易受激惹，推荐在维持适宜麻醉深度的基础上，运用瑞芬太尼降低心脏的应激性。一旦术中发生房颤，在不伴有过快心室率和不影响血流动力学稳定性的情况下，暂不做处理，但必须检查血钾等电解质水平；对伴有快心室率、循环受干扰明显者，则可用 β 受体阻断药或胺碘酮来控制心室率，同时检查通气效果、氧合状况和麻醉深度予以调整。如体位方便也可考虑术中电复律。如进入 PACU 仍处于房颤状态后，待调整患者内环境及体温正常后，在麻醉状态下行同步电复律，以减少持续房颤所致的不良后果；但对于有严重心脏疾病患者，则需慎重考虑，可与心内科共同会诊后处理。在处理肺门，尤其是左侧开胸或心包内肺切除患者，还需注意手术操作可能诱发的心搏骤停。严密观察有创动脉压波形，可以及时发现心电图受干扰时的心搏骤停，一旦出现，即嘱外科医师暂停操作，鉴别心搏骤停的类型，对于心脏停搏或无脉电活动，外科医师行心脏按压的同时，立刻经中心静脉给予阿托品或后续使用肾上腺素；对于室颤的患者，在外科医师行心脏按压的同时准备除颤器，依据心电图室颤波形，必要时加用肾上腺素后电击除颤。有创动脉压波形是心脏按压是否有效的良好提示。只要处理得当，均可在短时间（3 分钟）内复苏，对麻醉恢复期无明显影响。

（三）术中维持适宜的麻醉深度，术后早期避免呛咳

术中适当的麻醉深度十分重要，肺门周围神经丰富，探查操作时心血管反应较大，麻醉过浅时，刺激气管易引起强烈的膈肌抽动，应当避免在处理肺血管时吸痰，必须吸引前亦应适当加深麻醉并告知外科医师。目前 BIS 脑电监测和肌松监测是较为有效的监测方法。此外，在麻醉恢复期也要注意避免躁动与呛咳，以防血管结扎处脱落造成大出血，有效地镇静、镇痛显得格外重要。

（张雪东）

第五节 气管手术的麻醉

气管、支气管与隆突部位手术（不含气管切开术）的麻醉处理中，控制呼吸道、维持良好的气体交换和术野暴露是气管手术麻醉的重点。

一、术前评估

应对患者的全身情况、呼吸困难程度及与体位的关系作详细评估。一般而言，气管腔直径狭窄至 1cm 时，可出现特殊的喘鸣音，<1cm 时则呈明显的呼吸困难，<0.5cm 时活动受限，并出现典型的"三凹征"。询问并观察患者排痰的困难度、运动耐力、仰卧位呼吸能力以及用力吸气和呼气时是否存在呼吸困难加重（因气管塌陷或可活动的肿瘤在用力呼吸时可加重气道梗阻）。确认患者的心肺功能情况，及是否并发其他系统的疾病。术前的肺功能检查虽有参考价值，但部分患者因呼吸困难在术前无法实施，可以通过血气分析检查来获得相关的信息。

明确气管狭窄的部位、性质、范围、程度和可能突发的气道梗阻是术前评估的重点。随着医学影像学技术的提高，判断气管狭窄情况不再仅仅依靠 X 线平片，CT 扫描和磁共振、螺旋 CT 及计算机三维重建技术能更形象地了解气管的具体状况，甚至是气管镜也达不到的狭窄远端。支气管镜检查通过肉眼直视可明确气管狭窄的长度和直径，及肿物与气管壁的特点，是诊断气道病变的"金标准"，但对于气道严重梗阻，气管镜无法通过狭窄部位的患者，就无法了解病变远端的气道情况，而且严重气道阻塞患者行气管镜检查后因局部水肿或气道受刺激可加剧气喘及呼吸困难。因此对存在严重气道梗阻的患者，气管镜检查宜安排在一切准备就绪的手术前，在手术室内且在麻醉及外科医师到位后进行，一旦呼吸困难加剧可以紧急手术。

二、术前准备

麻醉医师应当参与手术计划的讨论，了解手术径路和过程。高位气管手术多采用颈横切口，主动脉弓上主气管手术以胸骨正中切口，下端气管涉及隆突及支气管多采用右后外侧切口进胸。常见的手术方式有：气管壁的切除与修补、气管环形切除端端吻合、隆突切除和成形等。

根据患者和手术情况制定完善的麻醉方案，重点在于手术各阶段的通气方案和应急准备。完善术前器械的准备，重点是各种型号的气管导管、可供手术台上使用的灭菌导管、通气延长管和接口，此外备有两套呼吸环路、各型支气管镜。对于急性严重气道梗阻患者，拟在体外循环下实施手术者，还应准备紧急体外循环所需设备。麻醉医师和护士人员齐备，麻醉诱导前手术医师在场，做好紧急建立外科气道的准备。

术前对患者进行心理疏导和安慰，介绍术后体位和咯痰事项，以争取得到患者最大程度的配合。

对严重的气道狭窄建议术前不使用镇静药，以免削弱患者维护其自主呼吸的能力；抗胆碱能药虽可减少呼吸道分泌物，但可使分泌物黏稠，或形成痰痂加重阻塞，故术前不用，术中按需给予。

三、麻醉管理

采取各种手段尽早地控制气道，不同阶段努力维持有效通气是气管手术麻醉的关键。

（一）诱导期麻醉管理

麻醉诱导过程是气管手术麻醉最危险的阶段之一，诱导用药和插管方式必须结合患者具体病情、病变情况和麻醉医师的实际经验，遵循"安全、无痛、舒适"三阶梯麻醉管理规范，依照麻醉计划和准备进行选择。

1. 局部麻醉　在局部麻醉下行气管切开后再从气管造口处插入气管导管。但由于惧怕呼吸道梗阻而过度保守地应用镇静、镇痛药物，可能使患者经历一定程度的痛苦。α_2 受体激动剂——右美托咪定为保留自主呼吸清醒镇静提供了便利，总量用 $1\mu g/kg$，10 分钟静脉微泵注射，可达到镇静而无呼吸抑制之虑，从而减轻患者的痛苦。

2. 吸入诱导　采用七氟烷吸入诱导，达到足够的麻醉深度后，结合呼吸道表面麻醉再实施支气管镜检查，进行气管插管或置入喉罩。

3. 静脉诱导　如果患者在仰卧位可保持呼吸通畅（例如日常睡眠不受限），而且气道病变固定，估计气管插管无困难时，则可采用含肌肉松弛药的静脉诱导。

4. 人工心肺支持下麻醉诱导　对于严重呼吸困难，需要上半身抬高及麻醉后气道情况无法判断的患者，可借助体外循环，在局部麻醉下行股动、静脉插管，经股静脉至右房引流体外膜肺氧合的方法来保证患者的正常氧供。体外循环开始后行麻醉诱导，将气管导管放置在气管狭窄部位以上，然后行纤维支气管检查，注意避免气道内出血。

（二）麻醉插管方法的选择

1. 根据病变部位及病变特点

（1）肿瘤或狭窄位于气管上部靠近声门，气管导管无法通过，在局部麻醉下和静脉镇静下由外科医师行颈部气管切开，在狭窄部位下建立通气；如果瘤体较小，气管最狭窄处直径>1cm，可以在纤支镜引导下插入细直径气管导管通过肿瘤。也可以先插入喉罩，保留自主呼吸麻醉下，行颈部气管切开，在狭窄部位下建立通气后拔除喉罩更换气管导管，待气管后壁吻合后，将经口气管导管推进越过吻合口，然后吻合气管前壁。

（2）肿瘤或狭窄位于气管中部，对于气管肿瘤蒂细、肿瘤质地脆、易出血等患者，可放弃导管通过肿瘤的尝试，将导管留置狭窄部位以上，手法正压通气无阻力的情况下全身麻醉下开始手术。对于蒂粗、不易脱落的肿瘤，在纤维支气管引导下气管导管尝试可以通过的就通过，通不过的将导管留置狭窄部位以上。

（3）肿瘤或狭窄位于气管下部接近隆突，可将单腔气管导管置于肿瘤上方，如果插过无困难，可考虑纤维支气管镜引导下将单腔气管导管插入一侧支气管。此类患者有建议用较细导管通过肿瘤部位行高频喷射通气，但狭窄严重、排气不畅仍有可能造成气体滞留和气压伤。

2. 根据呼吸困难的程度

（1）对于气促明显，伴有紧张焦虑甚至窒息濒死感的患者，给予保持端坐位，轻扣面罩予高浓度氧吸入，而后静脉缓慢给予小剂量阿片类药物，可达到清醒镇静的目的，依诺伐 1/3 剂量启用也是较好的选择。也可用右美托咪定 $1\mu g/kg$，10 分钟静脉微泵注射的方法，镇静效果较为理想。此类患者在使用丙泊酚、咪达唑仑时切忌给药剂量过大过快。采用七氟烷吸入也可以使患者保持自主呼吸下入睡，但紧闭面罩可能加重患者的紧张和窒息感，此外由于患者的通气量不足，麻醉入睡时间可能延长。病变部位较高的患者，可以进行气管切开，在狭窄部位下建立通气；不能进行气管切开的患者，为了提高安全性，可在局部麻醉下暴露好股动静脉，然后麻醉用药，一旦呼吸困难加剧，立即股动静脉插管进行体外循环。

（2）术前无明显气促，可以平卧的患者，估计稍细气管导管（ID 6.5）可通过狭窄部位的患者，可给予丙泊酚和阿片类药物，逐步过渡到面罩正压通气，如无供氧困难，可考虑给予肌松剂后插管。

3. 根据肿瘤的生长情况

（1）气管内生肿瘤患者的插管，建议均在纤维支气管镜明视引导下进行，可避免无谓的插管通过尝试，或减轻导管通过时对瘤体的冲击，同时随时可交替使用气管内吸引和供氧。切忌盲目插管，特别是蒂细、质地脆、易出血的肿瘤触之易引起脱落和出血，加重气道梗阻。

（2）肿瘤侵犯气管所造成的外压性气管狭窄，在确认插管通过狭窄部位前忌用肌肉松弛药。

四、术中麻醉维持和气道管理

（一）麻醉维持

采用全凭静脉麻醉，其优点是在气道开放时，不会有麻醉气体污染。丙泊酚 TCI 靶控输注复合瑞芬太尼，一旦停止输注，麻醉苏醒迅速而完全。宜采用中效非去极化肌肉松弛药维持肌肉松弛状态，以减少操作中刺激气管造成患者的不随意体动。

（二）手术中气道管理

其重点是在气道开放时确保气道通畅和患者的正常氧合。目前最常用的方法主要还是交替使用经口气管内导管和外科医师行台上插管。成功的术中气道管理是麻醉医师和外科医师默契配合的结果。

1. 台上插管　可以根据不同的手术部位而定，颈部和胸部气管手术的重建方法相对较单一（图9-14、图9-15），而隆突重建术的方法较多，但是基本原理相仿：台上气管手术切开前，经口气管插管放置于病变上方通气，在下方切开气管，使用台上导管插入远端气道通气，切除病变后先吻合气管后壁，而后放弃台上插管，将口内气管导管送过吻合口远端，气囊充气后施行通气，缝合气管前壁完成吻合（图9-16、图9-17）。

2. 台上插管导管型号的选择　术中麻醉医师应准备各个型号气管导管和连接管供选用。台上插管可用灭菌气管导管或自制导管，在满足通气前提下宜选用套囊稍细的导管，导管过粗气囊过大可能影响气管缝合操作，需要注意的是，由于目前使用的导管的套囊与导管前端位置较远，因此在使用过程中比较容易插深，易阻塞上叶管口。

3. 低氧血症的预防与处理　①术中可能需要间断的呼吸停止，可采用100%氧吸入，过度通气后，可获得3~5分钟的呼吸暂停时间，需要注意的是期间应密切观察血氧饱和度，一旦血氧饱和度下降至90%，应立即重新通气，此时可能需要外科医师用手封堵尚未缝合完毕的吻合口，待血氧饱和度上升后再次暂停呼吸继续手术。②血液和分泌液阻塞远端气道，需术者配合吸引远端气道。③插管导管位置不良，位置太浅漏气或者太深部分肺段通气不足，需术者调整插管位置；麻醉医师提高新鲜气流量，采用间断通气的方法可以改善氧合。④单肺通气中肺内分流，如不能采用双侧台上插管两肺分别通气，可考虑请术者临时套扎非通气侧肺动脉，或能改善血氧浓度。高频喷射通气（HFJV）作为一种在开放条件下的通气手段，在气管手术中应用有其优越性：喷射导管较细，使用灵活，提供充分的氧和避免单肺通气所致低氧，可以通过狭窄部位和气管切端，且对手术缝合干扰小。但需要注意的是，高氧流量导致手术野血液喷溅、血液吸入、导管不稳定、低通气和 CO_2 重复吸入也有可能发生。尤其要重视的是在气管壁未打开前使用 HFJV，有引起严重气道狭窄患者气压伤的风险。

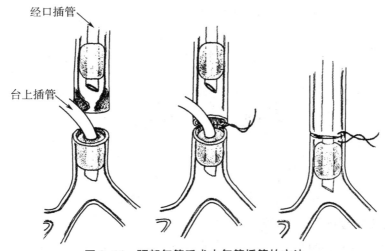

经口插管

台上插管

图 9-14　颈部气管手术中气管插管的方法

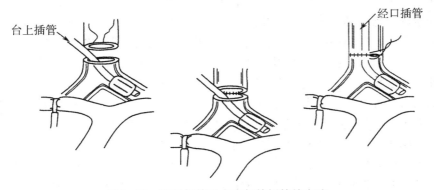

台上插管

经口插管

图 9-15　胸部气管手术中气管插管的方法

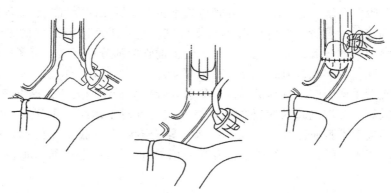

图 9-16　隆突重建手术中气管插管的方法（一）

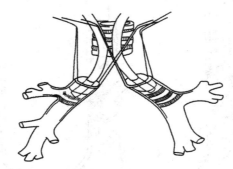

图 9-17　隆突重建手术中气管插管的方法（二）

（三）麻醉恢复期气道管理

气管重建术后麻醉恢复期也潜在风险。由于手术后机械通气可影响气管吻合口的愈合，因此提倡在手术后尽早拔除气管导管，但重建的气道是脆弱的，随时有可能出现危险，而且重新建立安全的气道也是困难的。应注意以下几点问题：①尽量保持患者颈部前屈，减少吻合口张力。②完全逆转肌肉松弛药的作用：即便应用非去极化肌肉松弛药的拮抗药，也必须要有足够的时间使肌肉松弛药的作用完全逆转，保证患者有足够的通气量后，才能拔除气管导管。③苏醒应平稳，尽量避免患者因躁动，呛咳而致吻合口裂开。如果采用全静脉麻醉，邻近手术结束时可逐渐减小瑞芬太尼的输注速度，给予芬太尼 0.05～0.10mg，或者曲马朵 50～100mg 以减轻麻醉恢复期患者疼痛，同时启用术后 PCA 镇痛。麻醉前期右美托咪定的应用，也能有效防止躁动、增加麻醉恢复期的舒适感。

气管手术后患者应在 ICU 监护治疗。入 ICU 后应常规行胸部 X 线检查以排除气胸。患者应始终保持头俯屈的体位以降低吻合口张力。面罩吸入湿化的氧气。隆突部位手术可阻碍气道分泌物的排出，必要时可使用纤维支气管镜辅助排痰。术后吻合口水肿可引起呼吸道梗阻，严重时需要再插管。由于体位的影响，ICU 插管应在纤维支气管镜引导下避免误伤吻合口。术后保留气管导管的患者应注意气管导管的套囊不应放置于吻合口水平。

靠近喉部位的气管手术后易出现喉水肿，表现为呼吸困难、喘鸣与声嘶。治疗可采用改变体位（坐位）、限制液体、雾化吸入肾上腺素等措施，喉水肿严重时甚至需要再插管。

（张雪东）

第十章

腹部外科手术麻醉

第一节 麻醉前准备

麻醉前病情评估对于腹部手术麻醉十分重要，包括患者的意识、血容量、是否存在贫血、水和电解质及酸碱平衡紊乱、低蛋白血症、严重黄疸等。腹部手术患者病情相差很大，急诊患者有时生命垂危，麻醉处理不亚于心脏手术，所以麻醉前必须正确估计病情，尽量纠正电解质紊乱和低血容量。

梗阻性黄疸患者的黄疸指数如果超过 80 单位，手术极为危险。择期手术前应争取先经皮经肝胆管穿刺引流术（PTCD）或胆囊造瘘引流，使黄疸指数控制在 80 单位以下，再行彻底手术较为安全。

门静脉高压患者术前必须进行系统的治疗，包括休息，高糖、高蛋白及高维生素饮食，输少量新鲜血或人体白蛋白，以改善贫血和低蛋白血症，使血红蛋白达到 80g/L 以上，血浆总蛋白和白蛋白分别达到 60g/L 和 30g/L 以上。门静脉高压症患者必须进行肝功能和出、凝血时间及凝血因子时间等与凝血功能有关的检查。肝功能严重障碍、重度低蛋白血症者，手术死亡率极高。术前应先改善全身状况，控制腹腔积液，使血浆白蛋白提高至 25～39g/L、血清胆红素降低在 10～15mg/L 以下、凝血因子活动度高于 40%～50% 再行手术为宜。

急腹症手术麻醉的危险性、意外及并发症的发生率均比择期手术高。饱胃、肠梗阻、消化道穿孔、出血或弥漫性腹膜炎患者，麻醉前必须进行有效的胃肠减压。治疗休克应重点针对脱水、血液浓缩或血容量不足进行纠正，以改善微循环和维持血压。术前要备足全血，以便于麻醉中进一步补足血容量。纠正电解质和酸碱失衡，血压维持在 10.64kPa 以上，血细胞比容在 0.30 以上。大量出血患者应尽快手术，以免延误手术时机。

胆道疾病，尤其并发黄疸者，迷走神经极度兴奋，麻醉前必须给予足量阿托品以抑制其兴奋性，防止麻醉中迷走神经反射的发生。有胆绞痛者避免应用吗啡，以免使 Oddi 括约肌痉挛。精神紧张者可给咪达唑仑等镇静药物。

饱胃、上消化道出血及肠梗阻患者或未禁食患者，应先下胃管排出胃内液体及气体，可降低胃内压力，但不能排空固体食物。脱水、低血容量休克的患者应先开放静脉，输入平衡盐溶液、胶体或血液。对择期手术患者，经一夜禁食及不感蒸泄，至少需水 500～1 200mL，如术前洗肠，更可丧失液体达数升，在麻醉前即应开始补充容量。低钾血症还可在 1 000mL 晶体液中加 1~3g 氯化钾滴入。

（汪海涛）

第二节　麻醉方法及麻醉处理

腹部手术具有病种多样化、病情轻重不一及并存疾病特点不同，对麻醉方法与麻醉药物的选择，需根据患者全身状况、重要脏器损害程度、手术部位和时间长短、麻醉设备条件及麻醉医师技术的熟练程度做出综合考虑。

局部浸润麻醉适用于腹壁、疝、阑尾炎及输卵管结扎术等简单手术。

连续硬膜外阻滞麻醉、蛛网膜下隙阻滞麻醉和脊硬联合阻滞麻醉：适用于中下腹、盆腔手术的麻醉，但对上腹部手术，难以完全阻断自主神经的脊髓上行通路，可能产生牵拉反射，而且对患者的循环、呼吸等方面也会产生一定的影响。因此必须备好急救设备，预防和及时发现循环、呼吸紊乱和药物不良反应的发生。尤其是应用哌替啶或咪达唑仑等辅助药后嗜睡的患者，更应密切观察呼吸、循环等生命体征。蛛网膜下隙阻滞麻醉适用于 2~3 小时以内的下腹部、盆腔等手术。高平面阻滞对患者生理扰乱较大，且持续时间有限，所以上腹部手术麻醉多被连续硬膜外阻滞麻醉所替代。脊硬联合阻滞麻醉：适用于下腹部、盆腔等手术。此种麻醉方法综合了蛛网膜下隙阻滞和连续硬膜外阻滞的优点，起效快，麻醉效果确实、肌肉松弛良好，而且不受手术时间的限制，目前已广泛应用。新型蛛网膜下隙阻滞麻醉穿刺针如 Sprotte 和 Whitacre 针的针尖呈铅笔尖形，且带侧孔。此类穿刺针与传统的锐头穿刺针相比，穿刺时是钝性分开而不像后者是切断硬膜纤维，因此蛛网膜下隙阻滞麻醉后头痛发生率减少（<1%）。

全身麻醉：全身麻醉在技术和设备条件充分满足的情况下，麻醉效果的满意率和可控性都优于硬膜外麻醉。全身麻醉有利于术中呼吸、循环管理，满足比较复杂、侵袭范围大或长时间的手术，并能通过控制麻醉深度，维持患者循环和呼吸功能稳定，是目前普外科手术，尤其是中上腹部手术最常采用的麻醉方式。腹部手术患者并存冠心病、呼吸功能不全曾认为是全身麻醉的禁忌证，适合连续硬膜外阻滞麻醉。事实上，高位硬膜外阻滞麻醉常限制呼吸肌运动，不利于通气，而且内脏牵拉反射不能完全受到抑制，尤其一旦出现低血压，使冠状动脉灌注不足，可诱发心绞痛。相比之下，全身麻醉可充分供氧，保证通气，改善冠脉血氧状况及维持呼吸功能。麻醉诱导及维持可选择对循环功能影响很小的药物，如依托咪酯、咪达唑仑、芬太尼、肌肉松弛药及较低浓度的吸入麻醉药，既保证患者安全，又使手术操作顺利。

全身麻醉联合连续硬膜外阻滞应激反应轻，血流动力学平稳，减少全身麻醉用药，术后清醒快，而且苏醒期间有良好镇痛。术后还可实施患者硬膜外自控镇痛（PCEA）。胸段高位硬膜外阻滞还能改善冠脉血供，可使冠状动脉阻力下降 20%~25%，血流量增加 18%。一项 Meta 分析表明，胸段硬膜外阻滞能降低 30% 的病死率和 33% 的心肌梗死。因此全身麻醉联合胸段高位硬膜外阻滞对于冠心病患者实施腹部手术也许是最佳选择。但是要注意掌握硬膜外用药浓度和用量，避免低血压。

（汪海涛）

第三节　胃肠道手术的麻醉

胃肠道手术为常见的手术类型，用于处理消化道病变。其特点为术前往往需要长时间的肠道准备，有些特殊患者（如炎性肠病、肠梗阻）禁食禁水的时间更长。因此在麻醉处理上需要充分考虑该特点。对于胃肠道急诊患者，由于往往存在肠梗阻，因此在插管时应该按照饱胃患者处理。

一、术前访视

胃肠道患者的术前访视除了需要了解一般情况外，还需要重点评估患者的循环状态及代谢紊乱。

1. 循环状态　注意患者禁食禁水时间以及肠外营养时间，检查近期的血常规、肝肾功能检查结果，根据情况决定是否需要术前输血、输注清蛋白。对于并发肝脏疾病患者，还应该注意患者的凝血情况，必要时进行纠正治疗。对于存在脾抗状态的患者，还应该注意血小板计数，必要时输注血小板，同时术前准备足够的血小板。

2. 代谢紊乱　由于胃肠道引流，往往导致患者代谢紊乱，术前应该进行积极的纠正和优化。

3. 急诊手术患者　目前胃肠道急诊患者数量有增多的趋势，而且往往已经出现感染性休克症状。除一律按照饱胃患者处理外，还应该按照感染性休克的患者对待。

二、术中管理

对于胃肠道患者，采用全身麻醉和气管插管技术。对于某些短小手术（例如疝修补术），可以使用硬膜外技术。

对于择期手术患者，通常采用经口快诱技术。在插管之前，需要评估患者的饱胃状态，必要时放置胃管，在插管前进行吸引，减轻胃潴留程度。对于急诊胃肠道疾病患者，一律按照饱胃患者进行麻醉诱导。放置胃管、使用去极化肌松剂、避免加压通气，环状软骨压迫等。如果此时仍然发生误吸，可在插管后进行气管内吸引，用少量生理盐水进行气管内冲洗，术后返 ICU 加强治疗，以便减少误吸相关的并发症。但是总体来说，如果一旦发生误吸，患者的预后往往不良，因此对急诊胃肠道患者必须提高警惕。

麻醉的维持可以采用吸入和静脉麻醉，但是如果患者循环不稳定，首选吸入药。对于存在胃肠道梗阻的患者，不得使用 N_2O。

由于胃肠道手术的术野往往较大，因此造成的液体丢失也多于其他手术。在书中进行液体管理时，除了一般补液量，还应该计算患者胃肠道术野的丢失量，但是一切液体复苏都应该以循环状态进行指导，例如中心静脉压、尿量及乳酸水平，不应该生搬计算公式。除了液体管理外，还应该定期进行血气检测，以评估电解质水平以及循环灌注状态，指导下一步治疗。

三、术后管理

危重患者、发生误吸的患者往往需要在 ICU 进行加强治疗，以便改善预后。

胃肠道患者的切口往往比较大，术后疼痛发生率高，因此建议对此类患者使用 PCA 镇痛。常用配方为吗啡，还可以选择舒芬太尼，具体剂量需要根据患者的一般情况来决定。不建议对这些患者使用 NSAIDs 药物，避免胃肠道溃疡、出血等不良反应的发生。此类患者术后发生恶心、呕吐的概率较高，可嘱外科医师常规使用止吐药物。

四、常见胃肠道手术

1. 疝修补术　疝常见于老年患者以及既往腹部手术患者。常用麻醉方法为硬膜外麻醉，对于存在硬膜外操作禁忌的患者，可以使用全身麻醉，此时首选喉罩通气。如果手术时间过长（病变复杂、外科医师技术不熟练等），气管内插管为安全的气道管理方式。如果选择全身麻醉，在患者苏醒期应该避免呛咳的发生，以防止补片的膨出。

2. 阑尾切除术　阑尾切除术一般采用硬膜外技术，穿刺间隙选择 $T_{11\sim12}$，或者 $T_{12}\sim L_1$，阻滞平面应该达到 T_6 水平，以减轻探查过程中对内脏的牵拉所造成的疼痛。

3. 胆囊切除术　胆囊周围迷走神经分布密集，因此在胆囊周围操作时往往出现胆-心反射，引起心动过缓，严重者会引起血压下降，此时可以使用阿托品进行对抗。

4. 胃切除术　胃切除术包括胃的良、恶性病变。根治性胃癌切除术时间往往较长，因此液体的管理至关重要。除了一般的麻醉监测外，必要时需要建立有创监测（动脉监测、中心静脉监测）指导治疗，而且中心静脉还可以用于术后肠外营养及化疗。

5. 炎性肠病　炎性肠病多见于年轻患者，这类患者往往长期使用激素或者免疫抑制剂，因此在术前访视时应该重点了解这些药物的不良反应的程度。炎性肠病患者体重往往低于标准体重，如果使用丙泊酚维持麻醉时，TCI 技术可能无法达到预期的麻醉深度，此时建议使用吸入药物维持麻醉。同时由于此类患者白蛋白水平往往偏低，因此会对相关药物（肌松、镇痛药物）的代谢产生影响，在麻醉过程中应该引起重视。

6. 肠道肿瘤切除术　肠道肿瘤切除术多采用开腹方式，但是也有一部分外科医师采用腹腔镜下肿瘤切除术（如 Dixon 或者 Miles 术式）。如果采用腹腔镜，需要注意气腹对患者呼吸、循环功能的影响，警惕皮下气肿等并发症的发生。

（汪海涛）

第四节　肝胆胰手术麻醉

一、肝胆胰手术的麻醉特点

1. 肝胆胰具有重要的生理功能，参与人体营养物质的消化、吸收、代谢；合成血浆蛋白和凝血因子；清除有毒物质和致病微生物；参与机体免疫功能；分泌多种激素，调节消化系统和全身生理功能。肝胆胰疾病必然导致相应的生理功能紊乱及全身营养状态恶化。为保证手术麻醉的安全性，减少术后并发症，麻醉前应根据患者病理生理改变以及伴随疾病的不同，积极调整治疗，以改善全身状况，提高对手术和麻醉的耐受性。

2. 肝硬化食管胃底静脉曲张，可继发大出血。除表现呕血、便血外，胃肠道可潴留大量血液，失血量难以估计。麻醉前应根据血红蛋白浓度、血细胞比容、尿量、尿比重、血压、脉率、脉压、中心静脉压等指标评估体液状态，补充血容量和细胞外液量，并做好大量输血的准备。注意维持有效循环血量、保持血浆蛋白量、维护血液氧输送能力、补充凝血因子。此外，呕血还有被误吸的可能，一旦发生，可导致急性呼吸道梗阻、吸入性肺炎或肺不张等严重后果，麻醉时应采取有效的预防措施。

3. 严重腹胀、大量腹腔积液、肝脏巨大肿瘤患者，当术中排出大量腹腔积液，搬动和摘除巨大肿瘤时，腹内压骤然下降易发生血流动力学及呼吸的明显变化。麻醉医师应依据病情做好防治，并避免缺氧、二氧化碳蓄积和休克。

胆道疾病多伴有感染、梗阻性黄疸和肝损害。麻醉时应注意肝肾功能的维护、出凝血异常及自主神经功能紊乱的防治。

4. 腹腔内脏器官受交感神经和副交感神经双重支配，内脏牵拉反应与此类神经有密切关系。肝胆胰手术的椎管内麻醉要阻滞内脏神经交感神经支时，阻滞平面应达 $T_4 \sim L_1$，但迷走神经支不能被阻滞，牵拉内脏容易发生腹肌紧张、鼓肠、恶心、呕吐和膈肌抽动，不仅影响手术操作，且易导致血流动力学剧变。为消除内脏牵拉反应，可辅用内脏神经局部麻醉药封闭或应用镇痛镇静药。良好的肌肉松弛也是腹部手术麻醉不可忽视的问题。

5. 肝胆胰的急诊手术，如急性胆囊炎、化脓性胆管炎、胆汁性腹膜炎及肝破裂等，病情危重，麻醉前往往无充裕时间进行综合性治疗。麻醉医师应尽可能在术前短时间内对病情做出全面估计和准备，选择适合于患者的麻醉方法和麻醉前用药，以保证患者生命安全和手术顺利进行。

二、麻醉药对肝功能的影响

（一）吸入麻醉药

吸入麻醉药可影响肝脏血流（包括肝动脉和门静脉血流），而静脉麻醉药和阿片类药对其影响较小。许多测量技术被用来评估肝脏和门静脉血流，最常使用的方法是血浆吲哚菁绿的清除率。大多数麻醉药可通过降低心排量而减少门静脉血流（PBF），但是可增加肝动脉血流（HABF），虽然这不足以使肝总血流量（THBF）恢复正常。大多数研究的一致性结论是所有吸入麻醉药均可降低平均动脉压（MAP）和心排血量，其中氟烷和恩氟烷与异氟烷和七氟烷相比作用更明显，氟烷也降低肝脏氧输送和肝静脉血氧饱和度。吸入麻醉药还可通过降低心排血量、MAP 和肠系膜交感活性影响肝血管供给而不同程度地改变门静脉和肝动脉血管阻力。除了对血管的影响之外，在肝功能方面（如血清转氨酶水平），氟烷比异氟醚的影响大。

吸入麻醉药所致肝脏血流的改变部分是由自主调节机制介导以维持稳定的 THBF。这种生理适应过程称之为肝动脉缓冲反应（HABR），在严重低血容量、大型腹部手术或是重度失血时机体通过增加 HABF 代偿 PBF 的降低，从而维持肝总血流量的稳定。氟烷可干扰这一反应，而七氟烷及异氟烷则维持 HABR。七氟烷还可进一步抑制肝动脉收缩从而能更加有效地维持 HABR。七氟烷在维持 HABF、肝氧输送和氧输送/消耗比方面与异氟烷相当甚至优于异氟烷。此外，研究证实暴露于异氟烷或地氟烷后常规肝功能检查结果无明显变化。

与健康志愿者和手术患者的研究不同的是，有关麻醉药对严重肝脏疾病患者肝功能影响的研究很少。少数研究表明地氟烷和异氟烷不会改变成年慢性肝病手术患者的围术期肝功能检查结果，与氯胺酮和氟烷相比，异氟烷可更有效地维持肝硬化大鼠的肝脏血流。鉴于氟烷对肝脏血流和肝功能的不利影响，严重肝脏疾病患者应避免使用氟烷。由于目前可替代的吸入麻醉药种类繁多以及氟烷使用的整体减少，上述问题已经成为历史。鉴于氟烷潜在的肝毒性，许多专家认为无论是在健康人还是严重肝功能不全患者中使用氟烷都是不合理的。

惰性气体氙气于 1951 年首次被提出具有麻醉特性。氙气具有非易燃易爆、低毒性、无致畸性，且血气分配系数低于所有吸入麻醉药（仅为 0.115），诱导起效快，恢复迅速，被认为是一种理想的吸入麻醉药。氙气对左心室功能、全身血管阻力及全身血压均无明显影响。其人体血流动力学特征类似于丙泊酚。人体研究发现与异氟烷比较，氙气可较少引起低血压且对左心室功能无影响。同时动物研究表明与静脉麻醉药相比，氙气可增加脑灌注，且对其他局部器官灌注如肝脏灌注无影响，不改变 HABF、不影响心排血量，因此理论上对 THBF 无影响（不同于其他吸入麻醉药），且不影响肝功能检查结果。但是至今仍需更大规模的基于肝功能正常及异常患者的临床实验研究，来证实氙气在急慢性肝疾病患者中的使用安全性，而此种研究目前还难以实现。

总之，吸入麻醉药对肝脏血流和肝功能的影响较为复杂，不仅与麻醉药自身特性有关，同时也受患者其他相关因素的影响，如肝功能不全的严重程度、高龄、手术应激和腹部手术操作。但是七氟烷、地氟烷和异氟烷稳定肝脏血流的作用始终强于氟烷和恩氟烷。有关新型吸入麻醉药对严重肝脏疾病患者肝脏血流的影响有待于大规模的前瞻性研究。

（二）静脉麻醉药

与吸入麻醉药相比，有关静脉麻醉药对肝功能影响的资料较少。早期研究表明依托咪酯和硫喷妥钠可通过增加肝动脉血管阻力、降低心排血量和血压来减少肝脏血流，氯胺酮即使在大剂量使用的情况下对肝脏血流的影响也很小。利用敏感放射标记微球技术检测动物器官血流，发现丙泊酚可增加肝动脉和门静脉循环而增加 THBF，表明丙泊酚具有显著的内脏血管舒张作用。在某些动物模型中，即使 MAP 降低 THBF 仍保持稳定，而另一些研究则发现MAP 升高而平均肝脏血流反而降低，这提示了丙泊酚的种属特异性。与氟烷相比，丙泊酚更有利于保持内脏和肝脏的氧输送平衡。有限的临床和实验资料显示，当动脉血压稳定时，静脉麻醉药对肝脏血流仅存在轻微影响并且对术后肝功能无明显损害。

（三）中枢神经阻滞剂

脊髓麻醉或硬膜外麻醉对肝脏血流和肝功能的影响并非一定由麻醉药物引起。早期人体研究显示，高位脊髓或硬膜外麻醉时肝脏血流降低，全身动脉血压也降低。其他动物研究发现高位硬膜外阻滞时 PBF 降低而 HABF 稳定，由此导致 THBF 降低。通过使用血管升压药物（如多巴胺或麻黄碱）来恢复 PBF 或是输液来维持正常动脉血压可逆转上述不利变化，并可维持肝脏血流的稳定。由此推断，低血压所致肝脏血流的降低继发于内脏血流的减少，因此导致 PBF 降低。

三、肝功能不全和肝胆管疾病对麻醉药药代动力学的影响

肝脏疾病时由于蛋白结合力的改变、人血清蛋白及其他药物结合蛋白水平的降低、腹腔积液及全身水含量增加所致分布容积的改变，及肝细胞功能异常所致代谢减弱，均可显著影响药物代谢及药代动力学。此外，镇静药和阿片类药物可增加严重肝病患者的此种影响，甚至诱发或加重肝性脑病。长期饮酒所致肝酶诱导作用的降低也可影响肝硬化患者使用药物的最终效果。

肝疾病对药物分布的影响不仅取决于药物的清除途径，同样也取决于肝功能不全的严重程度。肝脏药物清除率由诸多因素决定，包括：肝脏血流、肝酶活性及效力、血浆蛋白结合率、胆汁淤积所致肝肠循环和肠内药物代谢的改变，及门体分流对部分药物的清除等。此外，肝脏疾病对药物清除的影响随肠内、肠外药物的不同而异。通常严重肝病会影响高摄取药物的代谢（如利多卡因和哌替啶），因为此时药物的清除主要依赖于肝脏血流或是门体分流。相反，低摄取药物如地西泮的代谢主要受蛋白结合力的影响，未结合药物得到清除；或是受肝脏内部清除力及代谢的影响，随肝细胞功能障碍的严重程度增加而降低。但是血浆蛋白降低导致游离药物比率的增加可减轻肝脏代谢水平的下降所致的影响，从而最终仅轻微改变药物的作用。另外游离药物比率的增加可使更多药物分布于组织间（并可潜在增加药物的分布容积），加上肝代谢水平的降低，可延长药物的半衰期。因此严重肝病患者的药代动力学十分复杂。

（一）阿片类药物

严重肝硬化患者吗啡代谢明显降低，导致其消除半衰期延长，口服吗啡的生物利用度增加，血浆蛋白结合率下降，镇静及呼吸抑制作用增强。虽然肝外代谢途径可能有助于肝硬化患者吗啡的清除，但给药时间间隔仍需延长 1.5~2.0 倍，口服给药剂量需减少。同样哌替啶的清除率也降低 50%，半衰期延长一倍。此外，由于对去甲哌替啶清除率的下降，其蓄积作用可使严重肝脏疾病患者出现神经毒性反应。

芬太尼是一种高脂溶性的合成阿片类药物，因其快速再分布特性，单次静脉给药作用时间短暂。反复或持续给药可出现蓄积导致作用时间延长。由于芬太尼主要通过肝脏代谢，严重肝病患者的清除时间将延长。

舒芬太尼是一种作用更强的合成阿片类药物，同样主要在肝脏代谢且可与蛋白高度结合。虽然持续给药和蛋白结合率的降低对舒芬太尼的影响与芬太尼类似，肝硬化患者单次给药的药代动力学却无明显变化。

阿芬太尼是一种短效阿片类药物，其作用较芬太尼弱，同样主要经由肝脏代谢且蛋白结合率高。但是与芬太尼和舒芬太尼不同的是，阿芬太尼在肝硬化患者体内的半衰期几乎延长一倍，且体内游离比率更高，由此可延长作用时间、增强药物效果。

瑞芬太尼是一种具有酯链结构的合成阿片类药物，可被血液及组织中的酯酶快速水解，具有高清除率、快速清除的特点，其恢复时间几乎与使用剂量和给药持续时间无关，清除不受肝功能不全的影响。研究表明，严重肝病患者或是肝移植患者的瑞芬太尼清除亦不受影响。

（二）镇静催眠药

硫喷妥钠的肝脏摄取率低，因此在肝脏疾病患者体内的代谢和清除将受到显著影响。但是肝硬化患者硫喷妥钠的清除半衰期无明显改变，可能与其体内分布容积广泛有关，因此这些患者使用标准剂量硫喷妥钠的作用时间不会延长。相反，其他高脂溶性静脉麻醉药（包括美索比妥、氯胺酮、依托咪酯和丙泊酚等）经肝脏代谢，肝脏摄取率高，因此在严重肝病患者体内清除率将会降低。尽管具有上述药代动力学特性，但因分布容积的增加可延长半衰期并影响恢复时间，依托咪酯在肝硬化患者体内的清除率无改变。美索比妥和丙泊酚无论是单次给药或持续输注，在肝硬化人群的清除动力学特征类似于普通人群。但是肝硬化患者丙泊酚的间断性给药可使其平均临床恢复时间延长。终末期肝病患者对咪达唑仑的清除率下降导致其半衰期延长。鉴于蛋白结合率的降低及游离比率的增加，可以预测严重肝病患者使用咪达唑仑可延长其作用持续时间并增强其镇静效果，尤其在大剂量使用或长期输注的情况下。类似的变化同样见于地西泮。

右旋美托咪定是一种具有镇静和镇痛作用的 α_2 肾上腺素能受体激动剂，主要经肝脏代谢，肾脏清除率低。通常与肝功能正常的患者相比，不同程度肝衰竭患者对右旋美托咪定的清除率降低、半衰期延长且脑电双频谱指数降低。因此严重肝功能不全患者使用右旋美托咪定应调整剂量。肾功能障碍患者使用右旋美托咪定后，虽然药代动力学无改变，但由于蛋白结合率的改变而导致镇静作用时间延长。肝功能不全患者同样会因蛋白结合率的改变而延长镇静作用时间。

总之，尽管肝硬化患者绝大多数静脉麻醉药的代谢均受到影响，其对镇静镇痛药物药代动力学的影响却很小。鉴于严重肝脏疾病患者使用地西泮后临床作用增强和持续时间延长，无论在手术室还是加强监护病房，出现药物蓄积、作用时间延长及肝性脑病发生的风险增加，故反复或长期使用时需十分谨慎。

（三）神经肌肉阻滞剂

有关肝硬化对肌松药药代动力学和药效动力学的研究较为广泛。甾类肌松剂维库溴铵主要经肝脏清除，肝硬化患者对其清除率降低，消除半衰期延长，肌松作用延长。酒精性肝病对维库溴铵的影响不明确，其清除率和消除半衰期无明显改变。罗库溴铵起效较维库溴铵快，经肝脏代谢和清除，肝功能不全可使其分布容积增加，消除半衰期和肌颤搐恢复时间延长，虽然首次给药后神经肌肉功能恢复不受肝脏疾病影响，但严重肝功能不全时首次大剂量或反复多次给药可显著延长罗库溴铵作用时间。

肝硬化患者药物分布容积增加，也同样使泮库溴铵消除半衰期延长。非器官依赖性代谢肌松剂如阿曲库铵（非特异性酯酶水解）和顺式阿曲库铵（Hofmann 清除）在终末期肝病患者的消除半衰期和临床作用时间与正常患者类似。阿曲库铵与顺式阿曲库铵的共同代谢产物 N-甲基罂粟碱主要经肝脏清除。尽管其在肝移植患者体内的浓度增加，临床相关的神经毒性反应并未见报道。唯一通过血浆胆碱酯酶清除的米库氯铵在肝硬化患者体内的代谢亦有改变。与肝功能正常患者相比，肝衰竭患者使用米库氯铵可致肌颤搐恢复时间显著延长，清除半衰期延长以及体内残留时间延长。上述变化与肝硬化患者体内血浆胆碱酯酶活性降低相关。胆碱酯酶活性的降低导致米库氯铵清除减少。严重肝病患者使用米库氯铵时需调整输注速度。与米库氯铵类似，严重肝病患者由于血浆胆碱酯酶水平下降，琥珀酰胆碱的作用时间也延长。

总之，肝硬化及其他严重肝病显著降低维库溴铵、罗库溴铵和米库氯铵的清除率，延长神经肌肉阻滞剂的作用时间，尤其是在反复使用或长期输注的情况下。阿曲库铵和顺式阿曲库铵的清除不依赖肝脏，因此在终末期肝脏疾病患者使用时无需调整剂量。

四、肝胆管术后并发症的危险因素

接受肝脏和非肝脏手术患者术后肝功能不全或肝衰竭的术前危险因素仍不明确，目前仍缺乏前瞻性研究，此类患者术后肝功能不全相关危险因素的评估主要考虑：①无症状的术前肝酶检查结果升高，此时应详细询问病史，仔细行体格检查，并进行重复和深入的实验室检查以进一步明确诊断。②急性肝炎、肝脂肪变性、慢性肝炎和肝硬化，目前公认急性肝炎（无论是病毒性、酒精性还是药物性）是择期手术后患者肝功能衰竭和死亡的危险因素，择期手术均应推迟至肝细胞功能不全缓解；慢性肝炎对麻醉和手术造成的风险程度主要取决于肝脏合成功能障碍的严重程度，若手术不可避免，围术期应谨慎处理，维持肝脏灌注，避免诱发肝衰竭和肝性脑病的危险因素。目前肝硬化仍被认为是接受非肝脏手术患者的主要危险因素。③潜在诱发术后肝功能不全的手术类型，肝叶切除术是导致术前肝功能不全患者肝衰竭的公认的危险因素之一。大多数肝癌患者存在慢性肝炎或肝硬化引起的肝功能不全，由于这些患者肝脏储备能力的降低而不得不减少切除的肝组织，从而避免损伤活性肝组织及导致肝衰竭，后者是术后死亡的最常见原因。由于门静脉高压、凝血功能异常及既往腹部手术造成的血管高度粘连等因素，接受肝癌肝叶切除术的肝硬化患者围术期出血较常见。此类患者术前行吲哚菁绿 15 分钟滞留实验或直接肝静脉压力梯度测定有助于判断预后。

五、肝胆胰手术的麻醉方法

1. 全身麻醉是最常用的方法　优点：良好的气道保护，可维持充分通气，麻醉诱导迅速，麻醉深度和持续时间可控。缺点：气道反射消失，诱导及苏醒期反流误吸的风险增加，血流动力学干扰大。

2. 区域麻醉技术　包括硬膜外麻醉、神经阻滞。优点：患者保持清醒可交流，保留气道反射，交感神经阻滞使肠道供血增加，肌松良好，减少全身麻醉药物对肝脏的影响，在无低血压情况下对肝脏无明显影响，可通过保留硬膜外导管提供良好的术后镇痛。缺点：局部麻醉药中毒的风险，需要患者的合作，阻滞失败可能需要改行全身麻醉，出凝血异常或穿刺部位有感染者禁用，高平面胸段硬膜外阻滞可能影响肺功能。单纯腹腔神经丛阻滞不完全阻断上腹部感觉，患者常不能忍受牵拉内脏。

3. 全身麻醉复合硬膜外麻醉　全身麻醉复合硬膜外阻滞取其两者优点，优点：硬膜外的使用可以产生良好的镇痛肌松作用，减少全身麻醉药用量，从而减轻了全身麻醉药对肝脏的影响和心肌抑制作用，缩短苏醒时间，降低术后恶心发生率，减少术后呼吸系统并发症，改善术后早期肺功能，且便于术后镇痛，有利患者恢复。缺点：术中低血压时需与其他原因鉴别诊断，硬膜外穿刺给予试验量等延长了手术等待时间。

六、常见肝胆胰手术的麻醉

（一）肝硬化门脉高压症手术的麻醉

肝硬化后期有 5%~10% 的患者要经历手术治疗。主要目的是预防和控制食管胃底曲张静脉破裂出血和肝移植。肝脏是体内最大的器官，有着极其复杂的生理生化功能，肝硬化患者肝功能障碍的病理生理变化是全身性和多方面的。因此麻醉前除需了解肝功能的损害程度并对肝储备功能充分评估和有针对性的术前准备外，还要了解肝功能障碍时麻醉药物体内过程的改变，及麻醉药物和操作对肝功能的影响。

1. 门脉高压症主要病理生理特点　门静脉系统是腹腔脏器与肝脏毛细血管网之间的静脉系统。当门静脉的压力因各种病因而高于 2.394kPa（25cmH$_2$O）时，可表现一系列临床症状，统称门脉高压症。其主要病理生理改变为：①肝硬化及肝损害。②高动力型血流动力学改变，容量负荷及心脏负荷增加，动静脉血氧分压差降低，肺内动静脉短路和门-肺静脉分流。③出凝血功能改变,有出血倾向和凝血障碍。原因为纤维蛋白原缺乏、血小板减少、凝血因子时间延长、第Ⅴ凝血因子缺乏、血浆纤溶蛋白活性增强。④低蛋白血症,腹腔积液、电解质紊乱、水钠潴留、低钾血症。⑤脾功能亢进。⑥氮质血症、少尿、稀释性低钠、代谢性酸中毒和肝肾综合征。

2. 术前肝功能评估　肝功能十分复杂,肝功能实验检查也比较多,但仍不能反映全部肝功能。目前认为血浆蛋白特别是白蛋白含量及胆红素是比较敏感的指标,一般采取这两种实验,并结合临床表现,作为术前评估肝损害的程度指标。

3. 麻醉前准备　门脉高压症多有程度不同的肝损害。肝脏为三大代谢和多种药物代谢、解毒的器官,麻醉前应重点针对其主要病理生理改变,做好改善肝功能、出血倾向及全身状态的准备。

(1) 增加肝糖原,修复肝功能,减少蛋白分解代谢:给予高糖、高热量、适量蛋白质及低脂肪饮食,必要时可静脉滴注葡萄糖胰岛素溶液。对无肝性脑病者可静脉滴注相当于 0.18g 蛋白/(kg·d) 的合成氨基酸。脂肪应限制在 50g/d 以内。为改善肝细胞功能,还需用多种维生素,如每日 B 族维生素,6~12 片口服或 4mg 肌内注射;维生素 B_6 50~100mg;维生素 B_{12} 50~100μg;维生素 C 3g 静脉滴入。

(2) 纠正凝血功能异常:有出血倾向者可给予维生素 K 等止血药,以纠正出凝血时间和凝血因子时间。如系肝细胞合成第Ⅴ凝血因子功能低下所致,麻醉前应输新鲜血或血浆。

(3) 腹腔积液直接反映肝损害的严重程度,大量腹腔积液还直接影响呼吸、循环和肾功能,应在纠正低蛋白血症的基础上,采用利尿、补钾措施,并限制入水量。有大量腹腔积液的患者,麻醉前应少量多次放出腹腔积液,并输注新鲜血或血浆,但禁忌一次大量放腹腔积液(一般不超过 3 000 毫升/次),以防发生休克或肝性脑病。

(4) 纠正低蛋白血症:如总蛋白<45g/L,清蛋白<25g/L 或白/球蛋白比例倒置,术前给予适量血浆或清蛋白。

(5) 纠正水、电解质、酸碱平衡紊乱。

(6) 抗生素治疗:术前 1~2 天应用,抑制肠道细菌,减少术后感染。

4. 麻醉选择与处理　主要原则是应用最小有效剂量,维持 MAP,保护肝脏的自动调节能力,避免加重肝细胞损害。

(1) 麻醉前用药:镇静镇痛药均在肝内代谢,门脉高压症时分解代谢延迟,可导致药效增强、作用时间延长,故应减量或避免。对个别情况差或肝性脑病前期的患者,可无需麻醉前用药或者仅给予阿托品或东莨菪碱即可。大量应用阿托品或东莨菪碱可使肝血流量减少,一般剂量时则无影响。

(2) 术中管理:重点在于维持血流动力学稳定,维持良好的肝血流灌注以保持肝氧供/耗比正常,保护支持肝脏的代谢,避免低血压、低氧、低碳酸血症对肝脏的缺血性损害。对于肝胆系统疾病的患者,全身麻醉行序贯快速诱导十分必要。因为肝硬化进展期患者腹腔积液存在和腹内压增加及胃肠运动减弱均使误吸危险增加。

经鼻或经口置入胃管对于食管静脉曲张患者必须小心地操作,以免引起曲张血管出血。有的临床研究认为食管静脉曲张麻醉的患者下胃管后并未增加出血并发症,如果胃管对于胃内减压或经胃管给药确实必要,则应该是可行的。

(3) 术中监测:包括动脉压、中心静脉压、肺动脉压、$SaPO_2$、尿量、血气分析等。维持良好通气，防止低氧血症，肝硬化患者存在不同程度动脉氧饱和度下降，主要由于肺内分流，腹腔积液引起低位肺区通气血流比例失调。

动脉直接测压有利于肝功能不良患者血压监测和抽取血标本。建立中心静脉通路既可测定中心静脉压，又可用于给药。而肺动脉置入漂浮导管可考虑针对肝功能严重受损的患者，因其病理生理学类似脓毒血症状态，血管张力低下致体循环压力降低和高动力性循环。肺动脉置管有利于确定低血压原因，指导容量替代治疗和血管活性药物支持治疗。此外，肺动脉置管对于并发急性胆囊炎和急性胰腺炎的危重患者对呼吸衰竭和肾衰竭的处理也是有用的。而进行经食管超声心动图监测，对于凝血功能异常和食管静脉曲张患者应列为禁忌。有创监测也有利于术后 ICU 监测和治疗（如治疗低血容量、脓毒症导致的呼吸衰竭、肾衰竭或肝肾综合征及凝血病等）。

术中还应进行生化检查（包括血糖、血钙、血细胞比容、PT、PTT、血小板计数、纤维蛋白原、D-二聚体等），当长时间手术、大量失血或怀疑 DIC 时更为必要。体温监测和保温对于肝病患者也很重要，因为低温可损害凝血功能。

（4）术中输液及输血的管理：术中可输注晶体液、胶体液和血液制品。输注速度要根据尿量、中心静脉压及肺动脉楔压监测来调节。肝硬化患者可并发低血糖症，特别是酒精中毒性肝硬化者术中根据血糖变化输注葡萄糖液。此外肝功能不全患者对枸橼酸代谢能力下降，大量快速输血时易发生枸橼酸中毒，术中应监测钙离子浓度，适当补充氯化钙或葡萄糖酸钙。大量输血还会加重凝血功能的改变，需要加以监测。

5. 术后管理　加强生理功能监测，维持重要器官功能正常；预防感染；静脉营养；保肝治疗，防止术后肝功能衰竭。

（二）经颈静脉肝内门体分流术（TIPS）的麻醉

TIPS 是一种经皮建立肝内门脉循环和体循环连接的手术，常用于治疗终末期肝病。TIPS 可降低门静脉压，减少门脉高压引起的并发症，如静脉曲张破裂出血和顽固性腹腔积液。通过肝内放置可扩张血管支架来实现 PBF 向肝静脉的分流。

虽然大多数患者仅需镇静就可完成 TIPS，但是由于手术时间延长，肝硬化患者腹腔积液所致肺功能障碍和肝肺综合征引发低氧血症在镇静后潜在的呼吸抑制作用，及误吸的可能，一些医生在择期手术患者倾向于选择全身麻醉。除了麻醉方式的选择外，术前补充足够的血容量也是必需的，特别是在伴有静脉曲张破裂出血的患者。此外接受 TIPS 手术的肝硬化患者常伴有严重凝血功能紊乱而需术前治疗。

TIPS 手术过程中可出现一些并发症，需要麻醉医师干预治疗。在血管穿刺过程中可出现气胸和颈静脉损伤。超声引导下的颈静脉穿刺可降低上述并发症的出现。此外心导管插入过程中可因机械性刺激诱发心律失常。在肝动脉穿刺时由于肝包膜的撕裂或肝外门静脉穿刺可引起大出血，麻醉医师要做好急性、危及生命大出血的急救准备。

（三）肝叶切除术的麻醉

肝叶切除患者的术前准备涉及手术风险评估，主要通过 CTP 分级或终末期肝病模型（MELD）评分来进行。上消化道内镜检查、CT 扫描和（或）MRI 常用于发现食管静脉曲张。严重血小板减少或严重静脉曲张是围术期主要风险因素，因此只有在上述情况处理后方可行手术治疗。若患者存在明显贫血和凝血功能紊乱，术前也应纠正。有关麻醉药物和剂量的选择，应当结合患者基础肝功能不全的程度及肝叶切除所致术后可能存在的肝功能不全的程度来决定。

尽管目前公认术中存在大出血风险，且术中应当严密监测以及建立快速输血通道，但是在肝叶切除术中的整体液体管理仍存在争议。一些医疗中心认为在手术早期应当充分予以液体和血液制品，以增加血管容量，从而对突发性失血起缓冲作用，而其他医疗中心则支持在手术过程中维持较低中心静脉压以最大限度地减少肝固有静脉、肝总静脉及其他腔静脉的血液丢失，上述血管常常是术中最易出血的部位。此外适度的头低脚高位可降低肝内静脉压，该体位可维持抑或增加心脏前负荷和心排血量，并可降低断裂肝静脉出现空气栓塞的风险。对于术前无肾功能障碍的患者，术中采用后种补液方法对术后肾功能并无明显影响。

尽管肝叶切除患者的术后管理与其他腹部手术患者的术后管理类似，但是仍需注意几个方面的问题。静脉液体中应当补充钠、钾磷酸盐，以避免严重的低磷酸血症并有助于肝脏再生。由于经肝脏代谢药物清除率的降低，术后镇痛药物和剂量的选择非常重要。

（四）胆囊、胆道疾病手术的麻醉

1. 麻醉前准备

（1）术前评估心、肺、肝、肾功能。对并存疾病特别是高血压、冠心病、肺部感染、肝功能损害、糖尿病等应给予全面的内科治疗。

（2）胆囊、胆管疾病多伴有感染，胆管梗阻多有阻塞性黄疸及肝功能损害，麻醉前都要给予消炎、利胆和保肝治疗，术中术后应加强肝肾功能维护，预防肝肾综合征的发生。阻塞性黄疸可导致胆盐、胆固醇代谢异常，维生素K吸收障碍，致使维生素K参与合成的凝血因子减少，发生出凝血异常，凝血因子时间延长。麻醉前应给维生素K治疗，使凝血因子时间恢复正常。

（3）阻塞性黄疸的患者，自主神经功能失调，表现为迷走神经张力增高，心动过缓，麻醉手术时更易发生心律失常和低血压，麻醉前应常规给予阿托品。

（4）胆囊、胆道疾病患者常有水、电解质、酸碱平衡紊乱、营养不良、贫血、低蛋白血症等继发性病理生理改变，麻醉前均应做全面纠正。

2. 开腹胆囊、胆管手术的麻醉选择及处理　可选择全身麻醉、硬膜外阻滞或全身麻醉加硬膜外阻滞下进行。硬膜外阻滞可经 $T_{8\sim9}$ 或 $T_{9\sim10}$ 间隙穿刺，向头侧置管，阻滞平面控制在 $T_{4\sim12}$。胆囊、胆管部位迷走神经分布密集，且有膈神经分支参与，在游离胆囊床、胆囊颈和探查胆总管时，可发生胆-心反射和迷走-迷走反射。患者不仅出现牵拉痛，而且可引起心率下降、反射性冠状动脉痉挛、心肌缺血导致心律失常、血压下降。应采取预防措施，如局部内脏神经阻滞，静脉应用哌替啶及阿托品或依诺伐等。吗啡、芬太尼可引起胆总管括约肌和十二指肠乳头部痉挛，而促使胆管内压升高，持续15~30分钟，且不能被阿托品解除，故麻醉前应禁用。阿托品可使胆囊、胆总管括约肌松弛，麻醉前可使用。胆道手术可促使纤维蛋白溶酶活性增强，纤维蛋白溶解而发生异常出血。术中应观察出凝血变化，遇有异常渗血，应及时检查纤维蛋白原、血小板，并给予抗纤溶药物或凝血因子I处理。

胆管结石分为原发性胆管结石和继发性胆管结石。原发性系指在胆管内形成的结石，主要为胆色素结石或混合性结石。继发性是指结石为胆囊结石排至胆总管者。主要为胆固醇结石。根据结石所在部位分为肝外胆管结石和肝内胆管结石。肝外胆管结石多位于胆总管下端，肝内可广泛分布于两叶肝内胆管。肝外胆管结石以手术为主。围术期抗生素治疗，纠正水、电解质及酸碱平衡紊乱，对黄疸和凝血机制障碍者加用维生素 K。

阻塞性黄疸常伴肝损害，全身麻醉应禁用对肝肾有损害的药物，如氟烷、甲氧氟烷、大剂量吗啡等。恩氟烷、异氟烷、七氟烷或地氟烷亦有一过性肝损害的报道。麻醉手术中因凝血因子合成障碍，毛细血管脆性增加，也促使术中渗血增多。但研究表明，不同麻醉方法对肝功能正常与异常患者凝血因子的影响，未见异常变化。

3. 腹腔镜手术的麻醉处理　随着腹腔镜技术的提高，腹腔镜下肝胆胰手术逐渐增多。特别是腹腔镜下胆囊切除术，由于术后疼痛轻、损伤小、恢复快，几乎可取代开腹胆囊切除术，但有 5% 患者因为炎症粘连解剖结构不清需改为开腹手术。

腹腔镜手术麻醉所遇到的主要问题是人工气腹和特殊体位对患者的生理功能的影响。二氧化碳气腹是目前腹腔镜手术人工气腹的常规方法。

（1）二氧化碳气腹对呼吸循环的影响

①对呼吸的影响：主要包括呼吸动力学改变、肺循环功能影响及二氧化碳吸收导致的呼吸性酸中毒等。

通气功能改变：人工气腹造成腹内压升高，引起膈肌上移，可减小胸肺顺应性和功能残气量，同时由于气道压力升高引起通气，血流分布异常。

$PaCO_2$ 上升：二氧化碳气腹使二氧化碳经过腹膜吸收及胸肺顺应性下降，导致肺泡通气量下降均可引起 $PaCO_2$ 升高。$PaCO_2$ 升高引起酸中毒，对组织器官功能有一定影响，但人工气腹所致 $PaCO_2$ 升高一般可通过增加肺泡通气量消除。

②对循环功能的影响：主要表现为心排血量下降、高血压、体循环和肺循环血管张力升高，其影响程度与气腹压力高低有关。

（2）术前评估：腹腔镜手术患者的术前评估主要是判断患者对人工气腹的耐受性。一般情况好的患者能够较好地耐受人工气腹和特殊体位变化，而危重患者对于由此而引起的呼吸和循环干扰的耐受能力则比较差。心脏病患者应考虑腹内压增高和体位要求对于血流动力学的影响，一般对缺血性心脏病的影响程度比对充血性或瓣膜性心脏病轻。相对禁忌证包括颅内高压、低血容量、脑室腹腔分流术后等。

（3）麻醉选择：腹腔镜胆囊手术选用气管内插管控制呼吸的全身麻醉最为安全。近年来，谨慎选用喉罩通气，特别是双管喉罩代替气管插管进行气道管理，使全身麻醉苏醒期质量得到提高。麻醉诱导和维持原则与一般全身麻醉相同，可选用静脉、吸入或静吸复合麻醉药物维持麻醉。异丙酚因其快速苏醒，术后不良反应较少，是静脉麻醉药的首选。异氟烷具有扩血管作用，可拮抗气腹引起的外周阻力升高，对腹腔镜胆囊切除术更为有利。应用肌松药控制通气，可改善二氧化碳气腹对呼吸功能的影响，降低 $PaCO_2$ 使其维持在正常范围。麻醉中应用阿片类镇痛药目前仍有争议。原因是阿片类药物可引起Oddi括约肌痉挛，继发胆总管内压升高。但是阿片类药物引起的 Oddi 括约肌痉挛发生率很低（<3%），而且这种作用可被纳洛酮拮抗，因此目前并没影响阿片类镇痛药物的应用。

（4）术中监测：术中监测主要包括动脉压、心率、心电图、SpO_2、呼气末 CO_2，对心血管功能不稳定者，术中可监测中心静脉压和肺动脉压。必要时行血气分析，及时发现生理功能紊乱，及时纠正。

（5）术后处理：腹腔镜手术对循环的干扰可持续至术后，因此术后应常规吸氧，加强循环功能监测。此类手术，术后恶心呕吐发生率较高，应积极预防和治疗。

4. 麻醉后注意事项

（1）术后应密切监测，持续鼻管吸氧，直至病情稳定。按时检查血红蛋白、血细胞比容及电解质、动脉血气分析，根据检查结果给予调整治疗。

（2）术后继续保肝、保肾治疗，预防肝肾综合征。

（3）对老年人、肥胖患者及并存气管、肺部疾病者，应防治肺部并发症。

（4）胆总管引流的患者，应计算每日胆汁引流量，注意水、电解质补充及酸碱平衡。

（5）危重患者和感染中毒性休克未脱离危险期者，麻醉后应送术后恢复室或 ICU 进行严密监护治疗，直至脱离危险期。

（五）胰岛素瘤手术的麻醉

胰岛素瘤是因胰腺 B 细胞瘤或增生造成的胰岛素分泌过多，引起以低血糖症为主的一系列临床症状，一般胰岛素瘤体积较小，多为单发无功能性，胰岛素瘤也可能是多发性内分泌腺瘤病（MEN）的一部分。

1. 病理生理　胰岛素瘤以良性腺瘤最为常见，其次为增生，癌和胰岛母细胞瘤少见，位于胰腺外的异位胰岛素瘤发生率不到胰岛素瘤的 1%，多见于胃、肝门、十二指肠、胆总管、肠系膜和大网膜等部位。胰岛素瘤也可能是 MEN-1 型的一部分，后者除胰岛素瘤外，尚可伴有垂体肿瘤、甲状旁腺肿瘤或增生。胰岛素瘤的胰岛素分泌不受低血糖抑制。

2. 临床特点　中年男性多见，可有家族史，病情呈进行性加重。其临床表现为低血糖症状（如头晕、眼花、心悸、出汗），此类患者神经精神异常极为常见，甚至出现麻痹性痴呆、中风、昏迷。禁食、运动、劳累、精神刺激等可促进其发作。临床上多有 Whipple 三联征：即空腹发病，发病时血糖低于 2.2mmol/L，静脉注射葡萄糖立即见效。空腹血糖常常低于 2.8mmol/L。

3. 麻醉前准备　对于术前明确诊断的患者，术前准备主要目的是预防低血糖的发生，可采取下列措施：

（1）内科治疗包括少量多餐和夜间加餐，以减少低血糖症的发生。也可选择二氮嗪、苯妥英钠、生长抑素、糖皮质激素治疗。

（2）术前可用二氮嗪准备，剂量为每日 200~600mg，术中可继续使用二氮嗪以减少低血糖发生的可能性。

（3）术前禁食期间，根据患者平时低血糖发作情况，必要时补充葡萄糖，以免发生严重低血糖。但应在手术 2~3 小时前补充葡萄糖，用量不宜过大，以免影响术中血糖检测结果。

（4）急性低血糖的处理同前，快速补充葡萄糖以控制或缓解低血糖症状。低血糖发作时，轻者可口服适量的葡萄糖水，重者需静脉输注 50% 葡萄糖液 40~100mL，必要时可重复，直至症状得到缓解。

4. 手术麻醉特点　手术切除是胰岛素瘤的根治方法。胰腺位于上腹深部，加之胰岛素瘤较小不易寻找，麻醉方式应能满足手术切除及探查等操作的需要，维持适当的麻醉深度和良好肌松程度。全身麻醉及硬膜外阻滞麻醉均可用于此类患者。肿瘤定位困难或异位肿瘤需行开腹探查者以选择全身麻醉为宜。应选择对血糖影响小的药物，并且在全身麻醉期间注意鉴别低血糖昏迷。对于精神紧张、肥胖、肿瘤多发或定位不明确的患者全身麻醉更为合适。硬膜外阻滞麻醉可满足手术要求，对血糖影响小，保持患者清醒可评价其神志改变，但硬膜外阻滞必须充分，否则可因手术刺激引起反射性血压下降、恶心呕吐，同时应控制麻醉平面，以免造成呼吸抑制、血压下降。

5. 术中血糖监测和管理　胰岛素瘤切除术中应监测血糖变化，其目的是及时发现处理肿瘤时的低血糖和肿瘤切除后的高血糖，及判断肿瘤是否完全切除。

（1）一般认为肿瘤切除后血糖升高至术前 2 倍或切除后 1 小时内上升至 5.6mmol/L，即可认为完全切除。

（2）肿瘤切除后 1 小时内血糖无明显升高者，应怀疑有残留肿瘤组织存在，应进一步探查切除残留的肿瘤组织。

（3）术中应避免外源性葡萄糖引起的血糖波动，以免不能准确反映肿瘤切除与否。

（4）为防止低血糖的发生，术中应间断测定血糖水平，根据测定结果输注少量葡萄糖，应维持血糖在 3.3mmol/L 以上，肿瘤切除后如出现高血糖，可使用小量胰岛素控制。

（5）保持足够的通气量，维持正常的 PaO_2 和 $PaCO_2$，避免过度通气出现继发性脑血流减少，减轻因低血糖造成的脑组织缺氧性损害。

（六）急性坏死性胰腺炎手术的麻醉

循环呼吸功能稳定者，可选用连续硬膜外阻滞。已发生休克经综合治疗无效者，应选择全身麻醉。麻醉中应针对病理生理特点进行处理：①因呕吐、肠麻痹、出血、体液外渗往往并存严重血容量不足，水、电解质紊乱，应加以纠正。②胰腺酶可将脂肪分解成脂肪酸，与血中钙离子起皂化作用，因此患者可发生低钙血症，需加以治疗。③胰腺在缺血、缺氧情况下可分泌心肌抑制因子（如低分子肽类物质），抑制心肌收缩力，甚至发生循环衰竭，应注意防治。④胰腺炎继发腹膜炎，致使大量蛋白液渗入腹腔，不仅影响膈肌活动，且使血浆渗透压降低、容易诱发肺间质水肿，呼吸功能减退，甚至发生急性呼吸窘迫综合征（ARDS）。麻醉中应在血流动力学指标监测下，输入血浆代用品、血浆和全血以恢复有效循环血量，纠正电解质紊乱及低钙血症，同时给予激素和抗生素治疗。此外，应注意呼吸管理，维护肝功能，防治 ARDS 和肾功能不全。

（汪海涛）

第五节　嗜铬细胞瘤手术的麻醉

一、概述

嗜铬细胞瘤起源于嗜铬细胞。胚胎早期交感神经元细胞起源于神经嵴和神经管，是交感神经母细胞和嗜铬母细胞的共同前体，多数嗜铬母细胞移行至胚胎肾上腺皮质内，形成胚胎肾上腺髓质。另一部分嗜铬母细胞随交感神经母细胞移行至椎旁或主动脉前交感神经节，形成肾上腺外嗜铬细胞。出生后肾上腺髓质嗜铬细胞发育成熟的同时，肾上腺外的嗜铬细胞退化并逐渐消失。所以在胚胎时期分布多处的嗜铬细胞，到成熟期只有肾上腺髓质细胞还能保留下来。在某种特殊情况下，这些同源的神经外胚层细胞可以发生相应的肿瘤。因此绝大部分嗜铬细胞瘤发生于肾上腺髓质。肾上腺外的嗜铬细胞瘤可发生于自颈动脉体至盆腔的任何部位，但主要见于脊柱旁交感神经节（以纵隔后为主）和腹主动脉干分叉处的主动脉旁器，如颈动脉体、腹主动脉旁的交感神经节，及胸腔、膀胱旁等部位。这些肾上腺外的嗜铬细胞瘤称为"嗜铬的副神经节瘤"或异位的嗜铬细胞瘤。

嗜铬细胞瘤90%以上为良性肿瘤，肿瘤切面呈棕黄色，血管丰富，肿瘤细胞可被铬盐染色，因此称为嗜铬细胞瘤。据统计，80%～90%嗜铬细胞瘤发生于肾上腺髓质嗜铬质细胞，其中90%左右为单侧单个病变。多发肿瘤，包括发生于双侧肾上腺者，约占10%。起源肾上腺以外的嗜铬细胞瘤约占10%；国内此项统计结果稍高一些。恶性嗜铬细胞瘤约占5%～10%，可造成淋巴结、肝、骨、肺等转移。

嗜铬细胞瘤发病率的调查资料较少，据国外统计资料，嗜铬细胞瘤在高血压患者中的发病率最低为0.4%，最高为2%。尸检发现率为0.094%～0.250%。国内资料近年报道的发病例数也在急剧增加，但尚缺乏大组病例的流行病学调查统计，估计我国的发病率不会低于国外。随着高血压患者接受嗜铬细胞瘤特殊检测人数的增加，发病率将会较以往有所增加。

嗜铬细胞瘤能自主分泌儿茶酚胺，患者的所有病理生理基础，均与肿瘤的这一分泌功能有直接的关系。高血压为其突出的重要表现，由于过高的儿茶酚胺的分泌，使血管长期处于收缩状态，血压虽高，但血容量常严重不足。近年来，由于术前准备的不断改进，术中监测日益完备，及有效的控制血压药物和高效的麻醉方法，该手术和麻醉的死亡率已大大降低，1%～5%，甚至有多个零死亡报道。

二、临床表现

嗜铬细胞瘤可见于任何年龄，但多见于青壮年，高发年龄为20～50岁，患者性别间无明显差别。临床症状多变，可产生各种不同的症状，最常见的是高血压、头痛、心悸、出汗，但同时具备上述全部症状者并不多见。

（一）心血管系统表现

1. 高血压　为本病最主要的症状，有阵发性和持续性二型，持续型亦可有阵发性加剧。

（1）阵发性高血压型：为本病所具有的特征性表现。由于大量的儿茶酚胺间歇地进入血液循环，使血管收缩，末梢阻力增加，心率加快，心排出量增加，导致血压阵发性急骤升高，收缩压可达26.6kPa（200mmHg）以上，舒张压也明显升高，可达17～24kPa（130～180mmHg）（以释放去甲肾上腺素为主者更高一些）。发作时可伴有心悸、气短、胸部压抑、剧烈头痛、面色苍白、大量出汗、恶心、呕吐、视力模糊、焦虑、恐惧感等，严重者可并发急性左心力衰竭或脑血管意外。发作缓解后患者极度疲劳、衰弱，可出现面部等皮肤潮红、全身发热、流涎、瞳孔缩小等迷走神经兴奋症状，并可有尿量增多。发作可由体位突然改变、情绪激动、剧烈运动、咳嗽及大小便等活动引发。发作频率及持续时间个体差异较大，并不与肿瘤的大小呈正相关。

（2）持续性高血压型：有的患者可表现为持续性高血压。据报道，约90%的儿童患者表现为持续性高血压，成人也有50%左右表现为持续性高血压。如果持续性高血压伴有阵发性加剧或由阵发性演变而来，则易于想到肾上腺髓质腺瘤的可能性，否则不易诊断，可多年被误诊为原发性高血压。对持续性高血压患者有以下表现者，要考虑肾上腺髓质腺瘤的可能性：畏热、多汗、低热、心悸、心动过速、心律失常、头痛、烦躁、焦虑、逐渐消瘦、站立时发生低血压，或血压波动大，可骤然降低。如上述情况见于儿童和青年人，则更要想到本病的可能性。

2. 低血压、休克　少数患者可出现发作性低血压、休克等发现，这可能与肿瘤坏死，瘤内出血，使儿茶酚胺释放骤停，或发生严重心脏意外等有关。出现这种情况预后常较恶劣。

3. 心脏表现　由于儿茶酚胺对心肌的直接不良反应，出现局灶性心肌坏死，病理特点为心肌收缩带坏死，临床特点类似心肌梗死，这种改变与交感神经过度兴奋及再灌注所引起的损害相类似，病变与过多的 Ca^{2+} 进入细胞内有关，故不宜使用洋地黄治疗，过多的 Ca^{2+} 进入心肌可诱发心室纤颤，导致突然死亡。1958 年，Szakas 将嗜铬细胞瘤引起的心肌病变称为儿茶酚胺心肌病，部分患者也可以表现为扩张性充血性心肌病。心肌本身也可发生嗜铬细胞瘤。

（二）代谢紊乱

1. 基础代谢增高　儿茶酚胺促进垂体 TSH 及 ACTH 的分泌增加，使甲状腺素及肾上腺皮质激素的分泌增加，导致基础代谢增高，但血清甲状腺激素及甲状腺摄碘率皆为正常。代谢亢进可引起发热。

2. 糖代谢紊乱　儿茶酚胺刺激胰岛 α-受体，使胰岛素分泌下降，作用于肝脏 α、β 受体及肌肉的 β 受体，使糖异生及糖原分解增加，周围组织利用糖减少，因而血糖升高或糖耐量下降及糖尿。

3. 脂代谢紊乱　脂肪分解加速、血游离脂肪酸增高，加之基础代谢率增高、血糖升高，可引起消瘦。

4. 电解质代谢紊乱　少数患者可出现低钾血症，可能与儿茶酚胺促使 K^+ 进入细胞内及促进肾素、醛固酮分泌有关。

（三）其他表现

1. 消化系统　儿茶酚胺可松弛胃肠平滑肌，使胃肠蠕动减弱，故可引起便秘，有时甚为顽固。胃肠小动脉的严重收缩痉挛，可使胃肠黏膜缺血，长期作用可使胃肠壁内血管发生增殖性及闭塞性动脉内膜炎，可造成肠坏死、出血、穿孔等症状。本病患者胆石症发生率较高，与儿茶酚胺使胆囊收缩减弱，Oddi 括约肌张力增强，引起胆汁潴留有关。少数患者（约5%）在左或右侧中上腹部可触及肿块，个别肿块可很大，扪及时应注意有可能诱发高血压症群。嗜铬细胞癌亦可转移到肝，引起肝肿大。

2. 泌尿系统　病程久，病情重者可发生肾功能减退。膀胱内肾上腺髓质腺瘤患者排尿时常引起高血压发作。

3. 其他　儿童常因胫骨远端循环障碍感到踝关节痛，下肢动脉强烈收缩则可引起间歇性跛行。有些患者性交时突然高血压发作。神经系统常表现为脑出血、脑栓塞的症状，也可出现精神症状，如恐惧、极度焦虑等，高血压发作时，患者有濒死的恐惧感。

三、麻醉前准备和评估

大多数嗜铬细胞瘤围术期的危险来源于肿瘤切除中产生的高血压危象和肿瘤切除后的低血压、休克。嗜铬细胞瘤可分泌大量的儿茶酚胺类物质，如肾上腺素、去甲肾上腺素和多巴胺等，致使患者外周微循环血管床长期处于收缩状态，血容量减少，引起高血压。患者精神受刺激、剧烈运动或肿瘤被挤压，血儿茶酚胺类物质剧增，可产生严重的高血压危象，并发心力衰竭、肺水肿、脑出血等。手术切除肿瘤后，血中儿茶酚胺物质骤减，微循环血管床突然扩张，有效循环容量严重不足，而发生难治性低血压。

（一）麻醉前准备

α-肾上腺素受体阻滞剂的应用是麻醉前准备最重要和基本的内容。

1. 控制血压　最常用药物为酚苄明，是长效的 $α_1$ 受体阻滞剂，对 $α_1$ 受体的作用比对 $α_2$ 受体的作用强 100 倍，控制血压效果好，口服用药十分方便，从 10mg/8h 开始，根据血压情况逐渐加量，一般要用到 20~40mg/8h 方能奏效，少数患者需用到 80mg/8h。酚苄明的非选择性 α 受体抑制作用可使 β 受体失去拮抗，诱发心律失常，或在肿瘤切除术后使血管床扩张，引起长时间低血压，所以酚苄明用量不宜过大，用药时间也不宜过长，一般用药 2 周左右即可考虑手术。哌唑嗪能选择性抑制 $α_1$ 受体，作用缓和，对心律影响小，但该药属突触后抑制，对肿瘤探查术中引起的血压骤升控制不满意，首次 1mg/d，常用 2~3mg/d，最多可用至 6~8mg/d。酚妥拉明为短效 $α_1$ 受体阻滞剂并直接扩张血管，是突发高血压危象的最有效拮抗药，单次静脉注射 1~5mg 即可见效。

对于单用 α 受体阻滞剂效果不理想的患者，可加用钙通道阻滞剂，如硝苯地平（心痛定）、维拉帕米（异博定）、硝苯苄胺啶等。有些嗜铬细胞瘤患者在高儿茶酚胺和低血容量的刺激下可发生高肾素血症，嗜铬细胞瘤亦可异常分泌肾素，这将使血管紧张素Ⅱ的生成增加。有些嗜铬细胞瘤患者由于受体下降调节，其高血压不是儿茶酚胺引起，而是血管紧张素Ⅱ所致，此时用 α 受体阻滞剂可能不发生作用，应用甲巯丙脯酸或苯丁醋脯酸方可使血压下降并避免阵发性发作。

2. 纠正心律失常　有心动过速或心律失常的嗜铬细胞瘤患者，在使用 α 受体阻滞剂后仍然存在上述情况时，宜加用 β 受体阻滞剂，如阿替洛尔（氨酰心安）、美托洛尔（美多心安）和艾司洛尔，它们抗心律失常的作用强，不引起心力衰竭和哮喘，故明显优于以往常用的普萘洛尔（心得安），近年已逐渐取代了其地位。艾司洛尔由于其超短效的特点成为术前、术中高血压危象时心动过速或心律失常的首选。美托洛尔和阿替洛尔常用于术前准备。

3. 补充容量　扩容是一项十分重要的措施。嗜铬细胞瘤的患者外周血管强烈收缩，血容量绝对不足。一旦切除肿瘤，儿茶酚胺急剧减少，血管床开放，可造成严重循环容量不足。术前在控制血压的情况下，预充一定的血容量，再辅以术中扩容，这不但可使术中血压平稳，而且可防止术中因血容量不足而大量快速扩容可能发生的心力衰竭、肺水肿等并发症。

4. 改善一般情况　如纠正电解质紊乱、调整血糖及术前心理准备工作。

5. 儿茶酚胺心肌病的治疗　高浓度儿茶酚胺对心肌损害所造成的儿茶酚胺心肌病应引起高度重视，临床可表现为严重的心律失常、心力衰竭、心肌梗死，死亡率极高，但这种心肌病在使用 α 受体阻滞剂及护心治疗后通常可以逆转。此类患者术前至少应准备半年以上，等心肌损害恢复至较好状态后，再接受手术治疗。充分有效的术前 α-肾上腺素受体阻滞剂应用，可阻断儿茶酚胺的外周血管收缩效应，降低血压，使微循环血管床扩张，提前补充血容量，是提高嗜铬细胞瘤手术安全性，降低死亡率最为关键的因素之一。

（二）麻醉前评估

对嗜铬细胞瘤手术的麻醉前评估，最重要的就是评估术前扩血管、扩容治疗是否有效和充分。常用的临床判断标准包括：血压下降并稳定于正常水平，无阵发性血压升高、心悸、多汗等现象，体重增加，轻度鼻塞，四肢末梢发凉感消失或感温暖，甲床由苍白转为红润，红细胞压积下降<45%，近年有文献报道采用指端微循环图像分析技术，显微镜下观察微动脉形态，计算机测算微动脉管襻数、管径值和管襻长度，提高了对微循环状态的客观判断能力，认为指端微循环图像分析可作为判断术前扩容程度的客观量化参考标准。

四、麻醉管理

嗜铬细胞瘤手术的麻醉方法选择和处理，对于手术顺利进行有较大的影响，处理不当常可影响手术的施行和患者的安全。

（一）麻醉前用药

术前为了保持患者精神情绪稳定，可给予戊巴比妥钠或安定类药物，术前晚口服或手术日晨肌内注射，麻醉前可给予吗啡、哌替啶、氟哌利多或异丙嗪，阿托品可引起心率增快，以选用东莨菪碱为宜。

（二）麻醉方法

自 1926 年 Mayo 首先在乙醚麻醉下完成了嗜铬细胞瘤切除以来，各种麻醉方法均有满意报道。麻醉选择以不刺激交感神经系统，不增加心肌对儿茶酚胺敏感性为基本原则。气管插管全身麻醉为最常选用的麻醉方法。

1. 全身麻醉 适用于各种年龄特别是小儿、精神紧张容易引起发作的患者，可以避免或减轻手术探查或切除肿瘤前后由于血压剧烈波动，对患者引起强烈的不良反应。如发生呼吸、循环功能障碍，也便于处理。诱导插管需力求平稳，保证足够的麻醉深度，配合咽喉部和气管局部麻醉，必要时插管前使用小剂量艾司洛尔，以充分抑制插管反应。

甲氧氟烷、安氟烷、异氟烷、七氟烷不诱发儿茶酚胺增加，心律失常的发生率甚低。对于肾功能不好的患者不宜用甲氧氟烷。氧化亚氮对交感神经-肾上腺系统无兴奋作用，但麻醉作用较弱，一般应与其他吸入或静脉全身麻醉药配合应用。氟烷增加心肌对儿茶酚胺的敏感性，容易发生心律失常。地氟烷当浓度达 1.0~1.5MAC 时可显著兴奋交感神经导致高血压和心动过速，但也有文献报道，对术前经过充分准备，且地氟烷浓度不超过 1MAC 时仍可安全使用。故对未进行充分术前准备患者不宜使用地氟烷，对有良好准备者控制浓度不超过 1MAC 仍可慎用。

肌松药常用维库溴铵、阿曲库铵、罗库溴铵等，加拉碘铵酚能增快心率，筒箭毒碱有释放组胺作用，潘库溴铵有轻度儿茶酚胺释放作用宜慎用。琥珀胆碱本身能增加儿茶酚胺释放，肌颤时腹压增加可能挤压体积较大肿瘤，刺激瘤体导致儿茶酚胺释放，故应慎用，或提前使用小量非去极化肌松药。

其他常用药物如异丙酚、安定、咪达唑仑、芬太尼、瑞芬太尼、舒芬太尼等均可常规使用。

2. 椎管内麻醉 单纯使用椎管内麻醉完成嗜铬细胞瘤手术近年已不被推荐，但有文献报道使用椎管内麻醉复合气管插管全身麻醉，也取得了较好的效果，但需注意穿刺时体位变动可能对体积较大肿瘤的挤压和患者精神紧张可能导致的不良后果。

（三）术中管理

嗜铬细胞瘤患者在手术麻醉期间的主要变化或危险是急剧的血流动力学改变，血压急升骤降和心律失常，这些血流动力学变化无论术前如何进行充分的治疗在多数患者都很难避免发生，其中有 1/4~1/3 的患者出现严重的术中事件如持续高血压、心律失常等。对并发症较多、老年患者应引起高度重视，及时处理术中各种病情变化，防止发生严重意外。

1. 手术室内麻醉前准备　开放两条快速静脉通道（含中心静脉），除常规监测心电图、脉搏氧饱和度、呼末 CO_2 分压、体温外，需要进行有创动脉压、中心静脉压，必要时放置肺动脉漂浮导管，全面有效监测血流动力学变化。准备床旁血气分析、血糖检测。常规准备血管活性药物，包括酚妥拉明（推荐使用方法：浓度 1mg/mL，单次 1~5mg。下同）、艾司洛尔 [浓度 5mg/mL，单次 0.5~1mg/kg，持续输注 50~200μg/（kg·min）]、硝普钠 [持续输注 0.5~1.5μg/（kg·min）]、去甲肾上腺素 [单次 0.1~0.2μg/kg，持续输注 0.05~1.00μg/（kg·min）]、肾上腺素 [单次 0.1~0.2μg/kg，持续输注 0.05~1.00μg/（kg·min）]，必要时准备利多卡因、胺碘酮等抗心律失常药物，手术室内应备有可正常使用的除颤器。

2. 容量治疗　术前有效的扩容治疗并不能完全满足术中需求，在肿瘤全部静脉被切断前恰当的预扩容可使手术后半程循环保持稳定，或仅需要小剂量、短时间血管活性药物支持。可选择平衡液、胶体溶液，由于扩容和手术失血可导致血色素下降，必要时需及时输血。动态观察 CVP、尿量和手术情况可有效指导容量治疗。一般情况下除补充禁食、禁水、肠道准备的丢失、生理需要量、第三间隙转移、出血量等以外，用于扩容的量大约要达到患者血容量的 20%~30%（500~1 500mL，根据患者具体情况需要灵活调整，有些患者需要量可能更大），在肿瘤静脉全部切断前均匀输入。必须注意，术中肿瘤切除前常出现高血压发作或高血压危象，绝不能因为血压高而施行欠缺补充方案，在调控血压的同时必须补足血容量。

3. 循环状况调控　尽可能好的循环调控绝不仅仅是药物的正确使用，麻醉与外科医生的密切协作起着非常重要的作用。外科医生在重要的手术操作前提前、及时提醒麻醉医生，如挤压瘤体、夹闭全部静脉、或出血量大等，麻醉医生术前充分了解病情，密切观察手术进程，随时与外科医生保持沟通，结合患者监护情况变化，及时使用血管活性药物，尽量避免循环剧烈波动，保证手术安全。

（1）高血压危象：高血压危象是在高血压的基础上，周围小动脉发生暂时性强烈收缩，导致血压急剧升高的结果。收缩压升高可达 2.66kPa 以上，严重时舒张压也显著增高，可达 8.62kPa 以上。高血压危象的处理原则是既能使血压迅速下降到安全水平，以预防进行性或不可逆性靶器官损害，又不能使血压下降过快或过度，否则会引起局部或全身灌注不足。

可见于以下情况：①麻醉诱导期，术前用药不适当，导致诱导前精神紧张恐惧，麻醉实施过程中的不良刺激，如静脉穿刺、硬膜外穿刺、气管内插管、体位变动等。②手术期，多与术者操作有关。如分离、牵拉、挤压肿瘤及与肿瘤相关组织时。③当患者并发严重缺氧或二氧化碳蓄积。围术期发生高血压发作或危象最常见的原因是外科医生探查、分离肿瘤时对瘤体的挤压，当出现与之同步的血压迅速上升，不能长时间等待观察，当超过原血压水平的 20% 时，即应立即开始降压。根据情况采用酚妥拉明 1~5mg 静脉注射，硝普钠微量泵输入，先从 0.5~1.5μg/（kg·min）的剂量开始，根据血压高低再随时调整，获得满意效果为止。其他药物如硝酸甘油、乌拉地尔、拉贝洛尔、前列腺素 E 等也可应用。

在肿瘤切除后有可能持续高血压，可能由于：①体内多发性肿瘤未切除干净。②肿瘤恶性变有转移灶。③长期高血压造成肾血管病变产生肾性高血压。④肾上腺髓质增生。需要根据病情继续治疗。

（2）心律失常：通常在发生高血压时并发有心率增快，首先要排除儿茶酚胺的作用及其他各种增加心肌应激性的不利因素，同时应除外麻醉过浅、缺氧及二氧化碳蓄积等带来的影响，应先使用降压药降低血压，然后再根据情况考虑使用 β 受体阻滞药降低心率，短效的 β 受体阻滞药艾司洛尔因其起效快、作用时间短、相对安全性高而常用。血压剧烈波动可能引发严重心律失常，如室性心动过速或频繁室性早搏，应马上对症采取有效措施控制，否则后果严重，常成为死亡原因之一。可静脉慢注利多卡因、胺碘酮，并立即准备好除颤器。

（3）低血压：当肿瘤与周围组织和血管全部离断后，血中儿茶酚胺的浓度随肿瘤切除迅速降低，常出现低血压甚至休克，是肿瘤切除后严重并发症，可致死。随着对嗜铬细胞瘤病理生理的深入认识，人们非常重视对这类患者的术前准备，如使用 α、β 受体阻滞药可改善患者血管床的条件，增加儿茶酚胺分泌降低后的耐受性。术中有意识地预防性扩容同样可以降低血管扩张后的低血压发生率与程度。大多数患者经过这种处理，发生严重低血压的概率明显减少。

手术中外科医生应当提醒麻醉医生，可稍提前 30 秒钟左右停止一切降压措施，并密切观察血压、心率、CVP 变化，给以充分补充液体，必要时立即静脉注入去甲肾上腺素 $0.1 \sim 0.2 \mu g/kg$，继以微量泵持续输注 $0.05 \sim 1.00 \mu g/(kg \cdot min)$，肾上腺素亦可选择使用。根据血压水平调整速度，可延续到术后的一段时期。

五、术后处理

嗜铬细胞瘤患者在术后仍可能发生复杂的病情变化，出现各种严重症状，如高血压、心律失常、心功能不全、代谢异常等。因此在术后仍应密切观察血流动力学的变化，如血压、心律、心率、中心静脉压等，有创监测均应保留到 ICU 或病房监护室。

1. 肾上腺危象 对双侧肾上腺嗜铬细胞瘤摘除术后，肾上腺皮质可能有不同程度的缺血，损伤导致肾上腺功能不足而发生肾上腺皮质危象。可给予氢化可的松 $100 \sim 200 mg$ 静滴，术后改用泼尼松，持续一周左右。

2. 低血糖 嗜铬细胞瘤由于分泌大量儿茶酚胺可引起糖原分解，并抑制胰岛 β 细胞分泌胰岛素导致血糖升高。肿瘤切除后，原来受抑制的胰岛素大量释放，可引起低血糖。严重者可发生低血糖性休克，多发生在术后数小时内。如患者清醒，临床上可见到患者大汗、心慌、低血压等，如患者仍处于全身麻醉恢复期，则主观症状较少，多表现为循环抑制，且对一般处理反应迟钝，一经输入含糖溶液，症状立即改善。对这类患者围术期管理中，凡疑有低血糖发生时应立即行快速血糖测定。对已确定并发糖尿病的嗜铬细胞瘤患者，必须使用胰岛素时，在围术期的用量应减半，并同时加强血糖监测。

六、特殊嗜铬细胞瘤

目前典型的嗜铬细胞瘤诊断和处理上基本没有困难。但是一些特殊类型嗜铬细胞瘤症状不典型，表现复杂，常常多器官发病，涉及普外、儿科、妇科、皮肤科等相关科室，容易延误诊治，致残率和致死率较高。国外报道嗜铬细胞瘤是一种"10%"肿瘤，认为约10%的嗜铬细胞瘤是恶性的，约 10% 是双侧性的，约 10% 是肾上腺外的，约 10% 发病于儿童，约 10% 是家族性的，约 10% 为复发性的，约 10% 和多发内分泌肿瘤有关，约 10% 于卒中后发现，还有约 10% 的嗜铬细胞瘤和其他疾病伴发，这些疾病包括 Von Hippel-Lindan 病、神经纤维瘤病等。对这些特殊嗜铬细胞瘤认识不足，处理失当可造成严重后果。

（一）静止型嗜铬细胞瘤

静止型嗜铬细胞瘤分为两种表现形式：①隐匿功能性嗜铬细胞瘤。②无功能性嗜铬细胞瘤。隐匿功能性嗜铬细胞瘤是指平时未表现出高血压等征象，但在严重外伤、感染、手术等应激条件下血压可急骤上升的嗜铬细胞瘤。无功能性嗜铬细胞瘤则是指围术期均无血压波动的类型。由于在术前很难预测无高血压史的嗜铬细胞瘤者在手术等应激状态下是否会出现急骤血压升高，所以将其总称为"静止型嗜铬细胞瘤"。

现代影像技术的广泛应用，对无典型高血压表现，儿茶酚胺及尿香草扁桃酸（VMA）均正常的无症状嗜铬细胞瘤，其发生率在迅速增加。无症状不等于无功能。近年来肾上腺偶发瘤的发现率逐年提高，其中静止型嗜铬细胞瘤的发生率约为 1.5%~23.0%。近年来对性质不明确的肾上腺肿瘤、怀疑嗜铬细胞瘤的患者，无论有无高血压表现，均主张术前、术中按嗜铬细胞瘤常规准备，以减少手术危险性。

（二）肾上腺外嗜铬细胞瘤

对于有儿茶酚胺症的表现的患者，如果肾上腺区域没有发现占位病变，应该考虑到肾上腺外嗜铬细胞瘤的可能。发病率以往报道为 10%，近几年有上升的趋势，目前认为肾上腺外嗜铬细胞瘤占全部嗜铬细胞瘤发病的 18%~24%。肾上腺外嗜铬细胞瘤约占成人的 15%，占儿童嗜铬细胞瘤的 30%。肾上腺外嗜铬细胞瘤常常是多发性的，发病率为 15%~24%。肾上腺外嗜铬细胞瘤的复发和转移率相对较高。

85% 的肾上腺外嗜铬细胞瘤发生在膈肌以下部位：上段腹主动脉旁约占 46%，下段腹主动脉旁 29%，膀胱 10%，胸腔 10%，头颈部 3%，盆腔 2%。一些不常见的部位有嗜铬细胞瘤的报道，如远端输尿管、前列腺、输精管、骶尾部、肛门、肾包囊、子宫阔韧带、卵巢、阴道壁，外耳道等。

肾上腺外嗜铬细胞瘤的临床表现复杂，常见有：①阵发性症状发作（血压突然升高、心悸、头痛、出汗和面色苍白）。②高血压（不稳定性、进行性加重）。③肾上腺或腹中部实质性肿块。

位于肠系膜下动脉和主动脉分叉处之间的主动脉旁嗜铬体又称为 Zuckerkandl 器。Zuckerkandl 体内的嗜铬细胞瘤常表现为低血压、低血容量、心悸和心动过速。Zuckerkandl 体内的嗜铬细胞瘤还有一个特点，即大量摄入饮食，用力排便或触诊腹部时可使上述临床表现更为明显。有的还可以引起胃肠道出血。

腹膜后嗜铬细胞瘤临床表现通常为腹部或背部疼痛，且常可在腹部触及实质性肿块。

膀胱嗜铬细胞瘤，大约占整个膀胱肿瘤的 0.31%，占嗜铬细胞瘤的 1.56%。大多数膀胱肿瘤为单发性的，主要发生在膀胱穹隆、膀胱三角区及膀胱右侧壁。无痛性肉眼血尿及排尿时头痛、头晕、血压升高等"肿瘤激惹征"是本病的常见症状。其症状可由膀胱充盈、按压腹部、排便或性交而诱发。当嗜铬细胞瘤位于膀胱三角及颈部时，可出现尿频、尿急及排尿困难诸症状。在直肠指检时有时还可触及肿块。

发生在肾门区域内的肾上腺外嗜铬细胞瘤还可引起肾动脉狭窄，大多数患者在切除嗜铬细胞瘤后肾动脉狭窄的症状即可解除。输尿管走行区域的嗜铬细胞瘤可以引起上尿路梗阻，引起肾功能不良。

支气管嗜铬细胞瘤可表现为哮喘和干咳，纤维支气管镜检查可以确诊。

有时嗜铬细胞瘤自发破裂出血，容易和急腹症混淆。肝区嗜铬细胞瘤也有被误诊为肝癌的报道。肠系膜嗜铬细胞瘤可以有肠梗阻的表现。

这类患者术前容易误诊、漏诊，在进行其他手术时出现难以解释的急剧血压升高或剧烈波动，应想到是否有嗜铬细胞瘤的存在。如果可能应停止手术，待诊断、术前准备充分后再进行，如不行，应立即进行按嗜铬细胞瘤麻醉方案进行循环调控、容量治疗，严密监测患者病情，防止发生严重意外。

（三）多发性内分泌肿瘤

多发性内分泌肿瘤（MEN）也称为多发性内分泌腺瘤病，是指在两个以上内分泌腺发生肿瘤或增生，出现多种内分泌功能障碍，有明显的家族遗传性。一般分为 3 型，MEN-Ⅰ型（wermer 综合征）包括甲状旁腺、胰岛、垂体、肾上腺皮质和甲状腺功能亢进。MEN-Ⅱa 或 MEN-Ⅱ（sipple 综合征）包括嗜铬细胞瘤（可能为双侧和肾上腺外分布）、甲状腺髓样癌和甲状旁腺增生。MEN-Ⅱb 或 MEN-Ⅲ型，包括甲状腺髓样癌、嗜铬细胞瘤和神经瘤等。

含嗜铬细胞瘤的后两种亚型可家族性发病，也可散在性发病；所累及的内分泌腺体可先后发病，亦可同时发病，临床表现复杂。但有以下特点：①临床表现虽因组合的肿瘤不同而异，但常以某一突出症状就诊，其中以甲状腺肿块居多。②甲状腺髓样癌的发生率约 80% 以上，发病年龄早，多为双侧多病灶发病，恶性程度高、转移早，常伴有异位 ACTH 综合征等症状。③肾上腺嗜铬细胞瘤的发生率为 50%~80%，其发病年龄相对较晚，发病前常有肾上腺髓质增生开始，双侧多病灶发病约占患者的 50%。肾上腺外嗜铬细胞瘤较少见。恶性嗜铬细胞瘤也少见，但是局部复发的倾向较高。④甲状旁腺增生常为双侧多病灶发病，有泌尿系统结石、骨质疏松等临床表现。⑤MEN-Ⅱb 除 MEN-Ⅱa 上述特点外，尚具有特有的类马方征面容和体型，舌黏膜下或睑结膜多发性神经瘤。上述特点，可与单纯甲状腺髓样癌，嗜铬细胞瘤及黏膜下神经瘤相鉴别。

MEN-Ⅱ的治疗主要是切除甲状腺髓样癌和嗜铬细胞瘤。在切除甲状腺髓样癌前，应查明有无嗜铬细胞瘤。若两者同时存在，先行嗜铬细胞瘤切除，2 周后再行甲状腺切除。即使嗜铬细胞瘤无症状，也应该先处理嗜铬细胞瘤。嗜铬细胞瘤多为双侧发病，对切除双侧肾上腺者应充分作好预防发生肾上腺危象的准备，必要时可留少量正常肾上腺组织。

（四）妊娠期嗜铬细胞瘤

妊娠期嗜铬细胞瘤是嗜铬细胞瘤中较严重的一种状况，可严重危及母婴的生命安全。据统计患该病时母亲确诊前死亡率可达 48%，胎儿可达 54%，而即使确诊后，并采取一定措施母亲死亡率仍为 17%，胎儿死亡率仍可高达 50%。临床症状主要是由于嗜铬细胞瘤存在或子宫随妊娠逐渐增大压迫邻近部位肿瘤所致，表现为儿茶酚胺增多综合征。但有些患者预先无明显症状，而在分娩或产后突然出现血压增高或休克。如果患者有不稳定的高血压或体位性高血压、充血性心力衰竭、心律失常，应该考虑嗜铬细胞瘤的诊断。

对该病的处理，原则上妊娠 3 个月以内，最好先采取人工流产，再处理原发病灶。妊娠前半期争取手术切除，后半期用药物控制病情，等待足月分娩，一般不提倡阴道分娩，因其可诱发致命的高血压发作，以剖宫产为最佳。条件许可时还可一并手术摘除肿瘤。有腹腔镜手术成功摘除嗜铬细胞瘤的报道。术前、术中及术后必须严密监护，合理用 α 及 β 阻滞剂，用量不宜过大，血压过低，对胎儿有害。对足月分娩患者，症状缓解，应跟踪追查，以防再次妊娠，再次发作。

（五）其他

1. 儿童嗜铬细胞瘤　嗜铬细胞瘤在小儿比较少见，临床症状与成人有不同，头痛、恶心、呕吐、体重减轻、视觉困难较成人常见。多尿、惊厥等在成人少见，而在儿童的发生率可达 25%。90% 的患者高血压呈持续性，常伴心脏损害。和成人相比，儿童家族性嗜铬细胞瘤和双侧嗜铬细胞瘤的发病率较高，分别为 28% 和 20%，恶性嗜铬细胞瘤的发生率为 8.3%~13.1%。手术切除是主要的治疗手段。术前治疗可采用 α 及 β 受体阻滞剂，必要时可采用 α-甲基酪氨酸。

2. 恶性嗜铬细胞瘤　大约占嗜铬细胞瘤的 10%，一般文献报道为 13%~26%。肾上腺外的嗜铬细胞瘤中，恶性发生率明显高于肾上腺内者。恶性嗜铬细胞瘤无论从组织学上还是临床表现上均难与良性嗜铬细胞瘤区分，其主要特点是易向周围侵犯，易复发和转移。临床诊断的可靠标准是复发和转移病灶的出现。围术期处理没有特殊性。

（汪海涛）

第六节　皮质醇增多症手术的麻醉

一、概述

皮质醇增多症是肾上腺皮质分泌过量的糖皮质激素所致的疾病综合征。1932 年，库欣收集文献中的 10 例病例，结合自己观察的 2 例，对其临床特点作了系统描述，故又称库欣综合征。根据病因不同，分为库欣病（垂体分泌 ACTH 过多）、库欣综合征（肾上腺分泌糖皮质激素过多）和异位 ACTH 综合征（垂体以外癌瘤产生 ACTH）。在分泌过多的皮质激素中，主要是皮质醇，故称为皮质醇增多症。垂体肿瘤及垂体以外癌瘤手术的麻醉不在本节讨论中。

来源于肾上腺病变的患者手术治疗效果好。肾上腺皮质增生主要为垂体性双侧肾上腺皮质增生，约占皮质醇增多症的 2/3，可伴有或不伴有垂体肿瘤。肾上腺皮质肿瘤约占 1/4，多为良性，属腺瘤性质，一般为单侧单发的。癌肿较少见。肿瘤的生长和分泌肾上腺皮质激素是自主性的，不受 ACTH 的控制。由于肿瘤分泌了大量的皮质激素，反馈抑制了垂体的分泌功能，使血浆 ACTH 浓度降低，从而使非肿瘤部分的正常肾上腺皮质明显萎缩。

二、临床表现

本病的临床表现是由于皮质醇过多而引起糖、蛋白质、脂肪、电解质代谢紊乱和多种脏器功能障碍所致。以女性为多见，部分病例在妊娠后发病。男女发病率比约 1：2。发病年龄多在 15~40 岁，但最小者可仅 7 岁，最大者 62 岁。成人比儿童多见，儿童患者多为癌肿。如有女性男性化或男性女性化则常提示有癌肿可能。肾上腺皮质增生和腺瘤病例的进展较慢，往往在症状出现后2~3年才就诊，而癌肿的发展则快而严重。

1. 肥胖　呈向心性。主要集中在头颈和躯干部。呈满月脸，红润多脂，水牛背，颈部粗短，腹部隆起如妊娠。四肢因肌萎缩反显得细嫩。患者因肌肉萎缩而感易疲乏，是与正常肥胖的不同点。

2. 多血质和紫纹　皮肤萎缩菲薄，皮下毛细血管壁变薄而颜面发红，呈多血质。毛细血管脆性增加，轻微损伤易生瘀斑，尤其易发生于上臂、手背和大腿内侧等处。在腹部、腰、腋窝、股、腘窝等处可出现紫纹，其发生率达3/4。紫纹一般较宽，颜色长期不变。不仅在脂肪多的部位出现，也可发生在股内侧、腘部。

3. 疲倦、衰弱、腰背痛　这往往是肌萎缩、骨质疏松的结果，以脊柱、盆骨、肋骨处尤为明显。严重者可发生病理骨折。骨质疏松引起尿钙排出增加，有时可并发肾结石。

4. 高血压　较常见。是与皮质醇促进血管紧张素原的形成和盐皮质激素引起水、钠潴留有关。

5. 毛发增多，脱发和痤疮　无论男女均常有多毛现象，在女性尤为引人注目，甚至出现胡须。但常伴脱发，这可能与皮肤萎缩有关。痤疮可发生在面部、胸部、臀部和背部。

6. 性功能障碍　患者常有性欲减退。男性出现阳痿，女性则有闭经、月经紊乱或减少。

7. 糖尿病　多数为隐性糖尿病，表现为空腹血糖升高和糖耐量试验呈糖尿病曲线，占本病的60%~90%。少数病例出现临床糖尿病症状和糖尿，称类固醇性糖尿病。患者对胰岛素治疗往往有拮抗作用。

8. 电解质代谢和酸碱平衡紊乱　表现为血钠增高，血钾降低。严重者发生低钾、低氯性碱中毒。患者可因钠潴留而有水肿。

9. 对感染抵抗力减弱　患者易患化脓性细菌、真菌和某些病毒感染。且一旦发生，往往不易局限而易于扩散至全身，常形成严重的败血症和毒血症。伤口感染不易愈合。发热等机体防御反应被抑制，往往造成漏诊误诊，后果严重。躯干部的痤疮和体癣如在所选切口部位，则影响手术进行。

10. 其他症状　如水肿，肝功能损害，消化道溃疡加重或出血，精神失常等表现。

三、麻醉前准备

皮质醇增多症的患者由于代谢和电解质紊乱，对于手术耐受性差，而肾上腺的切除又可使功能亢进突然转为功能不足，机体很难适应这种变化，给麻醉管理带来困难。因此需在术前做一些准备。

1. 纠正代谢紊乱，治疗并发症　最常见的是低血钾，除加重患者的肌软瘫外，还可引起心律失常。应适当补充钾，必要时可用螺内酯。血糖增高或已有糖尿病者应作相应的处理，如饮食控制或口服药物等，必要时可用胰岛素来治疗。但应注意肾上腺切除后的低血糖，需严密监测血糖的浓度。一些病情严重者，呈现体内负氮平衡，常表现有严重的肌无力、骨质疏松，可考虑给予丙酸睾酮或苯丙酸诺龙以促进体内蛋白质的合成。并发高血压者应给予降压药，控制血压在相对正常、稳定的水平。有感染者应积极治疗。

2. 皮质激素的补充　此类患者原来体内有高浓度的皮质醇，一旦切除肿瘤或增生的腺体全切或大部全切除后，体内糖皮质激素水平骤降，如不及时补充，则可以发生肾上腺皮质功能低下或危象。因此，术前、术中、术后应补充肾上腺皮质激素。可于手术前一日给醋酸可的松 100mg 肌内注射，术中常给予氢化可的松 100mg 静脉滴注。

四、麻醉管理

由于皮质醇增多症患者对手术麻醉的应激能力低，耐受性差，因此对麻醉药物（包括肌松药等）用量较正常患者相对要小。虽有肥胖，但不能按每公斤体重常规剂量用药。麻醉前用药一般仅及正常人的 1/2～1/3 即可，病情非常严重者可以不用术前药。

1. 麻醉方法　麻醉方法的选择没有特殊要求，不论采用全身麻醉或硬膜外麻醉均可完成肾上腺皮质醇增多症患者的手术。目前常用于全身麻醉中的静脉麻醉药、吸入麻醉药、肌松弛药均无绝对禁忌，但有些药物会对肾上腺皮质功能有一定影响。氟烷与甲氧氟烷对肾上腺皮质功能有抑制作用，以氟烷最强，甲氧氟烷次之，安氟烷、异氟烷、七氟烷对其基本没有影响。静脉麻醉药中除依托咪酯在长期使用时对肾上腺皮质功能产生抑制作用外，其他如硫喷妥钠、咪达唑仑、地西泮、丙泊酚等影响均较小。总之，麻醉期短时间地使用这些药物不会引起肾上腺皮质功能的明显变化。

全身麻醉时需注意皮质醇增多症患者面颊肥胖、颈部短粗，可能发生插管困难，导致局部损伤，如牙齿脱落、口咽部软组织挫伤血肿等；并因氧储备能力低，容易发生缺氧；诱导期易发生呕吐、误吸等严重呼吸系统并发症；麻醉恢复期拔管时因肥胖和肌力减弱，易出现呼吸道梗阻、缺氧，即使按正常手法托起下颌，也很难维持呼吸道通畅，需准备并及时置入口咽导管或鼻咽导管来维持正常通气；在有条件的医院，全身麻醉后的皮质醇增多症患者应转运至恢复室，待其完全恢复才可返回病房。

根据临床经验硬膜外麻醉也可以满足手术要求。优点是方法较全身麻醉简单，减少不良反应，麻醉并发症少，对肾上腺皮质功能影响也较全身麻醉要小，患者恢复较快。但需要注意的是，要充分考虑到因患者肥胖造成的穿刺困难，尽量避免穿刺过程中对组织，尤其是对神经组织的损伤；麻醉过程中应调整适当的麻醉平面，过低不能满足手术需要，过高则影响呼吸功能，尤其在特殊的侧卧腰切口位，会加重对呼吸的抑制，同时这类患者因肥胖本身造成的氧储备降低，往往会因此引发严重不良后果，手术中应常规经面罩给氧；术中为减轻患者的不适感而给予镇静药物时，切忌过量，以免导致严重呼吸抑制；对于肾上腺位置较高的患者，在分离腺体过程中有可能损伤胸膜发生气胸，这将给麻醉管理带来很大困难，在胸膜修补前，需用面罩加压给氧或采取其他辅助呼吸方式，以确保解除呼吸困难。另外，对并发有精神症状的患者、硬膜外穿刺部位有感染的患者、并发明显心血管疾患及呼吸功能明显低下的患者均不宜采用硬膜外麻醉。采用硬膜外麻醉复合浅全身麻醉是一种较好的方式。

2. 围术期管理　此类患者呼吸储备功能及代偿功能差，对缺氧耐受性差，再加体位的影响（侧卧头低足低位），手术时胸膜破裂发生气胸，全身麻醉过深或硬膜外阻滞平面过高等，均可进一步影响患者的呼吸功能，麻醉中应严密观察患者通气状态，维持呼吸道通畅，确保呼吸功能处于正常状态。

无论使用何种麻醉方法，此类患者对失血的耐受性差，即使出血量不多，也常见血压下降，甚至休克。对此，除正确判断并及时补充血容量外，还应考虑肾上腺皮质功能不全的可能性，如有原因不明的低血压、休克、心动过缓、发绀、高热等，对一般的抗休克治疗如输液、使用升压药等效果不佳时，应考虑经静脉给予氢化可的松 100～300mg，术后每 8 小时经肌内注射醋酸可的松 50~100mg，逐日减少，根据病情可持续 1~2 周或更长时间。

皮质醇增多症患者皮肤非薄，皮下毛细血管壁变薄，呈多血质，有出血倾向；晚期有骨质疏松，可发生病理性骨折，麻醉手术过程中应保护好皮肤和固定好肢体。此类患者抗感染能力差，应用肾上腺皮质激素后，炎症反应可被抑制，应加抗感染处理。

（汪海涛）

第十一章

内分泌科手术麻醉

第一节　垂体瘤手术的麻醉

一、垂体解剖与生理特点

垂体位于蝶鞍内，呈卵圆形，分为前叶（又称腺垂体）和后叶（又称神经垂体）。

1. 垂体前叶分泌两类激素

（1）促激素：通过作用于周围腺体而促进其他内分泌腺体激素的释放作用，包括①促甲状腺激素（TSH）。②促肾上腺皮质激素（ACTH）。③促性腺激素，有卵泡刺激激素（FSH）和黄体生成激素（LH）。

（2）直接作用于周围器官组织的激素：①生长激素（GH）。②催乳素（PRL）。③黑色素细胞刺激素（MSH）。

垂体前叶激素除受到内分泌腺体分泌功能的负反馈调节外，下丘脑分泌各种释放激素或释放抑制激素调节垂体前叶的内分泌功能，如促甲状腺激素释放激素（TRH）、促肾上腺皮质激素释放激素（CRH）、促性腺激素释放激素（GnRH）等。

2. 垂体后叶储存下丘脑合成的抗利尿激素（ADH）和催产素（OXT）　抗利尿激素参与调节机体水平衡，主要作用是促进肾小管对水的重吸收，浓缩尿液。它又能使动脉和毛细血管收缩，升高血压，故又称为血管加压素。催产素的生理作用为促进子宫收缩，并促进乳腺分泌。

垂体可因各种疾病而影响其分泌功能。当垂体分泌功能亢进时，可出现相应的临床表现及症状，如垂体腺瘤引起泌乳素瘤和生长素瘤，以及皮质醇增多症。垂体功能减退，除其分泌的激素减少外，同时促激素分泌不足，可影响内分泌腺功能。神经垂体功能减退可出现抗利尿激素分泌过少，发生尿崩症。

二、垂体瘤分类

根据分泌激素的不同分为：泌乳素（PRH）瘤、生长激素（GH）瘤、促肾上腺皮质激素（ACTH）瘤、混合瘤及无功能腺瘤等。

1. 泌乳素（PRH）瘤　泌乳素分泌增加，导致男性性功能减退，睾酮合成减少和精子发生减少；女性患者抑制卵巢合成黄体酮，表现为闭经、泌乳。肿瘤增大可出现肿瘤压迫和垂体功能减低症状。泌乳素瘤对全身影响较少。

2. 生长激素（GH）瘤 生长激素（hGH）过度分泌可表现为巨人症或肢端肥大症。

3. 促肾上腺皮质激素（ACTH）瘤 垂体分泌过多的 ACTH，促进肾上腺皮质增生并分泌过量的皮质醇，引起以糖、脂肪及蛋白质代谢异常的皮质醇增多症，又称库欣综合征。

4. 无功能腺瘤 垂体腺瘤无分泌功能，其表现主要取决于肿瘤的大小及其压迫正常组织情况。表现为头痛、视力下降、视野缺损、复视及斜视、垂体前叶分泌功能减低。

三、麻醉准备要点

垂体肿瘤的麻醉处理应根据病情、手术方式等具体情况而定。

1. 泌乳素瘤 对全身影响较小，手术麻醉处理一般无特殊。但如肿瘤压迫引起垂体分泌功能障碍，应针对病情给予补充激素治疗和对症治疗。

2. 肢端肥大症 患者麻醉中可能会遇到上呼吸道梗阻、气管插管困难、心律失常等问题，应给予重视。

3. 库欣综合征 患者麻醉诱导时易发生呼吸困难，麻醉期间循环波动较明显。此外，还应注意其高血压、高血糖、水电解质紊乱等病理改变。

4. 无功能腺瘤 患者出现垂体功能减低时，应及时补充激素。

四、特殊病例麻醉管理要点

（一）肢端肥大症

1. 心血管系统 常伴有高血压、缺血性心脏病、心律失常、心脏扩大、心肌病等。对有症状和心脏杂音的患者应进行心电图和超声心动图检查。

2. 气道管理 患者存在插管困难甚至通气困难可能。术前应进行详细的呼吸道评估和考虑直接或间接喉镜检查。预期插管困难的患者可以选择清醒状态下的纤维光镜技术。有睡眠呼吸暂停史或严重心血管病的患者术后考虑进入 ICU。术前慎用阿片类镇痛药、镇静催眠药物。

3. 内分泌系统

（1）普遍并发糖尿病，术前应常规进行血糖监测，必要时使用胰岛素。

（2）垂体切除术后，因 TSH 和 ACTH 的降低，可出现甲状腺功能减退和肾上腺皮质功能减退，应补充相应激素。

4. 其他注意事项

（1）药物：患者服用的生长抑素类药物（奥曲肽）可能引起胃肠道不良反应如呕吐和腹泻；溴隐亭可能引起严重的体位性低血压。

（2）神经压迫综合征多见，应注意保护易损部位（肘部的尺神经、腕部正中神经、膝下的腓总神经）。

（二）垂体功能减退

垂体瘤手术、放疗后，或者肿瘤压迫、供血障碍及炎症等因素均可导致垂体激素分泌障碍，不同的激素缺乏产生不同的症状和体征。

1. 垂体前叶功能减退 垂体前叶分泌功能减退可出现甲状腺、肾上腺皮质功能减退、性腺功能减退等症状，表现为食欲缺乏、恶心呕吐、低血糖、低血钠、低温、淡漠、休克、严重心律失常，甚至昏迷等症状。如因肿瘤所致，可有颅内高压、头痛、视力障碍等症状。患者对麻醉药物十分敏感，术前药如巴比妥类、吗啡类等易引起神经系统抑制，应慎用或不用；麻醉维持用药应严格控制剂量。治疗原则为支持疗法，纠正水及电解质紊乱、纠正低血糖、补充肾上腺皮质激素等。

2. 垂体后叶功能减退　主要为尿崩症，由于肿瘤、炎症、结核、颅脑外伤和垂体手术后，出现抗利尿激素分泌减少。临床表现为烦渴、多饮、大量低渗、低比重尿，严重者出现脱水，甚至嗜睡、意识障碍、虚脱和死亡。可用抗利尿激素治疗，或 DDAVP（去氨加压素）治疗；氯磺丙脲及氢氯噻嗪也有效。

（许兆柱）

第二节　甲状腺功能亢进症手术的麻醉

一、甲状腺的生理

甲状腺是人体最大的内分泌腺体，甲状腺滤泡上皮细胞从血液中摄取碘、酪氨酸碘化、最终合成甲状腺激素，主要为甲状腺素（T_4）和少量的三碘甲腺原氨酸（T_3），并储存于甲状腺内。

甲状腺激素的主要生理功能：①促进细胞内氧化，提高基础代谢率，使组织产热增加。甲状腺激素能促进肝糖原酵解和组织对糖的利用；促进蛋白质的分解，如骨骼肌蛋白质分解，出现消瘦和乏力；并增加脂肪组织对儿茶酚胺和胰高血糖素的脂解作用，加快胆固醇的转化和排泄。②维持正常生长发育，特别对脑和骨骼发育尤为重要。甲状腺功能低下的儿童，表现为智力下降和身材矮小为特征的呆小病。③对心血管系统影响，甲状腺激素能增强心肌对儿茶酚胺的敏感性。④对神经系统的影响，甲状腺功能亢进时可出现易激动，注意力不集中等中枢神经系统兴奋症状。⑤对消化系统影响，甲状腺功能亢进时食欲亢进，大便次数增加，此与胃肠蠕动增强及胃肠排空加快有关。

甲状腺功能亢进症是由各种原因导致正常甲状腺素分泌的反馈机制失控，导致循环中甲状腺素异常增多而出现以全身代谢亢进为主要特征的疾病总称。根据引起甲状腺功能亢进的原因可分为原发性、继发性、高功能腺瘤三类。原发性甲状腺功能亢进症最常见，其发病机制目前认为与自身免疫有关。患者年龄多在 20~40 岁，甲状腺弥漫性肿大，两侧对称，且常伴有眼球突出。

二、麻醉前准备

甲状腺功能亢进症患者一般应经过一段时间抗甲状腺功能亢进药物治疗，待病情稳定后才考虑手术，否则，围术期易发生甲状腺危象。

1. 药物准备　是术前降低基础代谢率的重要措施。有两种方法。

（1）先用硫脲类药物，待甲状腺功能亢进症状被基本控制后，改用碘剂（Logul 氏液）1~2 周，再行手术。

（2）开始即服用碘剂，2~3 周后甲状腺功能亢进症状得到基本控制，便可进行手术。

由于抗甲状腺药物能引起甲状腺肿大和动脉性充血，手术时易出血，增加了手术的困难和危险，因此服用后必须加用碘剂 2 周，使甲状腺缩小变硬，有利于手术操作。碘剂的作用在于抑制蛋白水解酶，减少甲状腺球蛋白的分解，从而抑制甲状腺素的释放，并减少甲状腺的血流量。但停用碘剂后甲状腺功能亢进症状可重新出现，甚至比原来更严重。因此，凡不准备实施手术者，不要服用碘剂。

β 受体阻滞药可用于对上述 2 种药物准备无效或不能耐受者，如普萘洛尔，能阻断 β 受体对儿茶酚胺的敏感性，从而改善甲状腺功能亢进症的症状，待心率降至正常水平，即可施行手术。

2. 麻醉前评估　麻醉前访视患者时，可根据其症状、体征及实验室检查评估病情严重程度及术前准备是否充分。术前准备充分的指标：基础代谢率<+20%；脉率<90/min，脉压减小；患者情绪稳定，睡眠良好，体重增加等。

3. 麻醉前用药　根据甲状腺功能亢进症状控制的情况和拟采用的麻醉方法综合考虑，一般来说，镇静药用量应加大。胆碱能受体阻滞药一般选用东莨菪碱。但对于有呼吸道压迫或梗阻症状的患者，麻醉前镇静或镇痛药应减少用量或避免使用。

三、麻醉方法和管理要点

（一）麻醉方法的选择

1. 局部浸润麻醉　对于症状轻，病程短或经抗甲状腺药物治疗后，病情稳定，无气管压迫症状，且合作较好的患者可采用局部浸润麻醉。局部麻醉药内一般不加肾上腺素，以免引起心率增快。术中常须加用镇痛或镇静药，故现在已极少采用。

2. 颈丛神经阻滞或连续颈部硬膜外阻滞　颈丛神经阻滞的麻醉效果较局部浸润麻醉优良，但手术牵拉甲状腺时患者仍感不适。颈部硬膜外阻滞能提供完善的镇痛效果，但术中可能因硬膜外阻滞平面过广、静脉辅助药作用等出现呼吸抑制，故麻醉期间需严密观察患者呼吸功能变化，避免呼吸道梗阻及窒息发生，同时准备气管插管用具。

3. 气管插管全身麻醉　是目前采用最广的方法，适合于甲状腺较大或胸骨后甲状腺肿，伴有气管受压、移位、术前甲状腺功能亢进症状尚未完全控制或精神高度紧张不合作的患者。

（二）麻醉管理

1. 术前准备　备好困难插管设备，预防困难气道的发生包括准备不同内径的气管导管、不同型号的喉镜，甚至纤维支气管镜。对于有呼吸道压迫症状者，宜选择表面麻醉下清醒气管内插管。

2. 麻醉药物选择　凡具有拟交感活性或不能与肾上腺素配伍的全身麻醉药，如氟烷、氯胺酮均不宜用于甲状腺功能亢进患者。其他的吸入麻醉药、静脉麻醉药、镇痛药及肌松药等均可选用。

3. 术后管理　手术结束后待患者完全清醒，咽喉保护性反射恢复后方可考虑拔除气管导管。一旦出现呼吸道梗阻，则应立即再施行气管插管术，以保证呼吸道通畅。

（三）并发症防治

1. 甲状腺功能亢进危象　多由于术前准备不充分而发生，患者表现为不安，精神激动，体温升高（≥40℃），心率增快（≥140次/分），常伴有呕吐和腹泻，电解质紊乱，晚期可出现昏迷、虚脱，可死于心力衰竭、肺水肿。

充分的术前药物准备是预防的关键，利于术中保持麻醉过程的平稳。一旦发生甲状腺功能亢进危象，应立即使用抗甲状腺药物及 β 受体阻滞药，并积极对症支持治疗。

2. 呼吸困难和窒息　多发生于手术后 48 小时内，是最危急的并发症。临床表现为进行性呼吸困难，发绀甚至窒息。常见原因是：①手术切口内出血、水肿或敷料包扎过紧。②喉头水肿。③气管软化塌陷。④喉痉挛、呼吸道分泌物等。⑤双侧喉返神经损伤，声带麻痹。

对疑有气管壁软化的患者，术后拔管一定要慎重，随时准备重新插管；双侧喉返神经损伤所致呼吸道梗阻，应行紧急气管造口术。在手术间和病房均应备有紧急气管插管和气管造口的急救器械，一旦发生呼吸道梗阻甚至窒息，可以及时采取措施以确保呼吸道通畅。

3. 喉返神经或喉上神经损伤　一侧喉返神经损伤引起声带麻痹致术后声嘶；如两侧喉返神经主干被损伤，可出现呼吸困难甚至窒息，需立即行气管造口术。暂时性喉返神经损伤，经理疗及维生素等治疗，一般 3~6 个月可逐渐恢复。喉上神经内支损伤使喉部黏膜感觉丧失而易发生呛咳，而外支损伤则使环甲肌瘫痪而使声调降低，一般经理疗或神经营养药物治疗后可自行恢复。

4. 手足抽搐　因手术误伤甲状旁腺或使其血液供给受累所致，血钙浓度下降导致神经肌肉的应激性增高而在术中或术后发生手足抽搐，严重者可发生喉和膈肌痉挛，引起窒息甚至死亡。应立即静脉注射 10%葡萄糖酸钙 10~20mL，严重者需行异位甲状旁腺移植。

5. 颈动脉窦反射　颈动脉窦壁内含有压力感受器，手术刺激该部位时，可引起血压降低，心率变慢，甚至心搏骤停。可在颈动脉窦周围行局部浸润阻滞进行预防，术中一旦出现，应暂停手术并立即静脉注射阿托品，必要时采取心肺复苏措施。

（许兆柱）

第三节　糖尿病手术的麻醉

糖尿病是由于各种原因造成胰岛素相对或绝对不足，使体内糖、脂肪及蛋白质代谢紊乱，出现血糖增高和（或）糖尿等特征的慢性全身性疾病。随着病程的延长，可出现广泛的微血管及大血管病变，导致双目失明、肾功能衰竭、肢端坏疽、心肌梗死及脑血管病变等，严重威胁患者生命，对麻醉手术产生重要影响。

一、糖尿病的病理生理

胰岛素是调节和维持血糖正常的主要激素，产生并储存于胰岛 B 细胞。胰岛素的生理作用为使糖和钾离子转运至细胞膜内，加速组织细胞对葡萄糖的吸收利用，并促进肝糖原合成，抑制糖原分解和糖原异生；抑制脂类分解；促进蛋白质合成，抑制蛋白质分解。当胰岛素减少时，可发生一系列病理生理改变。

（一）糖代谢异常

肝糖原合成减少，糖原分解和异生增加，肌肉及脂肪组织中葡萄糖利用减少，血糖增高，当血糖超过肾糖阈值（10mmol/L 或 180mg/dl）时，出现尿糖。手术应激致儿茶酚胺、皮质醇、胰高血糖素等明显升高，对抗和抑制胰岛素的释放及作用，使外周组织对胰岛素利用障碍，导致围术期血糖控制更加困难。

（二）脂肪代谢异常

脂肪合成减少，分解加强，严重者可出现酮症酸中毒，表现为代谢性酸中毒、高血糖、低钾、骨骼肌无力等。

（三）蛋白质代谢紊乱

在糖、脂肪代谢异常的同时，抑制蛋白质合成，加快蛋白质分解，出现负氮平衡、水及电解质紊乱，甚至脱水及酸中毒等。

（四）其他

长期高血糖可造成组织细胞损害，如动脉硬化和微血管病变，引起冠心病、心肌病、脑血管病变、下肢缺血、肾功能不全等。

二、麻醉前处理

糖尿病患者手术麻醉的主要危险是由于糖尿病所引起的相关脏器功能改变，如心血管疾病、肾功能不全等。因此，应重视这些脏器功能的术前评估和治疗，以保证患者处于最佳的术前状态。

（一）术前评估

1. 心血管　糖尿病患者易患高血压、缺血性心脏病、脑血管病、心肌梗死和心肌病。自主神经病变可导致心动过速或心动过缓和体位性低血压。糖尿病患者患缺血性心脏病的概率比正常人高出 3 倍，且可以隐匿发生。

2. 呼吸系统　糖尿病患者易发生肺部感染，尤其是肥胖和吸烟的患者。

3. 气管　软组织（特别是关节周围的韧带）发生增厚会出现"关节活动受限综合征"。如果颈部受到影响，可能会影响气管插管的操作。

4. 自主神经病变　存在于 50% 的糖尿病患者中，增加了术中血压波动、心肌缺血、心律失常、胃食管反流和低体温的风险。

5. 肾　40% 的糖尿病患者出现微量蛋白尿。微量蛋白尿与高血压、缺血性心脏病、视网膜病变有关，可随血管紧张素转化酶抑制药的治疗而有所缓解。

6. 胃肠道　50% 的患者有胃排空延迟，容易反流。

7. 眼　普遍有白内障，特别是高龄的糖尿病患者。

8. 感染　糖尿病患者易于感染，导致肢端坏疽或伤口不愈合。

9. 其他　在使用皮质类固醇、噻嗪类利尿药、避孕药物时可能会引起或恶化糖尿病。甲状腺疾病、肥胖、妊娠、应激也可影响对糖尿病的控制。

（二）术前准备要点

1. 术前准备　手术前应详细了解病史，充分准备，特别是有并发症的患者，应控制糖尿病症状，改善患者全身状况，提高患者对麻醉和手术的耐受性。机体应激时，周围组织对胰岛素利用障碍，同时胰高血糖素分泌增加，出现血糖增高。因此，应尽可能选用对糖代谢影响小的麻醉方法及用药。

2. 糖尿病的用药　二甲双胍应在大手术前 2 天停药，因为它有造成乳酸酸中毒的危险；

氯磺丙脲时效较长，应在手术前3天停药；短效药物（如格列本脲）术前也应替换。若患者之前用长效胰岛素（如混悬锌结晶胰岛素），应在术前几天停药，改用中效或短效胰岛素；中效和短效胰岛素和其他口服降糖药可以服用至手术当天。

3. 胰岛素用量　对外科手术的应激反应可以改变患者对胰岛素的需求。需要根据患者类型（患者是 IDDM 还是 NIDDM）、血糖控制情况、手术范围、手术时间和术后的禁食水的时间等调整胰岛素用量。一旦患者术后开始恢复，其胰岛素的需求量会下降。

4. 血糖　术前常规监测血糖，IDDM 每4小时一次，NIDDM 每8小时一次。测量尿酮体和尿糖。尽量安排在第1台手术。

（三）围术期控制糖尿病的一般原则

1. 避免低血糖，防止引起不可逆性脑损伤。
2. 避免可导致渗透性利尿和严重脱水的严重的高血糖（>14mmol/L）。
3. 避免血糖大幅度摆动，维持血糖在 6~10mmol/L 的范围内。
4. 避免发生细胞内葡萄糖的缺乏，防止酮症酸中毒。
5. 防止低血钾、低血镁、低磷血症。
6. 若糖化血红蛋白>9%（正常 3.8%~6.4%），提示血糖控制不佳。

三、麻醉处理

糖尿病患者手术麻醉的主要危险是由于糖尿病所引起的相关脏器功能改变，如心血管疾病、肾功能不全等。因此，应重视这些脏器功能的术前评估和治疗，以保证患者处于最佳的术前状态。

（一）糖尿病患者的麻醉要点

麻醉及手术刺激可以引起交感神经兴奋，使血糖升高。而患者紧张、疼痛、术中出血等均可加重应激反应。因此，应尽可能选用对糖代谢影响小的麻醉方法及用药。

1. 术前用药　应给予适当的镇静药，以减轻患者的紧张和焦虑。但剂量不宜过大，尤其是老年患者。

2. 麻醉方式的选择　局部麻醉、神经阻滞及椎体、管内阻滞对机体影响小，对于四肢手术、下腹部及盆腔手术尤为合适，但应严格无菌操作。同时应注意麻醉平面不宜过广，防止术中血压波动；全身麻醉便于对呼吸及循环系统的管理，可选用七氟醚、异氟醚、安氟醚等对血糖影响小的药物。某些糖尿病患者喉镜显露声门困难，可能是由于关节僵硬，寰-枕关节活动度减小所致。此类患者对气管插管的心血管反应过强，麻醉诱导期应维持适宜的麻醉深度。

3. 麻醉中处理　手术及麻醉等各种应激性刺激使得临床上难以将血糖控制在一个很窄的范围，通常认为围术期可接受的血糖低限是不引起低血糖发作，高限是不引起渗透性利尿和高渗性昏迷。

（1）术前禁食期间有必要酌情静脉输入葡萄糖。接受短小手术（如肺活检）的1型糖尿病患者，术前可不停用降糖药。手术中及手术后应反复测定血糖水平。

（2）对于较大手术的患者，可采用血糖监测仪术中每隔 2~4 小时测定血糖的水平，酌情输注含糖液或补充胰岛素，肾功能障碍的患者应适当减量。

（3）心脏疾患严重者或自主神经功能异常的患者，在应用对心血管有抑制作用的麻醉药、血管扩张药及失血时易出现血压下降且程度较重，另一方面这种患者对儿茶酚胺的敏感性增加，当刺激较强时或应用某些血管活性药物时，易出现较剧烈的心血管反应。因此，术中应加强监测以及反复测定血糖、尿糖、尿酮体，麻醉操作及麻醉用药应慎重。

（4）并发有自主神经病变的患者常常胃排空延迟，应注意防止麻醉诱导期间发生胃反流、误吸。术中应加强呼吸管理，避免缺氧和二氧化碳蓄积。

（二）急诊手术的麻醉处理

一些急诊手术的患者往往患有糖尿病，应在病情允许的情况下进行必要的术前准备，包括了解病情、必要的实验室检查，以及必要的治疗。

1. 对于术前已确诊糖尿病患者，且病情稳定，术中应监测血糖、尿糖，根据测定结果给予胰岛素治疗，胰岛素应从小剂量开始（按 1 : 4，即 4～6g 葡萄糖加入 1U 胰岛素）。

2. 对于糖尿病症状控制不满意而又需急诊手术的患者，应在术前准备的同时开始糖尿病治疗，尽量避免出现严重的高血糖和酮症酸中毒，使水电解质紊乱得到纠正。

3. 酮症酸中毒的患者原则上应延缓手术，尽可能在术前纠正酮症酸中毒和高渗性昏迷，或边控制病情、边施行麻醉和手术，容量不足和低血钾得到部分治疗可降低酮症酸中毒引起的心律失常和低血压。

（三）糖尿病的急性并发症的处理

1. 低血糖 当血糖低于正常低限时可引起相应的症状与体征。低血糖一般是指血糖<2.8mmol/L（50mg/dl）。严重低血糖（指血糖<1.4～1.7mmol/L 或 25～30mg/dl）时患者可出现低血糖昏迷。

（1）原因：术前口服降糖药或胰岛素用量过大、应用中长效胰岛素不适当是围术期低血糖的主要原因。

（2）临床表现：一般表现为交感神经兴奋，大汗、颤抖、视物模糊、饥饿、软弱无力、心悸、腹痛。此外，尚可表现为中枢神经系统抑制的症状，包括意识朦胧、头痛头晕、反应迟钝、嗜睡、心动过速、瞳孔散大、癫痫发作甚至昏迷。患者可能有精神异常的表现。延脑受抑制时，患者可呈现深昏迷，各种反射消失、呼吸浅弱、血压下降、瞳孔缩小等。

（3）治疗：给予葡萄糖，轻者可口服葡萄糖水，严重者可快速输注葡萄糖，先静注 50%葡萄糖 40～100mL，必要时可重复。然后继续输注 5%～10%葡萄糖 300～400mL/h，直至血糖维持稳定。

2. 酮症酸中毒 糖尿病酮症酸中毒是指糖尿病患者在各种诱因的作用下，胰岛素不足明显加重，升糖激素不适当升高，造成糖、蛋白、脂肪以及至水、电解质、酸碱平衡失调而导致的高血糖、高血酮、酮尿、脱水、电解质紊乱、代谢性酸中毒等综合征。

（1）病理生理：酮症酸中毒可使心肌收缩力下降，外周阻力降低，引起血糖和渗透升高，细胞内脱水和渗透性利尿，甚至出现低血容量。其电解质紊乱包括高血糖（血糖通常在 300～500mg/dl）、高钾血症和低钠血症。此时机体总钾量降低，但是由于促使钾离子向细胞内转移的胰岛素不足，临床上表现为血钾水平升高。

（2）治疗：①应给予正规胰岛素控制血糖，首次剂量为静脉注射 10U，随后静脉连续输注。②补充液体，给予生理盐水 1～2L 扩容，适当补钾、磷和镁离子。③纠正酸中毒，一般不需要，当 pH<7.1 或出现循环功能不稳定时，应给予碳酸氢钠等纠酸药物。④应解除各种诱因。

3. 高渗性非酮症高血糖昏迷　高渗性非酮症高血糖昏迷又称为高渗性非酮症糖尿病昏迷、高血糖脱水综合征等。其临床特征为严重的高血糖、脱水、血浆渗透压升高而无明显的酮症酸中毒，患者常有意识障碍或昏迷。

（1）病理生理：常见于感染或脱水的患者，也可见于 2 型糖尿病和非糖尿病患者。其特征包括：血糖>600mg/dl（33.3mmol/L），渗透性利尿引起的低血容量、电解质紊乱、血液浓缩以及中枢神经系统功能异常（如癫痫发作或昏迷），而无酮症酸中毒的特征。

（2）治疗：包括输注生理盐水和胰岛素。这类患者对胰岛素可能较为敏感，宜采用小剂量。当血糖<300mg/dl 时，应注意观察病情并酌情停用胰岛素，以免发生脑水肿。此外应注意纠正电解质的异常。

（许兆柱）

第四节　肥胖病手术的麻醉

一、肥胖的定义及标准

（一）体重指数与标准体重

既往对正常的体重标准多沿用 Broca 指数，即按身高（cm）−100＝男性标准体重（kg）；身高（cm）−105＝女性标准体重（kg），但该指数缺乏身高与体重的联系。近年来公认用体重指数（body mass index，BMI）表示体重标准更切合实际，现已普遍用于衡量肥胖的标准。

体重指数为体重（kg）除以身高（m）的平方，即 BMI（kg/m^2）＝体重（kg）／［身高（m）^{2}］。标准体重男性的 BMI 为 $22kg/m^2$，女性为 $20kg/m^2$，其正常值范围为 18.5~24.9。

BMI 是与体内脂肪总量密切相关的指标，考虑了体重和身高两个因素，可反映全身性超重和肥胖。在测量身体因超重而面临心脏病、高血压等风险时，比单纯的以体重来认定，更具准确性。不过需要注意并不是每个人都适用 BMI，如未满 18 岁；运动员；正在做重量训练；怀孕或哺乳中；身体虚弱或久坐不动的老人。

（二）肥胖定义

肥胖是指皮下脂肪过度蓄积，判断患者是否肥胖时，应注意排除高度水肿或肌肉发达所致的假性肥胖。过去一般认为体重超过标准体重 10% 即为肥胖，体重超过标准体重 20% 则为明显肥胖。

按体重指数划分肥胖的标准：一般认为 BMI≤$25kg/m^2$ 属正常；BMI 26~$29kg/m^2$ 为超重（over weight），相当于体重超过标准体重 20% 以上；BMI≥$30kg/m^2$ 而体重尚未超过标准体重 100% 或 45kg 者为肥胖（Obesity）；BMI>$40kg/m^2$，体重超过标准体重 100% 以上者，为病态肥胖（morbid obesity）。美国 NIH 以体重指数将成人肥胖分为三度。Ⅰ度：BMI 30~$34.9kg/m^2$；Ⅱ度：BMI 35~$39.9kg/m^2$；Ⅲ度即重度肥胖，BMI>$40kg/m^2$。病态

肥胖指 BMI>40kg/m² 或 BMI>35kg/m² 伴有明显并发症的患者。

（三）匹克威克综合征

大部分病态肥胖患者的动脉 CO_2 分压（$PaCO_2$）仍在正常范围，属单纯肥胖；但有 5%~10% 患者可出现静息下低通气量及高 CO_2 血症，即所谓肥胖性低通气量综合征（obesity-hypoventilation syndrome，OHS）或匹克威克综合征（pickwickian syndrome）。

此综合征的典型表现包括重度肥胖、嗜睡、低肺泡通气量、周期性呼吸、低氧血症、继发性红细胞增多症、肺动脉高压、左右心室增大（尤以右心室增大为主）、右心功能不全、凹陷性水肿、肺部啰音和肺水肿等。患者通常夜间睡眠开始即出现舌后坠致上呼吸道梗阻，随即因缺氧及 CO_2 蓄积迫使患者苏醒而恢复呼吸，入睡后又再发生舌后坠，如此周期性发作呼吸暂停，使患者不得安眠，以致白天嗜睡为其特殊表现，因此又称为阻塞性睡眠呼吸暂停综合征（obstructive sleep apnea syndrome，OSAS）。

OHS 患者手术和麻醉的风险非常高，有时单纯仰卧位对患者来说就可能是致命的，因此对术前有坐位睡觉习惯的患者，应引起高度重视。这类患者即使轻度减肥也会大大改善其生理状况，因此对于择期手术的肥胖患者应强调术前减肥。

二、肥胖对生理的影响

（一）呼吸系统

肥胖患者的呼吸储备功能在术前即处于相对低下的状态：严重肥胖患者由于皮下脂肪积聚，同时内脏器官周围也围绕着大量脂肪组织，常使患者腹部膨隆、胸椎后伸、腰椎前凸，由此可导致肋骨运动受限、胸廓相对固定、膈肌抬高，限制了患者的呼吸运动。同时由于腹壁饱满、重量增加，也限制了腹式呼吸动作。另外，胸部大量脂肪堆积，使胸廓顺应性降低。随着胸-肺（包括膈肌）顺应性下降和肺泡通气量降低，患者的呼吸做功明显增加，呼吸效率降低（肺的扩张将消耗更多的呼吸功以抬起增加的胸壁重量）。

（二）心血管系统

肥胖患者绝对血容量升高，但体液量减少，所以血容量占体重的百分比是下降的，血容量可以低至 45mL/kg。过大的体重使机体代谢需求增加，心排血量（CO）增加。体重（脂肪组织）每增加 1kg，CO 约增加 0.1L/min。CO 的增加主要靠增加每搏量（SV）来实现，而心率正常或稍低。肥胖者的每搏指数（SI）和每搏功指数（SWI）指数与非肥胖患者相比并没有太大的变化，这意味着患者的 SV 和 SW 占体重的百分比是增加的，心脏储备功能也是降低的。SV 和 SW 的长时间增加可导致左心室扩张和肥厚。血压与体重多呈正相关，肥胖者发生低氧血症时可反射性致交感神经兴奋性升高，使外周血管阻力升高，重者甚至可发生左侧心力衰竭。慢性低氧血症、高碳酸血症和（或）肺血容量增加，可致慢性肺动脉高压甚至右侧心力衰竭。肥胖者需氧量的增加，降低了心血管储备能力，并限制了对运动的耐力。心律失常的发生率增加，其诱发因素为：心肌肥厚、低氧血症、心脏传导系统的脂肪沉积、利尿药所致的低钾血症、冠心病发病率增加、儿茶酚胺增加以及并发阻塞性睡眠呼吸暂停综合征（OSAS）等。

（三）咽部的病理生理变化

肥胖患者常并发阻塞性睡眠呼吸暂停（OSA）或阻塞性睡眠呼吸浅慢（OSH）。肥胖导致 OSA 或 OSH 的原因主要有两方面：首先，肥胖者的脂肪组织在咽部堆积可使咽腔狭窄。脂肪组织在咽部堆积最明显、也是最重要的部位（咽侧壁），使咽部在呼吸时的开放度下降。同时，这些松弛的组织在吸气相负压作用下更易产生软腭与会厌之间柔软的口咽壁塌陷，加重气道梗阻的风险。另外，由于肥胖患者颈部和下颌部脂肪组织较厚，使患者口咽部和喉咽部的腔外压增加，易出现上气道受压的表现。因而，肥胖患者咽部气道受压是其吸气时咽部易塌陷的另一重要原因。

三、肥胖对健康的影响

肥胖除了造成生活中的不便之外，对健康也有直接的影响，许多疾病的发生都与肥胖有密切关系，包括心血管疾病、2 型糖尿病（即所谓"成年型糖尿病"）等。而临床上发现，即使只减轻原体重的 5%~10%，也能减少肥胖所引起的相关疾病。

四、麻醉前病情评估及准备要点

1. 常规进行插管困难的评估，如张口度、头后仰度、枕寰活动度、颞颌关节活动度、舌体大小等。

2. 了解患者有无夜间打鼾、呼吸暂停、睡眠中觉醒以及日间嗜睡等病史，以明确患者是否伴有 OSA 及其严重程度。

3. 肺功能检查、动脉血气检查以及屏气试验等，以判断患者的肺功能及其储备能力。术前动脉血气基础值的测定有助于判断患者的 CO_2 清除能力，有利于指导术中和术后的通气治疗。

4. 有无高血压、肺动脉高压、心肌缺血等的病史或症状。常规心电图检查有助于发现心室肥厚、心肌缺血等，但漏诊率高达 60% 以上。必要时可建议患者行动态心电图、心脏彩超等检查。

5. 常规询问患者入院前 6 个月内及住院期间的用药史，尤其是是否服用减肥药物以及采用过的减肥治疗措施等。部分新型减肥药具有一定的拟交感作用和（或）内源性儿茶酚胺耗竭作用，使患者在麻醉诱导和维持中循环功能的变化难以预料，出现严重低血压或高血压的可能性增加，对麻黄碱等常用血管活性药物的反应性明显降低。

6. 术前用药　肥胖患者的术前用药包括抗焦虑药、镇痛药、抗胆碱能药物以及预防吸入性肺炎和深静脉血栓形成（DVT）的药物。

五、肥胖患者的麻醉问题

1. 对于肥胖患者，麻醉诱导前建立并固定稳妥输血输液或静脉给药途径极为重要。开放静脉宜选择上肢静脉，以避免术中因腹内压升高对静脉回流的影响。当外周静脉置管困难时，可考虑中心静脉置管，以利于术中和术后的液体管理。

2. 对病态肥胖患者以及上臂周径过大使无创测压不确切或无法选择合适的袖套时，可考虑使用有创动脉压监测。如袖套过小，则测定的血压值偏高。

3. 为便于术中呼吸管理，肥胖患者全身麻醉后最好均行气管插管，考虑全身麻醉诱导中有可能发生呼吸道梗阻时，可在表面麻醉下清醒气管插管。由于肥胖患者一般颈部均粗短，使得头后仰受限，声门不易显露充分，常使插管时间大为延长，插管失败的机会较多。

因此，插管前充分给氧对肥胖患者来说十分重要。

4. 麻醉维持期间应设法保持充足的气体交换，避免缺氧和二氧化碳蓄积等不利因素，保证呼吸和循环功能的相对稳定。间断或持续正压呼吸可增加功能余气量，应用得当则不会使心排血量减低。由于肥胖患者胸廓顺应性差，气道压力通常会比较高，因而不能单纯以此作为判断麻醉深度或肌肉松弛程度的指标。

5. 如选择椎管内麻醉，也应加强对呼吸和循环功能的观察。腰麻平面有时很难控制，平面过高可导致患者心搏骤停。肥胖患者硬膜外麻醉所需药物剂量可较非肥胖患者少30%～40%，推测可能是因为肥胖患者胸腹部脂肪过多，仰卧后腹内压增加导致硬膜外腔小静脉丛充盈，而硬膜外腔脂肪组织本来较正常人多，使硬膜外腔容积进一步减小所致。

6. 长时间全身麻醉可造成大量脂溶性麻醉药储积于脂肪组织内，往往使肥胖患者的苏醒时间大为延迟，术后并发症也相应增加。应尽量避免不必要的长时间头低位和过多的上腹部探查等对患者呼吸和循环功能影响较大的操作。

六、术后处理要点

1. 麻醉药物术后对呼吸的影响　所有具有中枢性抑制作用的药物均可抑制咽部扩张肌群的运动，使咽部肥胖患者发生咽壁塌陷的可能性增加。阿片类药物在引起气道梗阻的同时，还可抑制机体对低氧和高碳酸血症的通气反射。

2. 肥胖患者，尤其是伴有OSA的患者，在术后约1周的时间内均存在出现长时间呼吸暂停的风险。术后剧烈的疼痛常使者对镇痛药的需求增加，使药物引起致命性呼吸暂停和气道梗阻的可能性增加。

3. 肥胖患者拔管后发生气道阻塞的危险性显著增高。拔管应该处于完全清醒的状态并排除残余肌松作用的可能。局部麻醉对拔管可能有益。采用反屈氏位或半卧位拔管可减轻由腹腔内容物对膈肌的压迫，利于患者的通气。

拔管时应常规做好放置口咽或鼻咽通气道的准备，并准备好行双人面罩辅助通气。如果不能确定患者在拔管后是否能良好地通气且对重新插管没有把握时，应通过气道交换导管或纤维支气管镜拔除气管导管，并做好紧急气道处理的一切准备。

七、术后并发症

肥胖患者全身麻醉、腹部尤其上腹部及胸部手术麻醉后易发生呼吸系统的并发症，其中以肺不张较为多见，且与肥胖程度有直接关系。其他如术后切口感染、切口疝、深部静脉血栓形成的发生率也很高。长时间的麻醉与手术，麻醉用药过多，术终肌松药的残余作用，术后切口疼痛抑制呼吸，呼吸管理不当等因素均为增加肺部并发症的原因。此外，肥胖患者术后血氧分压普遍降低，以术后第2天最为明显，可持续到术后第4天，术后仰卧位比半卧位更容易引起动脉血氧分压的下降。

下述各项措施可能有助于预防或减少肥胖患者术后呼吸系统并发症的发生：

1. 术中保持呼吸道通畅。
2. 尽量缩短手术的时间。
3. 麻醉中充分给氧，避免麻醉药过量。
4. 术毕拮抗肌松药的残余作用。

5. 术后适量应用麻醉性镇痛药，注意对呼吸的管理等。

建议肥胖患者腹部手术后头 2 天如情况许可则应采取半卧位，可以减少肺部并发症的发生，减轻动脉血氧分压下降的幅度。术前减肥治疗对预防术后并发症也有一定帮助。

（许兆柱）

第五节　皮质醇增多症手术的麻醉

一、概述

皮质醇增多症是肾上腺皮质分泌过量的糖皮质激素所致的疾病综合征。1932 年，库欣（Cushing）收集文献中的 10 例病例，结合自己观察的 2 例，对其临床特点做了系统描述，故又称库欣综合征（Cushing syndrome）。根据病因不同，分为库欣病（垂体分泌 ACTH 过多）、库欣综合征（肾上腺分泌糖皮质激素过多）和异位 ACTH 综合征（垂体以外癌瘤产生 ACTH）。在分泌过多的皮质激素中，主要是皮质醇，故称为皮质醇增多症。垂体肿瘤及垂体以外癌瘤手术的麻醉不在本节讨论中。

来源于肾上腺病变的患者手术治疗效果好。肾上腺皮质增生主要为垂体性双侧肾上腺皮质增生，约占皮质醇增多症的 2/3，可伴有或不伴有垂体肿瘤。肾上腺皮质肿瘤约占 1/4，多为良性，属腺瘤性质，一般为单侧单发的。癌肿较少见。肿瘤的生长和分泌肾上腺皮质激素是自主性的，不受 ACTH 的控制。由于肿瘤分泌了大量的皮质激素，反馈抑制了垂体的分泌功能，使血浆 ACTH 浓度降低，从而使非肿瘤部分的正常肾上腺皮质明显萎缩。

二、临床表现

本病的临床表现是由于皮质醇过多而引起糖、蛋白质、脂肪、电解质代谢紊乱和多种脏器功能障碍所致。以女性为多见，部分病例在妊娠后发病。男女发病率比约 1 ： 2。发病年龄多在 15~40 岁，但最小者可仅 7 岁，最大者 62 岁。成人比儿童多见，儿童患者多为癌肿。如有女性男性化或男性女性化则常提示有癌肿可能。肾上腺皮质增生和腺瘤病例的进展较慢，往往在症状出现后 2~3 年才就诊，而癌肿的发展则快而严重。

1. 肥胖　呈向心性。主要集中在头颈和躯干部。呈满月脸，红润多脂，水牛背，颈部粗短，腹部隆起如妊娠。四肢因肌萎缩反显得细嫩。患者因肌肉萎缩而感易疲乏，是与正常肥胖的不同点。

2. 多血质和紫纹　皮肤萎缩菲薄，皮下毛细血管壁变薄而颜面发红，呈多血质。毛细血管脆性增加，轻微损伤易生瘀斑，尤其易发生于上臂、手背和大腿内侧等处。在腹部、腰、腋窝、股、腘窝等处可出现紫纹，其发生率达 3/4。紫纹一般较宽，颜色长期不变。不仅在脂肪多的部位出现，也可发生在股内侧、腘部。

3. 疲倦、衰弱、腰背痛　这往往是肌萎缩、骨质疏松的结果，以脊柱、盆骨、肋骨处尤为明显。严重者可发生病理骨折。骨质疏松引起尿钙排出增加，有时可并发肾结石。

4. 高血压　较常见。是与皮质醇促进血管紧张素原的形成和盐皮质激素引起水、钠潴留有关。

5. 毛发增多，脱发和痤疮　无论男女均常有多毛现象，在女性尤为引人注目，甚至出现胡须。但常伴脱发，这可能与皮肤萎缩有关。痤疮可发生在面部、胸部、臀部和背部。

6. 性功能障碍 患者常有性欲减退。男性出现阳痿，女性则有闭经、月经紊乱或减少。

7. 糖尿病 多数为隐性糖尿病，表现为空腹血糖升高和糖耐量试验呈糖尿病曲线，占本病的60%～90%。少数病例出现临床糖尿病症状和糖尿，称类固醇性糖尿病。患者对胰岛素治疗往往有拮抗作用。

8. 电解质代谢和酸碱平衡紊乱 表现为血钠增高，血钾降低。严重者发生低钾、低氯性碱中毒。患者可因钠潴留而有水肿。

9. 对感染抵抗力减弱 患者易患化脓性细菌、真菌和某些病毒感染。且一旦发生，往往不易局限而易于扩散至全身，常形成严重的败血症和毒血症。伤口感染不易愈合。发热等机体防御反应被抑制，往往造成漏诊误诊，后果严重。躯干部的痤疮和体癣如在所选切口部位，则影响手术进行。

10. 其他症状 如水肿，肝功能损害，消化道溃疡加重或出血，精神失常等表现。

三、麻醉前准备

皮质醇增多症的患者由于代谢和电解质紊乱，对于手术耐受性差，而肾上腺的切除又可使功能亢进突然转为功能不足，机体很难适应这种变化，给麻醉管理带来困难。因此需在术前做一些准备。

1. 纠正代谢紊乱，治疗并发症 最常见的是低血钾，除加重患者的肌软瘫外，还可引起心律失常。应适当补充钾，必要时可用安体舒通。血糖增高或已有糖尿病者应作相应的处理，如饮食控制或口服药物等，必要时可用胰岛素来治疗。但应注意肾上腺切除后的低血糖，需严密监测血糖的浓度。一些病情严重者，呈现体内负氮平衡，常表现有严重的肌无力、骨质疏松，可考虑给予丙酸睾酮或苯丙酸诺龙以促进体内蛋白质的合成。并发高血压者应给予降压药，控制血压在相对正常、稳定的水平。有感染者应积极治疗。

2. 皮质激素的补充 此类患者原来体内有高浓度的皮质醇，一旦切除肿瘤或增生的腺体全切或大部全切除后，体内糖皮质激素水平骤降，如不及时补充，则可以发生肾上腺皮质功能低下或危象。因此，术前、术中、术后应补充肾上腺皮质激素。可于手术前一日给醋酸可的松 100mg 肌内注射，术中常给予氢化可的松 100mg 静脉滴注。

四、麻醉管理

由于皮质醇增多症患者对手术麻醉的应激能力低，耐受性差，因此对麻醉药物（包括肌松药等）用量较正常患者相对要小。虽有肥胖，但不能按每公斤体重常规剂量用药。麻醉前用药一般仅及正常人的 1/2～1/3 即可，病情非常严重者可以不用术前药。

1. 麻醉方法 麻醉方法的选择没有特殊要求，不论采用全身麻醉或硬膜外麻醉均可完成肾上腺皮质醇增多症患者的手术。目前常用于全身麻醉中的静脉麻醉药、吸入麻醉药、肌松弛药均无绝对禁忌，但有些药物会对肾上腺皮质功能有一定影响。氟烷与甲氧氟烷对肾上腺皮质功能有抑制作用，以氟烷最强，甲氧氟烷次之，安氟烷、异氟烷、七氟烷对其基本没有影响。静脉麻醉药中除依托咪酯在长期使用时对肾上腺皮质功能产生抑制作用外，其他如硫喷妥钠、咪达唑仑、地西泮、丙泊酚等影响均较小。总之，麻醉期短时间地使用这些药物不会引起肾上腺皮质功能的明显变化。

全身麻醉时需注意皮质醇增多症患者面颊肥胖、颈部短粗，可能发生插管困难，导致局部损伤，如牙齿脱落、口咽部软组织挫伤血肿等；并因氧储备能力低，容易发生缺氧；诱导期易发生呕吐、误吸等严重呼吸系统并发症；麻醉恢复期拔管时因肥胖和肌力减弱，易出现呼吸道梗阻、缺氧，即使按正常手法托起下颌，也很难维持呼吸道通畅，需准备并及时置入口咽导管或鼻咽导管来维持正常通气；在有条件的医院，全身麻醉后的皮质醇增多症患者应转运至恢复室，待其完全恢复才可返回病房。

根据临床经验硬膜外麻醉也可以满足手术要求。优点是方法较全身麻醉简单，减少不良反应，麻醉并发症少，对肾上腺皮质功能影响也较全身麻醉要小，患者恢复较快。但需要注意的是，要充分考虑到因患者肥胖造成的穿刺困难，尽量避免穿刺过程中对组织，尤其是对神经组织的损伤；麻醉过程中应调整适当的麻醉平面，过低不能满足手术需要，过高则影响呼吸功能，尤其在特殊的侧卧腰切口位，会加重对呼吸的抑制，同时这类患者因肥胖本身造成的氧储备降低，往往会因此引发严重不良后果，手术中应常规经面罩给氧；术中为减轻患者的不适感而给予镇静药物时，切忌过量，以免导致严重呼吸抑制；对于肾上腺位置较高的患者，在分离腺体过程中有可能损伤胸膜发生气胸，这将给麻醉管理带来很大困难，在胸膜修补前，需用面罩加压给氧或采取其他辅助呼吸方式，以确保解除呼吸困难。另外，对并发有精神症状的患者、硬膜外穿刺部位有感染的患者、并发明显心血管疾患及呼吸功能明显低下的患者均不宜采用硬膜外麻醉。采用硬膜外麻醉复合浅全身麻醉是一种较好的方式。

2. 围术期管理　此类患者呼吸储备功能及代偿功能差，对缺氧耐受性差，再加体位的影响（侧卧头低足低位），手术时胸膜破裂发生气胸，全身麻醉过深或硬膜外阻滞平面过高等，均可进一步影响患者的呼吸功能，麻醉中应严密观察患者通气状态，维持呼吸道通畅，确保呼吸功能处于正常状态。

无论使用何种麻醉方法，此类患者对失血的耐受性差，即使出血量不多，也常见血压下降，甚至休克。对此，除正确判断并及时补充血容量外，还应考虑肾上腺皮质功能不全的可能性，如有原因不明的低血压、休克、心动过缓、发绀、高热等，对一般的抗休克治疗如输液、使用升压药等效果不佳时，应考虑经静脉给予氢化可的松 100~300mg，术后每 8 小时经肌内注射醋酸可的松 50~100mg，逐日减少，根据病情可持续 1~2 周或更长时间。

皮质醇增多症患者皮肤菲薄，皮下毛细血管壁变薄，呈多血质，有出血倾向；晚期有骨质疏松，可发生病理性骨折，麻醉手术过程中应保护好皮肤和固定好肢体。此类患者抗感染能力差，应用肾上腺皮质激素后，炎症反应可被抑制，应加抗感染处理。

（许兆柱）

第六节　多发性内分泌腺瘤病手术的麻醉

多发性内分泌腺瘤病（multiple endocrine neoplasia，MEN）是由两个或多个内分泌腺体发生肿瘤或增生而产生的临床综合征，是一种常染色体显性遗传性疾病，常呈家族性发病。

一、多发性内分泌腺瘤病的分类

根据受累的腺体不同可分为三型：

1. MEN-Ⅰ型　主要常见于甲状旁腺、胰岛细胞和腺垂体的肿瘤，此外肾上腺皮质瘤、类癌和脂肪瘤在 MEN-Ⅰ 型的病例中也见报道。

2. MEN-Ⅱa 型或 MEN-Ⅱ 型 主要是甲状腺髓样癌、嗜铬细胞瘤和甲状旁腺肿瘤。

3. MEN-Ⅱb 型或 MEN-Ⅲ 型 主要是甲状腺髓样癌、嗜铬细胞瘤并发马方体型、黏膜神经瘤、肠道自主神经功能障碍所致的巨大结肠。

二、多发性内分泌腺瘤病手术麻醉管理要点

(一) MEN-Ⅰ 型

1. 病理特点

(1) 甲状旁腺增生、腺瘤或腺癌,通常 4 个甲状旁腺均受累。

(2) 胰岛细胞腺瘤或腺癌。

(3) 垂体腺瘤。

(4) 肾上腺皮质腺瘤或增生。

(5) 甲状腺病变可有腺瘤、增生、胶样体甲状腺肿、甲状腺癌等。

(6) 在 MEN-Ⅰ 型中类癌较多见,可见于支气管、胃肠道、胰腺或胸腺,大多数患者无症状,往往到肿瘤已转移到肝时才被发现。

2. 手术麻醉准备要点

(1) 病变主要为内分泌腺体的肿瘤或增生,手术治疗是首选方案。尤其肿瘤分泌激素过多出现内分泌危象时,应尽早采取手术治疗。

(2) 此病具有多个内分泌腺体或多发性病变的特点,治疗的顺序应取决于每一种病变的严重程度、病情的轻重缓急及其可能的疗效。

(3) 并发有甲状旁腺功能亢进的 MEN-Ⅰ 型患者,应先治疗甲状旁腺功能亢进。

(4) 围术期注意监测血中有关激素水平。

(二) MEN-Ⅱ 型

1. 病理特点

(1) 甲状腺髓样癌,局部淋巴结转移较常见,可远处转移到肝、肺、纵隔等。

(2) 肾上腺嗜铬细胞瘤多为良性,大多为双侧病变。

(3) 甲状旁腺增生或多发性甲状旁腺瘤。

2. 手术麻醉准备要点

(1) 首先考虑肾上腺嗜铬细胞瘤切除术,否则在进行其他外科手术时可诱发致死性的严重高血压。

(2) 术前准备同一般的嗜铬细胞瘤,手术时应仔细探查双侧肾上腺以免漏诊。

(3) 如切除双侧肾上腺,术中及术后应补充肾上腺皮质激素。

(4) 肾上腺嗜铬细胞瘤切除后,应手术切除甲状腺及甲状旁腺以治疗甲状腺髓样癌和甲旁亢。

(三) MEN-Ⅲ 型

1. 病理特点

(1) 甲状腺髓样癌或 C 细胞增生。

(2) 嗜铬细胞瘤和 (或) 肾上腺髓质增生。

（3）多发性黏膜神经瘤。

（4）类马方体型。

2. 手术麻醉准备要点　甲状腺髓样癌和嗜铬细胞瘤的治疗原则同 MEN Ⅱ 。类马方体型不需要治疗，面神经瘤也可不处理，对神经瘤引起的肠憩室及巨结肠可手术切除。

三、MEN-Ⅰ的特殊表现

（一）类癌综合征（carcinoid syndrome，CS）

在 MEN-Ⅰ型患者中，类癌的发生率较高。75%发生于胃肠道，最常见于阑尾，其他部位包括胸腺、肺、乳腺、头颈部、性腺、泌尿生殖系统等。

1. 病理生理特点　类癌组织分泌的活性介质包括 5-羟色胺（5-TH）、缓激肽、组胺、前列腺素和肠道血管活性激素等。儿茶酚胺、组胺及肿瘤的机械压迫等均可刺激上述介质的释放。

临床表现取决于肿瘤的部位和是否有肝转移所引起的肝功能损害。肿瘤释放的介质一般经肝首过代谢，肝转移致肝功能障碍或肿瘤位于门脉系统以外时，即可能出现临床类癌综合征的表现。

2. 手术麻醉准备要点　无症状类癌瘤患者的麻醉一般不会出现特殊困难，但类癌综合征的患者围术期管理较为困难，应予以重视。

（1）对症支持治疗：抗腹泻、支气管舒张、纠正脱水和电解质紊乱，需要时治疗心力衰竭。

（2）预防递质释放：术前 2 周开始给予生长激素抑制因子——奥曲肽。

（3）避免可能引发类癌危象的因素：儿茶酚胺、焦虑、可以引起组胺释放的药物（如吗啡等）。

（4）如果怀疑心脏受累，行超声心动图检查。

（5）类癌危象（carcinoid crisis）：表现为顽固性的低血压和支气管痉挛，抢救措施包括：静脉注射奥曲肽 50~100μg；加快输液和使用血管活性药物如去氧肾上腺素等。

（二）血管活性肠肽瘤（VIPoma）

1. 病理生理特点　血管活性肠肽瘤非常罕见，常是小细胞支气管源性癌，见于 MEN Ⅰ型患者。由于肿瘤分泌大量血管活性肠肽（VIP），导致患者严重水泻、低血钾、胃酸缺乏或低胃酸等临床表现，称为 Verner-Morrison 综合征。因肿瘤组织分泌 PTH 样物质，患者可有高血钙表现。患者可有不同程度的脱水、低血压甚至休克、糖耐量异常等，也可能出现皮肤阵发性潮红、高钙血症、胆结石等。

2. 手术麻醉准备要点

（1）使用奥曲肽和糖皮质激素治疗低血容量，纠正酸碱和水电解质平衡，维持心血管功能的稳定。糖皮质激素对控制腹泻，纠正水电解质紊乱有辅助作用，并可适当纠正代谢性酸中毒。

（2）大手术中行有创动脉压监测，术中经常监测血气分析以了解体内水电解质平衡和酸中毒情况。

（许兆柱）

第十二章

泌尿外科手术麻醉

泌尿外科手术的麻醉占手术麻醉量的 10%~20%。接受该类手术的患者年龄跨度大，但多数是高龄患者，患者并发症多，且常常伴有肾功能损害。泌尿外科手术常常需要特殊的体位（如截石位），或侧卧位手术床呈屈曲状并抬高腰部使肾脏抬高，这些体位都会对患者的生理功能特别是循环呼吸功能产生明显影响。手术常常使用一些灌洗液，也会给患者带来一些特有的生理功能紊乱，产生某些严重的并发症（如肺水肿），经前列腺电切（TURP）综合征等。故而，我们在手术麻醉的过程中，要注意术前患者脏器功能的评估，把握泌尿外科手术的特点，选择合适的麻醉方法，积极做好术中的循环呼吸管理和肝肾功能维护，让患者安全舒适地度过围术期。

第一节　膀胱镜检查和输尿管逆行造影的麻醉

膀胱镜检查和输尿管逆行造影可诊断和治疗患者的肾、输尿管、膀胱、前列腺和尿道等上下泌尿道的各种疾患，包括血尿、反复的泌尿系的感染、尿路结石、尿路梗阻和泌尿系的肿瘤等。

手术多采用截石位，截石位安置不当可造成医源性损伤，出现皮肤肌肉或神经受压牵拉受损。截石位对生理功能也会产生明显影响，表现为功能残气量的减少，患者易出现肺不张和低氧血症，头低脚高>30°的屈氏位可加重这种影响；下肢抬高促进静脉回流，可诱发充血性心力衰竭，下肢抬高后血压往往升高，但心排血量无明显变化，抬高的下肢放平因静脉回流减少容易导致血压降低，区域阻滞麻醉和全身麻醉引起的血管扩张可加重血压下降，故在下肢放平时应立即测量血压。

手术常使用灌洗液以扩张尿路，冲洗掉手术产生的血液、组织和结石等，常用的灌洗液包括：电解质液，如生理盐水和乳酸林格液，价格便宜且患者易耐受，但是导电，可适用于不使用电刀的单纯诊断性检查；蒸馏水，不导电且价格便宜，但大量吸收可致低钠血症、水中毒和溶血，仅适用于短小且出血少的手术如经尿道膀胱肿瘤切除术；非离子化溶质近似等张液，如 1.5% 甘氨酸溶液，或 2.7% 山梨醇和 0.54% 甘露醇混合液等，具有相对便宜、可视度好和不导电等特点，由于这些溶液都是低渗液，仍有大量吸收产生低钠血症的风险，不过比蒸馏水低。

由于有以上体位和手术中处置的特点，麻醉医生应注意术中管理，小心对症处理。

麻醉方式应根据患者的年龄、性别和手术种类来选择。小儿常使用全身麻醉；女性由于尿道短，在一些短时间诊断性操作时可使用利多卡因凝胶表面麻醉，或表麻复合镇静，在活检、烧灼及输尿管置管等较长时间手术操作时多使用区域阻滞麻醉或全身麻醉。男性患者即使仅通过膀胱镜行诊断性操作，虽然有一些医院对年轻男性患者使用表面麻醉，原则上仍以区域阻滞麻醉或全身麻醉为宜。

1. 全身麻醉　由于手术时间短（15~25分钟），多数膀胱镜手术安排在门诊，适合于门诊手术的任何麻醉方式都可使用。使用全身麻醉时，对药物宜选择起效及苏醒快，作用时间短的药物，静脉麻醉药可选丙泊酚、芬太尼、瑞芬太尼等，短效肌松药如罗库溴铵、维库溴铵、顺阿曲库铵等，吸入麻醉药可选用七氟烷、地氟烷等；可使用喉罩；对肥胖、高龄和肺功能储备不良者在采用截石位和屈氏位时应严密监测氧饱和度和血压。

2. 区域阻滞麻醉　硬膜外麻醉或蛛网膜下隙阻滞麻醉均可，但是，蛛网膜下隙麻醉起效快，阻滞完善，多数麻醉医生选择蛛网膜下隙麻醉。区域阻滞麻醉感觉阻滞平面达到T_{10}可满足大部分膀胱镜手术的麻醉。对手术时间超过30分钟，以及高龄高危患者，蛛网膜下腔麻醉都适宜。0.5%重比重或等比重布比卡因3mL（或0.75%布比卡因2mL）通常阻滞平面可达T_{10}，可满足多数手术。除非阻滞平面不够，否则不需将患者倾斜为头低脚高位。单次布比卡因或罗哌卡因（0.25%~0.5%）骶管内阻滞麻醉，对循环影响小，术后恢复快，对手术时间短，手术操作小的患者，特别是老年患者常常采用。

（王金保）

第二节　前列腺手术的麻醉

一、经腹前列腺手术的麻醉

切除肥大增生的前列腺组织的手术方式很多，包括经尿道前列腺切除（TURP）、耻骨上前列腺切除、经会阴前列腺切除、耻骨后前列腺切除以及腹腔镜前列腺切除。一般前列腺重量在40~50g以下的多选择经尿道切除，当前列腺体积超过80g时才选用开放性手术。对于前列腺癌，可选用腹腔镜前列腺切除加盆腔淋巴结清扫、根治性耻骨后前列腺切除和双侧睾丸切除术。经腹前列腺手术一般针对体积大于80g的前列腺增生和前列腺癌手术，包括腹腔镜手术和经耻骨后直视下和经下腹部切开直视下开放手术。

行前列腺手术的患者一般高龄者多，多数患者合并有心脏血管和呼吸系统疾患以及肾功能不全，故而在手术前应仔细评估患者的并发症，把握患者手术的风险，做好术前准备并制定好手术麻醉方案。

1. 腹腔镜手术　一般使用气管内插管全身麻醉。该手术一般用来行根治性前列腺切除，与其他腹腔镜手术的区别在于：

（1）手术中为了充分暴露，采用更低的头低脚高屈氏位（>30度）。

（2）腹膜后腔镜入路，二氧化碳的吸收更明显。

（3）由于手术时间长，术中采用屈氏位，内脏牵拉操作多，要随时调节患者的呼吸参数。

（4）为防止肠胀气，尽量不使用氧化亚氮。

2. 经耻骨后和经下腹切开直视手术　可使用全身麻醉，也可使用区域阻滞麻醉，或二者同时采用，区域阻滞的感觉阻滞平面达到 T6 就可满足手术的需要，区域阻滞的硬膜外置管可行术后硬膜外镇痛。全身麻醉和区域阻滞麻醉相比，手术失血量和围术期死亡率相似。因为盆腔淋巴结清扫对盆腔静脉的破坏易导致静脉血栓的形成，使用硬膜外麻醉和术后镇痛可能会减少术后深静脉血栓，但是这种效应往往被术后常规应用华法林、低分子肝素等抗凝治疗所掩盖，并且抗凝治疗还增加了硬膜外血肿的危险。术中应注意：

（1）失血量可能较大，应做好大量失血的准备。如①留置粗的静脉套管针。②做好保温措施，如使用血液加温仪，加温毯等。③对前列腺癌的经下腹切开直视手术一般常规应行中心静脉穿刺和动脉穿刺置管，特别对合并心血管疾患的患者更应如此，中心静脉置管可快速输血输液并行中心静脉压测定，动脉置管可以有创直接测定动脉压并随时抽血样测血气。④术前做好至少 4 个单位的交叉配血，确保库血随时取用。

可行控制性降压麻醉配合手术，以减少手术出血。如果预期出血量大，也可使用自体血回收技术。

影响出血的因素包括：患者体位、盆腔解剖和前列腺大小等。

（2）术者常静脉注射 1% 亚甲蓝作诊断性染色，可能会导致血压下降和短暂的脉搏血氧饱和度下降（SpO_2 低于 65%，时间持续 10~70 秒），有些外科医生要求静脉注射靛胭脂染色，因其为 α 肾上腺能激动剂，可能会引起血压的升高。

二、经尿道前列腺切除术的麻醉

经尿道前列腺切除术（TURP），是一种在膀胱镜明视下使用环状电极切除前列腺组织的术式。一般用来切除增生在 40~50g 的前列腺组织。

麻醉一般采用硬膜外麻醉或蛛网膜下腔阻滞麻醉，只要平面达到 T_{10} 即可提供满意的手术条件。骶管阻滞麻醉因为血流动力学稳定，常应用于高危的前列腺手术患者。与全麻相比，区域阻滞麻醉的交感神经阻滞能减少术后深静脉血栓的发生风险，最近的研究表明区域阻滞麻醉能降低术后高凝状态，维持正常的凝血和血小板功能。区域阻滞麻醉还有不易掩盖TURP 综合征和膀胱穿孔的症状和体征，以及降低术后即刻对镇痛的要求的优点。但是对前列腺癌患者伴背痛的，因有椎骨转移的可能，禁忌行椎管内麻醉。因行 TURP 手术者常常年龄较大，手术时可能意识不清或耳聋，没有办法配合，这时也不能选用椎管内麻醉。气管内麻醉是上述椎管内麻醉不宜时的良好选择，特别是对很胖和有反流病史的病人。目前尚无研究表明这两种麻醉方法在手术失血、术后认知功能和死亡率上存在差别。

TURP 手术的患者，由于有时可能需要快速输血输液，因此需要留置较粗（16G）的静脉套管针，并且可能需要加温输血输液。

TURP 手术可能会产生一些并发症（下述），术中应密切监护患者，对症处理，保证患者安全度过围术期。

三、经尿道前列腺切除术的并发症及处理

前列腺由 4 个紧密相连的完整区域组成，分前区、外周区、中央区和前列腺前区。所有 4 个区都被包在一个包膜里。前列腺组织血供丰富，动脉和静脉穿过前列腺包膜，在腺体内分支，静脉窦邻近包膜，并且比较大。早在 40 岁，前列腺前叶的组织就可能开始结节增生，增生结节可引起尿道梗阻，需要行 TURP 手术切除增生组织。TURP 手术时尽可能切除前列

腺组织，但需保留前列腺包膜，如果包膜损伤，大量的灌洗液就可能吸收入血液循环、前列腺周围间隙或腹膜后间隙。

因前列腺组织的组织学特点和大量使用灌洗液，采用 TURP 手术可能发生一系列并发症，包括出血、TURP 综合征、膀胱穿孔、低体温、败血症和播散性血管内凝血（DIC）等。有报道与 TURP 手术有关的 30 天死亡率为 0.2%～0.8%。

1. 出血和凝血异常　因增生的前列腺组织血供丰富，TURP 时出血常见，出血量变化较大，为200～2 000mL，因和冲洗液混合，很难估计。虽然已建立依赖切除时间（2～5mL/min）和切除组织大小（20～50mL/g）的估计失血量方法，但是并不可靠，且是粗略估计。密切监测患者的生命体征和检测血红蛋白含量变化有助于评估失血情况。

TURP 出血常较易控制，但是如果损伤静脉窦则出血较多，难以控制，如果出血不止，应尽快结束手术，通过尿道放置 Foley 尿管入膀胱压迫止血，Foley 尿管的球囊产生的侧壁压力可以减少出血。因前列腺组织富含肾上腺素受体，因此使用肾上腺素受体激动药如肾上腺素等可以减少出血。使用区域阻滞麻醉适当降低血压也有助于减少出血。

TURP 术后异常出血发生率很低，<1%。原因不明，一种观点认为是血纤溶酶引起的全身纤溶有关，也有认为是纤溶是继发于富含促凝血酶原激酶的前列腺组织切除时局部吸收引起的 DIC。TURP 手术中灌洗液也可造成凝血因子的稀释，少数前列腺癌患者可能因释放纤溶酶样的肿瘤因子引起纤溶亢进。手术中出血不易控制应考虑凝血异常，但凝血异常的确诊需依赖实验室检查的结果。如果怀疑纤溶亢进，可以静脉使用氨基己酸，第一小时 4～5g，以后每小时 1g/h 静脉滴注。DIC 的治疗可使用肝素、凝血因子和血小板等。

2. TURP 综合征　TURP 手术大量使用灌洗液（种类如前述，一般常用 1.5% 的甘氨酸溶液冲洗）。TURP 手术中前列腺组织的静脉窦开放可使大量的灌洗液吸收入血。大量液体（>2L）吸收后导致的一系列症状体征被命名为 TURP 综合征。

正常情况下，灌洗液以约 20mL/min 的速度被吸收，患者的平均吸收总量是 1～1.5L，但也有高达 4～5L 的记录，临床上精确估计吸收量几乎是不可能的，其吸收量取决于下列因素。

（1）灌注压：灌洗液袋应在达到适当流量条件下尽可能保持低位，通常高度为 60～70cm，不要超过 100cm。

（2）静脉压。如果患者存在低血容量或低血压，则会吸收更多的灌洗液。

（3）手术持续时间/前列腺大小。手术时间>1 小时或前列腺重量超过 50g 时，TURP 综合征更易出现。

（4）失血量。失血量大预示有大量的静脉窦开放。

TURP 综合征的表现见表 12-1。

表 12-1　TURP 综合征的表现

低钠血症	溶血
血浆渗透压降低	电解质紊乱
液体过荷	高甘氨酸血症（甘氨酸）
充血性心衰	血氨升高（甘氨酸）
肺水肿	血糖升高（山梨醇）
低血压	循环容量扩张（甘露醇）

导致脑水肿的水中毒和稀释性低钠血症可引起神经系统的临床表现，如术中或术后的头痛、烦躁、精神错乱、感觉器官异常、惊厥和意识模糊等。容量超负荷和低钠血症可引起心血管功能的异常，病人表现为发绀、呼吸困难、心律失常、低血压，肺水肿、充血性心力衰竭、甚至呼吸心搏骤停等。灌洗液溶质的吸收同样可以带来毒性表现，如甘氨酸溶液冲洗可导致高甘氨酸血症，表现为循环抑制和中枢神经系统毒性，山梨醇或右旋糖酐的吸收可导致血糖升高，甘露醇吸收可带来扩容效果，导致容量过荷。高血压和心动过缓见于急性高血容量时。对全麻病人，心动过速和高血压可能是唯一的线索。TURP 综合征的治疗依赖早期诊断。

治疗措施基于症状的严重程度。治疗原则是将过多的水排出，防止低氧血症和组织灌注不良。多数患者通过限制液体入量和使用襻利尿药（如呋塞米）即可。

稀释性低钠血症（血钠＜120mmol/L）出现惊厥和昏迷者需要使用高张盐水（3% NaCl），目标是将血钠纠正到 125～130mmol/L。每升高 1mmol/L Na$^+$ 需要 3%NaCl 的量为：身体含水总量×2。如一个正常 70kg 重的男性含水总量约为体重的 60%，故为 70×0.6×2＝84mL。

纠正血钠的速率，第 1 个 24 小时内不应超过 12mmol/L。高张盐水的滴速应小于100mL/h。应经常查血钠值以指导治疗。

控制惊厥可使用小剂量的咪达唑仑 2～4mg、地西泮 3～5mg 或硫喷妥钠 50～100mg。如果患者意识不清，在患者意识恢复前可考虑气管插管以防误吸。

3. 膀胱穿孔　TURP 手术膀胱穿孔的发生率约为 1%。一般由膀胱镜操作失误直接穿破膀胱或灌洗液引起膀胱过度膨胀所致。腹膜外穿孔多见，灌洗液回流不畅应怀疑膀胱穿孔，清醒的患者表现为恶心、大汗和下腹部疼痛。腹膜外较大的穿孔和腹膜内穿孔则表现为突然出现不明原因的血压改变，清醒的患者诉腹部疼痛。不管采用何种麻醉方式，TURP 手术中突然出现不明原因的血压下降，尤其伴心动过缓时，应考虑膀胱穿孔的可能。

4. 低体温　手术中使用与室温相同的大量灌洗液时可导致患者热量散失引起低体温。低体温引起的术后寒战可引起凝血块脱落，加重术后出血。为防止低体温的发生，如果需大量灌洗液冲洗时，应该将灌洗液预热至体温水平。

5. 败血症　前列腺组织易滋生细菌并迁延形成慢性感染。手术操作以及静脉窦的开放可使潜伏在腺体组织的细菌直接入血。经尿道前列腺手术术后的菌血症并不少见，其中6%～7%可发生败血症或感染性休克。通常菌血症没有症状，败血症时，患者表现为寒战、发热、心动过速，严重病例可导致心动过缓、低血压甚至循环衰竭，其死亡率为 25%～75%。术前预防性使用抗生素可降低菌血症或败血症的发生。

6. 心肌梗死和肺水肿　也是 TURP 手术的并发症之一。因为行 TURP 手术的患者年龄较大，常合并心血管疾病，如果手术中吸收灌洗液过多，可引起心脏前负荷的增加，引起左心衰肺水肿，甚至诱发心肌梗死。因而术前对患者心肺情况详细周密的术前检查和评估是非常必要的。

（王金保）

第三节　肾移植手术的麻醉

终末期肾疾病（ESRD）是指如果没有血液透析将有致命危险的多器官功能衰竭的临床综合征。长期透析虽可有效延长终末期肾病患者的生命，但有大量与之相关的发病率和病死率。肾移植是治疗该病最重要的方法之一，过去 10 年来，由于在免疫抑制治疗、供体器官获取、患者术前准备及外科技术等方面取得了一系列的进步，肾移植患者的存活率和生活质量有了很大的提高。研究表明，终末期肾病进行肾移植无论是存活率还是成本收益比均优于长期透析。因此，肾移植已成为终末期肾病的首选治疗，其发展只是受限于合适供体器官的供应不足。由于长期依赖透析的患者的左心室功能容易恶化，心瓣膜病变也进展迅速，因此这类病人应尽早进行肾移植。

自 1954 年 12 月记载肾移植手术的麻醉方法以来，该手术的麻醉方法已有了很大的改变。从最早的脊麻到现今常用的全身麻醉和硬膜外麻醉，麻醉方式和管理方法的日渐成熟使肾移植的安全性得到了很大的提高。肾移植手术的麻醉之所以具有挑战性是因为终末期肾脏疾病经常引起其他器官功能障碍，并使我们难以预测患者对麻醉药物和麻醉方法的反应。另外，由于这些患者常伴有多种并发症，容易发生心脏意外事件和其他围术期并发症。

一、终末期肾病的病理生理

肾主要功能为调节机体液体容量、电解质和酸碱平衡以及血红蛋白浓度。它可以滤过和排泄血液中的有毒物质和药物。慢性肾衰竭引起肾小球滤过率和尿量减少，影响整个机体多个器官系统的功能。

终末期肾病患者由于有功能的肾单位太少，无法浓缩稀释尿液，不能保存或排泄过多的水，从而使细胞外液量增加，导致内环境紊乱。其临床表现之一是低钠血症，它是由于细胞外液量增加导致的尿钠过多引起的。而且，慢性肾衰竭患者限制盐的摄入和体内水负荷增加都可以导致低钠血症。由于 K^+ 的清除率减慢，可发生致命性的高钾血症。在这类患者中，其他离子如钙、镁、磷的代谢紊乱也十分常见。终末期肾病患者由于不能排泄可滴定酸导致的代谢性酸中毒可分为两种类型：高血氯-正常阴离子间隙型酸中毒和高血氯-高阴离子间隙型酸中毒。这两种酸中毒都是内源性酸负荷增加所导致。

心血管疾病是引起终末期肾病患者死亡的首要原因。尿毒症患者的心血管并发症主要是由血容量增加、高肾素-血管紧张素水平、自主神经兴奋性增加、酸中毒以及电解质紊乱等原因造成。这类患者中高血压十分常见。高血压、高血容量、酸中毒、贫血、透析引起的大量动静脉瘘等可导致心脏向心性肥大、心功能不全和充血性心力衰竭。尿毒症和血液透析可引起心包炎。

慢性肾衰竭所导致的呼吸系统并发症主要表现为肺水肿和通气的改变。血容量过多、充血性心力衰竭、血浆胶体渗透压降低和肺毛细血管渗透性增加都是导致急性肺水肿的原因。慢性代谢性酸中毒可引起过度通气，而肺水增多和肺的顺应性下降也可以刺激通气。

尿毒症可引起胃排空延迟，这在腹透和血透患者中无明显差异。所以，所有拟行肾移植的患者都应当作饱胃对待。胃排空延迟可通过给予甲氧氯普胺或透析加以改善。慢性肾衰竭常见的消化系统症状还包括厌食、恶心、呕吐和呃逆。

尿毒症也可引起中枢神经系统功能紊乱，表现为嗜睡、记忆力和注意力减退、震颤、肌痉挛及癫痫等。自主神经功能紊乱主要表现为交感神经兴奋性增强或减弱、压力感受器的反应性减弱或透析所导致的低血压。

终末期肾病患者继发性贫血的主要原因包括促红素生成减少、红细胞破坏增加、胃肠道进行性失血等。肾衰竭患者常有出血倾向，主要原因是尿毒症引起的血小板功能不良。血小板功能不良主要为血小板质的缺陷，表现在尿毒症患者血液中琥珀酸胍基复合物蓄积。透析可加重血小板功能障碍，从而加重出血。

二、活体肾供体的麻醉

活体供体的肾移植在最近数年迅速增加。供体大多数是健康成人，因为任何系统性疾病都增加全身麻醉和手术的风险，增加伦理上的冲突。因为活体供体围术期严重并发症发生率较低，且死亡极少，而且长期随访研究表明并不增加供体肾衰竭或高血压的危险，所以已得到广泛认可。评估供体器官质量的指标包括各种与移植成功率相关的因素，如供体年龄、是否长期患高血压和糖尿病、冷缺血保存时间等。

腹腔镜手术在减少术后疼痛、缩短住院时间、加快术后康复等方面均有优势。为增加肾脏捐献者的满意度，这一手术方式将越来越多地被采用。供体和受体的手术时机需协调以使肾缺血时间最短。捐献时双肾都可以选用，但通常更愿意选择左肾，因为左肾手术更容易显露且血管较长。患者取侧卧位，手术床屈曲状使肾脏抬高。手术第一步是游离结肠，然后是肾脏上极，接下来辨别并分离输尿管、肾静脉和肾动脉，然后分离肾上腺静脉。在完全游离肾脏并钳夹血管后，可以在腹腔镜直视下经脐周或脐下小切口取出肾脏。不同手术者手术方式可能不同，因此与手术医生的交流非常重要。

一般采用全身麻醉，使用 G16 留置针开放一至两条大的周围静脉，即可满足手术需要。以无创监测为主，一般不需要有创监测。为保证充分的尿量，即使大多数病例出血很少，输液量也较大 [10~20mL/（kg·h）]。对这种患者输入何种液体更好尚无定论。为维持足够的尿量，手术医师可能要求在术中使用呋塞米或甘露醇。在肾血管钳夹前，静脉给予肝素 3 000~5 000U。取出肾脏后可给予鱼精蛋白中和。大多数患者术后疼痛为轻到中度，术后立即静脉给予阿片类药物复合非甾体类抗炎药即可达到有效镇痛，不推荐硬膜外镇痛。

三、肾移植受体的麻醉

1. 术前评估与准备 终末期肾病可起源于许多原因，所有原发性疾病最终都导致尿毒症综合征。超过50%的终末期肾病患者伴有各种并发症，这些并发症可能会极大地影响我们所选择的麻醉实施。

虽然接受尸体肾的患者通常以急症方式手术，但由于目前良好的肾脏保存技术，最好给予受体足够的时间进行必要的术前准备。术前电解质和血容量最好维持在正常范围，若有必要，可通过透析来达到目的。透析后，重要的是必须明确患者的净容量状态、血细胞比容、电解质和碳酸氢根水平以及是否有肝素残留效应。肾移植患者可有不同程度酸中毒，术前 pH 应控制在>7.25，否则应进行血液透析。有些患者能产生足够的尿量来防止液体超负荷，但是其并不能防止电解质的紊乱，特别是 K^+ 和 HCO_3^-。有时候患者接受能活动的腹膜透析代替血透，但术前都应改为血透来清除体内的液体以便于围术期的液体管理。不过，改为血透清除液体时偶尔会造成机体低血容量，因而在麻醉诱导时有引起明显低血压的危险。术前应急查血钾，特别是在患者错过了一次常规透析后。血钾浓度>6mmol/L时，应推迟手术以纠正血钾水平。

术前对心脏功能的评估非常重要，对于依赖透析的患者，心血管疾病的发病率是正常人群的10~30倍。心功能受肾脏疾病病程及其并发症的影响。对于刚诊断为肾衰竭的非糖尿病年轻患者，术前仅检查心电图就够了；而对于长期糖尿病患者，则建议行超声心动图负荷试验，如患者存在心肌缺血症状，则应行冠状动脉造影检查。

糖尿病患者围术期应严格控制血糖，因血糖的控制与患者的死亡率相关。与非糖尿病性肾衰竭患者相比，糖尿病患者自主神经病变的发生率较高，临床表现为心率增快和血压增高。2型糖尿病患者常常合并有内脏性肥胖、高脂血症、高血压及胰岛素抵抗。这些并发症增加了患心血管病的风险。

血压控制的目标为术前的或基础血压以下的20%范围。抗高血压药可采用ACEI类药物和钙阻滞药。其中ACEI类药物已被证实可改善心血管病变高危患者的预后。高血压可造成左心室肥厚，从而导致冠状动脉局部灌注减弱和心肌收缩不良。研究表明，高血压的严重性与移植肾的存活率相关。

贫血也是终末期肾病的常见并发症，它与心血管并发症的发病率和病死率有关。利用促红细胞生成素纠正贫血可以改善氧的输送，降低心排血量、心率和心脏做功，从而减少心肌肥厚的程度。但是研究发现促红细胞生成素在30%的透析患者中可加重高血压，应谨慎使用。大多数即使透析的尿毒症患者，血红蛋白只在60~80g/L范围。然而慢性贫血患者可代偿性促进组织释放氧，因此在此基础上术前不必输血。

凝血功能指标在手术前应常规检测，如凝血酶原时间、国际标准化比值、部分凝血活酶时间、血浆纤维蛋白原浓度以及血小板计数。一个有效的术前筛查和预测出血的方法为仔细询问病史，包括家族史，牙科、妇科和外科病史，以及输血史和用药史。

2. 麻醉管理

（1）麻醉方式的选择：硬膜外麻醉和全身麻醉都可应用于肾移植术，有研究发现这两种麻醉方式对血流动力学和肾功能的影响相似。

硬膜外麻醉是常用的肾移植麻醉方法。它对机体生理功能干扰较小，但不能确保麻醉效果，且不能用于有凝血功能障碍的患者。应重视最后1次常规血液透析与麻醉开始的间隔时间。血液透析采用肝素、未分级肝素（UH）或低分子肝素（LM-WH），并且与麻醉开始的间隔时间短于2~4小时的患者建议不采用椎管内麻醉。硬膜外间隙穿刺点常采用$L_{1~2}$或$T_{12}~L_1$。常采用酰胺类局麻药，如1%罗哌卡因或0.75%左旋布比卡因。肾移植术的硬膜外麻醉失败率较高。

全身麻醉被麻醉学界广泛采用。由于气管插管全身麻醉易维持血流动力学稳定、提供良好的肌松以及能预测的麻醉深度。全身麻醉有控制通气的优点，这在靠近膈肌进行外科操作时更显重要。

（2）术中监测：对所有患者都应该提供标准ASA监测项目。建议监测中心静脉压（CVP）。对于患有严重并发症的患者，例如有症状的冠心病和充血性心力衰竭患者，术中应该采用肺动脉导管或经食管超声心动图监测心肌缺血或血流动力学参数。移植肾不一定马上有肾功能，因此在给患者摆放体位时，要注意保护血透用动静脉瘘管，术中要观测瘘管是否震颤及通畅。

（3）麻醉诱导：糖尿病患者胃排空时间可能延长，因此需快速诱导。为了避免误吸的发生，术前可以给予抗酸药以提高胃内 pH 值。麻醉时采取快速诱导并按压环状软骨也可防止误吸和反流的发生。

许多患者术前存在高血压，麻醉诱导和气管插管时血压和心率的波动可能会非常剧烈。这些患者中冠心病和心肌缺血发病率较高，因此诱导时应严格控制心率和血压的波动，减少心肌缺血的发生。

（4）术中管理：针对人体的液体变化特点，麻醉手术期间的液体治疗可针对性分成五方面：①手术出血。②麻醉导致血管扩张。③手术期间每天生理需要量。④术前体液缺损。⑤体液在第三间隙分布。

大多数患者因最近透析而容量缺乏，因此应考虑强效血管扩张性麻醉药、抗高血压药和低血容量的协同作用。CVP 保持在 10~15mmHg 时，心排血量和肾血流维持在最佳状态，因此应补充足够的血容量。如果全血容量达到或超过 70mL/kg 以及血浆容量超过 45mL/kg，术中移植肾恢复血流时的功能相对较好。液体容量可以通过输入晶体或胶体而改善，建议采用胶体。目前肾移植麻醉手术中所用的胶体溶液，多主张使用 5% 清蛋白溶液。当供肾恢复血流时使用白蛋白到 1g/kg。虽然常规应采集受体血用于分型和筛选，术中失血量很小，一般不用输血，但当血红蛋白水平低于 60 或 70g/L 范围需要考虑输入洗涤红细胞。

术中髂血管阻断钳开放后，移植肾恢复灌注时，受体患者的血压控制为收缩血压 130~150mmHg 范围。肾平均动脉压在 80~180mmHg 之间变化时肾脏通过自身调节能维持恒定的肾血流和肾小球滤过率。但是血压降低时肾小管和集合管对水的重吸收增加而使尿量减少。当平均动脉压>50mmHg 时，尿量与血压之间呈线性关系。因此为了保证尿量，可通过调控麻醉深度、快速输液或输注血管活性药物来达到目标的血压。强效的 α 肾上腺素能受体激动药，如去氧肾上腺素，应该作为最后的选择。因为动物模型研究表明，移植器官的血管对拟交感神经药物更加敏感，并可能因此引起移植肾血流量的减少。

另外，为了增加尿量，还可以使用甘露醇和襻利尿药，偶尔也使用多巴胺。甘露醇可自由透过肾小球，但不能被肾单位重吸收，因此可产生渗透性利尿，同时还可以保护肾小管上皮细胞。通常在取肾前给供体灌注，以及开放移植肾动脉前给受体输注，这样可以减少缺血再灌注损伤，同时在移植肾内产生渗透性利尿。可采用相对低剂量的甘露醇，通常为 0.25~0.5mg/kg，而大剂量可引起电解质紊乱。襻利尿药可以产生大量的等渗尿液。"肾脏剂量"或低剂量的多巴胺［2~3μg/（kg·min）］通常用于激动肾血管床的 DA1 型多巴胺能受体，引起血管扩张和尿量增加。一些研究发现，肾移植手术期间小剂量多巴胺可以增加尿量和促进肌酐清除，但是也有其他研究认为多巴胺并无上述作用。术中使用小剂量多巴胺之所以受到争议，是因为新移植的去神经支配肾脏可能并不像正常肾脏一样对其有反应。多普勒超声检查发现多巴胺剂量在 1~5μg/（kg·min）时，移植肾血流量并没有明显的改变。活体供肾可立即出现尿量的比例为 90%，而尸体肾仅在 40%~70% 之间。在缝合伤口的后期，如果发现尿减少，强烈提示移植肾血管或输尿管受到挤压或侵犯。

特利加压素为血管升压素 V_1 受体激动药，它几乎没有抗利尿活性，在不引起肾血管收缩的情况下导致选择性的内脏血管收缩，能逆转血液的异常分布，改善肾功能。有研究表明，特利加压素能够改善肝肾综合征患者的肾功能，但在肾移植中的应用尚有待进一步的研究。

前列腺素 E_1 可防止缺血引起的急性肾衰竭。早期有文献报道，前列腺素 E_1 对移植肾功能的恢复具有促进作用，还可以降低术后肾功能恢复延迟及急性排斥反应的发生率。但 Ray 综合分析了 10 项关于前列腺素 E_1 在肾移植中应用的研究，发现其并无促进肾功能恢复或减少排斥反应的作用。

（5）全身麻醉药物的选择及应用：与使用丙泊酚和阿片类药的静脉麻醉效果相比，联合使用吸入麻醉药和阿片类药的平衡麻醉并未发现有明显的差异。肾衰竭不影响丙泊酚的药代动力学。终末期肾病患者对维库溴铵和罗库溴铵的敏感性增加并且作用时间延长。维库溴铵约 50% 通过肾清除，在终末期肾病患者的作用时间延长 50%。维库溴铵的主要代谢产物 3-去乙酰维库溴铵具有 80% 维库溴铵的肌松作用，有可能导致 ICU 内肾衰竭患者的肌无力时间延长。肾衰竭患者应用罗库溴铵与肾功能正常人相比血浆清除率不变，分布容积增加 28%，清除半衰期延长 37%。因为肾衰竭时对肌松药的反应可能不同，并且肾移植后肾功能恢复如何尚不明确，所以建议使用神经肌肉监测仪。

阿曲库铵和苯磺顺式阿曲库铵依靠 Hoffman 降解和血浆胆碱酯酶消除，因而它们的作用时间不受肝肾功能的影响。阿曲库铵的主要代谢产物 N-甲基罂粟碱消除半衰期在肾衰竭患者中延长。然而近来证据表明，在手术室内应用阿曲库铵时，N-甲基罂粟碱并未达到显著浓度。顺式阿曲库铵的效应强度是阿曲库铵 3～4 倍，但作用时间相似。只要最近透析后血钾正常，就没有使用琥珀酰胆碱的禁忌证。除非患有血浆胆碱酯酶异常，无论腹膜透析、血透或不透析，在接受诱导插管剂量时，没有出现肌松时间延长的现象。无论是否合并终末期肾病，患者在接受插管剂量的琥珀酰胆碱后，血清钾水平都增高约 0.6mmol/L。这种程度的增高一般患者可以耐受。

吗啡有 40% 在肾脏代谢，因此肾衰竭患者最好不选择吗啡。哌替啶的主要代谢产物去甲哌替啶经肾排泄，在肾衰竭患者体内容易蓄积造成中枢神经系统毒性。肾衰竭并不改变芬太尼同源物的临床药理学，因此，芬太尼、舒芬太尼、阿芬太尼和瑞芬太尼对这类患者也许是安全的。即使在终末期肾病患者体内，瑞芬太尼作用时间也是很短暂的。虽然瑞芬太尼的主要代谢产物 GR90291 主要在肾清除，但是它的活性仅有瑞芬太尼的 1/4 000，因此可以安全地在这类患者中使用。

吸入麻醉药很少选用恩氟烷，因为它的生物转化产物无机氟有肾毒性。氧化亚氮通常不用，以免肠胀气。吸入性麻醉药可选择地氟烷、异氟烷和七氟烷。地氟烷在体内代谢 <0.02%，七氟烷在体内代谢 <5%。七氟烷的代谢产物可能存在肾毒性，但有研究证明七氟烷对移植肾是安全的。另外有研究显示，新鲜气流量超过 4L/min 时，肾功能轻度损害的患者七氟烷麻醉下并未改变肾功能指标。

3. 术后管理　大多数肾移植患者全麻术后都可以拔除气管导管送入术后恢复室观察，需要送入 ICU 的比例很低。送进 ICU 的患者通常是因为败血症或液体超负荷。

肾移植麻醉采用椎管内麻醉者术后应重视脊神经损伤、硬膜外隙血肿和麻醉后头痛等并发症。终末期肾脏疾病患者均有不同程度出血倾向，应及时发现严重的硬膜外隙血肿。

与尸体肾移植相关的急性肾小管坏死可导致时间长短不同的少尿或无尿期，因此术后输液量应适当控制。术后应严密监测尿量。任何时候尿量明显减少都要高度怀疑移植肾可能存在机械性梗阻。如果血管吻合处发生扭折，或移植肾输尿管或输尿管与膀胱吻合处发生梗阻，则应尽快实施探查性手术，并做好重新吻合的准备。

肾移植术后通常会有轻到中度的疼痛，可加重高血压，对于合并有心肌缺血的糖尿病患者尤其危险，应通过硬膜外或静脉给予阿片类药物镇痛，同时给予抗高血压药控制血压，以免发生心肌缺血。非甾体类抗炎药及 COX-2 抑制药对肾功能有害，不应用于此类患者。

（王金保）

第四节 体外冲击波碎石术的麻醉

一、概述

随着技术的进步，在过去的 20 年，肾结石外科治疗已经从最初的切开取石逐渐由微创甚至无创的碎石术所取代。膀胱及输尿管下段结石常通过输尿管镜治疗，而输尿管上 2/3 段结石与肾结石则以体外冲击波碎石术（ESWL）与经皮肾镜切开取石为主。

1980 年在德国 ESWL 首次开始使用。最早普遍用于临床的碎石机代表为 Dornier HM3，需在一个水槽中用钢盆和金属框架椅将患者固定于坐位，目前在某些医疗机构还在使用，由于要将患者身体的需要部分浸没于水中，对麻醉和监测提出了挑战。大部分的医院目前配备的是第 2、3 代的碎石机，它们主要从取消水槽和无痛方面进行了改善。

体外冲击波碎石使用的冲击波发生器有液电式发生器，电磁式发生器和压电式发生器。老式的为有浴槽的液电式发生器，Dornier MFL5000 也使用液电式发生器，但无浴槽设计，其他新型的 2、3 代机都使用电磁式发生器或压电式发生器。然而，碎石机都因为有相似的技术原理，而由三个主要组成部分构成：①能量源，即冲击波发生器。②将冲击波聚焦的系统，如椭圆体或反射镜。③将结石显像和定位在焦点上的系统，如荧光镜或超声波。

二、碎石的原理

体外冲击波碎石使用高能往复冲击波冲击结石表面，使结石内部产生张力和切应力，并使结石外表产生物理学上称之为空穴现象的力，导致结石碎裂。冲击波发生器产生的冲击波通过水或耦合剂传导至人体。由于人体组织的声学密度和水的声学密度相同，因此冲击波穿过组织不会造成组织损伤，但是冲击波传递至组织与结石交界处时发生声阻抗的改变，即对结石施加切应力而导致结石碎裂。结石应碎至能顺利通过输尿管和尿道排出体外，为方便大的碎石通过，碎石手术前多放置输尿管支架。

冲击波冲击空气-组织交界部位如肺与肠时可造成组织损伤，因此碎石操作如果不能避免冲击焦点位于肺与肠的情况应视为体外冲击波碎石的禁忌。ESWL 的禁忌还包括：结石部位以下的尿路梗阻、未控制的感染、出血素质与妊娠。结石与主动脉瘤和矫形假体接近者，应视为使用 ESWL 的相对禁忌。由于冲击波进入皮肤时发生声阻抗的变化，冲击波经过的皮肤出现瘀斑、青肿和起疱的现象并不少见。体外冲击波碎石后偶尔可出现肾周血肿，导致术后血细胞比容的迅速降低。尽管冲击波与患者的心电图同步且在心脏的不应期发射，但在冲击波碎石术中仍然有 10%～14% 的患者发生冲击波引起的心律失常，故有心律失常病史或佩戴起搏器或心内除颤仪的患者是使用 ESWL 的禁忌。

三、碎石术水浴时的生理变化

对于老式的 ESWL，将患者半坐浸入 36~37℃ 的热水浴槽中，可引起血管扩张从而导致短暂的低血压。随后由于下肢与腹部受静水压的影响静脉回流增加可引起血压升高。通常体循环阻力增大，心输血量减少。静脉回流增加以及体循环阻力增加在心功能差的患者易诱发充血性心衰。静脉回流增加使胸内血容量增加导致功能残气量降低（30%~60%），易导致低氧血症。对循环和呼吸系统的影响见表12-2。

表 12-2　碎石术水浴时的生理改变

心血管	中心血容量	增加
	中心静脉压	增加
	肺动脉压	增加
呼吸	肺血流	增加
	肺活量	降低
	功能残气量	降低
	潮气量	降低
	呼吸频率	增加

四、麻醉选择和术中处理

体外冲击波碎石时冲击波通过皮肤进入机体时，耗散在皮肤的一些能量可导致疼痛的发生，因此这种疼痛的程度与冲击波强度一致，老式的碎石机使用的冲击波能量大，患者往往不能耐受这种疼痛，因此需要区域麻醉或全身麻醉，新型碎石机使用高频低能量的冲击波，患者仅需要轻度镇静和镇痛就行。

1. 区域阻滞麻醉　使用水浴槽的 ESWL 术采用连续硬膜外麻醉为多。由于肾的神经支配来自 T_{10}~L_2，因此硬外麻感觉阻滞的平面需达到 T_6。由于进入硬膜外腔的空气可能导致冲击波的能量损伤神经，因此硬膜外穿刺使用阻力消失法时应尽量避免硬膜外腔注入空气（可采用生理盐水）。同样的道理，为避免皮肤损伤，固定硬外管的胶带应不含空气。硬膜外麻醉的优点是患者是清醒的，可以帮助浸入和离开框架椅，减少了对组织损伤的可能性。主要缺点是起效慢，有时候效果还不确定，采用蛛网膜下隙麻醉可以克服这个缺点，但是患者低血压发生的频率又会增加。有报道全麻、硬膜外麻和蛛网膜下隙麻醉的患者术中低血压发生频率为 13%、18% 和 27%。在麻醉前采用乳酸林格液 1 000~1 500mL，或胶体液 500mL 预先扩容可以减少椎管内麻醉、热水浴和半坐位引起的体位性低血压。另外，由于患者手术中采用半坐位，采用蛛网膜下隙麻醉时麻醉平面不易调控，且手术后头痛的发生率增加，因此硬膜外麻醉或许更好。区域阻滞麻醉的另一优点是术中改变患者体位和实施监测容易。其最主要的弊端是不能控制膈肌运动，手术中呼吸引起的膈肌运动易造成结石移位使冲击波聚焦困难，导致手术时间延长。因此可要求患者行浅快呼吸以配合手术。对于心律失常频发的患者，由于冲击波要与心电图同步，麻醉平面过高引起心脏交感神经阻滞所致的心动过缓同样使手术时间延长。因此术前使用抗胆碱能的药物如阿托品是明智的，它可以使心率增快并加快冲击波发放的频率。

2. 全身麻醉 从控制膈肌运动的角度出发，进入浴槽碎石的患者采用气管内全麻可能有利。但是全麻患者要浸入浴槽且固定为半坐位并非易事。全麻患者一般要使用肌松药以利于控制膈肌运动和避免患者移位。

3. 基础麻醉加术中监护 采用第2、3代碎石机行ESWL术的患者常常不需要麻醉，特别是新近改良的超声波技术，患者很少感觉不适。麻醉常常使用丙泊酚泵注辅以阿片类药物的静脉镇静方案。

4. 术中监护 进入浴槽前要将心电图电极片妥善固定，防止脱落，最好使用防水电极片，因为冲击波碎石极易引发心律失常，心电图的监测是必不可少的。对于易于发生低氧血症的患者，进入浴槽后由于功能残气量的减少更易发生低氧血症，故而需通过面罩或鼻导管给氧，且常规监测脉搏血氧饱和度（SpO_2）。为避免低温及发热，应监测浴槽水温和患者体温。

5. 液体管理 碎石术中为维持足够的尿量将碎石与凝血块冲走，在预先负荷1 000～1 500乳酸林格液的基础上仍需1 000～2 000乳酸林格液。同时静脉注射小剂量的呋塞米（10～20mg）有利于尿量的产生。

（王金保）

第十三章

骨科手术麻醉

第一节　术前评估与准备

　　越来越多的老年人患有"老年性"骨关节炎，这意味着伴随多种并发症的老年患者将越来越多地接受更多的骨科手术，骨质疏松患者松质（结构）骨不成比例地减少，因而存在发生应力性骨折的风险。尽管理论上所有的骨骼都存在这种风险，但是胸段与腰段脊椎、股骨近端、肱骨近端和腕部发生骨折的风险最大，也常见胸段与腰段脊柱压缩性骨折，需要手术治疗。但围术期死亡的主要危险因素是高龄，最常见的并发症为心脏并发症。

一、心血管系统评估

　　美国心脏学院/美国心脏协会（ACC/AHA）指南中推荐指出应根据临床风险预测、心功能储备能力和手术类型对心脏风险增高的患者进行术前心脏检查。ACC/AHA 将骨科手术列到中危手术类别内，因为大多数情况下这类手术为心脏中危患者。老年患者骨科手术后围术期心脏并发症的发生率和死亡率增加。风险增加的可能原因包括：①许多老年患者伴有多种内科并发症。②老年患者器官功能储备有限。③一些骨科手术可能引发全身炎症反应综合征。④一些骨科手术可能引起显著的失血和体液转移。⑤骨科手术后疼痛是一个主要的问题。上述所有因素均能触发应激反应，导致心动过速、高血压、需氧量增加和心肌缺血。

　　由于骨科手术后患者心脏并发症的发病率显著增高，并且骨科疾病的限制使这些患者功能状态难以得到评估，因此这些患者需要做术前心脏检查。

二、呼吸系统与气道评估

　　年龄增长引起的呼吸系统改变可能使老年患者更易发生术后肺部并发症。这些改变包括进行性动脉血氧分压下降、闭合容量增加，以及年龄每增加 10 岁第 1 秒用力呼气量下降约 10%，这在老年关节炎患者更为严重。长时间髋关节骨折的老年患者肺泡氧分压（PAO_2）明显低于同龄的其他手术患者。这些患者的低氧可能反映年龄所引起的上述呼吸系统变化，可能来源于卧床引起的肺不张、积坠性肺炎，充血性心力衰竭导致的肺淤血、肺实变。

　　脊柱手术中，胸椎侧凸可引起胸腔狭小，从而引起胸壁顺应性下降和限制性肺疾病。Cobb 角大于 65°通常可引起肺容量显著下降。尽管运动耐量是反映脊柱弯曲程度对呼吸功能影响的一项重要指标，但是术前还应进行正规的肺功能检测。肺活量低于正常值的 40%，预计术后需要通气支持。动脉血气分析的主要异常为低氧血症，它是由于肺泡过度通气造成通气/血流比失调所致。慢性低氧血症可引起肺血管阻力升高，严重可导致肺源性心脏病。需行超声心动图检查以排除肺动脉高压和右心室肥大。肺动脉高压患者的心电图可出现右室肥大和右房增大的表现。

类风湿关节炎和强直性脊柱炎患者还经常存在困难气道的风险。在手术前应注意是否存在颈椎稳定性异常或颈椎活动受限等问题。成年类风湿性关节炎易造成寰枢关节不稳定，当类风湿病侵及 C_2 齿突外的滑膜囊时可累及韧带，导致寰枢关节半脱位。麻醉过程中需防止颈椎屈曲并保持颈椎的稳定性。强直性脊柱炎好发于男性，主要为骨连接处韧带骨化，进行性骨化常累及中轴骨的关节软骨和椎间隙，后期发展至强直。由于此类患者常存在脊柱骨折和颈椎不稳定的风险，术中合理摆放手术和插管时的体位保护尤为重要。采用表面麻醉下纤支镜气管插管，并在清醒状态下安放患者体位可有效防止并发症。预计气管插管困难的骨科患者类型（表 13-1）。

表 13-1 预计气管插管困难的骨科患者类型

诊断	困难原因
强直性脊柱炎	颈椎融合
青少年类风湿性关节炎	项椎强直
	下颚发育不全
成人类风湿性关节炎	多发畸形
	颈椎强直和不稳定
脊柱融合术后	颈椎强直和伸展受限
先天性颈椎畸形	
骨骺发育不全	
侏儒症（软骨发育不全）	活动受限
颈椎骨折	有四肢瘫痪的风险

三、神经系统评估

除了心肺并发症以外，意识模糊或谵妄是老年患者骨科手术后第三大最常见的并发症，因此术前应注重神经系统检查与评估，包括患者是否存在脑梗史、颈动脉粥样硬化斑块、椎动脉狭窄程度的判断。谵妄可导致住院时间延长、功能恢复不良，可发展成痴呆并导致死亡率升高。术后谵妄的主要危险因素包括高龄、酗酒、术前痴呆或认知功能损害、精神药物治疗以及伴有多种内科并发症。围术期可能诱发谵妄的因素包括低氧血症、低血压、高血容量、电解质紊乱、感染、睡眠剥夺、疼痛以及使用苯二氮䓬类药物和抗胆碱能药物。降低术后谵妄发生率的策略包括：早期判别危险因素以及易感人群和患病患者、保护定向功能、早期活动、充分镇痛、保持正常睡眠周期，以及避免使用精神治疗性药物。

四、骨科手术患者血栓栓塞风险评估

血栓栓塞性并发症仍是决定骨科手术后患者并发症发生率与死亡率的主要因素之一。全髋关节置换术（THA）、全膝关节置换术（TKA）以及髋部与骨盆骨折手术患者静脉血栓性栓塞的发生率最高，包括深静脉血栓（DVT）和肺栓塞（PE）。有症状的 PE 患者的死亡风险比单纯 DVT 患者高 18 倍。急性 DVT 和 PE 存活者的短期并发症包括住院时间延长、与 DVT 和 PE 治疗有关的出血性并发症、DVT 局部扩大及发生新的栓塞。远期并发症包括血栓后综合征、肺动脉高压和复发性 DVT。手术后发生 PE 的危险因素包括高龄、肥胖、既往有 PE 和 DVT 病史、癌症及长期卧床患者。

由于静脉血栓由纤维蛋白多聚体组成，因此 DVT 的预防和治疗应使用抗凝药物。DVT 和 PE 初始治疗推荐使用低分子量肝素（LMWH），其作用优于普通肝素（静脉或皮下给药）。应用 LMWHs 不需要监测凝血功能。虽然术前开始 DVT 预防性治疗可能更有效，但是手术出血的风险也增加。术后 6 小时开始使用 LMWH 对预防 DVT 有效，也不增加出血；术后 24 小时再延迟性使用 LMWH 则效果下降。尽管抗凝的理想疗程尚不明确，但是对于常规骨科手术患者和非高危患者，LMWH 的疗程应持续至少 10 小时。对于有 DVT 证据或较高危的患者，则应将预防性疗程延长至 28~35 天。华法林通常用于 DVT 的长期治疗，治疗期间应将国际标准化比率（INR）维持在 2.5。在美国，LMWH（依诺肝素）用法为每 12 小时给予 30mg；而在欧洲为每日给予 40mg。美国胸科医师学会指南不推荐单独使用阿司匹林来预防 THA、TKA 和髋骨骨折手术后的 DVT。但是新近研究认为，使用阿司匹林、充气加压和早期活动是 THA 和 TKA 术后预防 DVT 发生的有效措施。

围术期抗凝剂的使用对区域麻醉的应用有重要的影响，特别是椎管内麻醉时有导致硬膜外血肿的风险。美国区域麻醉学会已发表和更新了关于使用抗凝剂与区域麻醉的会议共识性推荐意见。全量抗凝剂的使用是区域麻醉的禁忌证。使用 LMWH 的情况下硬膜外血肿的风险显著增加，因此制订了以下推荐建议：①使用常规剂量 LMWH 后与施行椎管内阻滞的间隔时间之间应为 12 小时。②使用较大剂量 LMWH（依诺肝素 1mg/kg，每 12 小时一次）的患者，应将区域麻醉阻滞时间推迟至 24 小时后。③拔除硬膜外导管应在最后一次使用 LMWH 后至少 8~12 小时或在下次使用 LMWH 前 1~2 小时进行。阿司匹林和 NSAIDs 似乎并不会增加椎管内麻醉后硬膜外血肿的风险。美国区域麻醉学会还推荐对于使用华法林的患者，在实施椎管内麻醉前应检测凝血酶原时间和 INR；如果 INR 大于 1.5，则不应拔除硬膜外导管。

（王尚斌）

第二节　骨科手术面临的特殊问题

一、脂肪栓塞综合征

脂肪栓塞是骨骼创伤和股骨骨髓腔内器械操作后出现的并发症。脂肪栓塞综合征（fat embolism syndrome，FES）是机体对体循环中脂肪的生理性反应。脂肪栓塞和 FES 并非同义词。在几乎所有骨盆或股骨骨折的患者中都能检测出脂肪栓塞，但是 FES 的发病率低于 1%，一旦发生则死亡率很高，高达 10%~20%。FES 的临床表现包括呼吸系统、神经系统、血液系统和皮肤方面的症状与体征，表现为呼吸困难、烦躁、瘀斑三联征。其发病可呈渐发型，在 12~72 小时内逐渐出现；也可呈暴发型，导致急性呼吸窘迫和心搏骤停。Gurd 和 Wilson 在 1974 年提出了用于诊断 FES 的主要和次要标准，诊断 FES 至少需要符合任何一条主要标准和四条次要标准，同时有脂肪巨球蛋白血症的证据。瘀点性皮疹是 FES 的特征性体征，皮疹通常出现在结膜、口腔黏膜以及颈部与腋窝的皮肤褶皱处。全身麻醉时 FES 的临床征象包括呼气末二氧化碳（$ETCO_2$）降低、动脉血氧饱和度下降、肺动脉压增高等，心电图可能出现缺血性 ST 段改变及右心负荷过重。

FES 的病理生理机制尚不明了，但是可能与下述两个过程有关：脂肪与"骨髓残片"的栓塞，两者能机械性堵塞远端器官的毛细血管；诱发全身性炎症反应。大多数情况下，THA 期间的栓塞性事件在临床上并无危险，但是一些患者仍可进展到 FES。这种炎症反应包括炎症细胞的浸润、细胞因子的释放，在肺部造成肺内皮细胞损害并诱发急性呼吸窘迫综合征。

FES 的治疗以支持治疗为主，包括早期复苏并使病情稳定，以最大程度地降低低氧血症（提高吸氧浓度和持续正压通气等）、治疗低血压和降低远端器官灌注，减少所带来的应激反应。濒临发展为 FES 的危险患者应监测脉搏氧饱和度，在患者发展为呼吸衰竭前应进行气管插管和机械通气。尽管 10% 的 FES 患者可能需要机械通气，但是其中大多数患者的症状在 3~7 天内逐渐缓解。人们对皮质类固醇激素用于治疗 FES 进行了广泛的研究，许多研究认为有益，但是也有一些相悖的结果。

二、骨水泥反应

置入水泥型股骨假体时，骨水泥填充所引发的血压急剧下降可直接导致心搏骤停甚至猝死，而该并发症不发生于无须骨水泥填充的假体植入，因此该血压波动与骨水泥有直接相关性。骨水泥固定股骨假体可并发"骨水泥植入综合征"，表现为术中出现低血压、低氧血症、心搏骤停以及术后 FES。其机制可能是：①股骨髓腔内加压时骨髓碎片进入循环造成栓塞。②循环中甲基丙烯酸甲酯单体的毒性作用。③股骨髓腔钻孔扩大时细胞因子释放促使微栓子形成及肺血管收缩。犬静脉注射骨水泥单体可引起体循环低血压，但是无心肌抑制作用。最可能的解释是骨髓内碎片栓塞作用，因为应用经食管超声在右心能发现这种碎片，且有报道在置入股骨假体后心脏超声发现巨大栓子，因此认为血压骤降是由栓塞而非甲基丙烯酸甲酯单体的毒性作用所致。股骨扩髓腔、置入含骨水泥的材料以及髋关节复位时超声下均可见栓子，大栓子在右室流出道处形成阻塞，可引起右心衰竭和低血压心搏骤停，小栓子通过右心到达肺静脉，形成肺栓塞，造成肺动脉压增高。

这种并发症的危险因素包括施行翻修手术、植入长干股骨假体、病理性骨折后行 THA、原有肺动脉高压以及骨水泥用量大。这些患者应行动脉和中心静脉置管监测。低血压事件应该使用肾上腺素（4~50μg）来治疗。低氧血症可自股骨水泥假体置入即刻一直持续至术后第 5 天，主要的处理为吸氧、脉搏氧饱和度监测、适当镇痛、维持适量的液体负荷及利尿。通过高压脉搏动性冲洗股骨髓腔、假体植入前股骨钻侧孔减压能减轻一些血流动力学影响。

三、手术体位

骨科手术中患者的体位复杂多样，术中体位摆放不当会造成术中或术后出现各种问题。当手术部位高于心脏位置时可能发生空气栓塞，如坐位行颈椎或肩部手术、侧卧位行全髋关节置换术或俯卧位行腰椎手术等。虽然空气栓塞并不多见，但上述手术过程中如果出现顽固性循环障碍则应警惕空气栓塞的风险。

麻醉过程中可能发生关节牵拉和体位摆放不当，以致术后肩背部和四肢出现一系列非特异性的不适。对于患有风湿性关节炎、骨质疏松、成骨不全或肌挛缩症的患者，在摆放体位时尤其应谨慎，以防骨和韧带受损。类风湿患者术中体位十分重要，要竭力防止颈部过度屈曲，骨突出部位易于受压，可造成组织缺血甚至坏死，但也与手术时间较长或术中采用控制性降压相关。全身麻醉状态下安置患者体位尤其应该小心，可因过度活动引起术后神经麻痹性角膜炎、关节脱位或过度牵拉肌肉损伤等并发症。而俯卧位极易造成各种损失，还可通过各种机制导致失明。肢体摆放不当可引起不同程度的肢体牵拉损伤或压迫性神经麻痹。

四、止血带的问题

四肢手术使用止血带能使术野保持清晰，极大地方便手术操作。但止血带本身存在一些潜在问题，包括血流动力学改变、止血带疼痛、代谢改变、动脉血栓栓塞，甚至肺栓塞。

止血带充气 8 分钟内线粒体氧分压降至 0，继而出现无氧代谢。半小时到一小时后，细胞内迅速出现酸中毒，低氧和酸中毒导致肌红蛋白、细胞内酶和钾离子释放，组织细胞水肿。长时间充气（超过 2 小时）将会导致一过性肌肉功能障碍，并可引起永久性周围神经损伤甚至横纹肌溶解。随着时间的延长，肢体热量逐渐丧失并接近室温。止血带松开后出现肢体再灌注，大量代谢产物被冲洗出来，下肢止血带放气后 90 秒内，机体的核心温度降低 0.7℃，30~60 秒内静脉血氧饱和度下降 20%，$ETCO_2$、血清乳酸和钾离子水平通常会增加。

止血带充气时间过长（超过 2 小时）或充气压力过大，可损伤外周神经。止血带充气 30 分钟，神经传导停止，临床上需要每 90~120 分钟放松一次止血带，以防止术后出现神经功能障碍，或可使止血带压力低于 250mmHg，同时体循环收缩压维持于 90~100mmHg，以保持止血带压力与收缩压之间 150mmHg 左右的压差，足以维持驱血后肢体所需。

止血带充气后血流动力学表现出中心静脉压和动脉压轻度增高，放气后则出现中心静脉压和动脉压降低。但止血带充气后 45~60 分钟，全身麻醉患者还会产生全身性的高血压，但该现象的机制尚不清楚，可能肌肉或神经内细胞缺血达到一定临界值，通过加深麻醉降压通常不能奏效，需要血管活性药降压。但止血带松解 10~15 分钟后再充气可纠正这种高血压。

在椎管内麻醉下，下肢止血带充气 1 小时后远端肢体可出现边界模糊的疼痛或烧灼感，并且止血带疼痛会随着使用时间的延长而逐渐加重，静脉给予麻醉性镇痛药通常效果也不佳，但止血带松解 10~15 分钟后再充气可使疼痛缓解，并可纠正疼痛伴随的高血压，估计与细胞内酸中毒的纠正有关。

五、术中失血与血液保护

骨科手术常常伴随大量失血，手术中综合运用几种血液保护措施可减少异体血输注，包括术前采集自体血、控制性降压、术前使用红细胞生成素或血液稀释等技术。当出血量预计超过 1L 时，可在手术中使用血液回收技术。

有关全髋关节置换术中和术后的大量研究表明，控制性降压和区域麻醉能减少失血 30%~50%，平均动脉压降至 50mmHg 与降至 60mmHg 相比，虽总失血量并无显著差异，但能更有效减少术中血液丢失。老年患者（平均 72 岁）能耐受这种程度的低血压，而不出现认知功能、心脏和肾脏并发症。除了减少术中出血，控制性低血压麻醉通过减少股骨髓腔出血，可能促进水泥假体与骨的固定。控制性低血压麻醉已常用于青少年特发性脊柱侧凸矫正术中，以减少术中失血，但是在老年患者必须慎用。年轻健康患者可很好地耐受 50 ~ 60mmHg 的平均动脉压，而成年心血管疾病患者则需要较高的平均动脉压。此外，脊柱畸形矫正术中脊髓血流量可能对低灌注压非常敏感。通过有创监测、尿量 0.5 ~ 1mL/（kg·h）、定期血气分析寻找代谢性酸中毒的证据等方法能评估末梢器官灌注是否足够。另外，中心静脉血氧饱和度分析可作为评价患者氧利用的一项指标。

六、区域麻醉与全身麻醉的选择

区域麻醉技术很适用于许多骨科手术。区域麻醉是否优于全身麻醉的争论已持续几十年而仍无定论。但是，区域麻醉可以减少某些手术患者围术期重要并发症，如深静脉血栓形成（DVT）、肺栓塞、失血、呼吸系统并发症和死亡。另外，骨科手术后疼痛处理是一个重要问题，而采用区域麻醉镇痛技术进行术后疼痛处理的镇痛效果更佳。使用长效局麻药或留置导管行外周神经阻滞可达到完善的麻醉和术后镇痛效果。区域麻醉可提供超前镇痛。另外，骨科手术后的严重急性疼痛能发展成为慢性疼痛综合征，而积极的围术期镇痛可减少其发生。

如前所述，骨科手术患者常存在困难气道问题。骨科手术患者采用区域麻醉技术的另一优点是可能会减少术中失血量。1966 年以来，17 项有关 THA 手术患者的随机试验结果显示，与进行同样手术的全身麻醉相比，区域麻醉可减少出血量。硬膜外麻醉可降低静脉压（手术切口部位测得），这是决定手术出血量的重要因素。

（王尚斌）

第三节　骨科手术患者的围术期管理

一、下肢手术

1. 髋关节骨折　多数行髋关节手术的患者都年老体衰，除外个别股骨和骨盆骨折的患者是年轻患者，高龄患者尤其常见于髋关节骨折者，大于 60 岁的老人发生率为 1∶50。这种骨折后并发症发生率和病死率显著增高。初次住院死亡率为 10%，1 年病死率为 25% ~ 30%。该类患者围术期并发症发生率高与许多因素有关，包括心脏情况、肺部情况、DVT 和谵妄。术后常见意识模糊和谵妄，据报道老年患者髋部骨折修复术后的发生率为 50%，其与病死率增加有关。在许多患者中，脱水和电解质紊乱可诱发这种谵妄。一项研究显示，低钠血症的发生率为 4%，其与院内病死率增加 7 倍有关。

这些患者入院时常存在疼痛，处于严重应激状态，并可能表现出心肌缺血的症状和体征。尽管必须进行术前准备，但是延迟手术可能加重上述问题，并增加并发症的发生率。早期手术（12 小时内）可降低疼痛评分、缩短住院时间并减少围术期并发症。然而，与延迟手术相比，早期手术并不能提高患者的总体生存率。但是对病情稳定的髋部骨折患者而言，治疗目标仍应是早期手术，结合早期恢复活动、康复锻炼以及积极的医护处理。

髋部骨折的患者常存在脱水和贫血，因为骨折部位能积存大量渗出的血液。由于脱水患者血容量减少，其血细胞比容数值往往正常。麻醉和手术前应将血管内血容量恢复至正常。

髋关节骨折的失血量与骨折部位有关，转子下、转子间骨折>股骨颈基底骨折>经股骨颈骨折、头下骨折，因为关节囊发挥了类似止血带的作用，限制了出血。

THA 可以采用前路或侧路两种入路。麻醉医师必须注意这种体位下由于通气/血流失调可能影响氧合作用，尤其是肥胖和严重关节炎患者。另外，为防止下侧腋动脉和臂丛神经的过度压迫，必须在上胸部的下方放置保护垫或卷。

支配髋关节的神经有闭孔神经、臀上神经和臀下神经。THA 的区域麻醉最好方法是腰麻或硬膜外麻醉。尽管大多数研究提示，与全身麻醉相比，区域麻醉可降低术后并发症，尤其是 DVT、PE 以及肺部并发症，但是仍存在一些争议。当术后抗凝需要拔除硬膜外导管时，可采用腰椎旁神经阻滞进行术后镇痛。有关全髋关节置换术中和术后的大量研究表明，控制性降压和区域麻醉能减少失血 30% ~ 50%，除了减少术中出血，控制性低血压麻醉通过减少股骨髓腔出血，可能促进水泥假体与骨的固定。

数项研究报道，与全身麻醉相比，髋部骨折患者采用区域麻醉可改善预后。髋部骨折手术患者因 PE 而死亡的风险最高。一项股骨颈骨折修复手术患者的荟萃分析结果表明，全身麻醉患者 DVT 的发病率较区域麻醉患者几乎高 4 倍。采用 0.5% 等比重丁哌卡因的腰麻可为完成手术提供稳定的麻醉效果和足够的阻滞时间。由于大部分患者术后需要积极的抗凝治疗，因此通常不采用硬膜外麻醉和术后镇痛。术中使用静脉镇静时必须保证患者能维持足够的氧合。

2. 骨盆骨折　骨盆骨折通常是由躯干下部经受的严重创伤所引起，常伴有胸部（21%）、头部（16%）及肝脏与脾脏（8%）的损伤。骨盆骨折患者受伤 3 个月内的病死率接近 14%。骨盆骨折还能导致致命性腹膜后出血。低血压和腹围增加是实施急诊探查手术的指针。膀胱和尿道损伤也常与骨盆骨折有关；放置 Foley 尿管前通常应明确泌尿系统情况。由于患者发生 DVT 和 PE 的风险高，因此术前许多患者需要放置临时性下腔静脉滤网。

多数报道提示，骨盆骨折固定手术最好在受伤的第一个星期内进行，但是相关性损伤常常推迟该手术。医源性坐骨神经损伤是最常见的手术并发症（约 18%），因此许多创伤外科医师提倡在术中进行神经肌肉监测。大多数情况下，这些患者需要行动脉和中心静脉导管监测，并留置大口径静脉导管以便处理突发性术中出血。

3. 膝关节手术　随着人口的老龄化，膝关节置换术变得越来越常见。髋关节和膝关节成形术后主要不良事件的发生率为 6.4%；如前所述，最重要的危险因素是高龄。TKA 术后最常见并发症为心脏事件、肺栓塞、肺炎和呼吸衰竭以及感染。

支配膝关节的神经包括胫神经、腓总神经、闭孔神经后支和股神经。尽管在 TKA 患者能安全地实施全身麻醉，但是一项前瞻性病例对照研究发现全身麻醉和气管内插管是 TKA 术后非手术相关并发症的一项主要危险因素。区域麻醉中的椎管内麻醉（腰麻或硬膜外麻醉）或联合股神经与坐骨神经阻滞也适用于该手术。但是膝关节外翻畸形患者采用坐骨神经阻滞可能有特殊的问题，因为手术医师希望能尽早发现坐骨神经和腓神经麻痹。

TKA 术后疼痛严重，而数项研究显示采用区域镇痛处理这种疼痛可减少并发症，并改善预后。人们已应用单次注射法行股神经阻滞联合静脉和硬膜外患者自控镇痛来处理手术后疼痛，并能促进患者功能性恢复。当使用 LMWH 预防 DVT 时，则术后不能继续使用患者自控硬膜外镇痛，可用股神经置管持续阻滞的方法来代替。

TKA 术中在大腿部常规使用充气止血带，充气时间过长（大于 120 分钟），缺血和机械损伤的共同作用可造成神经损伤。腓神经麻痹作为一种 TKA 公认的并发症（发生率在 0.3%~10%），可能是由加压性缺血和手术牵拉联合作用所致，当需要长时间充气加压时，止血带放气 30 分钟可能减轻神经缺血。

4. 足部与踝部手术　坐骨神经和股神经联合阻滞的区域麻醉能满足膝关节以下不需要使用大腿止血带的所有手术的需要。股神经支配小腿内侧至内跟的区域；而膝关节以下的其他区域，包括足部，则由腓总神经和胫神经支配，后两者都是坐骨神经的分支。通常在腘窝水平进行坐骨神经阻滞，以确保阻滞胫神经与腓总神经。坐骨神经可借助神经刺激针引起足内翻作为运动反应或者通过超声定位来确定。当手术操作还涉及小腿内侧区域时，在紧贴膝下方小腿内侧能阻滞股神经（隐神经）。研究表明，通过单次术前注射或连续导管输注行腘窝坐骨神经阻滞也可减轻足部与踝部手术后的疼痛，并可减少麻醉性镇痛药的需求量。

足部完全麻醉通常需要阻滞 5 支终末神经：①支配足底感觉功能的胫后神经。②支配内踝的隐神经。③支配第 1、2 趾之间区域的腓深神经。④支配足背及第 2~5 趾的隐浅神经。⑤支配足外侧面和第 5 趾外侧的腓肠神经。在跗骨水平以 0.75% 的丁哌卡因行踝部阻滞，镇痛时间较长且效果较好。

二、上肢手术

通过在不同位点阻滞臂丛神经，直到阻滞臂丛神经束支分支的外周神经，能成功地实施从肩部到手的上肢手术。

目前有多种方法用于确定臂丛阻滞的最佳位置，包括寻找异感、运动神经刺激、超声引导定位以及血管周围浸润。采用长效局部麻醉药或连续导管输注技术实施上肢区域麻醉也能提供术后镇痛。

肌间沟阻滞相关的主要急性并发症和不良反应有呼吸抑制、血管内注射所致的惊厥和心搏骤停、气胸、硬膜外麻醉和蛛网膜下隙麻醉、霍纳综合征、声音嘶哑以及吞咽困难。所有行肌间沟阻滞的患者都伴有同侧膈神经阻滞，可导致半侧膈肌的轻度麻痹。由于单侧膈肌轻度麻痹可使肺功能下降 25%，因此严重呼吸系统疾病患者在无机械通气的情况下可能不能耐受肌间沟阻滞。有过对侧肺切除术病史或需行双侧手术的患者都是肌间沟阻滞的禁忌证。超声引导下锁骨上臂丛神经阻滞能提供有效的肩部麻醉，而无同侧膈神经轻度麻痹。

对于肘部至手部的手术，常采用经锁骨下入路或腋路阻滞臂丛。锁骨下臂丛神经阻滞可能是肘部手术的最佳方法。

三、脊柱手术

脊柱手术较为复杂，麻醉处理包含多个要点，如患者术前存在限制性通气功能障碍、颈部活动受限或不稳定、术中涉及体位摆放问题、术中出入量大、术中神经功能监测及术后镇痛等问题。

伴有气道异常的患者应注意气管插管时颈部的保护，并根据气道评估结果选用适合的插管工具。谨慎放置患者的体位是脊柱手术中麻醉医师和外科医师共同的重要职责。在麻醉诱导和气管插管后，患者转为侧卧位，应注意保持颈部的中立位。俯卧位时将患者头部转向一侧，但不应超出正常头部的活动范围，或将面部垫在软垫上，面部朝下。应注意避免角膜擦伤或压迫球状体引起视网膜缺血，鼻、耳、前额、颏部、女性胸部或男性生殖器等部位的压迫性坏死。

脊柱畸形矫正术通常伴随着大量失血。研究提示多种因素可影响失血量，包括手术技术、手术时间、融合椎体数量、麻醉药物、平均动脉压、血小板异常、稀释性凝血功能障碍和原发性纤维蛋白溶解。已应用数项技术来减少失血和控制异体输血，包括通过适当体位来降低腹内压、外科止血、控制性低血压麻醉、自体血回输、术中等容血液稀释、应用促进止血的药物、术前自体血液预存。

术后神经功能缺损是复杂性脊柱重建术最令人担心的并发症之一。术中唤醒的方法可用于确定脊髓功能的完整性。术中唤醒仅限于测试下肢大致的运动功能，且受麻醉药和患者认知功能完整性的影响，但应预防俯卧位患者活动时气管导管的意外脱出、深吸气时出现空气栓塞以及剧烈动作导致手术器械移位等并发症。多模式术中监测已经成为复杂性脊柱重建术的标准监测。这些监测包括体感诱发电位（somatosensory evoked potential，SSEP）、运动诱发电位（motor evoked potential，MEP）和肌电图监测。肌电图用于监测椎弓根螺钉安置和神经减压时可能出现神经根损伤。SSEP 用于评估脊髓后部——感觉部分。MEP 用于评估脊髓前部——运动部分的完整性。建议在 MEP 监测期间使用一个软牙垫以防止舌咬伤和牙齿损伤。

许多生理因素可削弱 SSEP 和 MEP 检测信号，包括低血压、低体温、低碳酸血症、低氧血症、贫血和麻醉药物。强效吸入麻醉剂呈剂量依赖性地降低信号振幅，并延长潜伏期。如果应用挥发性麻醉剂作为麻醉药，其浓度应保持在最低肺泡有效浓度的一半左右并在整个手术过程中保持不变，氧化亚氮可引起信号振幅降低，因此吸入麻醉对术中监测有一些影响。全凭静脉麻醉可成功用于 SSEP 和 MEP 监测，阿片类麻醉药物、咪达唑仑和氯胺酮对MEPs 影响最小，丙泊酚可抑制 MEPs，然而氯胺酮可减轻丙泊酚的这种抑制作用，MEP 监测期间不能使用肌松剂。

多节段脊柱应用器械融合术后的患者会感到十分疼痛。早期对此类患者多采用阿片类药物进行镇痛，但是由于阿片类药物的不良反应较多，现已推荐与其他药物联合使用的多模式镇痛。对于腰椎融合术患者，可在切口以上平面置入硬膜外导管，用于输注局麻药与阿片类药物的患者自控硬膜外镇痛。对于涉及更多脊柱平面的手术，已经证实术中鞘内注射吗啡能够提供可靠的术后镇痛效果。然而，NSAIDs 对脊柱融合可能有不良的影响。对阿片类药物耐受的患者，亚麻醉剂量的氯胺酮可减轻后路脊柱融合术后患者的疼痛。

（王尚斌）

第四节　麻醉和手术的要求

一、骨科麻醉的特点

（一）骨科手术可见任何年龄

小儿常见先天性疾病。随着生活质量的不断提高，骨关节病、骨折的老年人越来越多，且年龄也越来越大，并发心肺疾患的患者要做好术前准备。

（二）体位

骨科手术常需要俯卧位时，胸廓受压可造成通气障碍，腹压升高致静脉回流受阻、迫使静脉血逆流到脊椎静脉丛、导致硬膜外静脉充血、加重术中出血，增大了止血难度。因此俯卧位时，应取锁骨和髂骨作为支点，尽量使胸廓与手术台保持空隙，妥善保护眼球及生殖器。全身麻醉宜用扶助呼吸、控制呼吸时压力不宜过大，以免增加胸腔内压影响静脉回心血量而引起低血压。关节突起部还可能压迫外周神经引起神经麻痹应加预防。全身麻醉下变动体位时，要注意气管导管有无滑脱、变位或扭曲。更要注意血流动力学变化、防止心跳骤停意外。

（三）警惕脂肪栓塞及肺栓塞

骨科手术麻醉期间，应特别注意脂肪栓塞、肺栓塞等可能发生的严重并发症。长管状骨骨折和严重创伤的患者中脂肪栓塞的发生率为 $1\% \sim 5\%$，骨盆粉碎性骨折者的发生率可高达 $5\% \sim 10\%$，但小儿少见。脂肪栓塞可发生在骨折 12 小时以后及术中，也可在术后数天发生。主要临床表现为呼吸和中枢神经功能障碍，如呼吸困难、急促。多数患者会出现原因不明的低氧血症、意识不清、神志障碍直至昏迷。主要病理改变是毛细血管内皮细胞破坏使毛细血管渗透性增加，脂肪从骨髓释放后侵及肺和脑血管，使血浆中游离脂肪酸增加。游离脂肪酸以对肺泡 II 型细胞有毒性作用，释放血管活性物质如组胺、5-羟色胺，使肺毛细血管内膜破坏，肺间质水肿出血导致低氧血症。缺氧和脑水肿可出现中枢神经系统症状。严重创伤或长骨骨折后的患者出现原因不明的低氧血症、心动过速、发烧应考虑到脂肪栓塞的可能。治疗主要是防治低氧血症、保持循环功能稳定。呼吸机辅助呼吸、高压氧疗法、维持体液及离子平衡对其起着重要作用。

肺栓塞主要发生在全关节置换术后、发生率高达 3.5%。血栓主要来自下肢深静脉，多于术后发生，偶有麻醉期间发生。下肢骨折后因活动受限致静脉血郁滞，深静脉炎及创伤后的应激反应引起血液高凝状态，易形成静脉血栓。临床表现为剧烈胸痛、咳嗽、发烧。有的表现为血压和心率的突然改变，甚至突然死亡。动脉血气检查常有低氧血症，进而出现低 CO_2 血症，心电图表现为右心扩大、房颤心律。治疗主要是气管内插管扶助呼吸、氧疗法，应用正性肌力药改善心功能。

（四）控制出血

骨手术创面渗血较多，且又不易止血，失血量可达数千毫升以上，时间愈长出血愈多，如椎体切除术失血量可在 $5\,000 \sim 6\,000$ mL，脊索瘤手术失血量最多可达 $10\,000$ mL 左右，因此术前对此应有充分的准备，准备充足的血源。

四肢手术时常使用止血带以求得术野无血，目前常用气囊充气止血带，上肢止血带应放在中上 1/3 处，充气时间不应超过 1 小时；下肢止血带应放在尽量靠近腹股沟部位，充气时间不应超过 1.5 小时，若持续超过 2 小时可引起神经麻痹，因此上肢每 1 小时，下肢每 1.5 小时应松开止血带 $10 \sim 15$ 分钟，需要时可再充气，以免引起神经并发症。另外，驱血时血压上升，而松开止血带时由于驱血肢体血管床突然扩大及无氧代谢产物经静脉回流到心脏，抑制心肌收缩可出现血压下降，称"止血带休克"。此时应立即抬高肢体，静注缩血管药，待血压平稳后再缓慢松开止血带。还应注意缺血缺氧后再灌注诱发血栓素 A_2（thromboxane A_2，TXA_2）释放对肺的损害。

脊柱手术为减少出血可行控制性低血压，对于那些出血量极大，而非恶性肿瘤的手术，可利用红细胞回收器进行自体血回收，经处理后将洗涤红细胞输回。

手术过程中，至少开放二条以上的静脉通路，术中连续监测动脉血压、中心静脉压和尿量以指导输血输液。

二、麻醉选择

选择麻醉方法应根据手术部位、体位、时间长短、患者的状态、麻醉医师的技术水平、设备条件及外科医师或患者的特殊要求等，选择最熟练、最可靠的麻醉方法。

1. 脊柱手术常取俯卧位、侧卧位及头低位，腰椎间盘摘除术，腰椎管狭窄减压术可用硬膜外麻醉。颈椎、胸椎手术都是在全身麻醉下进行，颈椎骨折或脱位患者在意识清醒状态下、由于颈部肌肉痉挛强直的支持，病情比较稳定，一旦全身麻醉诱导使意识消失或使用肌松药失去颈部肌肉支持或移动体位，或使头后仰皆可因颈椎变位压迫脊髓而损伤延髓引起呼吸肌麻痹，甚至突然死亡。因此，宜采用局部黏膜表面麻醉、严禁头后仰情况下清醒气管插管。插管途径可经鼻或经口盲探插管，气管插管困难时，纤维喉镜可以发挥独特的作用。颈椎关节强直者气管插管方法也可参照上述方法，但可用镇静药使意识消失，以减少患者的紧张和痛苦，同时应注意舌后坠可使气道梗阻。有些手术因呼吸管理困难，如俯卧位手术、呼吸道异常等也应在气管内全麻下进行。减少术中出血，可行控制性降压或血液稀释。

2. 上肢手术常选用臂丛神经阻滞，下肢选用连续硬膜外麻醉或蛛网膜下隙阻滞，药物往往选用 0.5% 丁哌卡因或 0.75% 罗哌卡因。仅少数肩关节等手术或小儿不能配合者选用全身麻醉，其中髋关节置换术的患者多数并发类风湿性关节炎、髋关节强直或肌骨头坏死等疾病，因长期卧床，营养极差。老年人多有脊柱骨质增生和韧带钙化，硬膜外穿刺困难时可改用全身麻醉。闭合性复位手术，如关节脱臼或长管状骨闭合性骨折常做手法复位，有时在 X 线下进行，手术时间短暂，但要求无痛和良好的肌松。成人可用异丙酚 2mg/kg 复合芬太尼 50μg 缓慢静脉注射，既能使患者意识消失，又能保持自主呼吸，但要严防注射速度过快而引起呼吸抑制或停止，一旦出现应立即面罩加压供氧。术前应按全身麻醉准备。肩关节复位也可用肌间沟法臂丛麻醉。小儿可用氯胺酮 4~10mg/kg 肌内注射或 2mg/kg 静脉注入，使病儿意识消失又具止痛作用，术前应按全身麻醉准备、术中注意保持气道通畅。开放性整复手术一般只需中度的肌松即可，上肢整复时对肌肉松弛的要求不及下肢整复时严格、骨髓炎及其他骨科手术时则很少需肌肉松弛。

3. 脊髓损伤或压迫致截瘫或神经干损伤引起肌肉麻痹者，全身麻醉诱导应禁用琥珀胆碱，以免引起高血钾症而造成心律失常，甚至心跳骤停死亡。经测定麻痹侧静脉血中钾离子浓度明显高于正常侧。另外，废用性肌肉萎缩的患者用琥珀胆碱时血清钾上升虽不如前者明显，但还是选用非去极化肌松药为佳。

（赵志华）

第五节　骨科几种特殊手术的麻醉

一、颈椎手术的麻醉

颈椎间盘突出症常见于中年人，以神经根型最常见，其次为脊髓型。手术分前路、后路两种，以前路为主，当前路手术尚不足以解压时需加作后路手术。

颈前路手术的主要麻醉方法为颈神经浅丛麻醉，常用 0.375% 的丁哌卡因或罗哌卡因，且后者安全性大。术前应进行气管、食管推移训练。高位颈前路手术常选用气管内全身麻醉、仰卧甲状腺体位，插管时切勿使颈部向后方过伸，以防引起脊髓过伸性损伤。为方便术野，手术时需将气管、食管等拉向对侧，反复牵拉易引起气管黏膜、喉头水肿，等拔管后出现即时的或迟发的呼吸困难，此时因椎间植骨颈部制动而插管困难，严重者可危及生命。因此，可暂缓拔管，待度过喉水肿的高峰期后再拔管以确保安全。术中要注意监测血压、中心静脉压及尿量，及时补充血容量。

二、脊柱侧弯畸形手术的麻醉

脊柱畸形的矫形术是利用矫正杠撑开矫正侧弯。脊柱畸形患者因脊柱变形使胸廓、肺发育活动受限、胸肺顺应性降低，大部分患者表现为限制性通气功能障碍，也可有混合性通气功能障碍，麻醉及术中注意如下：

（一）术中脊髓功能的监测和麻醉

该手术治疗中最严重的并发症为截瘫，原因可是手术直接损伤或过度牵张脊髓。为了尽早发现手术对脊髓的损害，应对脊髓功能进行监测，主要有两种方法即躯体感觉皮质诱发电位（somatosensor cortical evoked potential 简称 SCEP）和唤醒试验。前者要求特殊的设备技术且影响因素较多，如低血压、低体温、麻醉药等。后者简便易行常用于临床，但它只是对脊髓前索的运动功能提供参考，而不能测试脊髓后索的感觉功能，并不适用一有严重心理问题或精神迟缓的患者，最理想的监测技术是对运动皮质的电磁刺激法。

手术多采用俯卧位，切口长、范围广、手术时间长，气管内全身麻醉常用。必须保证术中清醒试验顺利进行，麻醉不宜太深，一般认为氧化亚氮-氧-麻醉性镇痛药，中短效肌松药复合麻醉较适用，尽量少用吸入麻醉药。亦可用浅全身麻醉配合硬膜外麻醉，可以减少全麻药物的用量，保证患者不痛，患者安静。

（二）控制性低血压的应用

脊柱畸形矫正手术切口长，取髂骨融合剥离脊椎可达 10 个椎体以上，创伤大而出血多，为减少出血可行控制性低血压，在保证补足容量的情况下可将平均动脉压控制在 8kPa 左右，值得注意的是，有人从 SCEP 观察到脊髓功能对动脉血压变化非常敏感，在脊柱畸形矫正同时存在低血压能加重局部缺血，影响神经功能。因此降压应在脊柱侧弯矫正前停止，使血压维持至术前水平或稍高，以防脊髓缺血。

（三）呼吸功能的维持

脊柱畸形可使胸廓、肺发育、活动受限，胸肺顺应性降低，加之俯卧位，垫枕等因素使通气功能进一步恶化，所以术中应保证通气量充足、避免发生缺氧及二氧化碳蓄积，更为重要的是在手术结束后还要注意保持足够的通气量，防止因残余麻醉药物的影响使通气功能降低。

三、椎体切除术的麻醉

因肿瘤、骨折或退行性变使椎管容积变小，造成脊髓或马尾神经受压，出现程度不同的神经功能障碍等症状，严重者可出现截瘫，手术治疗需要切除椎体。手术常取侧卧头高位或俯卧位，对呼吸、循环影响很大。经胸行椎体切除，选用气管内全麻，术中注意心肺功能，手术创伤甚大、失血很多，切除椎体时为减少失血而结扎切断部位的动静脉，但不能完全控制椎体松质骨出血，尤其是椎管前静脉丛及切除椎体后壁时静脉窦破口的出血更难以控制，这时可行控制性降压减少出血，同时使用血液回收机，补足血容量。胸段椎体切除也可通过胸腔镜完成手术，此时要求双腔气管插管，术中单肺通气。另外要注意切除椎体时发生的神经反射，如窦神经等，有时会引起严重的低血压甚至心跳骤停，应提高警惕。

四、全髋关节置换术的麻醉

主要对象为老年人、术前常并发高血压、冠心病、肺心病、慢支等老年性疾患，机体代谢功能欠佳，对于手术及各种麻醉的耐受性均明显降低，全身麻醉则因老年人肺功能不全，术前并发肺气肿、慢性支气管炎等，术后长期卧床易发生呼吸系统及血栓等并发症，故硬膜外麻醉列为首选。以腰$_{2\sim3}$或腰$_{3\sim4}$间隙穿刺，在老年人局麻药要小剂量分次注射。对无法进行硬膜外穿刺并且肺功能差的患者选择全身麻醉。术中应严格控制麻醉平面，及早扩容。术中使用骨水泥对血流动力学影响甚大，可出现严重的低血压甚至心跳骤停，所在应注意以下几点：①将骨水泥充分混匀，凝成"面团"时置入以减少单体或其他附加成分的吸收。②髓腔应扩大到假体能用手加压插入，避免猛力捶击。③置入骨水泥前要补足血容量，必要时可在中心静脉压和心功能监测下超量补充。④填入骨水泥前吸入高浓度氧，以提高吸入气的氧分压。⑤维持麻醉平稳，要保持循环、呼吸系统相对稳定。该手术失血量很大，尤其当修整髋臼、扩大髓腔时出血速度较快、失血量较大，应注意及时给予补充。

五、股骨颈骨折的麻醉

多发生在老年人，手术治疗复位内固定有利于早期活动，避免了因长期卧床而引起的并发症，如肺部感染，血栓形成等。硬膜外麻醉可改善下肢血流，阻断因创伤引起的应激反应而改善血液高凝状态，从而减少深静脉血栓的发生率。老年人各项生理功能均减退，心血管和呼吸的储备功能降低，全身麻醉后易发生低氧血症，肺部的并发症也多，故不为首选。术中将阻滞平面控制在T_{10}以下，保持通气充足，避免低氧血症。由于创伤引起的应激反应可使血液的流变性改变引起高凝状态，所以必要时应监测血细胞比容，进行适当的血液稀释、降低血液黏稠度，防止形成血栓。

六、关节镜手术的麻醉

关节镜手术需无痛和良好的肌松，这样便于下肢内收、外展、屈曲等位置变换，腰段连续硬膜外麻醉联合腰麻（腰$_{2\sim3}$）能充分阻滞腰骶神经、肌肉松弛使关节腔开大，利于窥测关节病变和手术操作。

（赵志华）

第六节　骨科不同种类微创手术麻醉后处理

一、肩部和四肢微创骨科手术后的麻醉处理

如果是短小的微创手术或局部麻醉处理，一般麻醉后无须特殊处理。

如果采用椎管内麻醉，那么当局麻药的作用消除后，一般除了术后头痛、尿潴留、腰

痛、背痛等，应该没有什么特殊情况。若有出现，对症处理完全可以解决。在术后管理过程中对于患者的一些主观感受，如下肢的酸麻或一些穿刺有关的不适应给予恰当的关心。

由于全球的老龄化趋势，接受微创手术的患者越来越老而且多病，术后须特别重视患者的安全和舒适方面的因素，如始终存在对禁食、术后的恶心和呕吐等的顾虑。安全和舒适与术后良好的镇痛治疗一样重要。术中采用或主要采用部位麻醉的优势在术后可更好地体现出来。因为镇痛作用是由局麻药提供的。骨科的四肢及肩部的微创手术采用部位麻醉尤其是PNB，其优势比其他临床手术的更大。

1946年Ansbro阐述了连续神经阻滞的技术，以进行臂神经丛的术后镇痛，但只是到了20世纪年代中期，由于局麻药和适当导管材料的发展才导致导管技术在各种外周神经阻滞的应用增加。

临床上已经确立的导管技术是那些在脊髓近旁进行的操作。PNB导管与其相比，居于相当次要的地位。一项由Lehmann指导的、基于导管运用的术后镇痛调查发现：腰、胸硬膜外导管和蛛网膜下隙导管的使用率是85%，神经丛导管的是11.5%，其他一些操作像肋间、胸膜间导管和股神经导管在所有的病例中的使用率只有3.5%。

使患者、术者和麻醉医师高度地接受区域麻醉操作的先决条件是理想的无痛穿刺、定位神经耗时少、成功率高、PNB提供良好的手术条件（运动阻滞）、长效的术后镇痛、不良反应低、并发症罕见且易于控制。

术后如果有可供使用的PNB导管，那么麻醉者、术者与康复医师一起，可以为患者制定出完全可被其接受的术后锻炼方案。

如果采用以1%利多卡因为主的复合用药（复合罗哌卡因）方案，一般术毕3~4小时患者可以控制其肢体。麻醉着和康复医师会诊后，结合术者的意见，即可调整局麻药给药速度和剂量，在无痛情况下增加患者的安全和舒适度。

准确放置外周神经阻滞的导管的操作同单次法操作，只是需从导引器留置PNB导管。所有的方法中，导管装有一个连接器和一个滤菌器，用绷带条固定，并覆以消毒纱布。在接上过滤器之前，应予回抽，以排除导管置入血管的可能。

术后镇痛，可常规使用0.2%罗哌卡因，给予方式通常是连续地输注（4~16mL/h）。也可顿挫性推注（0.2%罗哌卡因10~20mL），间隔时间约为6~8小时。决定使用某种剂量取决于该骨科中心的技术要求。局麻药连续输注的好处在于减轻了麻醉人员工作量、普通病区内的护理人员可以独立地在医嘱范围内调节剂量。0.2%罗哌卡因引起的运动神经阻滞少见。

PNB导管的禁忌证则为：穿刺部位感染；潜在的菌血症，全身感染；患者拒绝。并发症则为导管脱出；穿刺部位的伤口感染；导管断裂、打结或套成环（罕见）；毒性反应（罕见）。

大多数的PNB导管在手术过程中留置。术后，患者首先在苏醒室内接受监护。可根据以下7个方面：意识的清醒程度、身体的活动度、血流动力学的稳定度、氧合情况、术后疼痛的控制度、恶心呕吐的出现情况和呼吸系统的稳定度进行综合测评（0~2分级评分），如果患者得分至少在12分以上，没有一项的得分为零分，他（她）可以直接离开手术室，回到普通病房。

直到患者要转到普通病区时，才使用局麻药来达到镇痛所需阻滞程度。

应当给每个接受导管治疗的患者都建立一份病案。病案中包括患者个人资料；导管的类型；定位神经成功时针需要穿入的深度和导管放置的日期。应该将每一位带着镇痛导管离开苏醒室的患者资料输入已建立好的导管资料数据库，做到能够在任何时刻查看所有镇痛导管患者的当前明细记录。

最好每天进行 2~3 次的疼痛查房，用视觉模拟评分检查镇痛效果，看看患者的满意度，是否需要继续疼痛治疗，检查一下麻醉区域的运动和感觉反应及有无出现不良反应。每天对置管部位进行触诊检查，每两天在更换敷料时检查穿刺部位，以期早期发现炎性并发症。

穿刺部位出现任何一种感染征象或停药后患者也无痛感，予以撤除导管。导管法镇痛的好处：术中阻滞的延续；有效的术后镇痛，也适合锻炼治疗；和阿片镇痛相比，没有呼吸抑制、恶心、警觉保留、镇痛的质量更佳；和蛛网膜下腔神经阻滞/硬膜外镇痛相比，没有排尿问题、没有蛛网膜下腔神经阻滞后头痛、没有麻药弥散平面高所致的心血管反应；患者可以活动。其缺点是：和传统的疼痛治疗相比，仪器和药物方面的费用大；取决于手术治疗团队的组成，病区内可能需要添加额外的人员。

二、脊柱微创手术后麻醉处理

（一）麻醉后拔管

术后一般即可按照拔管指征将气管插管常规拔出。但当术后有气道水肿的危险并有再次插管的可能时，可适当延迟拔管时间，如 12~24 小时。

患者有肺部疾患同时伴有肺功能低下者，术毕有辅助呼吸可能。此类患者拔管时除了须保证生命体征稳定外，希望肺活量超过 10mL/kg，吸入力量超过 $20cmH_2O$。

（二）术后麻醉苏醒室（PACU）阶段

麻醉医师应对患者术中脊髓损伤的可能高度警惕，而患者的反应程度的大小与术中脊髓损伤的危险成反比。麻醉医师应掌握好患者的 PACU 逗留指征，如果患者需直接送 ICU，不应进入 PACU。离开 PACU 的患者需能够自行呼唤别人的帮助，能够控制自己的肢体，生命体征稳定且正常，体温正常，且疼痛得到有效控制。患者再转运到 ICU 或普通病房前，麻醉者应再次对患者进行评估，以便及早发现问题。

（三）术后的疼痛治疗

程度适当的术后镇痛可帮助患者早期活动，积极配合治疗并降低并发症。

理想的术后镇痛为维持最低有效浓度（MEC）即保持患者有足够镇痛作用的药物浓度，以使患者舒适。静脉 PCA 技术目前已较为成熟，也拥有丰富的临床使用经验。静脉 PCA 一般有电子泵和机械镇痛泵两种。麻醉者可根据患者的病情和术中情况予以设计和不同配伍，往往设定一个基础给药量和在锁定时间范围内自我给药次数或背景输注剂量，以保证治疗浓度的按照患者自己的需要而维持相对稳定。

胸段、腰段的手术患者经椎管内给予镇痛药成功率较高。通过椎管内途径给药也有许多不同的方法。大家可参考有关疼痛治疗学的相关章节。

我们认为虽然椎管内途径有许多优点，但是毕竟是一次有创的操作。患者已经接受了一次微创的骨科操作，情感上可能不再愿意接受椎管内操作。虽然脊柱手术可以做到一定程度的微创，但毕竟也可以有一系列的相关问题。虽然为了提高脊柱手术后硬膜外镇痛管理的安全性，镇痛间隙可以高于手术切口头端 1~2 个椎体，但手术操作可能会破坏正常的椎旁间隙，所给药液可以渗漏入其他的结构中而造成不良反应或效果不佳。

由于硬膜外操作又是在手术切口附近进行，也是在脊柱走向上进行的操作，术后如果出现什么问题可能鉴别困难，又容易被术者推诿责任，所以静脉 PCA 应该是一种比较稳妥的选择。

（四）麻醉后随访

坚持术后 24 小时内对患者再次评估，通常可以发现许多意想不到的情况，及时地记录麻醉并发症和继发症状，对于提高麻醉质量有莫大的帮助。

三、术中相关意外情况的典型病例

骨科微创外科手术麻醉中，危险和意外情况时有发生，为了保证手术患者的生命安全，应及时掌握术中患者生命体征的各项信息，正确诊断和处理术中出现的险情。以下介绍骨科微创外科手术麻醉中相关意外情况和危险性的典型病例。

病例：女性，61 岁，体重 58kg，身高 159cm。胸背部疼痛伴跛行 1 个月入院，诊断 T_6 陈旧性压缩性骨折，神经根受压，ASA II 级，拟在全身麻醉胸腔镜下行 T_6 椎体成形术。常规术前准备，术前 30 分钟，肌内注射苯巴比妥钠 0.1g、阿托品 0.5mg。以咪达唑仑 2mg，依托咪酯 10mg，芬太尼 0.25mg，罗库溴铵 50mg 快速诱导，经口明视顺利插入 37F 左侧 Robertshaw 双腔气管导管，以麻醉机行机械通气，患者右侧卧位单肺通气时显示左右肺分隔良好。术中 CO_2 人工气胸，压力维持在 16~18cmH_2O 水平，调整呼吸参数使 $P_{ET}CO_2$ 维持在 38~40mmHg 范围。胸腔镜明视下穿刺器置入 T_6 椎体，注入骨水泥 7mL，5 分钟后，患者面色潮红，血压 60/40mmHg，心率 148 次/分，SaO_2 90%，气道峰值压力升高，立即分次给予麻黄碱 30mg，多巴胺 15mg，血压缓慢上升到 75/43mmHg，心率 66~70 次/分。随之患者颜面潮红加重，眼睑水肿，手臂及前胸出现大片荨麻疹，诊断为骨水泥一过敏性休克。立即改行双肺通气，并同时分次静脉注射肾上腺素 200μg、地塞米松 20mg、异丙嗪 25mg、10% 葡萄糖酸钙 10mL、碳酸氢钠 250mL、输注万汶及平衡液各 500mL，继续抗过敏、抗休克等综合治疗，调节肺通气相关参数，患者生命体征逐渐恢复正常。休克期间送检血气的结果为 pH 7.1、PaO_2 57mmHg、$PaCO_2$ 57mmHg。2 小时后患者清醒送 PACU 继续观察治疗，潮气量和肌张力完全恢复后，拔除气管导管，4 小时后安返病房，1 周后患者出院。

病例分析：患者胸背部疼痛跛行加剧 1 个月，T_6 压缩性骨折，已出现极为明显的神经根受压症状，有行椎体成形术的指征。在术中双腔支气管插管单肺通气，CO_2 人工气胸后 $P_{ET}CO_2$ 维持在正常范围。在胸腔镜下穿刺器置入 T_6 椎体注入骨水泥时，出现骨水泥一过敏性休克。通过此病例提醒临床医师在椎体成形术注入骨水泥时须密切注意血压和心电图的变化应注意：

（1）填充骨黏合剂前收缩压需维持在 90mmHg 以上，必要时用升压药。

（2）避免低血容量。

（3）严密观察患者。

（4）吸入纯氧。

（5）为预防血压突然下降，可静脉缓慢滴注多巴胺，维持血压平稳，出现心动过缓时，分次静注阿托品。

（6）要注意异常情况的出现（如过敏性休克、肺栓塞），应当积极采取相应的措施，改进微创外科技术，同时加强监测，以减少意外情况及并发症的发生。

（赵志华）

第十四章

产科麻醉

第一节　孕妇妊娠期生理改变

妊娠期孕妇的生理发生了显著改变，随着妊娠时间的推移，这些改变更加显著，特别是高危产妇，这些生理改变会对麻醉产生影响。作为麻醉医师，除了要掌握麻醉方面的专业知识和技能外，还应该掌握孕妇妊娠期的生理改变、病理产科以及麻醉方法和药物对母体、胎儿的影响等方面的知识，尽最大所能保障母婴的安全。

妊娠期全过程从未次月经第一日开始计算，平均 280 天，即 40 周。临床上分为三个时期：13 周末之前称为早期妊娠，第 14～27 周末称为中期妊娠，第 28～40 周末称为晚期妊娠。

分娩全过程是从开始出现规律宫缩至胎儿胎盘娩出为止，简称总产程。第一产程又称宫颈扩张期，是指从开始出现间歇性 5～6 分钟的规律宫缩，到宫口开全的一段时间。初产妇需 11～12 小时；经产妇需 6～8 小时。第二产程又称胎儿娩出期，是指从宫口开全到胎儿娩出的这段时间。初产妇需 1～2 小时；经产妇通常数分钟即可完成，但也有长达 1 小时者。第三产程又称胎盘娩出期，是指从胎儿娩出到胎盘娩出的时间，通常需 5～15 分钟，不超过 30 分钟。

一、循环系统

妊娠期间，由于新陈代谢负担增加、循环血量增加及内分泌的改变，使得母体在血容量、血流动力学及心脏方面都发生较大变化，以适应胎儿生长发育及分娩的需要。

（一）心脏改变

妊娠期间心电图发生典型改变。从妊娠第 8～10 周开始，心率逐渐加快，34～36 周时达高峰，以后逐渐下降。单胎妊娠心率一般可增加 10～15 次/分，心脏容量可增加 10% 左右。妊娠后期心电图检查有电轴左偏，这与心脏沿长轴旋转有关。有些孕妇在 Ⅲ 导联出现 Q 波和 T 波倒置，Q 波在深吸气后可减小，T 波在深吸气后倒置减轻或转为直立。AVF 导联一般无 Q 波。上述心电图改变均可于产后消失。另外，妊娠期还可能出现房性或室性期前收缩等心律失常表现。

妊娠期高动力性循环使心音加强，肺动脉瓣区和心尖区出现 2～3 级收缩期吹风样杂音。有时因肺动脉生理性扩张，在肺动脉瓣区可出现吹风样舒张期杂音，酷似肺动脉瓣关闭不全的杂音，但产后即消失。妊娠后期，因子宫增大，横膈上升，可使心脏向左前方移位，大血管轻度扭曲，心尖部可产生收缩期杂音及肺动脉瓣第二心音亢进，但心电图正常。

（二）妊娠期血流动力学改变

妊娠期间心排血量有所增加，开始于妊娠第 5 周，并于妊娠早期末增加 35%~40%。在妊娠中期，心排血量继续增加直至接近比非妊娠妇女心排血量大 50% 的水平。妊娠晚期，心排血量维持此水平不变。

心排血量取决于心率和每搏量。心排血量最初的变化可归因于妊娠第 4~5 周心率的加快。至妊娠早期末心率加快可高于基线 15%~25%，并且在妊娠后期基本维持此水平。每搏量于妊娠的第 5~8 周可增加约 20%，而到了妊娠中期末可增加 25%~30%，并且保持此水平直至分娩。每搏量的增加与雌激素升高有关。因为妊娠期间孕酮和雌二醇可引起血管平滑肌松弛以致血管扩张，外周血管阻力下降约 20%。外周血管阻力的下降可使收缩压和舒张压下降，心率和心脏每搏量反射性地升高，从而导致心排血量的增加。

妊娠期间，左室舒张末容量增加，而收缩末容量保持不变，从而导致射血分数增大。妊娠期间的中心静脉压、肺动脉舒张压和肺毛细血管楔压都在非孕时的正常值范围内。

怀孕期间心排血量的增加可导致子宫、肾脏以及四肢的灌注增加。流向脑部和肝脏的血流无变化。足月妊娠时孕妇皮肤血流量接近非妊娠水平的 3~4 倍，导致皮肤温度升高。肾脏血浆流量于妊娠 16~26 周增加 80%，但在足月妊娠时降至高于非妊娠水平的 50%。

（三）分娩期和产褥期血流动力学改变

与分娩前的心排血量相比，第一产程初期的心排血量增加约 10%，第一产程末约增加 25%，第二产程增加约 40%。子宫收缩期间，约 300~500mL 血液可从绒毛间隙流入中心循环（相当于自体输血）；子宫内压力增加迫使血液从绒毛间隙流向相对畅通的卵巢静脉流出系统。产后由于腔静脉受压解除、下肢静脉压减小和孕妇血管容量下降的共同作用使心排血量增加。心排血量在产后 24 小时下降至分娩前水平，在产后 12~24 周恢复到孕前水平。分娩结束后心率迅速下降，并在产后两周时恢复到孕前心率水平，而在之后的几个月内心率较孕前水平稍低。

（四）血压改变

体位、孕龄以及产次均可影响孕妇的血压测量值。坐位时血压高于卧位。侧卧位时，70% 的孕妇血压测量值可下降 10%，8% 的孕妇血压可下降 30%~50%。仰卧位时可出现仰卧位低血压综合征，但改变体位后好转。舒张压比收缩压下降程度更大，舒张压早在妊娠中期时即可下降近 20%。

血压的改变与全身血管阻力的改变是一致的。全身血管阻力在妊娠早期时下降，于妊娠 20 周时降至最低点（下降 35%），而在妊娠后期升高。全身血管阻力的下降，是由低阻力血管床（绒毛间隙）的发育以及前列腺素、雌二醇和孕酮作用所致的血管扩张引起的。

妊娠期间上肢静脉压无改变，下肢静脉压于妊娠后期升高，在卧位和坐位时更加明显，可由 0.98kPa（10cmH$_2$O）增加到 2~3kPa（20~30cmH$_2$O）。下肢静脉压升高的主要原因是由于机械性压迫所致，这里包括增大的子宫在骨盆入口上方压迫下腔静脉，以及胎头在骨盆侧壁处压迫髂静脉。故在进行中心静脉压测量时应从上腔静脉测量，以避免因增大的子宫压迫而导致下腔静脉测量值偏高。

二、血液系统

（一）血容量变化

自妊娠第 6 周起，母体血容量开始增多，孕 32~34 周时达高峰，约增加 40%~45%，妊娠 34 周后，血浆容量基本稳定或稍有减少。妊娠末期，孕妇循环血容量大部分用于妊娠子宫的血液灌注。胎儿和母体产生的激素可使孕期血浆容量升高。另外，在血管紧张度下降情况下，血浆容量的增加是维持适当血压的一种生理反应。雌激素可升高肾素活性，从而通过肾素-血管紧张素-醛固酮系统增加钠的吸收和水的潴留。其机制可能是由于胎儿肾上腺产生了雌激素的前体脱氢表雄酮。孕酮也能增加醛固酮的分泌。这些改变导致血浆中肾素活性和醛固酮水平生明显升高，同时也使钠潴留和身体水分总量显著升高。分娩前应适当控制液体的输入量，否则可能会增加水、钠潴留，增加心脏负担，不利于产后恢复。

自孕 6~8 周母体血容量开始增加，孕 32~34 周时达高峰，约增加 40%~45%，平均增加 1 450mL。其中血浆增加约 1 000mL，因血浆增加多于红细胞增加，血液相对稀释。

（二）红细胞

血细胞比容降至 31%~34%，血小板减少 10%~20%，这是因为血浆的增长速度要明显高于红细胞及血小板，导致相对性的贫血。孕妇储备铁约 500mg，为适应红细胞增生及胎儿成长和孕妇各器官生理变化的需要，容易缺铁。

（三）白细胞

从妊娠 7 周起开始增加，至妊娠 30w 时达高峰，主要为中性粒细胞增多，淋巴细胞增多不明显，而单核细胞和嗜酸性细胞几乎无改变。

（四）血浆蛋白

妊娠初期血浆白蛋白浓度从 4.5g/dl 下降至 3.9g/dl，而到足月时下降为 3.3g/dl。妊娠初期球蛋白下降 10%，之后的整个妊娠期均呈上升趋势，直至足月时，球蛋白较孕前水平升高 10%。妊娠期间白蛋白/球蛋白比值（白/球比）从 1.4 下降至 0.9，血浆总蛋白浓度约从 7.8g/dl 下降至 7.0g/dl。妊娠期间母体胶体渗透压减小近 5mmHg。妊娠初期血浆胆碱酯酶浓度下降约 25%并保持此水平直至妊娠末期。

（五）凝血功能

妊娠期血小板的更新、聚集以及纤维蛋白溶解增强。因此，妊娠时血管内凝血加快，但属于代偿状态。

妊娠期间凝血因子亦发生改变（表14-1）。大多数凝血因子浓度的升高、凝血酶原时间和部分凝血活酶时间的缩短、纤维蛋白肽 A 浓度的增加以及抗凝血酶Ⅲ浓度的降低，均提示凝血系统的激活。血栓弹力图的改变也提示妊娠处于高凝状态。

表 14-1 足月妊娠时凝血和纤溶参数

浓度升高的因子：
  Ⅰ因子（纤维蛋白原）、Ⅶ因子（转变加速因子）、Ⅷ因子
  （抗血友病因子）、Ⅸ因子（抗血友病因子 B）、Ⅹ因子
  （Stuart～Prower 因子）、Ⅻ因子（Hageman 因子）
浓度不变的因子：
  Ⅱ因子（凝血酶原因子）、Ⅴ因子（促凝血球蛋白原）
浓度下降的因子：
  Ⅺ因子（凝血酶原激酶前身物）、ⅩⅢ因子（纤维蛋白稳定因子）
其他参数：
  凝血酶原时间：缩短 20%
  部分凝血活酶时间：缩短 20%
  血栓弹力图：高凝状态
  纤维蛋白肽 A 浓度：升高
  抗凝血酶Ⅲ浓度：降低
  血小板计数：不变或减少
  出血时间：不变
  纤维蛋白降解物浓度：升高
  纤溶酶原浓度：升高

　　妊娠期血浆纤维蛋白原比非孕期增加约 50%～75%，孕末期可达 400～500mg/dl。红细胞表面负电荷改变，红细胞沉降率加快。妊娠期纤维蛋白溶酶增加，优球蛋白溶解时间延长，表明纤溶活性降低，分娩后纤溶活性迅速增高。

　　从分娩开始的产后第一天内，血小板计数、纤维蛋白原、Ⅷ因子和纤溶酶原迅速下降，同时抗纤维蛋白溶解活性增加。产后第一天凝血时间仍然缩短，血栓弹力图仍然为高凝状态。产后 3～5 天，纤维蛋白原浓度和血小板计数升高，这些改变可以解释为何产褥期血栓并发症高发。产后两周后，凝血功能恢复到怀孕前状态。

三、呼吸系统

　　妊娠早期已出现肋膈角增宽，肋骨向外扩展，使胸腔前后径及横径各增加 2cm，胸周径增加 5～7cm。妊娠后期子宫增大，腹压增高，使横膈抬高约 4cm，但胸腔总体积无缩小。

　　从妊娠早期开始，喉黏膜、鼻黏膜和口咽黏膜毛细血管就开始充血，并且在整个妊娠期间充血加剧。孕妇出现呼吸浅快可能是因为鼻充血。

　　妊娠 12～38 周的孕妇 Mallampati 分级为Ⅳ级的比例升高 34%。呼吸道的血管充血可导致口腔、鼻咽、喉部及气管黏膜的水肿。呼吸道水肿可致困难插管，且黏膜较易破损。有上呼吸道感染、先兆子痫、输液过多、妊高征以及在第二产程时用力分娩的孕妇，其呼吸道水肿更为明显。

　　怀孕期间，孕妇肺功能最明显的变化是功能残气量（functional residual capaclty，FRC）的变化。在妊娠期间，FRC 减少了 20% 左右。这主要是由于子宫增大导致膈肌上抬所致。FRC 的减少使孕妇氧的储存能力明显减少。潮气量（VT）增加 40%，分钟通气量增加 50%。通气量增多使孕妇动脉 $PaCO_2$ 减低 15% 左右，HCO_3^- 减少 15% 左右，动脉血氧分压

（PaO_2）轻度增高，氧合血红蛋白离解曲线右移，这有利于氧在组织中的释放。

孕妇氧耗增加约 20%~50%。储氧能力的减少和氧耗的增加使孕妇更容易发生缺氧。在分娩期间，特别是第一和第二产程，由于疼痛难忍，孕妇的分钟通气量和氧耗量骤增，比非妊娠妇女增高约 300%，导致孕妇出现低二氧化碳血症（$PaCO_2$ 降至 20mmHg 或更低），pH 值升高（pH7.55）。呼吸性碱中毒可使血管收缩，影响胎儿血供。另外，在宫缩的间歇期，由于疼痛缓解，血中低 $PaCO_2$ 可使孕妇呼吸减弱，可导致低氧，对孕妇和胎儿不利。

四、消化系统

（一）解剖学改变

随着妊娠进展，胃肠道受增大子宫的推挤，使盲肠、阑尾移向腹腔的外上方；妊娠后期子宫压迫直肠，可加重便秘，并可因静脉血流淤滞而出现痔疮；至妊娠晚期，胃向左上方膈肌顶部推移，并且胃的轴线较其正常的水平位向右旋转近 45 度，形成程度不等的水平位。由于胃肠道解剖位置的改变，使急腹症的体征发生变异，易导致临床诊断上的困惑。胃的位置改变使得大多数孕妇的腹段食管移位至胸腔。这就导致可防止胃内容物反流的食管下段高压区（LEHPZ）压力降低，同时孕酮也可使 LEHPZ 松弛。约 30%~50% 的女性在妊娠期间出现胃食管反流症状。

（二）胃肠动力改变

整个妊娠期间液体和固体的胃排空并无改变。妊娠期间食管蠕动和小肠运输减慢。这些胃肠动力的改变与胎盘分泌大量孕酮引起全身平滑肌普遍松弛有关。这种抑制效应也可能是妊娠期间孕酮使血浆胃动素浓度下降而产生的间接作用。此外，分娩时的疼痛、焦虑也会明显影响胃的排空能力。分娩孕妇进食后 8~24 小时行超声检查，发现 41% 的孕妇胃内还存留固体食物，而非妊娠妇女进食后 4 小时胃内就找不到固体食物。另外，妊娠妇女的胃内压增加，而食管下段高压区压力降低。所有这些都增加了发生反流、误吸的危险性。

（三）胃酸分泌

在怀孕期间，由于胎盘分泌的促胃酸激素的水平升高，孕妇胃酸的分泌增加。

五、内分泌和代谢系统

（一）垂体

妊娠期垂体的体积和重量均增加，体积约比妊娠前增加 20%~40%，重量几乎增一倍。垂体前叶增大 1~2 倍，分泌垂体泌乳素的嗜酸细胞增多、增大，形成所谓的"妊娠细胞"。这种生理性增大可能导致头痛，也可压迫视神经交叉而致双颞侧偏盲，产后 10 天左右随着垂体的缩小而恢复。

垂体的这种改变增加了垂体前叶对出血的敏感性。因此，产后出血性休克常使垂体前叶供血不足或形成血栓，造成增生、肥大的垂体前叶发生坏死，而出现席汉综合征（Sheehan's syndrome）。垂体后叶的血液供应直接来自动脉，它不受低血压的影响。临床麻醉时应避免较长时间的低血压，必要时应及时使用升压药，以避免给产妇带来不可逆转的后遗症。

（二）甲状腺

妊娠期间由于甲状腺滤泡和血管增生使得甲状腺增大 50%~70%，造成甲状腺 1、2 度肿大者占 30%~40%。受大量雌激素影响，肝脏产生的甲状腺素结合球蛋白增加，可导致妊娠初期三碘甲状腺原氨酸（T_3）和甲状腺素（T_4）浓度升高 50%，并且持续整个妊娠期。妊娠期血浆总 T_3 和 T_4 的浓度虽然升高，但游离 T_3（FT_3）和游离 T_4（FT_4）的血浆浓度却基本保持在正常范围之内，甚至有轻度下降。故孕妇通常无甲状腺功能亢进表现。

妊娠初期促甲状腺激素浓度下降但此后立即恢复到非妊娠水平，并在此后的妊娠期内不发生进一步改变。妊娠期甲状腺对血浆中碘的摄取量增加。因此，妊娠期应增加饮食中碘含量。

（三）甲状旁腺

呈生理性增生，激素分泌增加，钙离子浓度下降，临床上多见低钙血症。

（四）胰腺

妊娠期间胰岛增大，β 细胞数目增多。妊娠中期血浆胰岛素水平开始增高，妊娠末期达高峰，葡萄糖耐量试验显示，胰岛素水平较非孕期明显增高。但由于妊娠期产生的胎盘生乳素、雌激素和孕激素等有拮抗胰岛素的功能，因此血糖水平下降缓慢，恢复延迟。因胰腺对葡萄糖的清除能力降低，故孕妇靠增加胰岛素的分泌来维持体内糖代谢。孕妇的空腹血糖与非孕妇相似或稍低，如果胰岛的代偿功能不足，不能适应这些改变，则将于妊娠期首次出现糖尿病，称为妊娠期糖尿病。

（五）肾上腺

孕期肾上腺皮质的形态无明显改变，但由于妊娠期雌激素增加，血清皮质醇浓度亦增加，说明孕期肾上腺皮质激素处于功能亢进状态。

肾上腺分泌的皮质醇及醛固酮等激素从孕 12 周开始增加，到妊娠末期达非孕期的 3~5 倍，半衰期延长，清除率降低。妊娠期间由于雌激素水平升高，引起肝合成皮质类固醇结合球蛋白（CBG）浓度增加一倍。升高的 CBG 可使血浆皮质醇浓度在妊娠初期末升高 1 倍，而到足月时可升高 2 倍，在妊娠末期的最后几天，未结合的、具有代谢活性的皮质醇浓度为非妊娠水平的 2.5 倍。游离皮质醇增加是由其产生增加和清除率下降所致。与蛋白结合的皮质类固醇受 CBG 增加和血清白蛋白下降的影响。通常在糖皮质激素浓度较低时就可使 CBG 结合能力饱和。妊娠期间倍他米松清除率升高，这很可能是由于它可通过胎盘酶代谢。

肾上腺髓质所产生的肾上腺素和去甲肾上腺素都无改变，但到临产后这两种激素可因对子宫收缩的应激反应而增多。

（六）代谢

妊娠初期基础代谢率稍下降，妊娠中期逐渐增高，妊娠晚期可增高 15%~25%。氧耗量增加 20%~30%，主要供子宫血管营养区域所用。

妊娠期糖代谢变化显著，在皮质激素及胎盘生乳素抑制胰岛功能的影响下，外周葡萄糖利用率降低，肌肉糖原储备量减少，血糖升高，餐后高血糖持续时间长。由于肾小球滤出的糖量超过肾小管回吸收量，约 20%~30% 的孕产妇可有间断性尿糖现象。近年，对孕期饥饿低血糖的发生有了进一步的认识。非孕妇饥饿后血糖浓度平均为 3.6mmol/L（66mg/dl），而孕妇为 3.3mmol/L（60mg/dl）。禁食 48 小时后，孕妇的血糖浓度下降更剧，可低于 2.2mmol/L（40mg/dl），最后可出现酮尿，麻醉管理上应予以重视。高位椎管内麻醉和全身麻醉可能掩盖低血糖症状，应特别引起注意。

妊娠期蛋白质代谢增强，但仍保持正氮平衡。由于生理性血液稀释，血浆总蛋白可降低13%，平均为 62.5g/L，导致胶体渗透压下降，易发生水肿。

妊娠期分泌的大量甾体类激素对水和电解质的潴留起重要作用。妊娠期水的交换面积扩大，在母体与胎儿之间发生大量水及电解质代谢，其特点是总体液量增加伴随等渗的盐潴留。妊娠期水潴留主要发生在组织间隙。

六、中枢神经系统

孕妇对局部麻醉药物和全身麻醉药物的敏感性都增高，因此对麻醉药的用量需求比非妊娠妇女要低，但其机制尚未完全清楚。

妊娠期氟烷和异氟烷的最小肺泡有效浓度分别降低 25% 和 40%。有人认为这是妊娠时孕妇体内各种激素水平发生了改变所致。还有人认为，孕妇吸入麻醉药的 MAC 值的降低是由于孕妇内啡肽系统发生了改变，导致孕妇对疼痛的耐受力升高。

对于蛛网膜下隙麻醉或硬膜外麻醉，局部麻醉药减少 30%~50% 的用量，就可达到理想的平面。一般认为，由于妊娠妇女腹腔压力增大，硬膜外静脉怒张，从而使硬膜外和蛛网膜下隙的间隙减小，导致局部麻醉药的用量减少。虽然脊柱发生的解剖学和力学方面的改变可能是导致此现象发生的原因之一，但是在妊娠初期还未发生明显的力学改变时就发现孕妇对于局部麻醉药的需求量减少。

（张　靓）

第二节　产科麻醉药理学

围产期药理学涉及三个最重要部分：母亲、胎盘、胎儿。三者相互作用，影响妊娠期间的药物应用。

一、母体因素

药物到达胎盘交换部位依赖于渗入到绒毛间隙的子宫血流率。到达绒毛间隙药物的子宫动脉内浓度依赖以下因素：总剂量、给药途径、麻醉药物中存在肾上腺素、母体代谢与排泄、母体蛋白结合、母体的 pH 与药物的 pKa。

（一）剂量

无论何种给药途径，增加用药剂量会增加母体脉血药浓度，结果也会增加胎儿的血药浓度。

（二）注射部位

静脉给药时血药浓度峰值最高。骶椎硬膜外注射局部麻醉药比腰椎硬膜外注射在母体内的血药浓度峰值高，而腰椎硬膜外、外阴、颈部侧面注射局部麻醉药后母体的血药浓度相似。

（三）佐剂

肾上腺素能降低母体利多卡因、甲哌卡因血药浓度峰值的 30%~50%，而对布比卡因、依替卡因的影响很小。

（四）个体药动学

妊娠相关疾病，如先兆子痫，可能会因肝脏代谢障碍和肝血流的减少而导致母体麻醉药的血药浓度较高，对于一些肝清除率较高的药物，如利多卡因，尤其如此，因其代谢对肝血流因素更敏感。

蛋白结合对胎盘转运麻醉药物的潜在影响目前知之甚少。严重先兆子痫引起的母体血浆蛋白水平的降低，可能会使进入胎儿体内的麻醉药增多。但胎盘对具有不同蛋白结合力的药物的转运能力尚不确定。局部麻醉药的血浆蛋白结合力因不同药物及其浓度不同而不同，利多卡因和甲哌卡因的结合率分别为 50% 和 70%，布比卡因和依替卡因的结合率为 95%。妊娠可能降低某些药物的蛋白结合。例如，妊娠期间，布比卡因血浆蛋白结合力下降。在评价局部麻醉药蛋白结合意义时，药物–蛋白解离率也很重要。

药物的 pKa 是其处于 50% 离子化时的 pH 值。由于大多数局部麻醉药的 pKa 在 7.6~8.9 之间，这与机体生理状态下的 pH 值很接近。母体和胎儿血液 pH 值改变可使药物离子化程度及其胎盘转运发生变化。胎儿酸中毒时可发生一种称为"离子障"的现象，因为胎儿血 pH 值降低使碱性局部麻醉药（如利多卡因）离子化程度高，这种现象可能是病态胎儿药物蓄积的原因。

二、胎盘因素

对孕妇进行的药物治疗中，许多药物都可以通过胎盘，从而对胎儿产生远期效应。在对孕妇用药后，一定量的药物将通过胎盘进入胎儿血液循环。药物通过以下三条途径透过胎盘屏障：简单扩散、主动转运和胞饮作用。药物通透性取决于多种因素，包括分子量大小、蛋白结合率、脂溶性、母体血药浓度和母体及胎儿血 pH 值。药物到达绒毛间隙后，单位时间内转运量可用散公式来表示，其表达式为：

$$Q/t = K \times A \times (C_m \sim C_f)/D$$

Q/t 为跨膜通透率，K 为扩散系数，A 为可进行物质交换的半透膜表面积，$C_m \sim C_f$ 为母体和胎儿血液循环中药物浓度梯度，D 为膜的厚度。

大分子物质较难通过胎盘屏障，小于 500D 的分子易通过。大多数用于孕妇的药物都是小分子量物质，因此很容易通过胎盘到达胎儿血液循环。脂溶性高的药物也同样易于穿过胎盘屏障。离子化程度高、脂溶性低的药物（如非去极化肌松药）很难透过胎盘屏障。

三、胎儿因素

一旦药物透过胎盘，胎儿对药物的摄取、分布、代谢、排泄决定药物的清除和生理作用。

（一）摄取

胎儿对药物的摄取取决于胎儿血液中药物（包括溶解于血浆中的药物和与红细胞及血浆蛋白结合的药物）的可溶性、胎儿向绒毛间隙的血流量及分布以及流回胎儿血液中的药物浓度。另外，母体和胎儿的血液间的 pH 梯度也影响药物的平衡浓度。

1. 药物的蛋白结合 胎儿的总蛋白量较少，对多种药物（例如某些局部麻醉药、苯巴比妥、哌替啶等）的蛋白结合力均低于母亲，因此血浆中的游离药物相对更多。当游离药物血浆水平一样时（达到平衡），胎儿的总血药浓度低于母亲。

2. 药物的脂溶性和解离度　高度脂溶性药物（例如布比卡因和依替卡因）被胎儿组织大量吸收，降低了胎儿血浆药物浓度。胎儿的 pH 对决定药物的离子化程度很重要。当胎儿发生酸中毒时，弱碱类药物（例如局部麻醉药、阿片类药物）的离子化程度升高，不易通过胎盘返回母体，结果造成胎儿血浆中药物蓄积。这种现象称为"离子障"（ion trapping）。

3. 脐血流量　足月时的脐血流量约为 600mL/min，占胎儿心排血量的 50%。脐血流量减少时，胎儿-母亲血药浓度的比值增加，但药物经胎盘转运的速度减慢。

（二）分布

胎儿循环独特（图 14-1），能够极大地改变药物的分布，药物在脐静脉和脐动脉中的浓度有显著差异。脐动脉血药浓度是胎儿脑内浓度的真实反映。胎儿组织对药物的摄取受血液循环分布的影响，灌注丰富的器官组织（例如脑、心脏和肝脏）中药物浓度较高。窒息和酸中毒可使胎儿的循环分布发生变化，更多的心排血量灌注脑、心脏和胎盘会进一步增加脑、心脏和肝脏对药物的摄取。

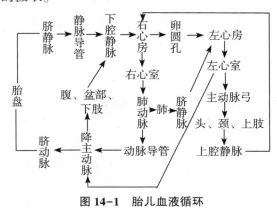

图 14-1　胎儿血液循环

（三）代谢和清除

从胎盘经脐静脉进入胎体的药物，约有 50% 进入肝脏被逐渐代谢，其余部分则从静脉导管经下腔静脉进入体循环，待到达脑循环时药物已经稀释，因此，脑组织中麻醉药浓度已相当低。但胎儿与新生儿血脑屏障的通透性高，药物较易通过，尤其在呼吸抑制出现 CO_2 蓄积和低氧血症时，膜通透性更增大。

胎儿肝的重量为体重的 4%（成人为 2%）。近年来发现胎儿肝内的细胞色素 P450，与 NADPH-细胞色素 C 还原酶、葡萄糖醛酸转移酶的活性等与成人无显著差异，因此肝脏对药物的解毒功能无明显差别。

胎儿与新生儿的肾小球滤过率差，对药物排泄能力比成人低，并相对缓慢。肾小球滤过率为成人的 30%~40%，肾小管排泄量比成人低 20%~30%，尤其对巴比妥类药排泄缓慢。

四、母体用药对胎儿和新生儿的影响

母亲用药对胎儿和新生儿的作用包括：药物的直接影响，因子宫胎盘血流量、子宫张力和收缩力以及产程和分娩方式的变化而造成的间接影响。麻醉药和麻醉性镇痛药都有不同程度的中枢抑制作用，且均有一定数量通过胎盘进入胎儿血液循环。因此，在用药时必须慎重考虑用药方式、剂量、用药时间以及胎儿和母体的全身情况。如果胎儿在药物抑制高峰时刻娩出，则有可能发生新生儿窒息，对早产儿更应慎重。

（一）局部麻醉药

局部麻醉药注入硬膜外间隙，母体静脉血局部麻醉药浓度可在 20~30 分钟时达最高值，脐静脉血中浓度在 30 分钟时达最高值。不同的局部麻醉药进入胎盘的速度也不同，影响因素有：

1. 局部麻醉药与母体血浆蛋白的结合度　局部麻醉药与母体血浆蛋白结合度高者，通过胎盘量少，进入胎儿血的量也小。

2. 局部麻醉药的分子量　在 350~450 以下的物质容易通过胎盘，常用的局部麻醉药的分子量都在 400 以下，故均较易通过胎盘。

3. 局部麻醉药的脂质溶解度　局部麻醉药中，脂质溶解度较高者，均较易于进入胎盘。如利多卡因溶解度为 30.2，较易通过胎盘。

4. 局部麻醉药在胎盘中的分解代谢　酰胺类局部麻醉药如利多卡因、布比卡因，大部分在肝脏经酶的作用而失活，不被胎盘分解；其代谢过程也远较酯类局部麻醉药缓慢。因此大量用酰胺类局部麻醉药的不良反应较酯类者多，但由于前者作用可靠，渗透性强，作用时间较长，不良反应尚不多，故仍被普遍用于产科。

酯类局部麻醉药如普鲁卡因、氯普鲁卡因、丁卡因等，大多经血浆或肝内假性胆碱酯酶水解，也在胎盘内水解，因此移行至胎体的量少，故较安全。

局部浸润普鲁卡因时，3~5 分钟即可通过胎盘，但对胎儿呼吸及子宫收缩均无影响。利多卡因注入硬膜外间隙 3 分钟后，胎儿血内的浓度约为母血浓度的 1/2，加用肾上腺素可降低母胎血内浓度，但不能延缓透过胎盘的速率。

布比卡因：化学结构和药理作用与丙胺卡因类似，作用维持时间长，胎儿娩出时脐血内浓度约相当于母血的 30%~40%。

罗哌卡因：该药作用强度大于布比卡因，对运动神经阻滞弱于布比卡因，蛋白结合率95%，毒性作用特别是心脏毒性作用小，0.125% 以下的浓度可产生感觉阻滞而不产生运动神经阻滞，是产科镇痛较理想的局部麻醉药。

（二）麻醉性镇痛药

麻醉性镇痛药如吗啡、哌替啶、芬太尼等，都极易透过胎盘，且对胎儿产生一定的抑制。

1. 哌替啶　全身用药仍然是分娩镇痛的常用药物。常用剂量为 25~50mg 静脉注射或50~100mg 肌内注射，作用维持 3~4 小时。

哌替啶易于通过胎盘，静脉注射后 1 分钟即出现在胎儿血液中、6 分钟即在母亲和胎儿间达到平衡；改用肌内注射，脐静脉的哌替啶出现较延迟，浓度也较低。哌替啶的活性代谢物去甲哌替啶可在胎儿体内发生蓄积。哌替啶和去甲哌替啶在新生儿体内的半衰期明显延长（分别为 20 小时和 60 小时）。

哌替啶有促进宫缩作用，但子宫肌张力不降，宫缩频率及强度增加，故可使第一产程缩短。可能与其镇痛以及加强皮质对植物神经调整功能等作用有关。新生儿一旦出现呼吸抑制，可用丙烯吗啡 0.1~0.25mg 经脐静脉注入以对抗。

哌替啶及其代谢物作用于胎儿可导致心率变异性降低和呼吸运动减弱；作用于新生儿可导致新生儿抑制，表现为 Apgar 评分降低、出现持续呼吸的时间延迟和神经行为功能异常等。作用有明显的剂量依赖性，并与注药-分娩时间间隔有关。产妇肌内注射 50~100mg 哌替啶 1 小时之内或 4 小时之后分娩的新生儿较少受到抑制，而在给药后 2~3 小时期间分娩的新生儿易发生抑制。

2. 吗啡　新生儿的呼吸中枢对吗啡的敏感性很高，等效剂量的吗啡引起的新生儿呼吸抑制多于哌替啶。由于吗啡用于分娩镇痛时起效慢、作用时间长而新生儿抑制的发生率高，已被哌替啶或芬太尼替代。

3. 芬太尼　用于分娩镇痛的常用剂量为 25~50μg 静脉注射，峰效应在 3~5 分钟内出现、作用时间约 30~60 分钟。

芬太尼经胎盘转运的速度很快。达到平衡后母亲血药浓度是胎儿的 2.5 倍。

芬太尼静脉镇痛可导致胎儿抑制，表现为短暂的胎动减少、呼吸动作消失和胎儿心率变异性降低。分娩早期单次静脉注射常规剂量芬太尼一般不会对新生儿造成不良影响，但反复静脉用药可能导致新生儿抑制。

芬太尼静脉镇痛还可能导致母亲镇静和呼吸抑制，从而间接影响胎儿和新生儿。

4. 瑞芬太尼　强效的超短效的 μ 阿片受体激动剂，其血浆清除和作用消退迅速，半衰期仅有 1.3 分钟，所以持续应用不产生蓄积。在提供良好分娩镇痛的同时对胎儿和新生儿无明显不良反应。瑞芬太尼在产科中的应用还需进一步研究。

5. 阿片拮抗剂　纳洛酮可通过胎盘到达新生儿，改善新生儿对二氧化碳的通气反应，但对新生儿的神经行为评分没有改善。纳洛酮能改变新生儿循环中的脑啡肽和内啡肽的含量，后两者在新生儿对感觉刺激和应激的适应以及循环稳定的维持方面都有重要作用。因此，除非有与母亲应用麻醉性镇痛药有关的呼吸抑制，一般不推荐新生儿用纳洛酮治疗。

（三）全身麻醉药

1. 氯胺酮　一种 NMDA 受体拮抗剂，可引起分离麻醉，常用于伴有血容量降低、哮喘的孕妇，有轻微的呼吸抑制作用，并能使动脉血压升高 10%~25%，禁用于高血压患者。除了在分娩时应用外，25~50μg 的氯胺酮可用于椎管内麻醉阻滞不全时辅助剖宫产。1968 年用于产科，具有催产、消除阵痛增强子宫肌张力和收缩力的作用。对新生儿无抑制，偶可引起新生儿肌张力增强和激动不安（有的报道占 2%）。氯胺酮静脉注射 1.5mg/kg 可作为全身麻醉诱导，或在胎头娩出时静脉注射 0.25mg/kg，或在会阴侧切时静脉注射 0.6~0.7mg/kg。氯胺酮禁用于有精神病史、妊娠中毒症或先兆子宫破裂的孕妇。

2. 丙泊酚　具有诱导迅速、维持时间短、苏醒迅速的优点。和哌替啶联合使用，给予 25~50mg，可防止呕吐。该药可透过胎盘，大剂量使用（用量超过 2.5mg/kg）可抑制新生儿呼吸。丙泊酚在母体静脉使用后 1~2 分钟出现在胎儿血中，15 分钟之内达到平衡。该药说明书强调：妊娠期丙泊酚除用作终止妊娠外，不宜用于产科麻醉。也有人报道：丙泊酚用于剖宫产有许多优点，患者迅速苏醒，未引起新生儿长时间抑制。但丙泊酚无论用于全身麻醉诱导或维持，很多产妇发生低血压，故应慎重。哺乳期母亲用后对新生儿安全尚有顾虑。

3. 依托咪酯　依托咪酯是咪唑羧化物，常用的麻醉诱导剂量（0.3mg/kg）对心肺功能影响小。依托咪酯水解迅速、所用时间短，注射时疼痛发生率高，易发生不自主肌肉收缩，还可以抑制新生儿皮质醇的合成，因此较少用于剖宫产。

4. 硫喷妥钠　1936 年始用于产科，迄今仍用于分娩第二期，不影响子宫收缩，可迅速通过胎盘，但胎儿的摄取量与母体所用剂量不呈正比关系。本药用于妊娠期的半衰期比非妊娠期者长 2~3 倍。健康新生儿的 Apgar 评分与所用剂量及脐静脉血中的药物浓度无直接相关。大剂量硫喷妥钠可能抑制新生儿呼吸，故应限制剂量不超过 7mg/kg。因胎儿窒息而需作急症剖宫产时由于巴比妥类药对脑似有保护作用，故仍可考虑用本药作麻醉诱导。

（四）吸入麻醉药

1. 氧化亚氮　氧化亚氮是产科麻醉最常用的吸入性麻醉药。可迅速透过胎盘，母胎间的血浓度差约为 55%~91%，且随吸入时间延长而成比例增加。氧化亚氮对母体的呼吸、循环、子宫收缩力有增强作用，使宫缩力与频率增加。用于产科多取半紧闭法作间歇吸入，可在分娩第一期末宫缩前 20 秒~30 秒吸入。使用高浓度氧化亚氮时，应警惕缺氧的发生。氧化亚氮用 3L/min，O$_2$ 用 3L/min，氧化亚氮浓度最高不超过 70%。

2. 卤化剂　小剂量卤化剂如：异氟烷（0.75%）、氟烷（0.5%）、地氟烷（2%~4%）及恩氟烷（1.0%）与氧化亚氮联合吸入可使氧化亚氮浓度由 70% 降至 50%。卤化剂有以下优点：减少产妇术后不良记忆；允许高浓度氧气吸入；增加子宫血流量；不增加子宫出血；对新生儿抑制作用不明显。孕 8~12 周孕妇与非孕妇相比异氟烷 MAC 下降 28%。氟烷对宫缩抑制较强，恩氟烷和异氟烷次之。剖宫产麻醉的维持采用高浓度上述吸入麻醉药，会明显抑制宫缩，导致胎儿取出后宫缩不良，增加手术出血量。因此，最好使用较高浓度的氧化亚氮复合较低浓度的恩氟烷和异氟烷。临床研究表明，50% 氧化亚氮复合小于 1% 恩氟烷和异氟烷，麻醉效果较好，对宫缩影响轻，对新生儿无明显影响。

（五）肌肉松弛药

1. 琥珀酰胆碱　其脂溶性低，且可被胆碱酯酶迅速分解，故在常用剂量时，极少向胎儿转运，新生儿体内亦无此药。但用量在 300mg 以上或一次大量使用，仍会转运至胎儿，3.5 分钟后即可与母血浓度相平衡。动物实验已证明琥珀酰胆碱可向胎儿转运。如果孕妇胆碱酯酶活性异常，使用琥珀酰胆碱后，偶可引起母子呼吸抑制。

2. 筒箭毒碱　过去认为其胎盘通透率很小。近年在剖宫产麻醉中的研究表明，静脉注入后 2 分钟脐血中即可出现，6~10 分钟后，脐血浓度为母血浓度的 10%。临床反复大量使用筒箭毒碱可引起母子均无呼吸，但可用抗胆碱酯酶药拮抗。

3. 泮库溴铵　分子量较大，临床研究表明也可透过胎盘，但临床上未见有异常情况。

4. 新型非去极化肌松药　近年来新的非去极化肌松药逐年增加，其中以阿曲库铵和维库溴铵或可做为"标准"药。哌库溴铵和多库氯铵为较新的肌松药。此后开发的以短效见长的米库氯铵和中效的罗库溴铵，使临床用药有更多的选择。上述药物都是高度水溶性药，故不易（并非完全不能）通过脂质膜屏障，如胎盘屏障。产科使用的理想肌肉松弛药应具有：起效快，持续时间短，很少通过胎盘屏障，新生儿排除该药迅速等。阿曲库铵的理化特点接近上述条件，它是大分子量的季铵离子，脂溶性低，50% 与蛋白结合，所以通透胎盘屏障受限。有的作者观察，给剖宫产的产妇使用阿曲库铵 0.3mg/kg，肌松满意，作用持续时间短，仅微量通过胎盘，胎-母间比值为 12%，娩出新生儿 Apgar 评分正常，只有出生后 15 分 NAcs，评分（神经学和适应能力计分）55% 正常。45% 较差，说明使用阿曲库铵后的新生儿自主肌肉张力较差，表现为颈部屈肌和伸肌主动收缩力较差。生后 15 分钟时仍有残存肌松现象，这对不足月的早产儿应以注意。

（张 靓）

第三节　自然阴道分娩麻醉

有许多因素影响妇女在分娩过程中所体验的疼痛程度，包括心理准备、分娩过程中的情感支持、过去的经验、患者对生产过程的期望，以及缩宫素的作用。胎位异常（例如枕后位）可能也会促使早期的分娩痛更剧烈。然而，毫无疑问的是，对于大多数妇女来说，分娩和剧烈疼痛是相伴的，并且往往超出预料。

在第一产程中，疼痛刺激主要由子宫产生。宫缩可能导致子宫平滑肌缺血，最终导致缓激肽、组胺和5-羟色胺释放。此外，子宫下段和子宫颈的伸展延长可以刺激机械性刺激感受器。这些有害刺激由伴随交感神经的感觉神经纤维传入。它们经由子宫颈部及下腹部的神经丛进入腰部交感丛。这些刺激进入 T_{10}，T_{11}，T_{12} 和 L_1 节段。随着第二产程的到来和会阴部的牵拉，躯干传入神经纤维通过会阴神经将冲动传导到 S_2，S_3，S_4 水平。

有多种分娩镇痛方式可供选择，包括心理助产法、经皮电神经刺激（TENS）、吸入性镇痛药、全身使用阿片类药物、神经干阻滞。其他区域麻醉技术例如，骶部或子宫颈周围阻滞应用不广泛。

一、经皮电神经刺激

1977 年，瑞典的医师将经皮电神经刺激应用于分娩镇痛。方法是将两个电极板放置产妇的背部 $T_{10} \sim L_1$ 的位置，以 $40 \sim 80Hz$ 的频率，$5 \sim 40mA$ 强度的电刺激进行镇痛，它还可通过提高痛阈、暗示及分散疼痛注意力的作用原理缓解产痛，除了对胎心监护有干扰的缺点外无任何不良反应，但其镇痛有效率仅为 25%。一般认为经皮电神经刺激（TENS）通过限制种属传递在脊髓背角突触前水平抑制疼痛从而减轻疼痛。电刺激优先激活低阈值的有髓神经。传入抑制效应通过阻断脊髓背角胶状质中靶细胞的冲动来抑制疼痛在无髓鞘小 C 型纤维中的传播。TENS 还能增强内啡肽和强啡肽的中枢释放。

二、吸入性镇痛法

1. 氧化亚氮　氧化亚氮（N_2O）具有溶解度低（1.4）和气/血分配系数低（0.47）的特性，因此吸入后可迅速达到肺与脑中浓度的平衡，可作为吸入性分娩镇痛的首选吸入气体。在临床实践中，吸入 10 次或吸入 45 秒一定浓度的氧化亚氮，即可达到最大镇痛的效果，而且排除快，在体内无蓄积。应用方法为麻醉机以 N_2O ： $O_2 = 50\%$ ： 50% 混合后，在第一产程和第二产程产妇自持麻醉面罩放置于口鼻部，在宫缩前 $20 \sim 30$ 秒经面罩作深呼吸数次，待产痛明显减轻消失时，面罩即可移去。于第一产程和第二产程间歇吸入。

2. 恩氟烷和异氟烷　恩氟烷（enflurane）和异氟烷（isoflurane）与 N_2O 相比具有更强的分娩镇痛效果，但即使吸入较低的浓度，也可使产妇产生镇静作用并减弱子宫收缩强度。

三、全身使用阿片类药物

全身使用镇痛剂是吸入性麻醉方法用于分娩镇痛的替代方法。使用最多的药物是阿片类药物，可用于产程早期或椎管内阻滞禁忌的产妇，全身阿片类药物使用越来越少，是由于若干药物选择或剂量使用不当会造成产程镇痛效果不完善或对母婴产生不良反应。

最常用的分娩镇痛的阿片类药物包括哌替啶（pethidine）、芬太尼（fentanyl）、阿芬太尼（alfen-tanil）、苏芬太尼（sufentanil）、瑞芬太尼（remifen-tanil）。

四、椎管内神经阻滞法

椎管内阻滞包括硬膜外阻滞和蛛网膜下隙阻滞两种方法，前者还包括骶管阻滞。

1. 骶管阻滞　主要用于第二产程以消除会阴痛。用药容积如超过 15mL，约有 81% 产妇的阻滞平面可达 T_{11} 水平，由此可达到无痛宫缩的效果。据 Hingson 等人对 1 万例病例的总结，疼痛完全消失者占 81%，部分消失者占 12%，失败者占 7%。骶管阻滞的缺点为用药量大；穿刺置管易损伤血管或误入蛛网膜下隙，发生局部麻醉药中毒者较多，可能影响宫缩频率和强度，阻滞平面达 $T_{7～8}$ 水平时，尤易使宫缩变弱。此外，因盆底肌肉麻痹而无排便感，不能及时使用腹压，延长第二产程。

2. 连续硬膜外阻滞　较常用于分娩止痛，有一点穿刺和两点穿刺置管两种。一点穿刺置管法：穿刺腰$_{3～4}$或腰$_{4～5}$间隙，向头置管 3cm。两点穿刺法一般选用腰$_{1～2}$穿刺，向头置管 3cm，和腰$_{4～5}$穿刺，向尾置管 3cm，上管阻滞 $T_{10}～L_2$ 脊神经，下管阻滞 $S_{2～4}$ 脊神经，常用 1% 利多卡因或 0.25% 布比卡因，在胎儿监测仪和宫内压测定仪的监护下，产妇进入第一产程先经上管注药，一次 4mL，以解除宫缩痛。于第一产程后半期置管注药，一次 3～4mL（含 1：20 万肾上腺素），根据产痛情况与阻滞平面可重复用药。只要用药得当，麻醉平面不超过胸$_{10}$，对宫缩可无影响。本法经母儿血气分析，Apgar 评分与神经行为检查研究，证实与自然分娩相比较无统计学差异。本法对初产妇和子宫强直收缩、疼痛剧烈的产妇尤为适用。用于先兆子痫产妇还兼有降血压和防抽搐功效，但局部麻醉药中禁加肾上腺素。本法禁用于原发和继发宫缩无力，产程进展缓慢，以及存在仰卧位低血压综合征的产妇。本法用于第二产程时，因腹直肌和提肛肌松弛，产妇往往屏气无力，由此可引起第二产程延长，或需产钳助产。因此，在镇痛过程中应严格控制麻醉平面不超过 T_{10}，密切观察产程进展、宫缩强度、产妇血压和胎心等，以便掌握给药时间、用药剂量和必要的相应处理。具体施行中还应注意以下要点：①注药时间应在宫缩间隙期和产妇屏气停歇期。②用药剂量应比其他患者减少 1/2～2/3。③置入硬膜外导管易损伤血管，由此可加快局部麻醉药吸收而发生中毒反应或影响麻醉效果，故操作应轻巧。④应严格无菌操作，防止污染。⑤禁用于并发颅内占位病变或颅内压增高等产妇。穿刺部位感染，宫缩异常，头盆不称及骨盆异常，前置胎盘或有分娩大出血可能者也应禁用。

3. 蛛网膜下隙神经阻滞　由于腰穿后头痛和阻滞平面不如硬膜外阻滞易控，除极少数医院外，甚少在产科镇痛中施用蛛网膜下隙神经阻滞。近年来有人提倡用细导管行连续蛛网膜下隙神经阻滞，认为可克服上述缺点；但细管连续蛛网膜下隙神经阻滞失败率较高，有个别报道存在永久性神经损害的危险。

4. 可行走的分娩镇痛　随着分娩镇痛研究的进展，目前倡导的分娩镇痛为在镇痛的同时在第一产程鼓励产妇下床活动，可以缩短第一产程并降低剖宫产率。

具体方法为：①单纯硬膜外阻滞，使用 0.1%～0.062 5% 的布比卡因或罗哌卡因，局部麻醉药中加入芬太尼 2μg/mL，持续硬膜外泵入，8～12mL/h。②蛛网膜下隙神经阻滞硬膜外联合阻滞法，当宫口开至2cm时采用蛛网膜下隙神经阻滞连硬外配套装置，于$L_{2\sim3}$脊间隙行硬膜外穿刺，用26G腰穿针经硬膜外针内置入穿破硬脊膜，见脑脊液后注入2.5mg罗哌卡因，$25\mu g$芬太尼或苏芬太尼$10\mu g$，撤腰穿针置入连硬外导管，约1小时左右，经硬膜外导管持续泵入0.062 5%的布比卡因或罗哌卡因加$2\mu g/mL$芬太尼液，每小时8~12mL，直至第二产程结束。产程中可加入PCA装置以克服镇痛中的个体差异。该法对产妇运动神经无阻滞，在第一产程可下床活动。

五、局部神经阻滞法

此种镇痛方法由产科医师实施，主要包括宫颈旁阻滞（paracervical block）和会阴神经阻滞（pudendal nerve block）或会阴浸润阻滞（perineal infiltration）。

1. 宫颈旁阻滞　胎儿心动过缓是宫颈旁阻滞最常见的并发症。其主要原因为反射性胎心过缓、胎儿中枢神经系统或心肌抑制、子宫收缩性加强和子宫或脐动脉血管收缩。

2. 会阴神经阻滞和会阴浸润阻滞　在第二产程，产痛主要来自阴道下段及会阴体的扩张。因此，会阴神经阻滞对第二产程镇痛效果显著。只适用于出口产钳的助产操作，但对中位产钳操作、产后宫颈修补术及宫腔探查术的局部麻醉效果较差。

会阴浸润阻滞麻醉只适用于会阴侧切及阴道修补术。

（张　靓）

第四节　剖宫产麻醉

最开始，剖宫产是作为一种抢救孕妇和胎儿的紧急分娩方式，只有在非正常情况下才使用。但是随着医疗技术水平的提高，世界各地的剖宫产率都有升高的趋势。目前国内剖宫产率越来越高，其原因可包括胎儿原因、产妇原因、头盆原因及社会原因，其中以胎儿原因最为多见。常见的剖宫产指征为滞产、头盆不称、多胎妊娠、臀位、先露异常、胎儿窘迫以及剖宫产史等。

一、术前评估

大多数产科手术属急症性质，麻醉医师首先应详细了解产程经过，对母胎情况做出全面估计；了解既往病史，药物过敏史及术前进食、进饮情况。除了一般的病史采集外，还应关注孕妇保健以及相关的产科病史、麻醉史、气道情况、妊娠后心、肺功能、基础血压等，椎管内麻醉前还应检查背部穿刺部位的情况。在解释操作步骤和可能发生的并发症后，获得患者的知情同意。

化验检查血、尿常规，肝、肾功能，出凝血时间。对患有妊娠相关高血压、HELLP综合征和其他凝血障碍相关疾病拟行椎管内麻醉的患者，尤其要关注血小板计数和凝血功能检查。

麻醉医师应与产科医师就胎儿的宫内状况，术前要进行相互沟通。

胃动力和胃食管括约肌功能的减退以及胃酸分泌过多使产妇具有较高的反流误吸的风险，所以无论是否禁食，所有产妇均应视为饱胃患者。

二、术前准备

1. 要充分认识产科麻醉具有相对较高的风险，妊娠期间呼吸、循环都发生了一系列的改变，特别是心血管系统改变最大。产妇入院后，对估价有手术可能者尽早开始禁食禁饮，并以葡萄糖液静脉滴注维持能量。临产前给予胃酸中和药。对饱胃者，应设法排空胃内容物。如有困难，应避免采用全身麻醉；必须施行者，应首先施行清醒气管内插管，充气导管套囊以防止呕吐误吸。对先兆子痫、子痫及引产期产妇或有大出血可能的产妇，麻醉前应总结术前用药情况，包括药物种类、剂量和给药时间，以避免重复用药的错误。并做好新生儿急救及异常出血处理的准备。

2. 麻醉前应准备好麻醉机、吸氧装置和相应的麻醉器械和药品，以应对潜在的并发症，如插管失败、呼吸抑制、低血压、镇痛效果不佳及呕吐等。

3. 不论选择哪种麻醉方法，麻醉后都应尽量保持子宫左侧移位。

三、麻醉选择

剖宫产麻醉方式没有一成不变的模式，麻醉方式的选择取决于手术指征、手术的紧急程度、孕妇的要求及麻醉医师的判断，包括全身麻醉和区域麻醉，即蛛网膜下隙阻滞、硬膜外腔阻滞、蛛网膜下隙与硬膜外腔联合阻滞。

（一）硬膜外阻滞

为近年来国内外施行剖宫产术的首选麻醉方法。止痛效果可靠，麻醉平面和血压的控制较容易，控制麻醉平面不超过胸$_8$，宫缩痛可获解除，宫缩无明显抑制，腹壁肌肉松弛，对胎儿呼吸循环无抑制。

硬膜外阻滞用于剖宫产术，穿刺点多选用腰$_{2\sim3}$或腰$_{1\sim2}$间隙，向头或向尾侧置管3cm。局部麻醉药常选用1.5%~2%利多卡因或0.5%布比卡因。用药剂量可比非孕妇减少1/3。

和蛛网膜下隙神经阻滞相比，硬膜外阻滞需要使用大剂量局部麻醉药才能达到剖宫产手术所需阻滞的平面。在剖宫产术中，经由硬膜外途径给予大量局部麻醉药具有潜在的毒性，且孕妇硬膜外血管常处于充盈状态，穿刺置管应小心，以免误入血管。硬膜外导管有移动的可能，因此即使采用负压回抽试验也不能完全排除导管进入蛛网膜下隙或血管的可能。有多种措施可以减少局部麻醉药中毒的危险。首先在注药前应回吸，然后给予试验剂量（如2%利多卡因3~5mL）并观察产妇的反应；其次应分次给药；最后应选择更安全的药物（如氯普鲁卡因和利多卡因）或较新的酰胺类局部麻醉药（如罗哌卡因和左旋布比卡因）。

局部麻醉药中添加少量芬太尼（2μg/mL）或苏芬太尼（0.5μg/mL）有助于改善麻醉效果。可乐定也用来添加至硬膜外局部麻醉药中，但常产生镇静、心动过缓以及低血压。硬膜外已经置管行分娩镇痛的患者，拟行急诊剖宫产时，可直接利用原导管有效地实施硬膜外麻醉。

为预防仰卧位低血压综合征，产妇最好采用左侧倾斜30°体位，或垫高产妇右髋部，使之左侧倾斜20°~30°，这样可减轻巨大子宫对腹后壁大血管的压迫，并常规开放上肢静脉，给予预防性输液。在平卧位时约有90%临产妇的下腔静脉被子宫所压，甚至完全阻塞，下肢静脉血将通过椎管内和椎旁静脉丛及奇静脉等回流至上腔静脉。因此，可引起椎管内静脉丛怒张，硬膜外间隙变窄和蛛网膜下隙压力增加。平卧位时腹主动脉也可受压，从而影响肾和子宫胎盘血流灌注，妨碍胎盘的气体交换，甚至减损胎盘功能。有报道约50%产妇于临产期取平卧位时出现"仰卧位低血压综合征"，表现为低血压、心动过速、虚脱和晕厥。

（二）蛛网膜下隙阻滞（脊麻）

在剖宫产手术中实施蛛网膜下隙阻滞有许多优点：起效快，阻滞效果良好，并且由于局部麻醉药使用剂量小，发生局部麻醉药中毒的概率小，通过胎盘进入胎儿的剂量也相应减少。另外，蛛网膜下隙阻滞失败率较低，不会造成局部麻醉药意外血管内注射，或大量注入蛛网膜下隙造成全蛛网膜下隙神经阻滞。蛛网膜下隙神经阻滞的缺点包括麻醉时间有限和容易出现低血压。

蛛网膜下隙神经阻滞最常使用的药物是重比重布比卡因（布比卡因用10%葡萄糖溶液稀释），常用剂量为6~10mg，起效时间为1.5~2小时，和大多数剖宫产所需时间相当。尽管增加蛛网膜下隙神经阻滞用药量可以升高阻滞平面，但超过15mg，低血压的发生率明显升高及麻醉平面过于广泛。低血压可通过预先给予一定量的液体（500mL林格液）、子宫移位（通常是左移）以及准备好麻黄碱等升压药来预防。阻滞平面的高低与产妇身高、体重等因素有一定关系，尤其是与局部麻醉药剂量呈明显的正相关。患者体位可采用侧卧位或坐位，对于肥胖产妇，坐位是蛛网膜下隙穿刺的最佳体位。而重比重药物比等比重药物更容易预测阻滞平面的高度，而且麻醉医生也可以通过改变手术床位置来调整平面高度。

在剖宫产中，有时尽管阻滞平面已经很高（T_4），但仍有部分产妇会产生不同程度的内脏不适，尤其是当产科医生牵拉子宫时。局部麻醉药中加入少量麻醉性镇痛药如芬太尼（15~25μg）、苏芬太尼、吗啡（0.1~0.25mg）等能减少术中牵拉不适的发生。用药后要加强监护以防止迟发性呼吸抑制的发生。

（三）联合蛛网膜下隙和硬膜外麻醉

蛛网膜下隙与硬膜外腔联合麻醉（combined spinal-epidural anesthesia，CSEA）综合了蛛网膜下隙阻滞和硬膜外阻滞各自的优点。该法发挥了蛛网膜下隙神经阻滞用药量小，潜伏期短，效果确切的优点，又可发挥连续硬膜外阻滞的灵活性，具可用于术后镇痛的优点。由于腰麻穿刺针细（26G），前端为笔尖式，对硬脊膜损伤少，故蛛网膜下隙神经阻滞后头痛的发生率大大减少。产妇蛛网膜下隙神经阻滞用药量为非孕妇的1/2~2/3即可达到满意的神经阻滞平面（T_8~S）。近年来，CSEA已广泛用于剖宫产手术的麻醉中。

穿刺点常选择L_2~L_3，使用"针过针"技术，由硬膜外穿刺针进入硬膜外腔后，经该穿刺针置入长带侧孔的微创性腰穿针直至刺破蛛网膜，见脑脊液自动流出，证明穿刺成功。注入局部麻醉药后，退出穿刺针，头侧方向置入硬膜外导管3~5cm，必要时可从硬膜外腔给药，以实施连续硬膜外麻醉或PCEA术后镇痛。

（四）全身麻醉

尽管近几十年来在剖宫产中使用全身麻醉已经明显减少，但少数情况下仍需施行全身麻醉，包括产妇大出血、凝血功能障碍、威胁胎儿生存，或是产妇拒绝区域麻醉。全身麻醉的优点包括可消除产妇紧张恐惧心理、诱导迅速，较少发生血压下降和心血管系统不稳定，能够保证呼吸道通畅并控制通气。适用于精神高度紧张的产妇或并发精神病、腰椎疾病或感染的产妇。其最大缺点为容易呕吐或反流而致误吸，甚至死亡。此外，全身麻醉的操作管理较为复杂，要求麻醉者有较全面的技术水平和设备条件，麻醉用药不当或维持过深有造成新生儿呼吸循环抑制的危险，难以保证母儿安全，苏醒则更须有专人护理，麻醉后并发症也较硬膜外阻滞多；因此，全身麻醉一般只在硬膜外阻滞或局部浸润麻醉有禁忌时方采用。

目前较通用的全身麻醉方法为：硫喷妥钠（4~5mg/kg）、琥珀酰胆碱（1~1.5mg/kg）静脉注射，施行快速诱导插管，继以50%~70%氧化亚氮加0.5%异氟烷维持浅麻醉，必要时应用肌松药。手术结束前5~10分钟停用麻药，用高流量氧"冲洗"肺泡以加速苏醒。产妇完全清醒后，拔出气管插管。

防止胃液反流及误吸的措施有：①气管插管迅速有效。②插管前避免正压通气。③气管插管时压迫环状软骨（sellick手法）。④待患者完全清醒、喉反射恢复后拔管。

现不提倡常规应用非去极化肌松药原因如下：①非去极化肌松药可影响琥珀酰胆碱作用，使其起效时间延迟、作用时间缩短、作用强度减弱，增加气管插管的难度。②研究表明非孕妇女由于肌束收缩食管下段压升高大于胃内压，防止反流的食管下段压力因肌束收缩而升高。③孕妇腹肌张力下降，胃内压力不会因肌束收缩而升高。④孕妇由于孕激素水平高、肌纤维成束收缩较少，琥珀酰胆碱所致的肌痛也较少发生。

插管失败或插管困难是麻醉相关性孕妇死亡的首要原因。假声带黏膜毛细血管充血，要求在孕妇中需要选用较小号的气管插管。对于大多数孕妇来说，最好选用6.5或7.0号带套囊的气管插管。经鼻插管或插入鼻胃管，均可能导致出血。

（张　靓）

第五节　高危妊娠产科的麻醉

妊娠期有某些病理因素，可能危害孕产妇、胎儿、新生儿或导致难产者，称为高危妊娠。高危妊娠几乎包括了所有的病理产科。而与麻醉关系密切的高危妊娠，主要为各种妊娠并发症和并存症。

一、产前出血的麻醉

产前出血是指怀孕28周后，产前发生阴道出血。最常见的原因是前置胎盘、胎盘早剥等。产妇失血过多可致胎儿宫内缺氧，甚至死亡。若大量出血或保守疗法效果不佳，必须紧急终止妊娠。

（一）胎盘早剥

胎盘早剥是在胎儿娩出前正常位置的胎盘，部分或全部从子宫壁剥离，其发生率为1.3%~1.6%。临床表现可能为阴道流血和子宫紧张，由于血液积聚在胎盘之后往往低估了出血的程度。根据剥离的程度分为轻、中、重三级。胎盘剥离时可能发生DIC，而且剥离程度较大时，其发生率可增加到30%，可致胎儿死亡。

（二）前置胎盘

孕28周后，胎盘附着于子宫下段，其下缘甚至达到或覆盖宫颈内口，低于胎先露部，称为前置胎盘。前置胎盘可致妊娠晚期大量出血而危及母儿生命，是妊娠期的严重并发症。可分为完全性前置胎盘，胎盘组织完全覆盖宫颈内口；部分性前置胎盘，胎盘组织部分覆盖宫颈内口；边缘性前置胎盘，胎盘边缘到达宫颈内口，未覆盖宫颈内口。前置胎盘多见于多产妇，尤其是有剖宫产术史者。

典型症状是妊娠期间无痛性阴道出血。出血能自行停止者，可以保守治疗；对于持续流血者，为了母体安全应终止妊娠。出血量不多或非活动性出血的产妇，可选择腰麻或硬膜外麻醉。

（三）产前出血的麻醉处理

1. 麻醉前准备　由于前置胎盘和胎盘早剥的孕产妇易发生失血性休克、DIC等并发症，因此此类患者麻醉前应注意评估循环功能状态和贫血程度。除检查血常规、尿常规、生物化学检查外，应重视血小板计数、纤维蛋白原定量、凝血酶原时间和凝血酶原激活时间检查，并做DIC过筛试验。警惕DIC和急性肾功能衰竭的发生，并予以防治。

2. 麻醉选择和管理　前置胎盘和胎盘早剥多需急诊手术和麻醉，准备时间有限，病情轻重不一，禁食禁饮时间不定。因此应该在较短的时间内作好充分准备，迅速做出选择。麻醉选择应依病情轻重，胎心情况等综合考虑。凡母体有活动性出血，低血容量休克，有明确的凝血功能异常或DIC，全身麻醉是较安全的选择。如果胎儿情况较差要求尽快手术，也可选择全身麻醉。如果母体、胎儿情况尚好，则可选用椎管内阻滞。

麻醉管理的注意事项包括：①全身麻醉诱导注意事项同上。②大出血产妇应开放两条以上静脉或行深静脉穿刺置入单腔或双腔导管，监测中心静脉压。记录尿量，预防急性肾功能衰竭，并做出对应处理。③防治DIC胎盘早剥易诱发DIC。围麻醉期应严密监测，积极预防处理。对怀疑有DIC倾向的产妇，在完善相关检查的同时，可预防性地给予小剂量肝素，并输入红细胞、血小板、新鲜冰冻血浆以及冷沉淀物等。④产妇和胎儿情况正常时可选择椎管内麻醉。

二、产后出血

产后出血量超过500mL称为产后出血。产后出血的原因包括子宫弛缓无力、胎盘滞留、妊娠产物滞留、产道损伤和子宫内翻等。通常情况下，经阴道分娩的失血量约为250~400mL，剖宫产手术的失血量为500~1 000mL，实际失血量通常会被低估。因此对可能出现产后出血的孕妇需做好如下准备：

1. 做好凝血异常和大出血的准备　应开放两条静脉或行深静脉穿刺置入单腔或双腔导管，监测中心静脉压（CVP）。

2. 预防急性肾功能衰竭　记录尿量，如少于30mL/h，应补充血容量，如少于17mL/h应考虑有肾功能衰竭的可能。除给予呋塞米外，应检查尿素氮和肌酐，以便于相应处理。

3. 防治DIC　胎盘滞留时胎盘绒毛和蜕膜组织可大量释放组织凝血活酶进入母体循环，激活凝血系统导致DIC。麻醉前、中、后应严密监测，积极预防处理。

三、妊娠合并心血管疾病的麻醉

（一）先天性心脏病

妊娠合并心脏病是对麻醉医生技能的一种挑战。妊娠及分娩加重了心血管系统的负担，为避免心血管系统遭致损害，麻醉医生必须清楚妊娠过程中心脏病的本质及其发展过程、产时及产褥期的正常生理变化、各种麻醉药对心血管系统的影响以及处理急症并发症的常用方法。

患有心血管疾病产妇的预后一般都与其心功能状态有关（表14-2）。在重症肺动脉高压和明显左心室功能不全的病例，妊娠具有非常高的风险。心功能1或2级产妇的分娩死亡率低于1%，而心功能3或4级产妇可高达5%~15%。围生期胎儿死亡率也与产妇心功能有关，心功能3或4级产妇围生期胎儿死亡率高达20%~30%。

表14-2　纽约心脏病学会的心功能分级

分级	活动能力	症状和体征
1级	可从事一般体力活动	无症状（症状指：疲劳、心悸、呼吸困难和心绞痛）
2级	体力活动轻度受限	静息时无症状，一般体力活动可诱发症状
3级	体力活动明显受限	静息时无症状，轻度体力活动即可诱发症状
4级	不能从事任何体力活动	静息时即出现症状，并且任何活动可能导致不适或症状加重

先天性心血管病（congenital cardiovascular diseases，简称"先心病"）是孕龄妇女并发的主要心血管疾病，约占60%~80%。随着近年复杂先心病早期诊断和治疗的进步，重症先心病患者存活到孕龄的人数成倍增加。儿童时期成功的手术，可使先心病患者的心血管功能恢复正常。能被手术修复的心脏畸形有：房间隔缺损（atrial septal defect，ASD）、室间隔缺损（ventricular septal defect，VSD）、动脉导管未闭（patent ductus arteriosus，PDA）、法洛四联症、大血管转位和三尖瓣闭锁。

但是，经常有些孕妇就诊或临产时，其先心病畸形并未纠正或仅部分纠正，甚至在妊娠前从未发现有先心病，妊娠后才出现先心病的症状和体征，这些患者的产科和麻醉处理可能更具挑战性和复杂性。

1. 左向右分流（非发绀）型先心病　对于左向右分流（非发绀）型先心病包括ASD、VSD或PDA等心血管畸形。

产妇的处理原则如下：①应尽早由内科医师提供心血管系统诊断和治疗建议。②应于临产前收住院，密切监护，以免自然临产的应激导致心血管功能恶化。③自然分娩时，应尽早进行硬膜外或其他镇痛方法，以免疼痛应激引起儿茶酚胺水平升高和外周血管阻力增加，左向右分流加重，导致肺动脉高压和右心室衰竭。④在无痛分娩或剖宫产时，硬膜外麻醉优于腰麻，应逐渐追加用药，以延缓硬膜外麻醉的起效过程，因为交感神经阻滞，外周血管阻力骤然降低的体循环低血压，可能使无症状的左向右分流逆转为低氧血症的右向左分流，从而危及母胎安全。⑤围产期密切监测产妇心血管功能，必要时采取有创动脉压和中心静脉压监测；胎儿娩出即刻是对产妇心血管功能的最大考验，之前慎用胶体扩容，有心功能不全迹象时可采取限液、强心和利尿处理。⑥产妇应接受持续吸氧治疗，密切监测血氧饱和度，因为轻度低氧血症即可使肺血管阻力增加，导致分流方向逆转的可能；同时，也要避免高碳酸血症和酸中毒等导致肺血管阻力增加的因素。⑦静脉输液或用药时，应避免将空气注入静脉，因为，即使少量空气经畸形缺损进入体循环，也可能导致栓塞发生。⑧亦应重视胎儿的监测。

2. 右向左分流（发绀）型先心病　右向左分流（发绀）型先心病包括艾森曼格综合征、法洛四联症等。

艾森曼格综合征（Eisenmenger´s syndrome）是一组先天性心脏病发展的后果。ASD、

VSD、PDA 等先天性心脏病，可由原来的左向右分流，由于进行性肺动脉高压发展至器质性肺动脉阻塞性病变，出现右向左分流，皮肤黏膜从无青紫发展至有青紫时，即称为艾森曼格综合征。

艾森曼格综合征的麻醉处理原则包括：①维持足够的外周血管阻力，慎用椎管内麻醉，尤其腰麻。②维持相对稳定的血容量和回心血量，避免主动脉–腔静脉受压（仰卧综合征）。③预防疼痛、低氧血症、高碳酸血症和酸中毒，以免引发肺血管阻力的进一步增加。④避免全身麻醉期间心肌的抑制。

法洛四联症（tetralogy of Fallot）是联合的先天性心脏血管畸形，本病包括室间隔缺损，肺动脉口狭窄，主动脉右位（骑跨于缺损的心室间隔上）和右心室肥厚，其中前两种畸形为基本病变，本病是最常见的紫绀型先天性心脏病。

法洛四联症的麻醉原则包括：①避免任何可能导致外周血管阻力降低的因素，否则将加重右向左分流。②维持足够的血容量和静脉回流，在右心功能欠佳的情况下，需要高充盈压增强右心室射血，以确保充足的肺动脉血流。③自然分娩早期应用硬膜外镇痛，有助于预防肺血管阻力增加，避免右向左分流的不良后果。④需剖宫产时，硬膜外麻醉应逐渐起效，预防"仰卧综合征"，避免血流动力学的剧烈波动。⑤慎用单次腰麻，因其外周血管阻力的骤然降低可导致分流逆转和低氧血症。⑥全身麻醉原则基本同艾森曼格综合征。

（二）心脏瓣膜病

心脏瓣膜病（valvular heart. disease）是以瓣膜增厚、粘连、纤维化、缩短为主要病理改变，以单一或多个瓣膜狭窄和（或）关闭不全为主要临床表现的一组心脏病。最常累及二尖瓣，约占心脏瓣膜病的 70%，二尖瓣并发主动脉瓣病变占 20%~30%，单纯主动脉瓣病变为 2%~5%，而三尖瓣和肺动脉瓣病变极为少见。

1. 二尖瓣狭窄（mitral stenosis）　主要由风湿热引起，多见于青壮年，男女之比为 1 ：（1.5~2）；风心病二尖瓣狭窄约占 25%，二尖瓣狭窄并关闭不全约占 40%。二尖瓣狭窄的血流动力学异常是由于舒张期左心房流入左心室的血流受阻。其临床症状表现为呼吸困难、咯血、咳嗽。孕前无症状的二尖瓣狭窄患者可耐受妊娠；孕前有症状并存在肺淤血的产妇，胎儿娩出即刻心脏前负荷骤然增加，极易导致急性左房衰竭以及严重肺水肿发生，使围生期死亡的风险明显增加。

麻醉处理原则：①维持较慢心率。②维持窦性节律，有效地治疗急性心房纤维性颤动。③避免主动脉，腔静脉受压，维持静脉回流和肺动脉楔压（PCWP），在预防肺水肿的基础上最大限度提高左室舒张末容积（LVEDV）。④维持一定的外周血管阻力。⑤避免肺血管阻力增加的诱因，如：疼痛、低氧血症、高碳酸血症和酸中毒。

2. 二尖瓣关闭不全（Mitral regurgitation）　二尖瓣关闭不全的常见原因是风湿热，导致左室收缩时血液返回左房。

二尖瓣关闭不全的主要病理生理变化是收缩期左室血液反流至左房，造成收缩期左房压升高和心排血量降低。以左房和左室扩大为特征，急性二尖瓣关闭不全时，导致左房容量过负荷，即左室收缩时将血液泵回顺应性不佳的左房，前向心排血量降低，代偿性外周血管收缩；随后肺淤血、肺水肿，肺动脉压持续升高，进一步发生右心衰竭。慢性二尖瓣关闭不全导致左房逐渐扩大和顺应性增加，以"缓解"反流的血液；左房扩大后，导致心房纤维性颤动机会增加，心房纤维性颤动的发作可引起心悸症状；长期、严重的二尖瓣关闭不全可导致左房压升高和肺淤血。

麻醉处理原则：①避免外周血管阻力增加。②维持心率正常或稍微增加。③尽量维持窦性节律，有效治疗急性心房纤维性颤动。④避免主动脉-腔静脉受压，维持回心血量，预防中心血容量增加。⑤避免全身麻醉期间的心肌抑制。⑥避免疼痛、低氧血症、高碳酸血症和酸中毒等增加肺血管阻力的因素。

3. 主动脉狭窄（aortic stenosis，AS）　主动脉瓣狭窄可多年无症状，直到瓣口直径缩小到正常的1/3时（正常主动脉瓣口面积是 $2.6\sim3.5cm^2$），才出现明显的血流动力学变化。轻度 AS 患者能较好地耐受妊娠期心血管系统变化和血容量的增加。在严重病例，对妊娠期间心血管系统需求增加的补偿能力有限，可能发展为呼吸困难、心绞痛甚至晕厥。重症 AS 产妇的产后死亡率高达17%，而围生期胎儿死亡率接近20%。

麻醉处理原则是：①维持正常心率和窦性节律。②维持足够的外周血管阻力。③维持血管内容量和静脉回流量。④避免主动脉-腔静脉受压。⑤避免全身麻醉期间心肌抑制。

麻醉方法：①中到重度 AS 是单次腰麻的相对禁忌。②连续硬膜外麻醉可采用缓慢诱导的方式，适当晶体液扩容；使患者有充足的代偿或适应时间。③腰麻联合硬膜外麻醉（CSE）可采用小剂量腰麻，硬膜外补充的方法，使麻醉效果更完善，也保证了血流动力学的稳定。④全身麻醉时，可选用依托咪酯和阿片类药物进行诱导；而硫喷妥钠可抑制心肌，氯胺酮可致心动过速，不宜作为诱导用药。全身麻醉维持用药应避免心肌抑制和降低外周血管阻力。

4. 主动脉关闭不全（AI）　在孕龄妇女比主动脉瓣狭窄更常见，75%患者由风湿热引起，风湿性 AI 常伴有二尖瓣病变。左室舒张期主动脉瓣不能关闭，将导致主动脉血向左室反流，左室容量过负荷，久之，导致左室扩张和肥厚。AI 产妇通常完全能耐受妊娠，因为：①妊娠会适当增加孕妇心率，可缩短舒张期血液反流的时间。②妊娠的外周血管阻力降低，有利于前向血流，由此减少血液反流量。③妊娠的血容量增加有助于维持足够的心脏充盈压。

麻醉处理原则是：①维持心率正常或稍微增加。②避免外周血管阻力增加。③避免主动脉-腔静脉受压。④避免全身麻醉期间的心肌抑制。

麻醉方法：①硬膜外麻醉可用于阴道或剖宫产分娩。临产早期采用硬膜外麻醉，可避免疼痛应激导致的外周血管阻力增加，从而避免出现急性左室容量超负荷；AI 产妇不能耐受心动过缓，应注意预防并及时治疗。②在上述原则基础上进行全身麻醉，可选用短效瑞芬太尼用于剖宫产的全身麻醉维持。

四、糖尿病

妊娠前已有糖尿病的患者被称为糖尿病并发妊娠；妊娠前糖代谢正常或有潜在糖耐量降低，妊娠期才出现或发现糖尿病的称为妊娠期糖尿病。妊娠糖尿病的相关因素有：高龄孕妇、肥胖、家族糖尿病史以及孕妇有死胎、新生儿死亡、胎儿畸形或巨大胎儿病史。

（一）妊娠对糖尿病的影响

妊娠后参与胰岛素反馈调节的激素（胎盘促黄体激素、胎盘生长激素、皮质醇、黄体酮）水平增加，外周靶组织对胰岛素逐渐产生耐受，以利于孕妇向胎儿提供葡萄糖、氨基酸等营养物质。如果孕妇不能自身代偿胰岛素的缺失量，就可能导致妊娠糖尿病，分娩后多数产妇葡萄糖耐量可恢复正常，但是，由此可能成为 2 型糖尿病的高发人群。自然或剖宫产分娩后，胎盘的反馈调节性激素作用消失，胰岛素需求会逐渐恢复到孕前水平。

（二）糖尿病对孕妇和胎儿的影响

糖尿病并发妊娠或妊娠糖尿病都易发生妊娠高血压和羊水过多，并增加剖宫产率。糖尿病并发妊娠患者的剖宫产率可增加 3~10 倍，而妊娠糖尿病产妇的剖宫产率增加 1.5 倍。糖尿病并发妊娠孕妇的早产发生率增加 2~3 倍。

（三）麻醉处理

妊娠糖尿病的特殊病理生理及所伴的并发症对麻醉医师确保分娩、剖宫产过程中顺利平稳、母婴安全提出挑战。

1. 术前评估　首先，术前评估要充分：确定糖尿病的类型、围产期药物治疗情况，有无伴发先兆子痫、肾功能不全及病态肥胖、心功能是否受损等。严格的体格检查还包括气道评估及神经系统检查以排除自主神经及外周神经病变。

（1）气道评估：不论孕妇是否伴糖尿病，其困难插管的发生率较一般人群高。但糖尿病患者还伴有一些其他的气道问题，如青少年型糖尿病孕妇，28% 出现小关节、颈椎及寰椎齿样关节活动受限，且还伴其他表现如微血管并发症、身材矮小、发育延迟等。

（2）自主神经及周围神经病变：伴自主神经功能不全的患者表现为血压容易波动、区域麻醉后严重的低血压或循环不稳定，全身麻醉诱导时亦可出现类似情况。因此需预防性补液、应用血管活性药物及放置合适的体位以防止动脉−下腔静脉受压，减少低血压的发生或持续时间。

周围神经病可表现为远端肢体感觉或运动缺失，而区域麻醉亦可出现这些症状，因此对于此类患者应于手术前详细记录感觉或运动缺失的程度及范围。另外，阴道分娩及剖宫产时均应防止不良体位所致的神经损伤。

2. 麻醉期间的管理　糖尿病产妇剖宫产腰麻或硬膜外麻醉期间，在确保母体血糖控制满意，应用乳酸林格液预扩容和及时纠正低血压的前提下，一般不会导致新生儿酸中毒。由于部分糖尿病产妇妊娠期子宫胎盘功能欠佳，无论采用硬膜外麻醉或腰麻，首先应注意维持血流动力学稳定，以确保胎儿安全。

在产程早期，可应用小量阿片类药以缓解疼痛，但必须注意阿片类药易透过胎盘引起新生儿呼吸抑制，尤其多发于应用麻醉药后即刻即娩出的胎儿，硬膜外麻醉和硬膜外复合腰麻可较好的缓解疼痛，对胎儿影响小，可安全有效的用于产科麻醉。近期有报道，硬膜外和硬腰联合可使孕妇血糖降至危险低限，因此分娩过程中要监测血糖。

糖尿病并发妊娠的患者通常易发感染。由于糖尿病是非妊娠患者发生硬膜外脓肿的高危因素，因此在所有产妇（特别是糖尿病患者）的椎管内麻醉期间都应严格采用无菌操作技术。

总之，对糖尿病孕妇剖宫产实施麻醉时要考虑以下几点：

（1）诱导好的蛛网膜下隙神经阻滞或硬膜外麻醉是很安全的，但要注意避免低血压和葡萄糖液体快速输注。

（2）诱导前用不含葡萄糖液体进行快速补液。

（3）适当静脉注射麻黄碱治疗低血压。对糖尿病产妇，轻微的低血压也不能很好地耐受。

（4）从麻醉诱导起始时，就常规将子宫左侧移位。潜在的糖尿病可使子宫和胎盘血流减少。

（5）若行全身麻醉，资料显示新生儿结局较好。

（6）全身麻醉时，需维持葡萄糖液体的输注及监测葡萄糖浓度，特别是持续注射胰岛素或外科手术时间延长时。

（7）手术后，必要时可给予小剂量胰岛素。胰岛素需求暂时性减少之后可出现血糖的快速升高。因此，在此阶段应合理地应用胰岛素和仔细监测血糖水平。

3. 麻醉监测

（1）除血压、心电图、脉搏氧饱和度外，危重产妇应行有创监测以了解中心静脉压等循环变化。

（2）加强呼吸管理，避免缺氧和 CO_2 蓄积。

（3）监测尿量以了解肾功能状态。

（4）及时测定血糖，随时调整静脉胰岛素用量。

五、甲状腺功能亢进（甲亢）

甲状腺功能亢进是由多种原因引起的甲状腺激素分泌过多所致的一组常见内分泌疾病。主要临床表现为多食、消瘦、畏热、多汗、心悸、激动等高代谢综合征，以及不同程度的甲状腺肿大和眼突、手颤、颈部血管杂音等为特征，严重的可出现甲亢危象、昏迷甚至危及生命。

（一）妊娠对甲状腺功能亢进的影响

受胎盘激素的影响，妊娠期甲状腺处于相对活跃状态，甲状腺体积增大，给甲状腺功能亢进的诊断带来一定困难。妊娠期免疫抑制加强，病情可能有所缓解，但产后免疫抑制解除，甲状腺功能亢进可能会加重。甲状腺功能亢进控制不当的孕妇，分娩或手术时的应激、疼痛刺激、精神心理压力、劳累、饥饿、感染以及不适当的停药，均可能诱发甲状腺危象的发生。

（二）甲状腺功能亢进对妊娠的影响

重症或经治疗不能控制的甲状腺功能亢进，由于甲状腺素分泌过多，抑制腺垂体分泌促性腺激素的作用，容易引起流产、早产，甲状腺功能亢进患者代谢亢进，不能为胎儿提供足够的营养，胎儿生长受限，低体重儿出生率高。妊娠期停药或服药不足，甲状腺功能亢进症状会加重。甲状腺功能亢进治疗药物可通过胎盘进入胎儿，可能导致胎儿甲低，新生儿甲状腺功能异常。另外，有些药物对胎儿可能有致畸作用。

（三）甲状腺功能亢进产妇影响麻醉处理

要点：①高动力性心血管活动和心肌病的可能。②甲状腺增大使气道受阻。③呼吸肌无力。④电解质异常。

1. 分娩镇痛 甲状腺功能亢进产妇临产时，精神通常处于紧张状态，对产痛可能更敏感，因此分娩镇痛十分重要。硬膜外麻醉应是首选镇痛方法，在镇痛同时对交感神经系统和甲状腺功能亦能起到控制作用。

2. 剖宫产的麻醉　在控制欠佳的甲状腺功能亢进产妇行剖宫产时，椎管内麻醉应作为首选，如有禁忌时可采用全身麻醉。理论上，甲状腺功能亢进患者术前用药慎用阿托品。硬膜外麻醉时，局部麻醉药液中不要加用肾上腺素，低血压时避免应用 α 肾上腺受体激动剂（去氧肾上腺素）纠正。甲状腺功能亢进患者糖皮质激素储备相对不足，应采取补充治疗。应避免应用导致心动过速的药物，如：氯胺酮、阿托品、泮库溴铵。硫喷妥钠可能有抗甲状腺作用，可用于全身麻醉诱导药的首选。Graves 患者多患有突眼征，全身麻醉时应对角膜重点保护。在甲状腺功能亢进产妇可采用术前深度镇静的方法，但是，此方法有母体过度镇静、误吸和新生儿抑制的风险。

3. 甲状腺危象的预防和治疗　术前充分准备可最大限度降低围手术期甲状腺危象的风险。术前准备的目的是使患者甲状腺功能维持正常。紧急手术时，在控制甲状腺功能的基础上，应该做好处理围手术期甲状腺危象的准备。

六、病态肥胖

由于社会中肥胖的盛行，肥胖孕产妇可能是产科麻醉医生遇到的最常见的高危患者。肥胖可增加妊娠期死亡的风险。高龄和高血压、糖尿病、血栓性疾病以及感染发生率的增加均构成肥胖产妇围生期死亡的高危因素。妊娠期肥胖的定义有多种：①孕前 BMI 大于 29kg/m²。②妊娠期体重≥200 磅（91kg）。③妊娠后体重增加>20%。

1. 对肺功能的影响　体重超标时能量消耗、氧耗、二氧化碳产生均增加。①肺动力学：胸壁增厚使通气时需要消耗更大的能量来产生吸气动作，氧耗成本随体重而增加。常见以浅快呼吸通过降低潮气量尽可能减少能量消耗。多数病态肥胖孕妇妊娠期 $PaCO_2$ 可正常，但肺功能储备降低。②肺容量：潮气量、功能残气量、呼气储备量、肺活量、吸气储备量、肺总量和最大分钟通气量在病态肥胖患者都减少。③氧合作用：极度肥胖患者肺弥散能力降低，胸壁顺应性降低和腹部肥胖促使肺下部的气道闭合，通气主要在顺应性好的肺上部进行，肺血流状况正好相反，从而导致通气血流比率失调和低氧血症。

2. 对心血管的影响　肥胖患者的血容量和心排血量增加，心脏指数可正常，心排血量增加主要是每搏量的增加。肥胖患者多伴有高血压，BMI>30kg/m² 时高血压发生率增加 3 倍。肥胖、左室肥厚的高血压产妇，其左室收缩功能虽正常，但舒张功能多异常，说明存在左室舒张功能不全的容量过负荷，并需要通过有效的利尿治疗，以减少过多的血容量。

3. 对胃肠道的影响　病态肥胖患者加上妊娠因素，发生胃内容物反流和肺误吸的风险进一步增加。

4. 对内分泌的影响　肥胖是糖尿病的易发人群，肥胖病患者妊娠期间通常存在胰岛素相对不足。

肥胖产妇多伴有内科疾病，需要尽早进行麻醉前评估。①脉搏氧饱和度可用来评估产妇氧合状态。②血气分析对肥胖产妇通气状态的评估很重要。③先兆子痫患者须检查血小板计数。④除非血压袖带的长度>上臂周长的 20%，否则产妇血压的测量会高于其实际血压。在慢性高血压或先兆子痫以及围生期需监测动脉血气的患者，可放置动脉导管直接测压并方便监测动脉血气。

对于自然分娩的产妇，硬膜外镇痛是肥胖产妇分娩镇痛的优先选择；腰麻联合硬膜外镇痛也可用于病态肥胖产妇的分娩镇痛，但需注意蛛网膜下隙注入阿片类药物有导致产妇呼吸抑制的风险，单纯应用低浓度局部麻醉药即可达到满意的分娩镇痛。

在病态肥胖产妇，剖宫产有增加产妇和胎儿致病和致命的风险，对麻醉的挑战在于椎管内麻醉穿刺的困难和气道控制的难度，以及胃内容物反流和肺误吸的风险。肥胖可能导致蛛网膜下隙神经阻滞后难以预测的广泛局部麻醉药扩散，故肥胖产妇对局部麻醉药的需求量降低。与蛛网膜下隙神经阻滞相比，硬膜外麻醉的优点包括：①能适时调节局部麻醉药的剂量。②降低低血压的发生率。③减轻运动神经阻滞的呼吸影响。④麻醉时间不受限制。肥胖可影响硬膜外局部麻醉药的扩散，阻滞平面与 BMI 和体重呈正比，而与身高无关。病态肥胖产妇完全能耐受高平面感觉神经阻滞，在感觉阻滞平面过高产妇，并不一定出现明显的呼吸窘迫感，但应予以关注。病态肥胖产妇进行剖宫产全身麻醉时，困难插管的发生率高达33%。而且，曾经成功气管插管的患者，并不能保证此次插管就顺利。麻醉医师应事先准备好喉镜、不同型号喉镜片和气管导管、经环甲膜穿刺和切开器械以及经气管通气的器械。另外，也可利用可视或纤维喉镜在产妇清醒下进行气管插管。清醒下置喉镜和插管刺激时，儿茶酚胺释放和血压升高，可导致原有高血压恶化，并对子宫血流产生不利影响，因此，插管前有效的表面麻醉极其重要。麻醉前气道评估基本正常的产妇，如果无禁忌证可行全身麻醉快速诱导，方法是：全身麻醉前有效的预吸氧去氮，因为，肥胖患者在诱导的呼吸暂停期更易出现低氧血症，可在诱导前深呼吸100%氧3分钟或30秒内最大吸气100%氧4~5次，即可预防插管期间呼吸暂停的低氧血症。

（李欢颜）

第六节　麻醉并发症

一、低血压

足月产妇处于仰卧位时会出现血压下降、心动过速及股静脉压升高，这是由于妊娠子宫压迫下腔静脉导致静脉回流降低及心排血量降低所致，也被称作"仰卧位低血压综合征"。许多麻醉药及椎管内麻醉产生的交感神经抑制作用可导致血管扩张，进一步降低静脉回流，加重低血压。低血压的发生率和严重程度取决于阻滞平面的高低、产妇的体位以及是否采取了预防性措施。如果发现和处理及时，产妇的一过性低血压与产妇和胎儿的死亡无关。

孕妇出现低血压后，麻醉医生应及时扩容、改变体位，必要时给予血管加压药。

1. 扩容　对剖宫产产妇在区域麻醉前可输入达 10mL/kg 的晶体液，以增加血管内容量。含糖液不应用于扩容，可能导致产妇和胎儿高血糖症，随之产后发生新生儿低血糖。在新生儿酸碱状态方面使用乳酸林格液和0.9%的氯化钠似乎并无差别。然而一些人更喜欢用胶体液预扩容，因为其血管内半衰期更长。使用胶体也存在风险，少数患者可能出现过敏反应，瘙痒发生率升高。

2. 变化体位　腰麻下行剖宫产的产妇可能由于交感神经阻断和静脉回流下降而经历低血压，尤其同时存在下腔静脉压迫时。预防主动脉腔静脉压迫很重要，向左侧倾斜手术台15°~30°，或者右臀下放置楔形物会缓解大多数孕妇的主动脉腔静脉压迫。但是这些做法不一定绝对有效，麻醉医生必须高度关注孕妇及胎儿的体征。

3. 使用血管加压药　仅凭静脉输液不足以预防腰麻后低血压，子宫左倾进一步降低了腰麻后低血压的发生率，在此基础上辅用预防性血管加压药取得了最好的效果。同时具有 α 和 β 作用的激动剂（如麻黄碱）使子宫胎盘血流得以更好的恢复。

二、困难插管

产科麻醉中呼吸道管理是一个非常重要的问题。大多数麻醉相关性死亡是由于困难气道导致的低氧血症。最常见的呼吸不良事件是插管失败。妊娠导致的体重增加、胸廓增大以及咽喉水肿等体格因素会增加气管内插管的难度。妊娠产妇插管失败的处理措施如图 14-2。

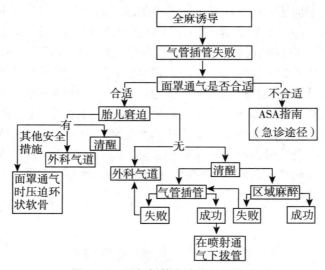

图 14-2　孕妇插管失败的处理措施

三、胃内容物反流与误吸

妊娠期间胃功能受到机械性刺激与激素的双重影响，导致胃排空延长、酸性产物增加、胃-食管反流发生率高，胃内容物反流进入咽喉部而可能发生误吸。肺误吸是一种复杂的疾病，可导致化学性肺炎、细菌性肺炎或气道阻塞性肺不张。胃内容物中的盐酸成分可对支气管组织造成最严重的损伤。

（一）禁食要求

美国麻醉医生学会产科麻醉分会指南推荐产妇可在分娩期间直至麻醉诱导前 2 小时内饮用适量的清亮液体。择期剖宫产的妇女进行麻醉或镇痛操作之前 6~8 小时不应摄入固体。

（二）预防用药

没有一种药物或食物被认为在预防误吸时更有效。预防误吸的理想药物应当是快速起效、增加胃排空速度、增加胃 pH 值，而同时减少胃容量。推荐应用非特异性抗酸剂、H₂ 受体拮抗剂或多巴胺受体拮抗剂。静脉内给予甲氧氯普安可明显加快行择期剖宫产孕妇的胃排空。昂丹司琼是另一种常用于辅助预防误吸的止吐药。与甲氧氯普胺相比，给予 4mg 昂丹司琼的孕妇发生恶心呕吐更少且满意度更高。

（三）诊断

诊断肺误吸时常比较困难。对于那些有风险的患者应当保持高度警惕。最明显的体征应当是口咽部存在胃内容物，尤其在应用喉镜检查时可见。患者可能发生心动过速、青紫、哮鸣、呼吸急促、低血压及呼吸困难。胸部 X 线检查的典型表现为弥漫性片状浸润，患者表现出肺泡-动脉氧张力梯度增加及吸氧后亦无改善的低 PaO_2。

（四）处置方法

如果采用全身麻醉，应当进行环状软骨压迫下快速顺序诱导直至确认插管。预吸氧的理想方法是患者呼吸 100% 氧气或者按潮气量通气 3 分钟或者让易合作的患者在新鲜气体流量为 5L/min 时进行 8 次深呼吸，最好让肥胖患者处于头高位。诱导时使用丙泊酚是最佳选择。除非存在禁忌，琥珀酰胆碱因其快速起效及可创造良好的插管条件成为首选的肌松剂，至少需要 0.6mg/kg 的剂量才可进行插管。如果禁忌使用琥珀酰胆碱时，应用罗库溴铵 > 0.6mg/kg 作为替代。

（五）治疗

尽管采取了以上预防措施，误吸仍然会发生。如果患者发生中度至重度的误吸，或误吸了固体，应当立即应用带套囊的气管内导管进行插管。插管后，建议重复进行吸引以移除颗粒性物质。不再推荐进行支气管肺泡灌洗，因其可加压使颗粒物质深入肺内部且可进一步损伤肺组织。患者应当在足够的吸入氧浓度下进行至少 8 小时的机械通气。如果病情需要可采用持续气道正压通气。不再推荐常规给予抗生素及类固醇进行治疗。持续监护患者的动脉血气、胸部 X 线及临床状态。

四、椎管内麻醉剖宫产的神经并发症

区域麻醉导致神经损伤的危险因素包括神经缺血（推测与应用血管收缩药或患者长时间低血压有关），放置穿刺针或导管时损伤神经，感染，局部麻醉药的选择。另外，患者术中体位摆放不当、手术敷料包扎过紧及手术创伤造成的神经损伤也常常被归咎于区域麻醉。

引起神经并发症的影响因素包括以下几点：

（一）局部麻醉药

虽然大多数临床浓度与剂量的局部麻醉药不损伤神经，但是长期接触、大剂量及/或高浓度的局部麻醉药可造成永久性神经损伤。局部麻醉药神经毒性的差异取决于 pKa、脂溶性、蛋白结合率。局部麻醉药浓度越高、脊神经接触药物时间越长则局部麻醉药的毒性反应越强。注射速度对于局部麻醉药浓度也有很大影响，推注速度越快则药物在脑脊液中形成涡流而易于被更快地稀释。先前已存在的神经状况可使患者更易受到局部麻醉药的毒性作用影响。

（二）神经缺血

如果并发血管解剖变异、硬膜外血管破裂出血、注药压力增高，可能造成麻醉后下胸段和腰段脊髓缺血坏死。硬膜外血流可受肾上腺素的影响，应用含有肾上腺素的局部麻醉药理论上可导致外周血管缺血，因其造成脊髓前动脉及节段性动脉持续收缩，而出现相应节段的脊髓血流中断或血栓形成，脊髓缺血缺氧，尤其可见于患有微血管疾病的患者。另外，神经元长时间接触高浓度的局部麻醉药可以引起神经元血流减少，如果加入肾上腺素可进一步延长脊神经与局部麻醉药的接触时间而加剧血流障碍。扩大的血肿也可造成神经缺血，神经受压的严重性取决于血肿的体积。

（三）麻醉操作

麻醉操作可导致对脊髓或脊神经的机械性损伤。硬膜外穿刺操作不当时，穿刺针可损伤脊髓或脊神经，并可形成脊髓内或椎管内血肿。穿刺针如刺穿硬膜外血管则可导致硬膜外腔血肿，注射气体过多则导致气肿，均可压迫神经。腰穿针可能触及马尾神经，出现一过性麻木或放电样感觉，对神经的损伤较轻微，临床较多见而极少出现后遗症。

（四）既往病史

妊娠前已患有糖尿病的孕妇可能已并发有外周神经损害，进行区域麻醉可能加剧已有的神经损害。患有腰椎椎管狭窄、腰椎椎间盘突出和黄韧带肥厚的孕妇，如长时间处于截石位可造成对脊神经的压迫或牵拉，使神经外膜及其营养血管血流中断造成神经营养性退变，重者可导致神经纤维肿胀。此类孕妇对局部麻醉药的毒性作用及血管收缩药导致的神经缺血更加敏感。应用更低浓度或更少量的局部麻醉药可减小局部麻醉药毒性反应的风险。在妊娠晚期巨大而坚硬的胎头持续压迫腰骶神经干，脊柱的过度前屈可导致过度牵拉或压迫脊神经根，耻骨联合分离，坐骨神经受压等。在产前产妇可能仅表现为下肢轻微麻木或无症状，但是此时已经存在神经损伤的潜在基础，进行区域麻醉可能加剧神经损伤，表现为闭孔神经综合征、股神经痛、阴部神经和生殖股神经剧痛。

椎管内麻醉剖宫产的神经并发症临床表现包括以下几点：

1. 神经根或神经干损伤 神经受到局部麻醉药直接毒性、穿刺针损伤、压迫、牵拉、缺血及完全横断的伤害。穿刺针的直接创伤可导致严重的神经损伤，尤其是当穿刺针刺穿神经束膜进入神经束。穿刺针针尖或硬膜外导管刺激神经时患者多描述为一过性麻木感，而如果刺入脊髓、神经根或神经干内则患者表现为剧烈的神经疼痛。麻醉后患者可出现脊神经功能异常，严重者可出现脊髓横断性损害。腰椎管狭窄或胎头压迫所导致的神经根或神经干损伤，多表现为一支或多支脊神经或某神经干的功能障碍，表现为一侧下肢麻木、感觉迟钝或无力、股神经痛、耻骨联合痛、会阴部痛等。机械性损伤可表现为一支或数支脊神经支配区域感觉缺失，单侧或双侧下肢肌肉运动异常，严重时可表现为双侧横断性截瘫等。

2. 短暂神经综合征 局部麻醉药及其他化学性毒性损害的表现主要有短暂神经综合征（transient neurological symptoms，TNS），应用各种局部麻醉药时均可见，骶尾部可能是对局部麻醉药比较敏感的部位，脊髓背根神经元兴奋引起肌肉痉挛，在接受腰麻后4~5小时腰背部可出现中度或剧烈的疼痛，放射向臀部和小腿，也可伴随有感觉异常，但无明显运动和反射异常，一般7天内均可恢复，不遗留感觉运动障碍。

3. 马尾综合征 马尾综合征（cauda equina syndrome，CES）表现为低位脊神经根损伤的症状，可出现直肠、膀胱功能障碍，会阴部感觉异常及下肢运动麻痹等。

五、椎管内麻醉的其他并发症

（一）硬脊膜穿刺后头痛（post dural puncture headache，PDPH）

PDPH病因是复杂的，最常见的原因是脑脊液从刺破的硬脊膜不断流出造成脑脊液的压力降低所致；另一个原因可能为颅内血管扩张。其典型症状为由平卧位转为坐位或直立位时出现剧烈头疼，尤其在咳嗽或突然活动时疼痛加剧，在平卧位时疼痛缓解。PDPH可在穿刺后立即发生，也可发生在数日后，据统计，最常见是在穿刺48小时内发生，大多数头疼在

7 天内即可自行缓解。

（二）全蛛网膜下隙神经阻滞

全蛛网膜下隙神经阻滞是罕见但非常严重的并发症，多由硬膜外麻醉的大剂量局部麻醉药误入蛛网膜下隙所致，或由于硬膜外导管移位误入蛛网膜下隙所致。临床表现为注药后迅速出现广泛的感觉和运动神经阻滞，意识不清、双侧瞳孔扩大、呼吸停止、肌无力、低血压、心动过缓甚至室性心律失常或心搏骤停等。

（李欢颜）

第十五章

疼痛的临床评估与治疗基础

1979 年，Bonica 首先提出疼痛的定义：一种不愉快的感觉和情绪体验，与体内的组织损伤或潜在组织损伤有关。

国际疼痛研究协会（Intemational Association for the Study of Pain，IASP）将疼痛定义为"一种与实际或潜在组织损伤相关的、不愉快的感觉和情绪体验，或患者关于此类损伤的描述"。

疼痛是一种症状，是人体患病和受到伤害的警示信号。但是当引起疼痛的组织损伤已经愈合而疼痛仍然持续存在，或者引起慢性疼痛的病因已经无法去除时，疼痛被作为一种慢性疼痛去诊断和治疗。

随着基础研究和临床研究的不断深入，急慢性疼痛诊断评估的方法以及治疗药物和治疗技术均日臻完善，疼痛不再是一种疾病或损伤的伴随症状，而是作为一种疾病，越来越受到重视。

第一节　疼痛的定义和分类

虽然 1979 年 Bonica 对疼痛的定义引用至今，但疼痛含义仍在被不断地充实和完善。1994 年，IASP 又按以下特征对疼痛进行了分类：①疼痛所涉及的躯体部位（如：腹部、下肢）。②功能障碍时可能引起疼痛的系统（如：神经系统、胃肠道系统）。③疼痛的持续时间和类型。④疼痛发作的强度和发作时间。⑤病因。但此补充仍未能得到 Woolf 等人的认同，不能从本质上更好地指导疼痛研究和治疗。根据 Woolf 的理论，疼痛分为三类：伤害性疼痛、与组织损伤和炎性细胞浸润有关的炎性疼痛以及由神经系统损伤（神经病理性疼痛）或者机体某些功能障碍（功能失调性疼痛，如纤维肌痛、肠激惹综合征、紧张性头痛等）所导致的病理性疼痛。

随着疼痛学科的发展，疼痛还可大致分为两类：生理性疼痛和病理性疼痛。生理性疼痛（急性、伤害感受性）是人类必不可少的早期预警信号；病理性疼痛（如神经病理性）是一种神经系统对损伤或疾病适应不良的表现，是一种疾病。

一、疼痛理论的历史

（一）疼痛理论的发展历史

在发现神经元及其作用之前，已经有很多有关疼痛的理论。Aristotle 认为疼痛是邪恶的灵魂通过外伤进入到体内，Hippocrates 则相信是由于重要的体液失平衡所致。在 11 世纪，Avicenna 提出了一种理论，认为人体有多种感觉，痛觉只是触觉、瘙痒等一般感觉中的一种。在欧洲文艺复兴前，疼痛还没有被完全认识，人们只认为疼痛主要来自体外，也许是上帝的惩罚。

1644 年，Rene Descartes 提出了疼痛是一种沿着神经纤维传递到大脑的干扰（disturbance），因此他将疼痛感知由精神的、神秘的体验，发展到物理的、机械的感觉层面。Descartes 和 Avicenna 的工作为 19 世纪"特异性理论"（specificity theory）的形成奠定了基础。特异性理论把疼痛看作是一种与触觉和其他感觉不同的、具有自身特点的"特异性的感觉"。另外一种理论——"强化理论"（intensive theory）在十八、十九世纪非常引人瞩目，该理论没有将疼痛作为一种独特的感觉，而是将其视为一种由较强刺激引起的情绪状态。到了 19 世纪 90 年代中期，"特异性理论"得到了生理学家和临床医师的支持，而"强化理论"主要得到了心理学家的拥护。但是，通过 Henry Head 的一系列临床观察和 Max von Frey 的实验研究，心理学家几乎全部倒向了"特异性理论"。到了 19 世纪末，大部分生理和心理教科书都认为疼痛是事实存在的。

以 1934 年 John Paul Nafe 的假设为基础，1955 年，DC Sinclair 和 G Weddell 研究出了"外周模式理论"（peripheral pattern theory）。该理论认为所有皮肤纤维末梢（除了支配毛发细胞的末梢外）都是完全相同的，疼痛是由于这些末梢受到剧烈刺激而产生的。此外，20 世纪最著名的疼痛理论便是 1965 年由 Ronald Melzack 和 Patrick Wall 提出的"闸门学说"，或称"闸门控制学说"。该学说认为传导痛觉的细纤维和传导触觉、压觉和振动觉的粗纤维从损伤部位传导信息到脊髓背角的两个不同的区域，较粗的纤维主要作用于抑制性细胞，使得痛觉缓解（图 15-1）。"闸门学说"的提出对以后的疼痛学基础研究和临床治疗产生了深远的影响。

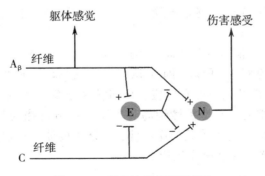

图 15-1　疼痛的"闸门学说"

（二）疼痛的三维特点

1968 年，Ronald Melzack 和 Kenneth Casey 描述了疼痛的三维特点：感觉识别（sensory-discriminative，包括感知疼痛的强度、位置、性质和持续时间）、情感动机（affective-motivational，不愉快和迫切要脱离这种不愉快）和认知评价（cognitive-evaluative，包括评价、文化价值观、分心和催眠暗示等方面的认知）。该理论提出，疼痛的强度（感觉识别范畴）和不愉快（情感动机范畴）不是简单的由痛刺激强度所决定的。认知活动可能影响感觉和情感体验，或者改变初期的情感动机。因此，在剧烈的竞赛或者战争环境下，人过度激动可以减少对疼痛的感知。暗示和安慰剂亦可调节情感动机，使得感觉识别相对不受干扰。因此，可以通过切断感觉的传入、外科手术的介入等治疗以及影响患者的情感动机和认知功能来缓解疼痛。Melzack 和 Casey 对疼痛相关的研究推动了功能神经解剖以及心理学等多方面的发展。

（三）当今的疼痛理论

Wilhelm Erb's（1874 年）提出的只要刺激足够强、任何感觉受体都能产生痛觉的"强化理论"已被彻底否定。有些感觉纤维不能明确分辨出伤害性和非伤害性刺激，伤害性受体只对高强度的伤害性刺激有反应。伤害性感受器的外周末端受到超过一定阈值的伤害性刺激后，诱发出的动作电位将信号转换成电流，沿着神经纤维传递到脊髓。伤害性受体的特异性（是否对周围温度、化学或者机械性刺激有反应）是由外周末端所表达的离子通道所决定的。已经研究明确的参与这些过程的有瞬变受体电位、K^+ 通道和配体门控通道，其相关机制仍在研究中。

疼痛信号从外周通过 Aδ 或 C 纤维传递到脊髓背角。Aδ 纤维属于细的有髓鞘纤维，传递信号的速度比无髓鞘的 C 纤维快，因此，Aδ 纤维传导的疼痛比较尖锐且首先被感知；接着感知的是 C 纤维传导的烧灼样的钝痛，这些第一级神经元通过后侧束（Lissauer's tract）进入脊髓背角。

Aδ 和 C 纤维与脊髓 II、III 层的胶状质内第二级神经元进行突触连接，这些第二级神经元发出的二级纤维通过前白联合在脊髓丘脑束上行。到达大脑前，脊髓丘脑束分成新脊丘束侧束和旧脊丘束内侧束。

发出新脊丘束的脊髓二级神经元传递来自 Aδ 纤维的信号，到达丘脑的腹后侧核的第三级神经元（这些神经元也与躯体感觉皮质的树突连接）进行突触连接。从旧脊丘束神经元传入的来自 C 纤维的信号大部分终止于脑干、1/10 终止于丘脑，其余到达脑桥核中脑导水管周围灰质等区域。

专门传递 Aδ 纤维痛觉信号及其他同时传递 Aδ 和 C 纤维痛觉信号至丘脑的脊髓纤维已被发现和证实。其他的脊髓纤维，即所谓的宽动态范围神经元（wide dynamic range neurons），不仅对 Aδ 和 C 纤维信号有反应，也对传递触觉、压觉和振动觉的粗 Aβ 纤维信号有反应。丘脑内疼痛相关的兴奋扩散到岛叶皮质（区分疼痛与其他稳定情感如瘙痒、恶心的具体部位）和前扣带回（除了其他作用外，被认为能体现疼痛的动机成分），定位精确的疼痛也能激活初级和次级躯体感觉皮质。

二、根据持续时间的疼痛分类

疼痛多数是暂时性的，一旦伤害性刺激去除、潜在的损伤或者病变愈合，疼痛便会缓解。但是，有些情况下如类风湿关节炎的外周病变、肿瘤等，病变可能持续存在，疼痛便可能长期存在。

持续很长时间的疼痛称为慢性疼痛，而很快能够缓解的疼痛为急性疼痛。因此持续时间的长短是区分急慢性疼痛的重要依据。最常用的区分点是从疼痛发作开始持续 3 个月或 6 个月，其他也有些学者认为应该以 12 个月为界，还有人提出了 30 天内为急性疼痛、超过 6 个月为慢性疼痛，介于其间的为亚急性疼痛。但是急性疼痛可以很快转变为慢性疼痛，传统划分急、慢性疼痛的方法则过于武断。伤害性刺激能在 1 小时内引起脊髓背角新基因的表达（神经敏化的基础），并在相同时间窗内足以引起行为学的改变。虽然急慢性疼痛区分的时间界限有多种，但目前更被普遍接受的区分方法并不是根据固定的疼痛持续时间划分，而是将慢性疼痛定义为持续时间远远超过了损伤和疾病愈合时间的疼痛。慢性疼痛又可以分为恶性疼痛（与癌症及其治疗有关）和良性疼痛（如神经病理性、肌肉骨骼性和炎性）。

三、根据病理生理的疼痛分类

（一）伤害性疼痛

刺激了外周神经纤维的伤害性受体即产生伤害性疼痛，常见的刺激包括温度如热或冷，机械如按压以及化学刺激等。

伤害性疼痛可以进一步分为内脏痛、深部躯体痛和浅表躯体痛。内脏对于牵拉、缺血和炎症刺激敏感，而对切割刺激不敏感。内脏痛比较弥散、定位困难、经常牵涉体表部位，可伴有恶心呕吐，经常被描述为绞痛、钝痛。

深部躯体痛是因为刺激了韧带、肌腱、骨骼、血管、筋膜和肌肉，也是一种定位不太精确的钝痛，扭伤和骨折后更容易出现深部躯体痛。

激活了皮肤和体表组织的伤害性受体产生的是浅表躯体痛，其特点是锐痛、定位确切，如一些切口痛和烫伤等。

（二）神经病理性疼痛

神经病理性疼痛是由传导躯体感觉的神经系统中任何部分出现损伤、疾病和功能异常引起的。外周神经病理性疼痛是一种烧灼样、针刺样、电击样或刀割样痛。

幻肢痛是常见的神经病理性疼痛，机体感知到的疼痛部位在已经失去了的肢体或者中枢已经不再能接受到感觉传入的区域。幻肢痛在截肢后最常出现。上肢幻肢痛的发病率约为82%，下肢幻肢痛约为54%。有研究发现，截肢后 8 天，幻肢痛发病率约为8%，6 个月后约65%。有些幻肢痛是持续性疼痛，只是强度和性质有所变化，另一些表现为发作时间长短不一的间歇性疼痛。疼痛的性质多种多样，如电击样、抽搐样或烧灼样。如果疼痛持续较长时间，身体完好部位的某些局部位置便会出现痛觉敏化，触及这些部位即可能诱发幻肢痛，有时幻肢痛发作时甚至还会伴随排尿和排便反射。

用局部麻醉药阻断支配幻肢残端的神经或者敏化部位有时可能缓解疼痛数天、数周甚至永久缓解疼痛，其作用时间远大于局部麻醉药的作用时间（仅数小时）；小剂量高渗盐水注射到椎体之间的软组织内可以产生约 10 分钟的局部疼痛并放射到幻肢，随后可能出现数小时、数星期甚至更长时间的幻肢痛部分或者完全缓解；强烈的振动或者电刺激残肢以及在脊髓部位手术植入电刺激电极也可能缓解部分患者的幻肢痛。

截瘫后因脊髓损伤导致感觉和主动运动功能丧失，可能引起脊髓损伤水平的束带样痛，以及损伤水平以下的肢体剧烈疼痛，5%～10%的截瘫患者还会出现膀胱和肠道充盈引起的内脏痛。疼痛的肢体感觉完全缺失，这种"幻肢痛"最初可以是烧灼样和刺痛，进而发展为剧烈的绞痛、灼烧样或者刀割样痛，有的截瘫后神经病理性疼痛在损伤后即刻出现，也有在数年后逐渐出现并加重。外科手术很少能彻底解决这类疼痛。

其他常见的神经病理性疼痛还有带状疱疹后遗神经痛、神经损伤如臂丛神经损伤、各种手术损伤外周神经后疼痛、脑卒中后中枢性神经病理性疼痛。

(三) 心因性疼痛

由心理、情绪或者行为因素引起、加重或者延长的疼痛可以归为心因性疼痛。头痛、背痛、胃痛都有可能是心因性疼痛。这类患者往往会受到别人的指责，因为无论是医务人员还是公众，都倾向于认为心因性疼痛并不是"真正的"疼痛。但是疼痛专家认为，这类疼痛的真实性和危害性并不比其他原因引起的疼痛差。

经历长期疼痛的人通常会有各种心理问题。有研究者认为这是一种神经质，使得急性疼痛转变为慢性疼痛；但是临床证据却显示恰恰相反，是慢性疼痛引起患者的神经质。当长期疼痛得到缓解后，各种心理问题也会趋于正常。

"闸门学说"的倡导者 Ronald Melzack 指出，"心因性"这种命名假设了医学诊断是非常完美的，以至于所有疼痛的器质性诱因都是可以发现的。疼痛学的很多方面仍待深入研究。

(四) 爆发痛

爆发痛是突然出现、持续时间短、常规的疼痛治疗方法不能缓解的一种疼痛。通常发生在癌痛和带状疱疹神经痛等神经病理性疼痛患者中，这些疼痛患者本身就有一个被药物基本控制的基础疼痛，爆发痛却能阶段性地"突破"药物的控制。暴发性癌痛个体差异大，与诱发因素有关。

四、疼痛感知功能缺陷

疼痛感知功能对于人体避免伤害起到很好的保护作用，但在某些特殊的情况下可出现一过性的痛觉丧失。有些人对剧烈的疼痛刺激并不会产生痛苦的感受，这种痛觉淡漠也可能是与生俱来的，然而其神经系统并没有明显的结构和功能缺陷。

很多痛觉迟钝（insensitivity to pain）可能和神经系统异常有关，通常是后天神经系统损伤的结果，如脊髓损伤、糖尿病神经病变等，这些患者往往因不容易感知受到的伤害而导致进一步的组织损伤。

极少数人可因神经系统异常而导致与生俱来的痛觉迟钝或缺失，称为先天性痛觉迟钝（congenital insensitivity to pain）或先天性无痛症（congenital analgesia）。这类儿童可能反复伤及他们的舌、眼、关节、皮肤和肌肉，有些人在成年前便死亡，其余的生存期也明显缩短。大部分先天性痛觉迟钝的患者可能还患有其他遗传性感觉和自主神经病变（hereditary sensory and autonomicneuropathies），这些先天性缺陷都可能出现痛觉敏感性减退并伴有神经系统异常，特别是自主神经系统异常。新近发现，非常罕见的单纯遗传性无痛症和 SCN9A 基因突变有关，该基因编码 Na^+ 通道（$Nav_{1.7}$），而该通道又是痛觉传导的必需通道。

（李　雪）

第二节　疼痛性疾病的诊断

疼痛性疾病的诊断包括询问病史、体格检查和特殊检查，特殊检查包括实验室检查、影像学检查和神经系统检查等。

一、病史采集

患者的一般信息可以提供一些重要的诊断线索。某些疼痛性疾病与年龄、性别有关，老年人骨关节退行性改变的发病率高，免疫系统疾病则多发于女性患者，带状疱疹好发于免疫功能低下的人群（如老年人、长期使用免疫抑制剂的人群、肿瘤患者），糖尿病患者可能出现末梢神经痛。这些基本信息，给诊断提供了第一印象。

疼痛的起病时间、每天持续时间、诱因等也是疼痛病史采集的重要内容。对于初诊的患者，详细的病史还应该包括疼痛发作后做过何种检查。任何疼痛发作前的检查，尤其是阴性结果，均不能作为疼痛诊断的依据，而应该以疼痛发作后的检查结果为准。对于复诊患者亦应进行病史采集，既可以纠正初诊或前期就诊时出现的误诊和漏诊，也可了解治疗的效果。

此外，一些诸如有无不明原因的生活习惯（如大小便的改变、胃纳的改变等）和体重明显改变等问题也应该是病史采集的内容，以免漏诊。

二、一般检查

任何疼痛患者前来就诊，除了详细询问病史，还应该做全面的体格检查。一般检查包括疼痛部位有无红、肿，局部皮肤有无颜色改变及营养状况、有无疱疹等改变，局部肌肉有无萎缩；局部皮肤有无皮湿改变、冷湿、重要部位脉搏是否可扪及搏动；有无局部触痛、压痛和深压痛；有无异常步态和肢体无法着力，有无强迫体位、有无贫血貌等。

三、神经系统检查

疼痛患者的神经系统检查是疼痛性疾病检查，尤其是神经病理性疼痛检查中的重要环节。任何疼痛患者都应检查体表皮肤感觉有无缺失、有无痛觉减退、有无各种痛觉过敏、正常腱反射能否引出、有无病理反射，有无肌力下降和肌张力下降、有无肌肉萎缩。

肌电图是疼痛诊疗中常用的外周神经系统检查，是记录神经和肌肉生物电活动以判断其功能的一种检查方法，可判断疼痛患者的外用神经有无损伤及其损伤部位。

检查时将电极插入肌肉，通过放大系统将肌肉在静息和收缩状态的生物电流放大，再由阴极射线示波器显示出来。肌肉在正常静息状态下，细胞膜内为负电位，膜外为正电位；肌肉收缩时，细胞膜通透性增加，大量阳离子转移到细胞内，使细胞膜内、外与静息时呈相反的电位状态。于是收缩与未收缩肌纤维间产生电位差，并沿肌纤维扩散，这种扩散的负电位称为动作电位。

一个运动神经元及突触支配的肌纤维为一个运动单位。突触支配的肌纤维数目差异极大，少到 3~5 条，多达 1 600 条。当电极插入肌肉瞬间，可产生短暂的动作电位的爆发，称为插入电位。其后，肌肉在松弛状态下不产生电位变化，示波器上呈平线状，称为电静息。

当肌肉轻度收缩时，肌电图上出现单个运动单位的动作电位，这是脊髓前角 α 细胞所支配的肌纤维收缩时的综合电位活动，其时限为 2~15ms，振幅 100~2 000μV。动作电位波可为单向或多相，4 相以下为正常，5 相波超过 10% 时为异常。在肌肉用力收缩时，参加活动的运动单位增多，此时运动单位的动作电位互相重叠而难以分辨，称为干扰相。

用两根针状电极插入同一肌肉，两者距离大于一个运动单位的横断面直径时，则每个电极记录的动作电位仅 10%~20% 同时出现，这种同时出现的电位称为同步电位。但在一些小肌肉（手的骨间肌、伸指短肌等）电位易于扩散到整个肌肉，同步电位就会超过 20%。

神经损伤后，插入电位的时限明显延长，可达数秒甚或数分钟，且出现连续排放的正相峰形电位。这种情况见于损伤后 8~14 天，也见于神经再生期。肌肉放松时，肌电图上本应表现为电静息，但神经损伤后却出现多种自发电位：

1. 纤颤电位　常是一种无节律的双相棘波，时限为 0.2~3ms，振幅 5~500μv，多在神经损伤 18~21 天后出现。若神经损害不恢复，肌肉变性后纤颤电位也随之消失，称为"病理性电静息"。

2. 正尖波　为一正相关形主峰向下的双相波，仅见于失神经支配的肌肉。时限 5~100ms，振幅 50~4 000μV。早于纤颤电位发生，约在伤后 1~2 周即可见到。

3. 束颤电位　是一种时限 2~20ms，振幅 100~4 000μV 的近似于正常运动单位动作电位的自发电位。只有与纤颤电位同时发生才有病理意义。当脊髓前角细胞病变或慢性周围神经损伤后，未受损害的运动单位的突触代偿性增生，长入病变部分的肌纤维，导致其电位时限和振幅均明显增加，形成巨大的多相电位。

肌电图不单能诊断神经损害的程度、评估预后，还可鉴别肌肉萎缩是神经源性或肌源性，抑或失用性萎缩。后者在用力收缩时，除运动单位动作电位振幅减小、多相电位轻度增多外呈正常肌电图表现。

四、运动系统检查

（一）脑神经检查

与疼痛性疾病关系密切的脑神经主要有：

1. 动眼神经、滑车神经和展神经　检查时应注意两侧眼裂大小是否相等，有无眼睑下垂，两侧眼球有无突出、凹陷、斜视、震颤，观察瞳孔大小、形状、两侧是否相等。瞳孔的对光反射、辐辏和调节反射是否正常。

2. 三叉神经　应注意检查触、痛、温度等感觉功能和咀嚼运动，角膜反射。三叉神经有病变时，可在其支配区出现疼痛或感觉障碍。在受损的眼支的眶上孔、上颌支的上颌孔和下颌支的颏孔可有压痛，并可由此诱发相应神经支分布区疼痛。三叉神经痛常突然发生，为一侧面部的剧痛，可无阳性体征。

3. 面神经　观察眼裂、鼻唇沟及口角两侧是否对称。嘱患者皱眉、闭眼、鼓腮、吹口哨等，观察两侧运动功能。判断有无面神经瘫痪并鉴别中枢型和周围型面瘫。

4. 舌咽神经、迷走神经　检查腭垂是否居中，两侧软腭的高度是否对称，声音有无嘶哑，吞咽时有无呛咳，咽反射是否敏感。上述检查发现存在障碍者见于炎症、息肉、肿瘤。

（二）感觉神经功能检查

检查感觉功能，必须取得患者合作，并充分暴露检查部位。为了避免患者的主观作用或受暗示，应让患者闭眼。要注意左右两侧及上、下对比。感觉功能检查主要包括。

1. 浅感觉检查　包括痛觉、温度觉和触觉。

2. 深感觉检查　包括振动觉、位置觉。

3. 皮质感觉检查　包括皮肤定位觉、实体辨别觉、图形觉和两点辨别觉。

（三）运动神经功能检查

许多疼痛性疾病与脊柱、关节、肌肉、肌腱及韧带受到损伤或病变有关，所以进行运动系统的检查在疼痛性疾病诊断上十分重要。

1. 检查原则

（1）望、触、动、量诊的综合检查。

（2）双侧对比，判断异常。

（3）由近及远，由局部到全身。

（4）辨证论证，综合分析。

2. 关节运动的检查

（1）颈椎关节运动检查：正常人颈部前屈范围为 35°～45°，后仰 35°～50°，左右侧屈各 45°，左右旋转各 60°～80°。

（2）肩关节检查：观察双肩外形是否浑圆、对称；是否肿胀、隆起、凹陷、肌肉萎缩、垂肩及平肩等。并通过触诊着重寻找压痛点。检查时让患者双臂自然下垂贴近胸旁，屈时 90°伸向前方，测量活动度，正常活动范围为前屈 70°～90°，后伸 45°，内旋 70°～90°，外旋 40°～90°，内收 20°～40°，外展 90°，外展上举 180°。

（3）肘关节检查：应两侧对比观察，注意有无肌肉萎缩、畸形和肿胀。测量肘关节活动度，让患者上臂与前臂成一直线，正常活动范围为伸直 180°，屈曲 135°～150°，后伸 0°～10°，前臂旋前 80°～90°，旋后 80°～90°。

（4）腕关节检查：注意观察手的自然位与功能位是否正常，手及腕部有无畸形及包块。让患者手与前臂成一直线，手掌向下，正常活动范围为背伸 35°～60°，掌屈 50°～60°，桡侧倾斜 25°～30°，尺侧倾斜 30°～40°。

（5）胸腰椎关节检查：注意观察患者的姿势、步态，有无驼背，脊柱有无侧弯畸形等。检查其活动度时，让患者直立位，正常前屈 90°，后伸 30°，侧屈左右各 20°～30°。固定骨盆后旋转，两肩与骨盆形成角度，左右旋转 30°。

（6）髋关节检查：从不同角度观察骨盆有无倾斜，两侧髂前上棘是否等高，患者下蹲、起立、坐、行走、跑跳有无异常；注意股骨头与髋关节及股骨颈与相邻组织的关系，是否有压痛感及肿物。活动度测量：让患者平卧，下肢自然伸直，正常活动范围为屈曲 130°～140°，俯卧位伸展 10°～15°，过伸时达 15°～20°，仰卧位外展 30°～45°，内收 20°～30°，内旋 40°～50°，外旋 30°～40°。

（7）膝关节检查：注意患者的步态、下蹲是否正常；有否"X"或"O"形腿畸形，有无囊肿、积液、肌萎缩等。活动测量：让患者大腿与小腿成一直线，正常活动范围为屈曲 120°～150°，伸直 0°，过伸 5°～10°，小腿内旋 20°～30°，小腿外旋 6°～8°。

（8）踝关节检查：注意患者的步态，有无跛行。使足纵轴与小腿成 90°，正常踝足部关节活动范围为踝背屈 20°～30°，踝跖屈 40°～50°，踝内翻 30°，踝外翻 30°～35°，跖趾关节跖屈 30°～40°。

3. 特殊检查

（1）划痕塌陷测试（scratch collapse test）：用于询问病史和体格检查期间的信息收集。除了从多层次提供神经损伤的等级信息外，还可以提供关于神经损伤水平的更多线索或确认神经损伤水平。检查时，患者坐或站立，两侧手臂弯曲至 90°，手腕处于中立位置，手指伸展；检查者在神经损伤/压迫区域轻轻刮患者的皮肤，然后从内旋方向对患者的前臂背侧施力，患者从外旋方向抵抗；如果患者在该部位有神经损伤/压迫，他们将暂时失去抵抗内旋力的能力并且手臂会向该方向"塌陷"。注意：可增加一个辅助动作——"冻结"（Freezing）以消除神经压迫的第二个下游水平；例如，肘部（主要部分）和腕部（其次）的尺神经同时受压时，划伤塌陷实验可能在肘部呈阳性，但在腕部呈阴性。我们可通过肘部"冷冻"（氯乙烷喷雾）后、在手腕处进行划痕塌陷测试，显示阳性结果来揭示较小程度的腕部神经压迫。这项测试对桡管综合征、旋前肌综合征、胸廓出口综合征尤其有用。

（2）压顶（Jackson）试验：患者端坐，检查者立于其后方，在患者头取中位、后仰位时，分别按压其头顶，若出现患侧上肢串痛、发麻则为阳性。

（3）臂丛神经牵拉试验（Lasegue sign 或 Eaten 试验）：此试验的目的是观察神经根受到牵拉后有无患侧上肢反射性串痛。方法是让患者颈部前屈，检查者一手放于头部患侧，另一手握住患侧腕部，呈反方向牵拉，若患肢出现疼痛、麻木则为阳性。若在牵拉的同时使患肢作内旋动作，称为 Eaten 加强试验。

（4）引颈试验（颈部拔伸试验）：患者端坐，检查者用双手分别托住其下颏及枕部，或检查者站于患者背后而使前胸紧贴于患者枕部，以双手托住其下颌，然后用力向上做颈部牵引，以使椎间孔增大，若患者感觉颈部及上肢疼痛减轻，或耳鸣、眩晕等症状减轻，则为阳性，可作为颈部牵引治疗的指征之一。

（5）椎间孔挤压（Spurling）试验：患者端坐，头微向患侧弯，检查者站在患者后方，用手按住患者顶部向下压，若患侧上肢串痛、发麻即为阳性。

（6）直腿抬高试验（Laseque's sign）：患者仰卧位，两下肢伸直，检查者一手扶患者膝部使腿伸直，另一手握踝部徐徐上举，正常时可抬高 70°~90°；若达不到正常的高度，并出现腰痛和同侧下肢的放射痛，称之为直腿抬高试验阳性。记录阳性抬高时的度数，<40° 为强阳性，60° 为阳性，>60° 为弱阳性。倘若直腿抬高至 40° 以前出现疼痛，则多与神经根周围的机械压迫因素有关，往往由后侧型椎间盘突出所引起。在直腿抬高到尚未引起疼痛的最大限度时，突然将足背屈，使坐骨神经突然受到牵拉，引起剧烈放射性疼痛，此称为直腿抬高加强试验阳性，亦称背屈踝试验或布瑞嘎（Bragard）附加试验。此试验主要用来区别由于髂胫束，腘绳肌或膝关节囊紧张所造成的直腿抬高受限。

（7）屈颈试验（Soto-Hall's sign）：患者仰卧位，主动或被动屈颈，直至下颏抵达胸壁，可使脊髓上升 1~2cm，同时向上牵拉神经根及硬膜。在腰骶神经有病变时，如腰椎间盘突出症，将因牵拉神经根而产生大腿后放射痛，严重者可引起患侧下肢屈起，此即为阳性。若椎间盘突出症的突出物在神经根内侧，该试验也可为阴性。

（8）床旁试验（Gaenslen sign）：也称骶髂关节分离试验、分腿试验。患者仰卧位，患侧骶髂关节与床边相齐，两手紧抱健膝，使髋膝关节尽量屈曲，患侧下肢置于床下，检查者两手分别扶两膝，使其向相反方向分离，若骶髂关节痛为阳性，说明骶髂关节有病变。腰骶关节病变者，此试验为阴性。

（9）"4"字试验（Patrick test）：患者仰卧位，健侧下肢伸直，患侧屈膝 90°，髋外展，患侧足放在健侧大腿上。检查者一手按压对侧髂骨，另一手下压膝部，若下压受限，髋关节痛为髋关节病变。若骶髂痛，则可能为骶髂关节病变；若耻骨联合部痛，可能为耻骨炎。

（10）浮髌试验：患者取仰卧位，膝关节伸直，股四头肌松弛，检查者一手虎口在髌骨上极挤压髌上囊，并用手指挤压髌骨两侧，使液体流入关节腔，另一手的示指轻轻按压髌骨中央，若感到髌骨撞击股骨前面，即为阳性，表明关节腔内有积液。

（11）骶髂关节压迫试验：患者侧卧，患侧向上，检查者两手重叠压迫大转子和髂骨处，如患者骶髂关节出现疼痛者为阳性，常用于检查骶髂关节的疾病。

五、影像学检查

影像学检查可以为疼痛性疾病提供客观而重要的诊断依据。普通 X 线检查可以观察患者有无骨关节的送行性改变、有无关节错位、结构序列不稳、脊柱椎体有无楔形改变或者压缩、有无骨质破坏等改变，甚至可以大致判断有无骨质疏松。胸部 X 线还可以检查有无胸部占位。

CT 扫描检查对于骨质破坏等病变更为敏感，可以检查出轻微骨折、早期骨质破坏、骶髂关节炎等。腰椎间盘 CT 可以判断椎间盘膨隆、突出，但对于有无脱垂则不能直接判断，此外，对于轻度椎间盘退行性改变的诊断不敏感，也不能诊断有无椎管内占位性病变。增强 CT 扫描可以检查体内某个部位有无占位病变。

MRI 可以很好地了解椎间盘病变和程度、观察有无椎管内占位病变和神经根病变。还可以了解颅内缺血性改变和出血性改变、有无占位病变，还能鉴别炎性改变和无菌性炎症。体内有金属植入物、安装起搏器的患者禁止 MRI 检查，冠状动脉支架置入后的患者应该根据产品说明书，决定是否能够 MRI 检查。

超声检查技术正在不断改进，在识别周围神经损伤和压迫方面颇有成效。例如，目前有许多研究通过超声检查来评估腕管综合征中的正中神经损伤；一位经验丰富的超声科医师使用最先进的设备还可以评估其他神经肿胀。超声检查的优点在于它是一种动态测试，可以将扫描的部位与疼痛的定位联系起来。

六、实验室检查

一些疼痛性疾病有一定的年龄和性别差异，因此，如有疑问，必要的实验室检查可以发现一些病因。

骨关节痛往往和骨关节退行性变、骨关节感染、类风湿性骨关节炎、痛风性骨关节炎有关。老年人承重的关节如膝关节痛、局部皮温增高、活动受限，初步判断为骨关节退行性改变，一般实验室检查多为阴性结果，少数可见 C 反应蛋白升高。

血常规检查可以检查出骨关节感染性炎症，血沉、C 反应蛋白、类风湿因子、抗"O"抗体可以检查出累及骨关节的免疫系统疾病。对于突发性关节红肿热痛，尤其中年男性患者，应注意血清尿酸的检查。对于后半夜腰背痛、活动后缓解的年轻患者，需要检查 HLA-B27 进行脊柱关节炎和强直性脊柱炎的筛查。对于有肿瘤病史、并且疼痛比较剧烈、一般治疗效果不明显的患者，血清碱性磷酸酶或者骨源性的碱性磷酸酶的检查也很必要。

（李　雪）

第三节　疼痛的评估

疼痛的评估是疼痛诊疗中的重要环节，有助于了解患者的疼痛强度，评价治疗效果，对于疼痛性质的评估还有助于疼痛病因的诊断。

疼痛本身就是一种对于体内损伤或者潜在损伤的一种主观的不愉快的体验，因此，评估带有很大的主观性，如视觉模拟评分、口述评分、数字评分法等，都是患者根据自己的体验来进行主观的描述和评分。研究表明，长期的慢性疼痛对于人的心理、情感都有很大影响，慢性疼痛的抑郁和焦虑的发病率大大超过 50%，因此，心理问题往往影响患者对自身疼痛的主观评估结果。一些客观的但又是间接的疼痛评估方法便被用于疼痛的临床评估，如面部表情评估方法等，有助于校正主观评估的偏差。

一、疼痛评估的基本特点

检测对象的自我评估是最可靠的疼痛评估措施，而医学专业人员往往会低估被测者的疼痛程度。1968 年 Margo McCaffery 提出："任何人说自己疼痛他就有疼痛，说什么时候疼痛就是什么时候疼痛。" 其中突显了疼痛评估的主观性。

多维疼痛调查表（Multidimensional Pain Inventory，MPI）是评估慢性疼痛患者心理状态的一种问卷。1988 年 Truk 和 Rudy 的 MPI 分析结果发现慢性疼痛患者有以下特点：①功能障碍，这些患者感受着很强疼痛，认为疼痛明显影响其生活、疼痛引起了很严重的心理危机、日常活动明显减少。②苦恼的人际关系，这些人经常感到周围的人对其疼痛无帮助。将评估对象 MPI 的特点与 IASP 的疼痛类别联系起来，便可以衍生出非常有效的对疼痛整体描述的方案。

当患者不能用语言来表达疼痛时，研究者的作用就非常重要，一些特异性的行为便可以用作疼痛的指标。行为方面如面部表情和一些防御性的动作都可以提示有疼痛存在，另外呻吟声、日常活动及心理状态的改变也是疼痛间接的判断指标。这些状况的改变通常是跟患者日常基础状况进行比较得出的。对于有语言能力而又不能表达的患者，如老年痴呆患者，攻击性行为增加或者易激动可能是患者不舒服的信号，必须进一步去评估有无疼痛的存在及其程度和性质。婴儿能感觉到疼痛而又缺乏语言描述能力，哭闹是表达各种危机的重要方式。此时，必须要有家长参与在内进行非语言疼痛评估，这样观察到的婴儿情况比单纯医务人员观察到的结果更细致准确。早产儿往往比足月儿对疼痛的敏感性更高。

痛感受有很多文化层面的内涵，人体对痛的体验和反应与个人的社会文化特点密切相关，其中涉及性别、种族、年龄等。老年患者和年轻患者对疼痛的反应不同，出于疾病和使用镇痛药物，使老年患者对疼痛的感知比较迟钝，抑郁亦可以影响老年患者的疼痛描述。另外，部分老年患者担忧镇痛药物不良反应，不愿表述疼痛。

文化方面的差异、宗教信仰等也阻碍了倾诉疼痛和寻求帮助。此外，性别也是一个影响疼痛表达的因素，性别上的区别可能是社会、文化经历影响的结果，女性比较情绪化，比较愿意表现她们承受的疼痛，而男人比较坚忍，经常默默地忍受着疼痛。

二、常用的疼痛评估方法

（一）视觉模拟评分法（visual analogue scale，VAS）

VAS 是最常用的临床疼痛评估法，也是一些人体研究最常用的疼痛评估方法，具有使用简单、结果便于统计学处理等优点，但对于认知功能有缺陷、文化水平低而理解能力有一定障碍的人，可能引起结果偏差，适用性不强。使用 VAS 时，需要一个 10cm 长的（图 15-2），一端代表无痛（VAS-0），另一端代表不能忍受的疼痛（VAS-10），让患者在 0 和 10 之间能代表感受到的疼痛强度的位置做一标记，疼痛评估医师测量出标记处到 0 点之间距离的读数即为该患者的 VAS 评分。

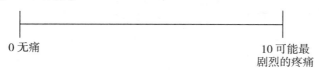

图 15-2 视觉模拟评分 (VAS)

(二) 口述评分法 (verbal rating scale, VRS)

被测试者在数个 (无痛、轻度疼痛、中度疼痛、重度疼痛、极度疼痛) 或更多个词中挑选 1 个 (图 15-3), 来描述他们的疼痛程度。该方法简单, 被测试者容易理解, 但是不同的患者对形容词的感受不同, 因此存在系统误差, 因此只用于临床病史记录和随访中, 结果较难用于统计学处理。

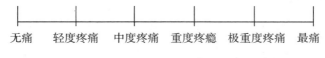

图 15-3 口述评分法

(三) 数字评分法 (numerical ratIng scale, NRS)

被评估者把自己的疼痛强度用 0 (无痛) 到 10 (难以想象的剧烈疼痛) 数字来表示 (图 15-4), 该技术更适用于文化水平和理解能力都不是很高的患者。

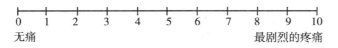

图 15-4 数字评分法

(四) 疼痛问卷表

疼痛问卷有很多种, 与上述这些评分方法比更为全面, 不仅评估了疼痛的强度, 而且涉及了疼痛的性质。最经典的是 McGill 疼痛问卷 (McGiDpain questionnaires) (图 15-5), 也是目前为止最为全面的疼痛问卷之一。

McGill 疼痛问卷是 1971 年由 McGill 大学的 Melzack 和 Torgerson 建立的疼痛评估量表, 已被翻译成不同的语言, 并且还衍生出多种简化的问卷 (图 15-6)。该疼痛问卷包含很多描述疼痛的词, 这些词被归成四类: 感觉、情感、评价和杂项。每一类中又进一步分为描述不同疼痛的组。评估时, 被测试者从每一组中选一个最合适的词来尽可能贴切地描述他们的痛感受。

尽管有不同的版本, 最常见的版本有 20 组的描述词。前十组描述特定的 "痛感觉", 每组中有若干个描述不同程度疼痛的描述词, 病变程度递增排列, 且对应一个由 "1" 向上递增的评分 (表 15-1)。

McCILL PAIN QUESTIONNAIRE
RONALD MELZACK

病人姓名 ———————— 日期 ———— 时间 ———— 上/下午

PRI:S ——— A ——— E ——— M ——— PRI(T) ——— PPI ———
(1-10)　　　(11-15)　　(16)　　(17-20)　　(1-20)

1 时发时缓 时剧时轻 搏动性癌 鞭打痛 重击痛	11 疲惫 衰竭	
	12 令人作呕的 窒息感	
2 一跳而过 闪发性痛 弹射性痛	13 可怕的 惊恐的 恐怖的	
3 针刺换痛 钻痛 锥刺痛 戳痛	14 惩罚的 折磨人的 残酷的 狠毒的 置人死地的	
4 锐利痛 切割痛 撕裂痛	15 颓丧的 不知所措的	
5 拧捏痛 掀压痛 咬样痛 夹痛 压榨痛	16 烦恼的 恼人的 悲伤的 严重的 难忍的	
6 索引痛 拉扯痛 扭痛	17 扩散的 放象的 穿透的 刺骨的	
7 热辣痛 烧痛 灼烫痛 烧烙痛	18 紧束的 麻木的 抽吸的 挤压的 切割的	
8 麻痛 痒痛 针刺痛 蜇痛	19 发凉 发冷 僵冷	
9 钝痛 疮疡痛 伤痛 酸痛 猛烈痛	20 使人不宁 令人厌恶 极度痛苦 骇人的 受刑似的	
10 触痛 绷紧痛 撩痛 割裂痛	PPI 0 无痛 1 轻微 2 不适 3 痛苦 4 可怕 5 极度	

短暂 片刻 瞬间	节律性 周期性 间隙性	持续性 稳定性 经常性

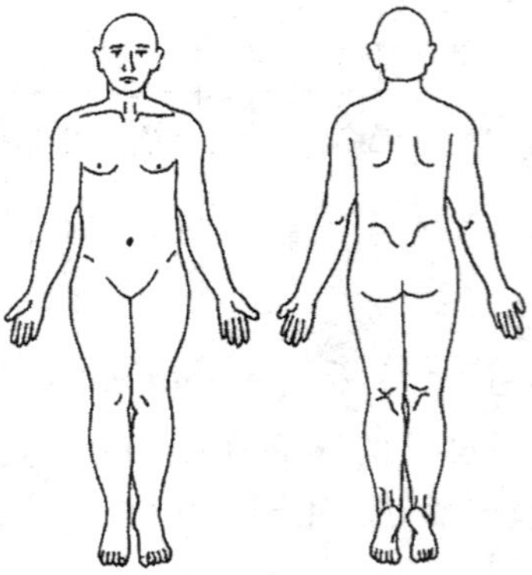

E=外部
I =内部

评述

图 15-5　McGill 疼痛问卷

表 15-1　McGill 疼痛问卷描述词和对应评分

组	描述词	评分
1（通俗表述）	忽有忽无的	1
	颤抖的	2
	跳动的	3
	搏动的	4
	跳动的	5
	敲击样的	6
2（空间描述）	跳跃样的	1
	闪烁样的	2
	射击样的	3
3（点状压力）	针刺样	1
	令人讨厌的	2
	钻痛	3
	刀刺痛	4
	戮痛	5
4（尖锐的压力）	尖锐的	1
	刀割样的	2
	撕裂样的	3
5（缩窄性压力）	捏痛	1
	压痛	2
	咬痛	3
	抽搐样痛	4
	碾压样痛	5
6（牵拉压力）	拽痛	1
	拖拉痛	2
	扭痛	3
7（热）	热	1
	烫	2
	滚烫	3
	烙	4
8（锐痛）	刺痛的	1
	发痒的	2
	剧烈的	3
	叮咬	4
9（钝痛）	平淡的	1
	溃疡样痛	2

组	描述词	评分
	有害的痛	3
	酸痛	4
	胀痛	5
10（感觉多维性）	温柔的	1
	绷紧的	2
	刮样的	3
	裂开的	4
11（张力）	累人的	1
	精疲力尽的	2
12（自主神经）	令人作呕的	1
	令人窒息的	2
13（恐惧）	可怕的	1
	惊人的	2
	惊恐的	3
14（惩罚）	惩罚	1
	严惩	2
	残忍的	3
	险恶的	4
	诛戮的	5
15（情感-评估-可怜的感觉：杂项）	可怜的	1
	迷茫的	2
16（评价）	恼人的	1
	棘手的	2
	忧愁的	3
	强烈的	4
	不能忍受的	5
17（感觉：杂项）	播散的	1
	放射的	2
	尖锐的	3
	穿透的	4

　　十一至十五组描述的是疼痛的"情感、情绪和结果"，可帮助医师决定疼痛引起的抑郁程度，也决定了疼痛治疗的迫切性。

　　第三类"评估"只包含一组——第十六组，为通俗易懂的词汇，让患者表达疼痛引起的不舒服的程度。

　　"杂项"包含了标准 McGill 的最后三组，描述一些如相对冷、紧或者疼痛的急性程度。

许多疼痛问卷单纯依赖数字评估疼痛的不同方面，McGill 疼痛问卷大部分依赖描述词，使得患者给出的对疼痛的描述更全面。量表依赖简单的从 1～10 的数字，不能很好地反应疼痛程度。有的版本的 McGill 疼痛问卷还补充了数字量表，显示疼痛的部位，进一步添加描述词来解释疼痛的临时性质。

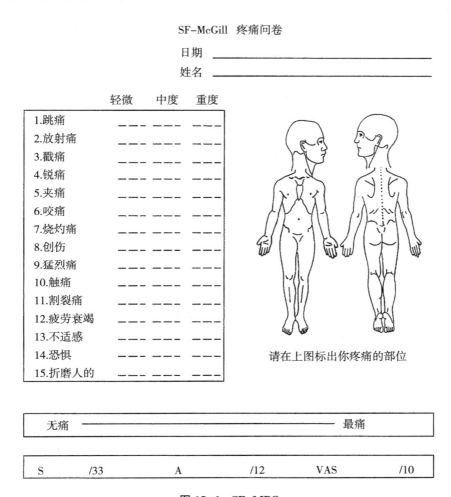

图 15-6　SF-MPQ

除了上述较著名的疼痛问卷，还有一些很实用、简单的疼痛问卷，如疼痛日记、疼痛记录单等。

（五）行为疼痛测定法

由于前述疼痛评估几乎全部为主观评估，而对于不能很好表述疼痛程度的患者，如老人、婴幼儿等人群，旁观者可以用一些与疼痛相关的行为改变来判断此时患者所经受的疼痛程度，对疼痛进行间接的评估。

最常用的是面部表情评分法（Wong-Baker faces pain rating scale）。1981 年，美国 Oklahoma 的 Hillcrest 医学中心的烧伤中心工作的护理顾问 Donna Wong 和儿童生活专家 Connie

実用临床麻醉方法与疼痛管理

Morain Baker 在工作中经常发现一些孩子非常疼痛，因为年龄小，又不能很好地表达他们的疼痛，很多时候他们的一些不寻常举动和哭闹被医务人员所误解，其疼痛不能被很好地控制。之前曾经有一些不同的儿童疼痛评估方法，如看颜色、数数字、分辨4种不同的脸。但是，他们发现很多孩子对这些评估方法并不能很好地理解和表达。于是她们逐渐发明了6个面部表情，对应0~5分的疼痛评分。选择了从左到右的评分，左面是0，右面是5，并将疼痛部位在体表做标注（图15-7）。经过多年的完善，建立了目前常用面部疼痛评估量表的模式（图15-8），并用于成人的疼痛评估。

　　除了面部表情评估，其他行为学变化的评估还包括疼痛相关的其他行为学变化。包括肢体活动度受限、用药情况、哭闹、疼痛对睡眠时间和睡眠质量的影响。

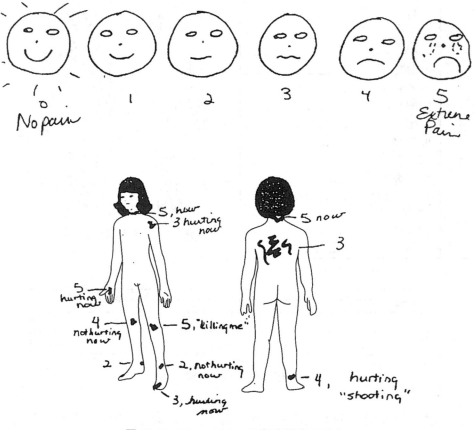

图 15-7　Wong-Baker 面部表情疼痛评分

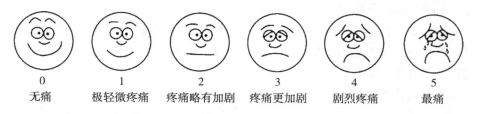

图 15-8　面部表情评估量表

（六）痛阈或耐痛阈的测定

在疼痛学中，疼痛阈值是通过逐渐增加机械、电流、热等刺激的强度来测得。痛感知阈，即痛阈，是指伤害性刺激刚被感觉到的某个点；痛觉耐受阈，即痛耐受阈，则是被测试者不能再忍受、需要停止痛刺激的点。痛感知和痛耐受阈也受种族、遗传、性别影响。痛阈和耐痛阈的测定可以了解人体生理状态下的基础痛阈和特定情况下（如疾病、用药）的痛阈。

Woolf 等于 1998 年就提出疼痛的诊断和治疗应该以疼痛产生的机制为基础，因此疼痛的评估工具应该足够敏感和先进，从而为这些机制的研究提供可靠的信息，把临床观察的结果推理到机制。对于不同现象量化评估的工具应该统一，如触觉痛觉过敏、冷痛觉过敏、压痛和肌肉/内脏的牵涉痛。

其实伤害性感受和疼痛不完全相同，传统意义上的伤害性感受是一些可以被直接测试到的活动，如行为学反应或神经元活性，而疼痛是复杂得多维的个人主观体验，只有人能表达这种感受。动物实验中缩爪实验的潜伏期可以测定阈值，脊髓背角神经元活性的测定可以提示超阈值活性。尽管这些测试有可能和疼痛以及慢性疼痛患者的痛感受没有直接关系，但是可以为人体内在疼痛传递中发生的一些生理反应提供基本信息。

对人体痛阈的定量测定可以把动物研究中伤害性感受测定方法转化到人体的痛感觉进行测定。这些人体痛阈测定主要用于：①健康人群疼痛的机制研究。②疼痛患者的诊断和治疗效果的临床研究。③研究新药和新化合物的镇痛效果评估。

人体痛阈和耐痛阈常采用各种定量感觉检测（Quantitative Sensory Testing，QST）。QST 技术越来越先进，可提供很多线索，有助于研究可能的疼痛传导途径、涉及的途径和可能的损伤部位以及涉及部位。

痛阈和耐痛阈测试的方法很多，实验性疼痛研究和 QST 需要各项指标进行标准化，统一测试背景，包括：①伤害性系统和特定机制激活必须统一标准化。②诱发出的反应进行量化评估。以便最终能更好地了解正常情况和病理状态下的疼痛传导、传递和感知的机制。

QST 可用于实验基础研究，如中枢痛觉敏化和一些药物疗效的研究，也可用于临床对于患者感觉缺失和（或）痛觉的评估。其在正常情况下和病理状态下评估疼痛敏感度的基本优点有：①实验性刺激的强度、持续时间、模式是可控的，不会随着时间而变化。②反应可以量化评估，并且随着时间推移进行比较，如跟踪患者对新药和现有的药物的效果，在不同时间都可以进行比较。③可以用实验模型如痛觉过敏模型来模拟临床病理情况，评估作用在某个机制的药物或者治疗的效果。

和动物痛阈测定一样，人体痛阈测定的方法包括机械痛阈、温度痛阈、化学刺激的痛阈等。

1. 机械刺激法　机械刺激法通常以压力作为刺激，常用弹簧压力计，所施的压力可以通过弹簧压力计上的刻度读取，此法精确度较差。

2. 冷或热刺激试验　用温度作刺激，周围环境温度应恒定，以 20℃～25℃为宜。在冷刺激试验时，首先嘱患者将一只手浸泡于温水中 2 分钟，然后置于冰水中（1℃左右）。而在热刺激试验时，常用辐射灯照射，分别记录引起疼痛的时间和温度。在应用此方法时应注意避免发生烧伤或冻伤。

3. 电刺激法　电刺激法是以电流作为致痛的刺激，形式有多种。通常应用电子刺激器输出的方波电脉冲。此种方波刺激能够确定脉宽、频率和峰值电压，记录疼痛时的阈值。电刺激测痛的优点包括：重复性强，定量精确，简单易行，且极少损伤组织，因此是目前应用最为广泛的测痛方法，最常用于外周神经和中枢神经系统的刺激。

4. 止血带法　止血带法又称缺血测痛法。其方法是把压力袖带绑在前臂加压，使肢体局部暂时丧失血液供应，嘱受试者以固定的速率松手或握手，从而产生一种潜在的缓慢加重的疼痛，记录出现与临床疼痛相一致的诱发性疼痛所需的时间，然后令患者继续活动手部，观察达到最高疼痛耐受限度所需时间。

5. 化学物刺激法　使用高渗盐水、酸碱性溶液、K^+、H^+、5-羟色胺（5-HT）、缓激肽、组胺等引起疼痛的测痛方法，由于引起疼痛的剂量不好掌握，目前临床上很少应用于测痛。

6. von Frey Filament　von Frey Filament 是测试皮肤（或者口腔、眼睛等）触觉灵敏度的一套尼龙纤维丝，采用一定的压力使纤维丝弯曲到某一固定的 U 形曲度，持续 5 秒或者 6 秒，使得皮肤某一区域被施以比较精确的压力。von Frey Filament 可以测试正常反应、痛觉减退和痛觉过敏。

（七）生理生化指标测定法

疼痛是一种很强的应激刺激，可以使人体出现一些交感兴奋的表现，血压升高、心率增快，可使体内儿茶酚胺、皮质醇、内啡肽水平提高，但是血清儿茶酚胺等递质、激素水平升高只是疼痛引起的一种生理反应的生化指标，并不作为临床诊断和判断疼痛强度的常用依据。

（八）手术后疼痛

美国疼痛协会（American pain society）提出疼痛是第五大生命体征，对于术后患者该提议尤其重要，所以患者的疼痛在术后短时间内必须得到密切的关注和评估。任何评估方法都适用于术后痛的评估，如 VAS、NRS、VRS，但对于表达受限的患者，VAS 可能更适合，患者可以用轻微的肢体动作向评估者表达其所感受到的疼痛在 VAS 上的位置。疼痛评估的结果可以及时了解患者疼痛的状况，及时调整镇痛药物配方，并可及时处理不良反应。

术后疼痛的评估方法主要评价疼痛强度，包括静息状况下的疼痛和活动状态，如某个肢体活动、咳嗽、下床时的疼痛强度，方法可以采用 VAS 或者 NRS。同时，对疼痛引起的运动受限也可以进行评估，如睡眠情况、肢体活动情况、咳嗽排痰情况，都是辅助疼痛评估指标。

对于胸腹部手术的患者，Prince-Henry 术后疼痛 5 分评估法更适合，该方法将术后疼痛从 0 分到 4 分共分为 5 级，评分方法如下：①0 分：咳嗽时无疼痛。②1 分：咳嗽时才有疼痛发生。③2 分：深度呼吸时即有疼痛，安静时无疼痛。④3 分：静息状态下即有疼痛，但较轻，可忍受。⑤4 分：静息状态下即有剧烈疼痛，难以忍受。此方法用于评价开胸手术后疼痛较常用，也很简便，对于那些术后因气管切开或保留气管导管不能说话的患者，应在术前训练，患者用 5 个手指来表达从 0~4 的 5 级疼痛评分。

（李　雪）

第四节　疼痛的治疗

疼痛治疗方法多样，疼痛治疗前，首先应强调病因的诊断和治疗，如果在病因治愈后仍有疼痛，或者病因无法治愈后，进行疼痛治疗。在疼痛急性期，往往因为疼痛比较剧烈而需要使用各种镇痛药物，此时也不应忽略病因的进一步检查和治疗，以防迁延为慢性疼痛。

一、疼痛治疗的组织架构

根据目前国内的疼痛治疗结构，麻醉科、神经内科、神经外科、康复科、骨科、肿瘤科都在从事疼痛治疗工作。其实疼痛治疗是贯穿于各个专科，每个专科都有疼痛患者，在原发病治疗的同时需要关注和缓解患者的疼痛。

疼痛的治疗需要跨学科联合协作，要求医生根据各自的专业知识和技能对疼痛做出正确的诊断，制定最有效的治疗策略，从而更有效地解决复杂的疼痛问题。如果没有跨学科联合的治疗模式，则治疗并不完善，且容易导致误诊。

对于一些顽固性疼痛，如神经病理性疼痛，急性期可以由专科医师、疼痛科医师共同参与治疗原发病和缓解疼痛。一旦出现顽固的慢性神经病理性疼痛，则需要疼痛科医师尽更大的努力，帮助患者如何面对长期的疼痛，是一项长期而艰巨的工作，亦需要心理科医师的介入干预。

二、疼痛治疗的任务和范围

临床疼痛治疗的主要任务是采取不同的措施，缓解患者的疼痛。急性期，对于一些神经损伤导致的神经病理性疼痛，应早期治疗损伤、使损伤的神经尽早愈合、预防急性疼痛迁延为慢性疼痛等。一旦原发病完全愈合，疼痛依然存在，或者原发病、损伤不能痊愈或者暂时不能愈合，疼痛治疗的任务就是缓解疼痛，提高患者的生活质量。

急性疼痛具有起病急，对机体的生理功能影响比较明显，可导致内环境急剧变化，因此需要给予足够的重视，采用有效的镇痛措施。临床上常见的急性疼痛中，手术后疼痛可以采用患者自控持续镇痛，分娩痛可以采用硬膜外镇痛或者吸入麻醉气体的方法缓解疼痛。对于急症患者的各种疼痛，以便于进一步检查，可在不影响进一步诊断和治疗的前提下，给予足够的镇痛药物以缓解剧烈疼痛和由此带来的恐惧等高度应激状态。

对于急性的神经病理性疼痛，若为炎性因子参与刺激所引起的疼痛，可以全身或者局部使用甾体类或者非甾体类的抗炎药。而一些物理因素、化学因素、微生物因素等导致的神经损伤，可以全身使用足量的神经营养药物、局部使用甾体类消炎药，共同协助神经愈合，预防因神经异常愈合而导致的异常病灶或慢性神经病理性疼痛的出现。

对于癌性和非癌性慢性疼痛，1959 年 Engel 首先提出"生物-心理-社会学概念"，生物因素（组织损伤）、心理因素（认知和情绪）以及社会因素（参与正常工作和娱乐活动）的共同作用导致疼痛的持续状态和病态行为。因此并不能单纯治疗疼痛。现代的多模式疼痛治疗应采取跨学科的方法，包括药物治疗和非药物治疗（心理治疗和理疗），并强调患者的主动参与，从而通过改善患者的功能和健康状况达到疼痛治愈的目的。

三、疼痛治疗的方法

疼痛治疗的方法包括无创治疗和有创治疗。

疼痛产生的病因包括组织损伤造成的局部炎性反应，也包括传导痛觉的外周神经或者中枢神经系统发生重塑性改变引起神经病理性疼痛。因此，针对不同的疼痛治疗方法有所不同。

对于炎性疼痛的治疗目标是通过消除损伤部位的炎性介质、消除炎症反应引起的局部组织变化，达到完全痊愈的目的。对于晚期癌痛，治疗的目标则是提高生活质量。对于慢性良性疼痛患者，治疗的目标是尽量减轻疼痛和改善患者的生活质量。

慢性神经病理性疼痛因神经系统已经出现较难逆转的重塑性改变，很多患者需要接受长期治疗或者反复治疗，治疗的目标是：①降低疼痛发作的频率和强度，最大限度地缓解疼痛。②尽可能选择对疼痛有明确治疗效果的方法。③尽可能恢复患者的功能。④舒缓疼痛带来的负面心理影响等。此外对于慢性疼痛的治疗，良好的医患沟通亦十分重要，让患者了解疼痛产生的基本常识，明确疼痛治疗是一个长期的过程，认识到疼痛可能会带来的一些心理负面影响，鼓励疼痛患者积极地去面对。若追求疼痛彻底痊愈，一方面很难达到目标，而另一方面由此带来的副作用，可能也会给患者带来更多的痛苦。

（一）疼痛的药物治疗

药物治疗包括非甾体抗炎药、弱阿片类药物或部分阿片类药物和强阿片类药物，还有一些非镇痛性药物，如 5-羟色胺化合物、抗惊厥药、抗抑郁药等。其他正在研究的药物包括：肾上腺素受体激动剂、兴奋性氨基酸受体（如 NMDA）拮抗剂、神经营养因子拮抗剂、神经肽（如降钙素基因相关肽）受体拮抗剂前列腺素 E 受体拮抗剂等。

此外，发现安慰剂治疗也可产生显著的镇痛效应。

1. 非甾体抗炎药（non-steroid anti-infiammatory drugs，NSAIDs）和解热镇痛药　多年前人们就发现柳树皮具有一定的解热镇痛抗炎作用，但直到 1838 年才在柳树皮中提取出了水杨酸，并在 1860 年人工合成了这种化合物。1875 年，人们发现水杨酸钠具有解热镇痛抗炎作用而将其用于临床。1853 年夏尔·弗雷德里克·热拉尔用水杨酸与醋酸酐合成了阿司匹林，但没能引起人们的重视。1898 年供职于拜尔药厂的德国化学家非力克斯·霍夫曼（Felix Hof 弛 ann）又进行了合成，并用于风湿性关节炎的治疗，疗效极好。1899 年由德莱塞（Dreser）将阿司匹林应用到临床，并取名为阿司匹林。阿司匹林是目前应用最多的药物之一。

吡唑酮类非甾体抗炎药是对抗疟药奎宁进行结构改造的产物，最早的吡唑酮类非甾体抗炎药是安替比林，于 1884 年用于临床，但由于可能引起白细胞减少和粒细胞缺乏等不良反应而被逐渐淘汰。中国于 1982 年停止使用安替比林，但由安替比林经结构改造开发出的吡唑酮类非甾体抗炎药仍在临床上广泛使用。

1952 年保泰松问世，并开始使用 NSAIDs 名称。1961 年合成的吲哚美辛抗炎活性特别强。随着包括布洛芬在内的芳基烷酸类 NSAIDs 的合成和应用，各种新型 NSAIDs 不断被开发和临床应用。

环氧合酶（cyclooxygenase，COX）是前列腺素合成的重要酶。前列腺素是体内重要的介质，生理上起着胃黏膜的屏障保护作用，对肝脏和肾小球滤过功能也起着重要的调节作用。但在病理情况下，外周组织损伤造成大量前列腺素［主要为前列腺素 E_2，（prostaglandin E_2，PGE_2）］的合成释放，PGE_2 通过激活 EP 受体引起离子通道（如 NA^+、TRPV1）磷酸化，使得外周伤害性神经末梢出现痛觉敏化。在中枢，PGE_2 抑制甘氨酸能抑制性神经元，增强兴奋性氨基酸的释放，同时使上行投射神经元去极化。这些机制易化了伤害性感受器刺激的产生以及从脊髓到大脑的高级中枢传递。因此，前列腺素是疼痛产生的重要炎性介质，COX 成为镇痛药物作用的关键点。

COX 分为 COX1 和 COX2，2002 年又发现了 COX3。COX1 又称为结构型环氧合酶，参与上述起生理作用的前列腺素的合成。COX2 在大部分正常组织中不表达，是一种诱生型酶，一旦出现损伤诱发炎症，局部的巨噬细胞和其他细胞大量激活时才大量产生。

COX3 主要存在于中枢神经系统，与疼痛和发热有关。COX1 基因位于人体第九对染色体，可以产生四种略有不同的 mRNA，其中两种分别对应的是 COX1 和 COX3，其他还有 PCOX1 即 PCOX1a 和 PCOX1b。COX3 存在于人类大脑和心脏，在脑部达到 COX1 mRNA 的 5%，与 PCOX1 表达相当。COX3 mRNA 保有 COX1 mRNA 的基因序列，且前端加上 intron-1 以及一信号片段，因此明显改变了蛋白构造与环氧合酶的活性，使其只具有 COX1 1/5 的 PGE2 合成功能。传统的 NSAIDs 只需用抑制 COX1 活性 50% 的药物浓度甚至更低即可抑制 COX3 的活性。COX3 的发现使人们的注意力又回到了 COX1 上，目前针对 COX1 的抗体还无法分辨 COX1 和 COX3，也就是 COX1 抑制剂同时也能影响 COX3，这就增加了 COX3 在研究方面的困难。目前没有证据显示 COX2 抑制剂对 COX3 有影响。

有研究结果发现，解热镇痛药——对乙酰氨基酚进入中枢神经系统，抑制 COX3 活性使 PGE_2 无法生成，以达到解热镇痛的作用和部分抑制神经病理性疼痛的作用。这可解释对乙酰氨基酚和其他一些解热镇痛药的镇痛、解热作用的主要中枢机制，然而他们之间的确切关系仍未明确。

NSAIDs 是环氧合酶抑制剂，传统的 NSAIDs 是非选择性的 COX 抑制剂，将炎性因子诱发的和起生理性作用的前列腺素合成全部阻断，因此副作用较多，使得这些药物在镇痛的同时，还会引起消化道损害、肝脏受损、肾功能损害，因此不建议长期使用。

新型的 COX 抑制剂具有选择性。1991 年发现的选择性 COX2 抑制剂大大降低消化道副作用。当人们期盼着选择性 COX2 抑制剂能够解决 NSAIDs 的胃肠道副作用的同时，却发现，COX2 也存在于许多健康组织内（消化道上皮、血管内皮和脊髓等），抑制 COX2 可能会加重炎症，抑制溃疡愈合，减少血管保护性前列腺素的合成，增加心血管不良事件发生倾向，使得选择性 COX2 抑制剂在实际应用中存在很大争议，尤其是大剂量、长期使用，一些本身就有心血管疾病的患者中长期使用更应该谨慎。

分析临床数据显示，与安慰剂相比，COX2 抑制剂明显增加了心血管事件（包括非致命的心肌梗死、非致命的卒中以及心肌梗死和卒中引起的死亡）的发生率。这些临床观察结果导致 2004 年 9 月默沙东公司的罗非昔布退市，也导致了塞来昔布等 COX2 抑制剂在说明书上标注了心血管风险的警示框。

COX2 抑制剂引起心血管问题的原因也成了研究和关注的重点。到 2012 年，很多研究的结果集中于心血管副作用，很可能是由于抑制了血管前列环素的合成，而前列环素可以抑制血小板聚集和血管收缩，因此 COX2 被抑制很可能导致过多凝血块的形成和高血压，进而可能引起各种心血管不良事件。

对乙酰氨基酚具有较弱的抗炎及抗血小板活性。如前所述，其缓解疼痛作用可能和抑制中枢神经系统内 COX3 有关，降低了这些部位的 PGE_2 浓度。所以，中枢作用可能是对乙酰氨基酚可以部分缓解神经病理性疼痛的原因。

常用的 NSAIDs 有①水杨酸类：阿司匹林、二氟尼柳。②丙酸衍生物：布洛芬、氟比洛芬萘普生。③醋酸衍生物：双氯芬酸钠、酮洛酸、吲哚美辛。④烯醇酸衍生物：比罗昔康、美洛昔康。⑤吡唑酮：保泰松。值得注意的是，NSAIDs（包括阿司匹林）或对乙酰氨基酚可能诱发支气管痉挛，对阿司匹林敏感的哮喘患者对对乙酰氨基酚可能存在交叉敏感性。

目前国内普遍使用的选择性 COX2 抑制剂有塞来昔布、帕瑞昔布、依托考昔。如前所述，这药物的胃肠道副作用比较小。除了关注这类药物的心血管不良事件发生率比较高以外，还应该注意塞来昔布与磺胺类药物的交叉过敏现象。塞来昔布属于非芳香胺磺胺，结构上有磺胺基团，因此与磺胺类药物有交叉过敏现象。既往有磺胺类过敏的患者禁用塞来昔布。塞来昔布过敏，可出现全身性瘙痒和斑丘疹，嘴唇和舌肿胀，发热，随后出现意识丧失、低血压，因此用药必须十分谨慎。

2. 阿片类药物　阿片类药物是作用于阿片受体的中枢性镇痛药物，也是一种古老的药物，史前就有被用于镇痛的记载。通过降低痛觉的感知、减弱痛反应从而增加痛耐受力。副作用有恶心、呕吐、镇静、呼吸抑制、便秘、很强的欣快感、药物依赖。理论上，阿片类镇痛药的镇痛作用无封顶效应；事实上，其镇痛效能往往受到药物耐受性或相关副作用的限制。短时间使用不会出现心理依赖、药物滥用和成瘾。患者和成瘾者还存在显著的区别。

阿片类药物与神经系统和其他组织的特异性阿片受体相结合而发挥镇痛作用。阿片类受体主要分三类，μ、κ、δ 受体，目前报道多达 17 种，还包括 ε、ι、ζ 等受体。有人认为 σ 受体不再被认为是阿片受体，因为该受体激活后不能被纳洛酮所拮抗，对经典的阿片类药物没有很高的亲和力，而且对右旋异构体具有立体选择性，其他阿片受体是对左旋异构体具有立体选择性。μ 受体有 3 个亚型，μ_1、μ_2 和新发现的 μ_3。还有一类受体是阿片样受体（opioid-receptor-like receptor 1，ORL1），涉及痛反应，在吗啡耐受中起着重要的作用。这些都是 G 蛋白耦联受体，作用在 GABA 能神经传导过程中。

（1）强阿片类药物

①吗啡：吗啡作用在中枢神经系统，有口服、静脉或肌肉等给药途径。口服后起效时间是 20~30 分钟，峰效应在 60~90 分钟，持续时间 3~6 小时。主要代谢部位在肝脏，经葡萄糖醛酸代谢为吗啡-6-葡萄糖醛酸 M6G 和吗啡-3-葡萄糖醛酸 M3G，前者无镇痛活性而后者有，可能也能显著参与镇痛作用。

吗啡可以口服、肌内、静脉和皮下给药。口服吗啡有速释和缓释制剂。缓释制剂包括片剂和胶囊。胶囊内含有颗粒已达到控释吗啡的作用。胶囊可以剥开将颗粒拌入食物如酸奶或果酱，但这些颗粒不能咀嚼，以免缓释效应消失。

早期副作用是恶心呕吐、镇静、呼吸抑制，长期使用这些副作用可以出现耐受或者适应。而尿潴留和肠蠕动抑制很难适应，可能最终导致肠梗阻等副作用。

②芬太尼：芬太尼是一种高脂溶性的合成 μ 受体激动剂，全人工合成。通过 G 蛋白耦联受体起作用，强度约为吗啡的 100 倍，所有相对吗啡的优点和制剂有关。

芬太尼没有口服制剂，但是有经黏膜和经鼻给药系统。静脉给药起效小于 1 分钟，但是快速再分布到脂肪组织，而不是消除，导致作用时间大致 30~45 分钟。但是大剂量反复给药后，清除变成了主要的决定作用时间的环节。芬太尼主要通过肝脏代谢和肾脏分泌排泄。

芬太尼在疼痛治疗中用得最多的是透皮贴剂。20 世纪 90 年代强生制药开发了芬太尼透皮贴剂，该技术在惰性酒精凝胶中灌注一定剂量的芬太尼——储库型，可以达到持续给药 48~72 小时。改进型的 Fentanyl Transdermal Matrix Patch-骨架型芬太尼透皮贴剂具有与储库型生物等效性，但是剂型更薄，弹性和黏附性更好，只有背膜和含药黏附层两层。该贴剂中芬太尼分散、溶解在聚丙烯酸盐粘连层内，使用时持续释放，且不会向周围渗透，起效时间比储库型快 4~8 小时，最长可达 72 小时。

除了贴剂，芬太尼还有各种口味的棒棒糖，起效快，可以用来治疗爆发痛。

芬太尼的上述制剂适用于姑息治疗的患者，尤其适用于已经使用阿片类药物而不能持续进食且不能耐受皮下给药的患者，中到重度肾衰竭患者以及使用口服吗啡类药物或者其他药物引起呕吐使得药物吸收不能得到保证的患者。

③氢吗啡酮：氢吗啡酮是很强的中枢作用于 μ 受体的镇痛药物，是吗啡的衍生物——吗啡的氢化酮，因此是半合成药物。药理和药代动力学与吗啡很相似，口服生物利用度在 40%~60% 之间，起效快，作用持续时间 4~6 小时。皮下、静脉、硬膜外、鞘内给药都有效。它的清除半衰期 3~4 小时。副作用和强阿片类药物相似，包括剂量依赖性的呼吸抑制甚至循环抑制、头晕、嗜睡、瘙痒、肠蠕动抑制、恶心呕吐等。

④美沙酮：和吗啡的化学结构不同，是一种混旋体。左旋体作用在 μ 受体，左右旋体还可以使 δ 受体去敏化、拮抗 NMDA 受体。这就使得美沙酮可以缓解神经病理性疼痛。δ 受体的活性对于吗啡耐受和依赖的形成至关重要，因此可以用于戒毒。

美沙酮是脂溶性药物，口服生物利用度高达 80%~90%，作用持续时间长达 4~24 小时。大部分在肝脏内代谢，代谢缓慢，不依赖肾脏分泌，半衰期 4~62 小时。反复使用应该注意蓄积引起的呼吸抑制。

⑤羟考酮：是半合成阿片类药物，和吗啡有着相似的作用，作用在 μ 受体，但是还有 κ_2b-阿片受体激动剂活性，对于神经病理性疼痛具有特殊作用。口服生物利用度 50%~60%，起效时间 20~30 分钟，持续时间 4 小时。血浆半衰期 3.5 小时，但肾衰竭时明显增加。

可以作为中重度急性疼痛和慢性疼痛之用，也可以作为阿片类药物轮替的选择用药，副作用和阿片类药物相似。

羟考酮经肝脏细胞色素 P450 代谢成羟氢吗啡酮，因此和其他阿片类药物不同，羟考酮更容易出现药物相互作用，而且肝功能不全的患者需要减量。羟考酮及其代谢产物主要在肾脏、汗腺分泌，肾功能受损的患者容易引起蓄积。

口服给药，羟考酮的作用强度是吗啡的 1.5~2 倍。

羟考酮也有与对乙酰氨基酚制成的复方制剂，用于急性疼痛增强镇痛效果。副作用也因增加了对乙酰氨基酚而明显提高。

阿片类药物没有封顶效应，药物剂量的增加，药理作用增强。有时因为各种药物需要交替使用，可以根据等效剂量进行换算（表 15-2）。

表 15-2　常用阿片类药物的等效剂量

药物	剂量	
	口服（mg）	肌内注射（mg）
吗啡	60	10
哌替啶	200	50
芬太尼	—	0.1
羟考酮	30	15
羟吗啡酮	—	1.5
可待因	200	130
美沙酮	10	8.8
喷他佐辛	180	60

（2）阿片受体激动-拮抗剂：虽然作用在阿片受体，但是有封顶效应。这类药物既有阿片受体的镇痛作用，又可以避免阿片类药物的一些副作用。

阿片受体激动-拮抗剂可分为两种，一种称为混合激动拮抗剂，即对两种或更多种阿片受体有亲和力，阻断一种受体的作用，通过另一种受体产生阿片样作用，包括喷他佐辛、布托啡诺、纳布啡、地佐辛。另一种激动-拮抗剂称为部分激动拮抗剂，作用在一种受体上，既可以激活阿片受体，又可以阻断这些受体。根据情况，部分激动剂可以产生激动剂的作用或者拮抗剂的作用，如丁丙诺啡。

喷他佐辛和纳布啡是弱 μ 受体拮抗剂、κ 受体部分激动剂。刺激中枢神经系统神经元的这些受体抑制细胞内腺苷酸环化酶、关闭钙通道、打开膜上的钾通道，导致膜电位的超极化，抑制上行痛觉传导通路动作电位。喷他佐辛的镇痛效果是吗啡作用的 1/3；纳布啡作用较吗啡稍弱；布托啡诺作用较强，作用持续时间和吗啡相似达 3~4 小时。口服喷他佐辛和阿司匹林、对乙酰氨基酚的作用接近，较弱阿片类药物的作用弱。通常的治疗剂量的纳布啡与吗啡具有等效的呼吸抑制效应，布托啡诺抑制持续作用更长。和吗啡不同的是，喷他佐辛呼吸抑制和镇痛作用具有封顶效应，药物成瘾的风险却较纯阿片受体激动剂低，但是存在药物滥用的风险。因此喷他佐辛被列入控制药物。

丁丙诺啡（buprenorphine）是一种强 μ 受体部分激动剂，肌内注射强度达到吗啡的 30 倍，在人体和动物实验都显示了封顶效应。但人体的最大剂量目前还没有可靠的数据，舌下含服的封顶剂量约 2μg，但是也有患者可以使用 3~4 倍的剂量。丁丙诺啡镇痛作用持续时间比吗啡长，达 6~9 小时。丁丙诺啡的呼吸抑制作用较吗啡弱，但是也有报道认为等效镇痛剂量的两种药物呼吸抑制效应比较接近。丁丙诺啡透皮贴剂的作用时间是 72 小时，可以用于慢性疼痛患者。

（3）弱阿片类药物：阿片类药物分为强阿片类药物和弱阿片类药物，两类药物药理作用上的区别还不清楚，在受体水平的作用相同。但是弱阿片类药物的剂量不可以无限制地增加剂量来提高镇痛效果。这不是由于药理学层面的封顶效应，而是由于增加药物剂量使得副作用增加，患者不能耐受。

①可待因（codeine）：是最常用的弱阿片类药物，是吗啡的衍生物，强度约为吗啡的 1/

10，药物的 1/10 被肝脏代谢为吗啡起作用，成人的半衰期和吗啡相似，约 2.5~3.5 小时，口服生物利用度约 65%，起效时间 20 分钟，达峰值 1~2 小时，持续 4~8 小时。也有证据显示可待因具有一些直接的镇痛作用，它的镇痛作用主要来自代谢产物，特别是吗啡和活性衍生物。代谢产物还有可待因-6-葡萄糖醛酸，具有弱的阿片受体结合作用。其他活性代谢物包括少量去甲可待因和 M6G、没活性的 M3G。

可待因通过细胞色素 P450 的亚型 2D6 进行去甲基产生吗啡，部分变异导致酶不能将可待因转化为吗啡，其变异率为 30%。

可待因具有吗啡的一切副作用，尤其是便秘。推荐剂量是 0.5~1mg/kg，最大剂量是 60 毫克/次。静脉给药并没什么优势，可以引起明显的组胺释放和低血压。

其他弱阿片类药物还有二氢可待因和普洛帕吩（propoxyphene）。二氢可待因是可待因的半合成类似物，生物利用度是 20%，镇痛起效时间约 30 分钟，作用持续时间 3~6 小时，口服生物利用度低表示口服时和可待因是等效的，但是，静脉给药时作用翻倍。普洛帕吩是美沙酮的同类，但是镇痛效果只和对乙酰氨基酚相似。代谢产物去甲丙氧酚具有活性，反复使用可能导致中枢神经系统毒性作用。

②曲马朵：是一种人工合成的弱阿片类药物，作用于阿片受体以及脊髓下行抑制系统的去甲肾上腺素能系统。主要治疗中度到重度疼痛，对于某些类型的神经病理性疼痛，曲马朵也是很重要的选择。

曲马朵是一种混合消旋体，本身对 μ 阿片受体亲和性极低，约是吗啡的六千分之一。（+）-异构体的-阿片受体亲和性和血清张力素重吸收约为（-）-异构体的 4 倍，但（-）-异构体会产生去甲肾上腺素重吸收效应。经过肝脏细胞色素 P450 的同工酶 CYP2D6 代谢，被 O-和 N-去甲基化产生 5 种代谢产物，其中 O-去甲基曲马朵（即 M1 代谢产物）对 μ 受体的亲和力相当于曲马朵（+）-异构体的 200 倍。因此，两者协同具有很好的镇痛作用，尤其对于某些神经病理性疼痛更有独到的镇痛作用。

最常见的药物不良反应是呕吐、出汗及便秘，偶有嗜睡，但是没有强阿片类药物那么强烈，曲马朵很少出现呼吸抑，其可降低癫痫的发作阈。当与 SSRI、三环抗抑郁药同时服用，或者癫痫患者用该药时，癫痫的发作阈会大幅降低。一旦发作，可能会引起强直阵挛性发作。对于抽搐或颅内压增高的患者慎用曲马朵，服用单胺类氧化酶抑制剂的患者禁用曲马朵。

长时间使用曲马朵可能造成生理依赖和戒断综合征。曲马朵会引发典型和非典型的戒断症状。非典型戒断效应很有可能与曲马朵的血清素和去甲肾上腺素重吸收效应有关。其症状包括：焦虑、烦躁、麻痹、发汗和心悸。生理依赖曲马朵的患者最好有规律地服药以防止戒断症状发作。需要停服曲马朵时，必须逐渐减少剂量，减轻戒断症状。

对曲马朵的依赖性仍存在争议。Grunenthal 公司已将曲马朵升级为比传统阿片类成瘾性低的弱阿片类药物，宣称临床试验中有极少的药物依赖性，且症状较轻。他们的解释是 M1 代谢物的 μ 阿片受体活性和去甲肾上腺素重吸收效应抑制了药物依赖。尽管如此，此药还是有可能引起依赖效应，只是需要的剂量更大，时间更久。我国目前将该药作为 Ⅱ 类精神类药物进行管制。

3. 辅助用药 这类药物本身不是镇痛药物，但具有缓解疼痛的作用，尤其针对神经病理性疼痛。

（1）5-羟色胺类药物：5-羟色胺（5-HT）是交感神经系统、胃肠道及血小板中的一种单胺类神经递质。5-HT 受体分布在各级神经组织和血管中。5-HT 能神经元是脊髓背角中内源性镇痛机制的一部分。除 5-HT$_3$ 是一种配体门控离子通道外，其他 5-HT 受体都是 G 蛋白耦联受体。研究发现，5-HT$_{1B/1D}$ 激动剂（曲坦类药物）能有效治疗神经血管性头痛，如偏头痛和丛集性头痛。5-HT$_{1B/1D}$ 激动剂通过作用于三叉神经传入系统的 5-HT$_{1D}$ 受体抑制神经源性炎症。该类药物的其他作用点可能还包括了丘脑神经元及中脑导水管周围灰质。而作用在血管的 5-HT$_{1B}$ 受体导致脑膜血管和冠状血管收缩，这一效应使得人们开始寻找一种不引起血管收缩的治疗方法，如高选择性 5-HT$_{1D}$ 和 5-HT$_{1F}$ 激动剂。至今尚无明确进展。

曲坦类药物可通过口服、经鼻滴入、皮下等方式给药，目前已被用于偏头痛的治疗。由于对 5-HT$_{1B}$ 受体的作用，曲坦类药物在治疗剂量水平即可导致冠状动脉收缩达 20%，因此禁用于合并有冠状动脉、脑血管及外周血管性疾病等的患者。某些曲坦类药物还可引起显著的药物间相互作用，如与单胺氧化酶抑制剂、普萘洛尔、西咪替丁、经肝细胞色素 P450 代谢的药物或 P-糖蛋白泵抑制剂。

基于以上，目前仅将曲坦类药物用于偏头痛患者的治疗。

（2）抗惊厥药：神经病理性疼痛是神经系统的病变或者功能异常引起的，来自神经病理性疼痛病灶的伤害性传入可以汇聚成类似异常的癫痫样兴奋。此类药物用于治疗外周神经系统损伤（如糖尿病和疱疹）或中枢神经系统损害（如脑卒中）所导致的神经病理性疼痛，也用于偏头痛的预防。

①卡马西平是 Na$^+$ 通道阻断剂，可以抑制痛觉兴奋灶，因此常被用于三叉神经痛等神经病理性疼痛。奥卡西平是新一代抗惊厥药，效果更稳定，更安全。

②加巴喷丁是一类传统的抗惊厥药，对于患有纤维肌痛和约 1/3 的慢性神经病理性疼痛患者有镇痛作用，同时可以减少一些患者的吗啡用量。对于三叉神经痛，作用不及卡马西平。对于复杂性区域疼痛综合征（CRPS）的镇痛效果不确切。2002 年，加巴喷丁被 FDA 批准用于治疗带状疱疹神经痛和带状疱疹后遗神经痛。

加巴喷丁结构与神经递质 GABA 相关，但不与 GABA 受体产生相互作用，它既不能代谢转化为 GABA 或 GABA 激动剂，也不是 GABA 摄取或降解的抑制剂。加巴喷丁的某些活性是与电压门控钙通道作用有关，加巴喷丁结合在钙通道的 α2δ 亚单位 1 和 2，抑制中枢神经系统的钙内流，调节递质囊泡释放。加巴喷丁的副作用是嗜睡、乏力、外周水肿（四肢水肿），较常发生于高剂量使用的老年患者。肝脏毒性很小，偶有报道。肾功能不全的患者应该慎用，以免引起药物蓄积。加巴喷丁起始剂量为 300mg/d，最高可达 1 800mg。

③普瑞巴林（pregabalin）是美国西北大学医学化学家 Richard Bruce Silverman 发明的，2004 年在欧盟获批准，2004 年 12 月份获得 FDA 批准治疗癫痫、糖尿病神经病理性疼痛和带状疱疹后遗神经痛。

普瑞巴林是加巴喷丁的延续产品，结构上和加巴喷丁有相似，作用在中枢神经系统的 α2δ 亚型的电压依赖性钙通道，减少神经递质释放，包括谷氨酸、去甲肾上腺素、P 物质、降钙素基因相关肽（CGRP）、γ-氨基丁酸。可以治疗癫痫、糖尿病神经痛、纤维肌痛、带状疱疹后遗神经痛以及广泛性焦虑。和加巴喷丁相比，普瑞巴林作用更强，起效更快，生物利用度更高。

普瑞巴林的适应证是：①糖尿病末梢神经痛、带状疱疹后遗神经痛，还没有足够证据证明其对所有神经病理性疼痛都有效。②纤维肌痛。③广泛性焦虑症（只在欧盟获得批准）。④戒酒。

普瑞巴林的副作用有嗜睡（＞10％）、视觉模糊或复视（1％～10％）、幻觉（0.1％～1％）、心动过速、出汗等，还有极少数（<0.1％）使用后可能出现Ⅰ度房室传导阻滞、低血压等不良反应。

长期用药突然停用普瑞巴林可能出现撤药综合征，包括失眠、焦虑、烦躁不安。因此需逐渐减药。

口服普瑞巴林1小时后血药浓度达峰值，口服生物利用度超过90％。普瑞巴林在人体内的代谢是可以被忽略的，约98％的普瑞巴林药物以原型从尿液排出，主要代谢产物是N-甲基普瑞巴林。普瑞巴林主要通过血液循环，经肾脏分泌原型排泄，肾脏的普瑞巴林清除率是73mL/min。

（3）抗抑郁药：抗抑郁药用于治疗神经病理性疼痛、头痛和其他疼痛，具有中度以上的缓解作用，可分为非选择性去甲肾上腺素/5-羟色胺再摄取抑制剂（阿米替林、丙米嗪、氯米帕明、度洛西汀和文拉法辛）、选择性去甲肾上腺素再摄取抑制剂（地昔帕明和去甲替林）、选择性5-羟色胺再摄取抑制剂（西酞普兰、帕罗西汀和氟西汀）。阻断再摄取作用可激活脊髓和大脑中内源性单胺能疼痛抑制机制。

三环类抗抑郁药（Tricyclic antidepressant，TCA）还能拮抗NMDA受体、提高内源性阿片水平、阻断Na^+离子通道和开放K^+离子通道，这些作用能抑制外周和中枢神经系统敏化，代表药物是阿米替林和丙米嗪。

选择性5-HT和NA再摄取抑制药（SNRIs）能同时阻滞5-HT和NA再摄取，即双重阻滞作用。代表药物有文拉法辛（venlafaxine）和度洛西汀（duloxetine）。文拉法辛的药理机制是抑制神经突触前膜5-HT及NA再摄取，增强中枢5-HT及NA神经递质功能，发挥抗抑郁作用。与组胺、胆碱能及肾上腺素能受体几乎无亲和力，不良反应较轻。其缓释口服制剂吸收好，血浆$t_{1/2}$为15小时，生物利用度为96％～105％。临床研究显示，文拉法辛减轻疼痛效果和TCA类似，不良反应比TCA少，患者不能耐受TCA类副作用时可用文拉法辛。度洛西汀通过5-HT和NA两种神经递质发挥调控情感和疼痛敏感程度方面的作用，提高机体对疼痛的耐受力，它于2004年9月被FDA批准为可用于治疗糖尿病周围神经病变。2010英国NICE指南推荐度洛西汀为糖尿病性周围神经痛的一线用药。

选择性5-HT再摄取抑制剂（SSRIs）对神经病理性疼痛最多也就是中度的缓解作用。对于糖尿病末梢神经痛和多发性神经痛镇痛效果不佳。SSRIs和SNRIs对于纤维肌痛都有改善疼痛、提高机体功能以及生活质量的功能。

（二）疼痛的有创治疗

1. 神经阻滞疗法　神经阻滞疗法是目前常用的局部治疗方法，也是麻醉科医师从事疼痛治疗的核心技术。适用于神经受到炎性刺激或者神经损伤引起的疼痛，对于神经病理性疼痛的急性期具有较好的镇痛和治疗作用，有助于神经损伤后的修复。常用配方有局部麻醉药物和糖皮质激素。

（1）常用药物

1）局部麻醉药物：具有快速阻断痛觉传导、起到快速镇痛、阻断痛觉不断传入的目的，在神经阻滞疗法中，常采用感觉运动阻滞分离的局部麻醉药如布比卡因、罗哌卡因等局部麻醉药。常用浓度为 0.1%，尽可能减少运动神经阻滞，减少治疗后因活动不利而导致的不安全因素。在侧间隙或者硬膜外阻滞时，低浓度的局部麻醉药也可以减少低血压的发生，尤其老年人疼痛治疗中，安全性更高。

2）糖皮质激素：神经损伤或者组织损伤局部释放大量的神经肽，激活缓激肽、IL-1、5-HT、NA 等，使得损伤的组织内产生释放大量磷脂酶 A_2，促进花生四烯酸在环氧合酶作用下，产生大量前列腺素，对伤害性感受器起到敏化的作用。同时，花生四烯酸还可以在脂氧化酶的作用下，产生大量引起疼痛的炎性因子白三烯，导致组织炎性水肿和痛觉过敏。糖皮质激素在疼痛治疗中的消炎作用明显强于 COX 抑制剂，因为直接抑制磷脂酶 A_2 对花生四烯酸的作用，因此具有更强的消炎、消肿和镇痛作用（图 15-9）。

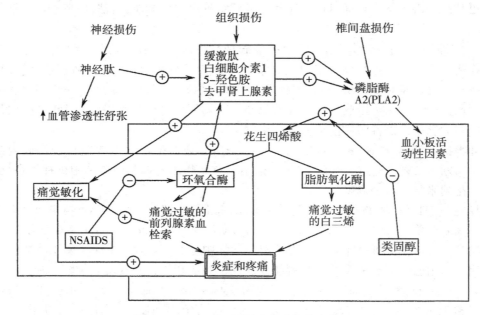

图 15-9　NSAIDs 和糖皮质醇的镇痛机制

无论是全身使用还是局部注射，糖皮质激素在疼痛治疗中都起着重要的作用，其副作用也不容忽视，主要包括：①血压升高、血糖升高，对于有高血压、糖尿病的患者需要控制剂量谨慎使用。②抑制胃黏膜屏障、促进胃酸分泌，对于有消化性溃疡、消化道出血的患者慎用，使用时适当使用一些胃黏膜保护剂。③具有一定的保钠排钾作用，对于有低钾血症的患者慎用。④对于有局部炎症和全身炎症的患者严格禁用。⑤有一定的中枢兴奋作用，失眠的患者慎用。⑥过敏的患者禁用。⑦特发性紫癜患者禁用。

糖皮质激素的使用剂量应该因人而异，根据患者的年龄、有无心血管系统、内分泌系统疾病进行个体化治疗。采用悬液制剂既可以减轻吸收后的全身副作用，又可以延长局部作用时间。可以选择甲泼尼龙悬液 40mg 或者复方倍他米松 7mg，3~4 周 1 次。

神经阻滞疗法除了药物可能引起的一些副作用外，穿刺操作也可能引起不良反应，如感染、血肿、气胸和神经损伤等。随着可视化技术在麻醉领域的广泛开展，局部神经阻滞疼痛治疗中也逐渐使用超声定位治疗三叉神经痛、颈肩上肢神经痛、坐骨神经痛等外周神经痛。

（2）常用方法

①硬膜外激素注射（epidural steroid injection，ESI）：适应证为椎管内神经根受到刺激引起的疼痛，即根性痛，患者有神经根受刺激、受压迫的表现，放射到上肢或下肢。对脊神经后内侧支受刺激引起的背部轴性痛效果不太理想。CT 或者 MRI 显示有椎间盘突出的患者，有些患者也可做诊断性治疗用。脊神经的带状疱疹急性发作期也可以采用硬膜外激素注射。单侧椎间盘突出引起的单侧放射痛，硬膜外侧间隙激素注射效果更好。

②脊神经后内侧支阻滞（medial branch block，MBB）：脊神经后支是混合神经，内侧支有分布到脊柱关节突关节的关节支。如果有脊柱关节突关节退行性改变，可以刺激脊神经后内侧支的分支，引起颈肩背痛或者腰背牵涉痛，这些疼痛不会放射到上下肢而主要分布在脊柱两侧，也称为轴性痛。行 MBB 可以很好地缓解这些疼痛，而行椎管内注射对轴性痛效果不理想。因此也可以用以鉴别根性痛和关节突关节源性疼痛。

关节突关节源性疼痛和根性痛的区别不仅可以采用诊断性阻滞进行区分，还可以通过年龄或者疼痛的范围（表 15-3）。

表 15-3　根性痛相关节突关节源性痛的区别

	根性疼痛	关节突关节源性痛
发病年龄	中青年	老年人
疼痛范围	肢体放射痛	腰背部、肩背部的疼痛
治疗	ESI	MBB

③交感神经阻滞：交感神经阻滞可以辅助治疗各种神经病理性疼痛，特别可以辅助治疗缓解复杂性区域疼痛综合征（complex regional pain syndrome，CRPS）。

CRPS 是神经科医师 Silas Weir Mitchell 于 1865 提出的。曾被称为反射性交感营养不良（refiex sympathetic dystrophy，RSD）。绝大部分 CRPS 发生在四肢，可以分为没有明显神经损伤的 I 型 CRPS 和有神经损伤的 II 型 CRPS。症状的严重程度有时和创伤严重程度没有必然的联系。

根据 IASP 的报告，除疼痛和肢体水肿，CRPS 还可以表现出：①感觉、运动、自主神经功能受损。②症状可以扩散超过原发神经损伤的支配区域，或不局限某一根被损伤的神经支配区域，如桡骨骨折症状可以扩散到整个手。③通常关节和神经同时受影响。④伴心理功能紊乱。除了有无神经损伤外，I 型、II 型 CRPS 临床表现没有明显区别。

交感神经阻滞是 CRPS 常用的辅助治疗之一，其他还包括理疗、药物治疗、神经电刺激等，根据患者情况选择使用。

星状神经节阻滞是在颈6水平经气管旁、横突表面注射 10mL 局部麻醉药，出现单侧面部霍纳征，说明阻滞成功。星状神经节阻滞还可以在超声引导下进行，对于颈椎横突定位不清的患者效果更好，而且安全性高。主要治疗上肢的 CRPS。

腰交感神经阻滞可以治疗下肢的 CRPS，该阻滞需在 X 线定位下进行，在 L_2、L_3、L_4 水平或单独在 L_2、L_3 水平进行，穿刺针越过椎体的前缘注射造影剂，明确部位后注射 $10\sim15$mL 局部麻醉药，成功的腰交感神经阻滞后可以出现阻滞侧下肢发热。如果诊断性腰交感神经阻滞有效，可以采用 $50\%\sim100\%$ 酒精进行交感神经破坏。

④腹腔神经丛阻滞：腹腔神经丛阻滞是另一种治疗疼痛的交感神经阻滞，对胰腺癌或其

他上腹部脏器疾病压迫腹腔神经丛引起的背痛有较好的镇痛效果。

腹腔神经丛在三个主要的交感神经丛中最大，被称为腹腔脏器的中枢。它由两个神经节及交叉成网的神经纤维组成。交感神经传出纤维内脏大神经（$T_{5\sim9}$）和内脏小神经元（$T_{10\sim11}$）大多数在此与节后纤维换元。部分经椎旁交感神经节（$L_{1\sim2}$）换元后的节后纤维，以及主要来自右侧迷走神经的副交感神经纤维均取道腹腔神经丛。腹部内脏的交感神经传入纤维亦途经此处，它们中不包括左半结肠、直肠及盆腔器官的传入神经纤维。

腹腔神经丛位于胃和胰腺后，膈肌角前，腹腔神经节在 L_1 椎体上端水平面与主动脉前壁相邻，居腹腔干两侧。其下方为肠系膜上动脉，左侧腹腔神经节的位置较右侧稍低。腹腔神经节可要变异，位置从 $T_{12}\sim L_1$ 椎间隙到 L_2 椎体中部平面，直径可为 0.5~4.5cm，数量可为 1~5 个。

腹腔神经丛必须在影像学定位下完成，超声胃镜引导下的腹腔神经丛阻滞和损毁定位更加精确。

诊断性腹腔神经丛阻滞镇痛一旦有效，可以使用 50%~100% 的酒精进行神经丛损毁。这种损毁可能在 3 个月或更长的时间后复发，再次损毁仍然有效。并发症包括注射酒精时血压下降，可以采用小剂量多巴胺纠正一过性的血压下降。还可能引起腹泻，这与自主神经功能紊乱有关。其他并发症还有感染、血肿等。

⑤其他：各种局部神经阻滞麻醉技术均可用于某一外周神经受到炎性刺激引起的疼痛，或者损伤引起的神经病理性疼痛，尤其在神经病理性疼痛的早期。

2. 射频疗法

（1）射频损毁对于反复发作的慢性疼痛，如果诊断性神经阻滞有效但作用持续时间不长，可以考虑将支配病灶的细小末梢分支进行神经损毁。损毁方式有射频热凝损毁和化学损毁。射频热凝外周神经损毁适用于某一支外周感觉神经的损毁，化学损毁适用于某一神经丛，尤其是无髓鞘的自主神经丛。

实施外周神经射频热凝损毁首先需要对患者做全面的评估，认知功能、心理有缺陷的患者应该避免外周神经损毁治疗。

射频热凝主要损毁感觉神经细小的分支。首先诊断性阻滞必须有效，影像学定位下穿刺到位、损毁前还需要进行高频感觉测试和低频运动测试。感觉测试复制出患者的疼痛，目的是确保要损毁的神经是传导痛觉的感觉神经，运动测试目的是避开运动神经，不影响运动功能。高频热凝损毁的温度设定在 70℃ 以上，持续时间 60~90 秒。可以重复操作。

射频热凝损毁的作用可以持续 3 个月到 3 年，复发后也可以重复治疗，基本不影响治疗效果。治疗后可以产生治疗区域皮肤失去正常感觉，有的操作甚至因细小的运动神经受损，运动功能受影响，如腰背部脊神经后内侧支的射频热凝损毁可能引起腰背部直立乏力。因此治疗前应该告知患者可能出现的并发症，操作中也应该尽可能避免伤及运动神经，但是有的操作对运动神经的损伤在所难免，应该权衡利弊。

射频损毁疗法常用于治疗腰椎病变，以及治疗关节突关节、神经根、纤维环和骶髂关节等处疼痛的技术已经成熟。如果病例选择精确无误，由关节突关节导致的机械性腰背痛患者，经此技术治疗后，约 50%~60% 的疼痛得到缓解。此外，射频损毁疗法还成功的用于治疗偏头痛和三叉神经痛。射频技术自 20 世纪 50 年代就开始临床应用至今，随着其治疗的使用范围扩大而变得更加普及。

（2）射频热凝修复：热凝纤维环治疗技术（TAPs）是采用微创技术，修复治疗撕裂的纤维环、缓解疼痛。目前用于临床的 TAPs 很多，主要技术包括盘内电热凝治疗术（intradiscal electrothermaltherapy，IDET）、射频纤维环成形术和盘内双极成形术（IDB）。2009 年的一项大样本综述分析的结果显示，IDEIF 使得 1/2 盘源性慢性下腰痛的患者改善了 50% 的功能，而支持 IDB 的证据最少。

2013 年，美国介入疼痛治疗医师协会（American Society of Interventnional Pain Physicians，ASIPP）的数十位专家对常用的疼痛介入治疗技术作出全面的综述，提出建议如下：

①腰椎：骶管注射、经椎间隙硬膜外注射和经椎间孔硬膜外注射对于椎间盘突出所致的放射痛效果好。关节突关节源性的背部轴性痛骶管注射、经椎间隙硬膜外注射效果一般，经椎间孔硬膜外注射效果不佳。腰椎管狭窄上述三种注射效果都一般。背部手术后综合征骶管注射效果一般，经椎间孔注射效果很有限。

标准射频治疗关节突关节源性背痛效果好，脉冲射频效果很有限。MBB 效果从一般到好，关节腔注射效果有限。骶髂关节的介入治疗中，低温射频神经切断术效果一般，关节腔和关节周围注射以及标准射频和脉冲射频的效果都不理想。

腰椎经皮粘连松解术治疗慢性下腰痛、继发于手术后或者椎管狭窄的下肢疼痛效果一般。盘内的治疗，IDET 和双极成形的效果从有限到一般，discTRODE 效果有限；经皮椎间盘减压，自动经皮椎间盘切除术（automated percutaneous lumbar discectomy，APLD）、经皮腰椎激光椎间盘减压和旋切（decompressor）效果有限，髓核成形效果有限到一般。

②颈椎：经椎间隙硬膜外注射治疗颈椎间盘突出或者根性神经痛效果好，对于轴性疼痛或者盘源性疼痛、椎管狭窄、颈椎手术后综合征效果一般。颈椎关节突关节支配神经的标准射频、治疗效果一般，颈椎关节突关节注射效果不佳。

③胸椎：硬膜外注射治疗胸痛效果一般，胸椎关节突关节 MBB 效果一般，神经射频损毁效果不佳，目前还没有关节突关节内注射的报道。

3. 神经调节疗法

（1）脉冲射频（pulse radiofrequency，PRF）：是一种具有调节神经功能的治疗方法。PRF 主要是脉冲调节受损神经的功能，亦可毁损神经的功能。对于带状疱疹后遗神经痛、幻肢痛、残肢痛等顽固性神经病理性疼痛有一定的缓解作用。

脉冲射频是一种比较传统的疼痛治疗方法，20 世纪 70 年代中期开始使用，具有组织损伤少、后遗症少的缺点，尤其对于神经病理性疼痛的患者，而单纯的标准射频治疗效果往往不理想。

PRF 使用的是 20mv 的电流、高电压冲（high-voltage bursts），PRF 静息期 480ms 产热，整体使靶组织的温度低于 42℃，尽管传统理论认为 PRF 不会引起组织损伤，还是有证据显示 PRF 可以产生热冲击，达到组织损伤所需的温度。动物研究也显示背根神经节使用 PRF 时的神经损伤比标准射频轻，所以带来的热凝损伤小，更安全。

（2）脊髓电刺激（spinal cord stimulation，SCS）：1965 年 Mejzack 和 Wall 提出了疼痛的"闸门控制"学说，指出刺激粗的 Aβ 纤维调节脊髓背角闸门，减少了从外周来的伤害性传入。外周伤害性刺激传入到脊髓背角神经元的活性可以通过刺激脊髓背角而抑制，但其他机制的参与可能在其中起着更加重要的作用。有动物实验提示，脊髓电刺激可以提高 GABA

的作用，鞘内注射 GABAB 激动剂巴氯芬可以提高脊髓电刺激的抗伤害作用，而 GABA 拮抗剂则消除了脊髓电刺激的抗触摸痛作用。在人体鞘内注射巴氯芬可以提高脊髓电刺激的作用。近年还有研究显示腺苷有可能参与了脊髓电刺激的作用，鞘内给予腺苷 A 受体激动剂具有加强脊髓电刺激的作用，也具有和巴氯芬的协同作用。

脊髓电刺激也能消除外周痛。通过再平衡氧供氧耗比例预防缺血，在刺激的低水平通过 α 肾上腺素能受体抑制交感活性、NO 依赖的降钙素基因相关肽释放可能在诱导血管扩张中起着重要的作用。这也可能解释脊髓电刺激时皮瓣存活状况好的原因。相反，Kemler 等报道却认为脊髓电刺激和外周血流无关。

脊髓电刺激对顽固性、内科治疗无法缓解、不能接受血管重建术的心绞痛患者都有很好的镇痛效果，其中有很多解释，最可能的机制包括冠状动脉血流重新分布从正常灌注区域重新分布到缺血部位；另一种解释是调节完整的心脏神经系统可能有效地缓解心绞痛。脊髓电刺激还可抑制心肌神经元的兴奋，可能也与缓解心绞痛患者胸痛有关。此外，SCS 对某些缺血性疼痛、原发性灼痛与感觉迟钝为特点的神经病理性疼痛效果最好。

脊髓电刺激的适应证：①背部手术失败综合征（FBSS），是最常见的适应证。②复杂区域疼痛综合征（CRPS）。③外周血管疾病引发的缺血性疼痛、心绞痛、带状疱疹后遗神经痛、糖尿病神经痛。④腰骶纤维组织炎和蛛网膜炎。去神经痛、脊髓损伤引起的疼痛镇痛效果还有争议。

禁忌证：严重心理疾病，建议脊髓电刺激测试前所有患者先行心理状态评估。已经证实，明尼苏达多项个性检查表抑郁评分（Minnesotamultiphasic personality inventory's depression scale）较高者，SCS 治疗通常无效。感染、药物滥用、严重免疫抑制、凝血功能不全或正在使用抗凝药物治疗者应避免使用 SCS。对于胸段椎管狭窄的患者操作需谨慎，尤其对双电极植入者。

脊髓电刺激植入前需用测试电极进行效果测试，达到患者要求的效果后再进行永久植入。脊髓电刺激并发症有植入术引起的出血和感染、电极覆盖不佳、刺激幅度减小等。同样的刺激电极也可以植入到外周神经，缓解外周神经病理性疼痛。

（3）鞘内药物输注系统：对于一些慢性疼痛或者晚期癌痛患者，如果外周使用阿片类药物有效但是剂量极大或者副作用特别明显，可以选择鞘内持续输注吗啡。鞘内输注巴氯芬可以缓解卒中后中枢神经病理性疼痛。

（4）深部脑刺激（deep brain stimulation，DBS）：DBS 是将电极直接植入脑部与疼痛相关的某些核团或者某些部位，刺激后以缓解某些顽固性疼痛。由于各种神经病理性疼痛的机制不同，因此，理论上说 DBS 虽然是先进技术，但是在刺激部位的选择、刺激参数的选择等方面还存在大量盲区，也就导致 DBS 对很多顽固性疼痛的治疗仍处于摸索阶段。

（5）针灸：针灸是中国传统医学的重要组成部分，早在《黄帝内经》中就有描述。将针插入身体的特定点或区域，变化插入的深度和操作刺激的方法，即为针灸。针插入的深度取决于靶组织的深度，操作刺激的方法基于观察到的结果和临床理论。目前，针灸被推荐用于治疗背痛、偏头痛和膝关节骨性关节炎疼痛，对肌肉骨骼疼痛（腰背部，颈部和肩部）同样有效。根据临床指南，针对各种慢性非癌症情况推荐使用针灸治疗。重要的是，如果针灸治疗疼痛获得明显效果，不同于阿片类药物，其治疗的持续时间可以安全地延长。针灸的副作用很少，主要是针刺部位的轻微疼痛和瘀伤。

　　针灸镇痛机制可能是通过激活外周、脊髓和脊髓上各种生物活性化学物质来阻止疼痛。这些物质包括阿片肽（使外周伤害感受器脱敏并减少外周和脊髓中的炎性细胞因子）、5-羟色胺和去甲肾上腺素（其减少脊髓 N-甲基-d-天冬氨酸受体亚基 GluN1 的磷酸化）。

　　针灸治疗多种慢性疼痛，是一种安全、有效，且具有成本效益的方法，须由经过良好培训的专业医疗人员进行操作。

（李　雪）

第十六章

头痛

第一节 头痛的分类

头痛不仅是最常见的神经系统症状，而且是最常见的疼痛综合征。目前认为头痛是由于来自颅内外伤害感受觉的过度传入和（或）中枢对伤害感受传入控制发生障碍引起的。痛觉敏感组织除颅外的结构外，颅内结构主要有静脉窦、静脉、脑动脉近段、大血管附近的硬膜、脑神经以及上颈段神经根，脑实质对痛觉并不敏感。

根据国际头痛疾患分类第三版（ICHD-Ⅲ，2013年），头痛分为三部分：原发性头痛，继发性头痛，痛性颅神经病及其他颜面痛。每一部分分为不同类型的头痛（表16-1）；每一类型的头痛又分为许多不同的亚型。

本章重点讲述常见头痛疾患（偏头痛、紧张型头痛、丛集性头痛）的流行病学、病理生理机制、临床表现、诊断及鉴别诊断、治疗。

表 16-1　头痛的最新 IHS 分类（ICHD-Ⅱ，2004 年）

第一部分：原发性头痛

1. 偏头痛

2. 紧张型头痛

3. 丛集性头痛和其他原发性三叉神经自主神经性头痛

4. 其他原发性头痛

第二部分：继发性头痛

5. 归因于头部和（或）颈部创伤的头痛

6. 归因于颅或颈部血管疾患的头痛

7. 归因于非血管性颅内疾患的头痛

8. 归因于某些物质或某些物质戒断的头痛

9. 归因于感染的头痛

10. 归因于内环境稳态疾患的头痛

11. 归因于头颅、颈部、眼、耳、鼻、鼻窦、牙齿、口腔或其他头面部结构疾患的头面痛

12. 归因于精神疾患的头痛

第三部分：颅神经痛、中枢和原发性面痛以及其他头痛

13. 颅神经痛和与中枢性疾患有关的面痛

14. 其他头痛、颅神经痛、中枢或原发性面痛

（邹　彬）

第二节 偏头痛

偏头痛是一种发作性头痛，常伴有恶心、呕吐和畏光或畏声，头痛发作之前可有局灶性神经系统症状——先兆。与旧的英语术语"偏头痛（megrim）"一样，"偏头痛（migraine）"这个词也来自希腊语"偏侧头痛（hemicrania）"。汉语中偏头痛的字面意思是半边头痛，易与"偏侧头痛（hemicrania）"相混淆。虽然大多数偏头痛患者为单侧头痛，但是还有大约20%~40%的患者为双侧头痛。

偏头痛是一种常见的使劳动能力下降的原发性头痛疾患。流行病学研究表明偏头痛患病率高，对社会经济和个人影响大。目前，世界卫生组织（WHO）对世界范围内所有使劳动能力下降的疾病进行排名，偏头痛位居第19位。大约80%的偏头痛患者主诉头痛时有劳动能力下降，大约50%的患者主诉严重头痛导致活动极度受限、需要卧床休息。不同年龄阶段的偏头痛患病率不同，30~45岁的人群患病率最高。12岁以前的偏头痛患病率无性别差异。但是，青春期后女性患病率高于男性。男性与女性比例大约是1：3。一项美国调查研究发现偏头痛女性患病率为18.2%，男性为6.5%，8岁以前到40岁之间患病率增加，40岁之后男性、女性都下降。我们大陆尚缺乏基于国际头痛协会（IHS）诊断标准的流行病学资料。

一、病理生理

偏头痛是中枢神经系统（CNS）对各种内外环境变化的特定反应。偏头痛患者存在一个可能由基因决定的"偏头痛的阈值"。家族性偏瘫性偏头痛（FHM）是一种少见的偏头痛类型，为常染色体显性遗传，染色体19上的CACNA1A基因，1q16-23上的ATP1A2基因，或2q24上的SCN1A基因有异常突变。偏头痛发作的阈值可能受雌激素、兴奋性氨基酸、单胺类、阿片类和其他多种因素的影响。

偏头痛先兆源于大脑皮质。Leao于1944年描述了一种在动物脑中出现的皮层功能进行性抑制的现象，称之为"皮层扩充性抑制（cerebral spreading depression，CSD）"，并推测可能与偏头痛先兆有关。这些抑制性波沿大脑皮质以2~3mm/min的速度缓慢移动，持续5~60分钟。脑磁波描记术（MEG）、正电子发射断层扫描术（PET）和功能核磁共振（fMRI）等功能影像学研究发现偏头痛患者中存在CSD现象，后者可能是先兆产生的原因。

长期以来，由于偏头痛疼痛性质为搏动性，因此被认为是一种"血管性"头痛。目前研究表明偏头痛可能由三叉神经血管系统的激活和致敏化引起。由于软脑膜血管与皮层表面相隔很近，CSD可以直接激活三叉神经血管传入系统。激活的三叉神经传入纤维可能释放某些血管扩张性肽类如降钙素基因相关肽（CGRP）、P物质、神经激肽A，它们引起硬脑膜等疼痛敏感组织发生无菌性神经源性炎症反应，表现为血浆外渗、血管扩张和肥大细胞改变。神经源性炎症使三叉神经系统第一级神经元快速致敏，然后疼痛由三叉神经传到脑干第二级神经元，一直到丘脑第三级神经元和皮层。特异性抗偏头痛药物——曲普坦类药物可以抑制三叉神经血管系统的激活，因此可以减轻疼痛。

二、临床表现

偏头痛可以分为四个不同的时相——前驱症状期、先兆期、头痛期、恢复期。但是，对于某个患者和某次发作，并非都有这四期的表现。例如，患者可以有头痛而无先兆，或有先兆而无头痛。偏头痛有两个最主要的亚型——有先兆偏头痛和无先兆偏头痛。同一个患者可有这两种类型的偏头痛。

（一）前驱症状

某些患者有前驱症状，发生于头痛前数小时或数天，但并非普遍存在。前驱症状有疲劳、注意力难以集中、颈部僵硬、对光或声音敏感、恶心、视物模糊、打哈欠、面色苍白、易怒、过度兴奋、抑郁、渴望某些特定的食物等等。

（二）先兆

偏头痛先兆大多起源于枕叶视觉皮层，视觉先兆常表现为闪光、暗点，即注视点附近出现的之字形闪光，它可以逐渐向右或向左扩展，随后可表现为锯齿形暗点。某些病例可能仅有暗点，而无闪光，这常常被理解为急性发作的开始，细察之后，会发现暗点通常会逐渐扩大。

发生于其他皮层的先兆十分少见。单侧感觉异常表现为针刺感从起始点开始缓慢移动，可影响一侧身体和面部的较大或较小的部分，之后可能会出现麻木，但是麻木也可能是唯一的症状。更少见先兆是言语障碍，通常表现为言语困难，但常常难以分类。先兆还有短暂性颞叶症状如嗅幻觉——闻到烧焦味、烹调味或不愉快气味。先兆症状通常相互接连发生，以视觉症状开始，然后是感觉症状和言语困难，也有相反或其他顺序的表现。

基底型偏头痛的先兆有构音障碍、眩晕、耳鸣、听力减退、复视、双眼颞侧和鼻侧视野的视觉症状、共济失调、意识水平下降、双侧感觉异常。先兆还包括家族性偏瘫性偏头痛或散发性偏瘫性偏头痛中的活动力弱。

（三）头痛

大约三分之二的偏头痛以单侧头痛为主，同一次发作中可以由一侧转到另一侧。尽管大多数偏头痛患者为单侧头痛，但是双侧头痛不能排除偏头痛的诊断。头痛常常位于额颞部，也可以位于眼球后部，可以向后放射至枕叶和上颈部，甚至到下颈部和肩部。

偏头痛常常开始为钝痛，然后变为搏动性疼痛，后者为偏头痛的一个特征。但是，许多偏头痛患者从未有过搏动性头痛。偏头痛常常为中到重度疼痛，会影响患者的日常活动。日常体力活动如散步或爬楼梯会加重头痛。因此，偏头痛患者喜欢卧床，避免头部或身体活动。

偏头痛发作时常伴有食欲减退、恶心、呕吐、畏光、怕声、讨厌某些气味。患者更喜欢待在安静的黑房间里。偏头痛患者还可有体位性低血压、头晕和精神改变，如言语表达困难和认知障碍。

（四）恢复期

偏头痛患者在头痛过后数天内常常感到疲劳和嗜睡，还有注意力不集中、易怒、精神不振、头皮触痛或食欲减退。少数患者可有欣快、渴望某些食物。一般而言，恢复期的症状与前驱期相似。

（五）诱发因素

偏头痛不同的发作有不同的诱发因素，不同的患者有不同的诱发因素，也可以无明显的诱因。偏头痛发作的常见诱因有：①激素变化（月经、口服避孕药）。②饮食因素（酒精、富含亚硝酸盐的肉类、味精、巧克力等）。③环境因素（闪烁的灯光、视觉刺激、气味、天气变化）。④心理因素（应激、焦虑、抑郁、烦恼）。⑤药物（硝酸甘油、利舍平、雌激素等）。⑥其他因素（睡眠不足、睡眠过多、疲劳、头部创伤）。

三、诊断

诊断偏头痛的最重要要素是病史，重要内容有：①发病年龄。②发作频率和持续时间。③头痛的部位、性质及程度。④先兆。⑤伴随症状。⑥活动对头痛的影响。⑦诱发和缓解因素。建议患者记头痛日记来帮助诊断。

偏头痛分为两个主要亚型——无先兆偏头痛和有先兆偏头痛，前者为最常见的亚型。表16-2列出了无先兆偏头痛的IHS诊断标准。对于儿童，偏头痛发作持续时间通常为1~72小时，比成人短。

表16-2 无先兆偏头痛的诊断标准

A. 至少5次发作符合标准B~D

B. 头痛发作持续4~72小时（未治疗或治疗不成功）

C. 头痛至少具备以下特点中的2条
 1. 单侧
 2. 搏动性
 3. 疼痛程度为中到重度
 4. 日常体力活动可以加剧或造成，避免日常体力活动（如散步或爬楼梯）

D. 在头痛期间至少具备以下中的1条
 1. 恶心和（或）呕吐
 2. 畏光和畏声

E. 不归因于其他疾患

表16-3列出了有典型先兆偏头痛的诊断标准。诊断标准B和C描述了典型先兆的特征。如果典型先兆后的头痛不符合无先兆偏头痛的标准（表16-3），那么应该诊断为"无偏头痛的典型先兆"。只要先兆期有活动力弱，就应该诊断为偏瘫性偏头痛。如果患者的一级亲属有相似的发作，就诊断为家族性偏瘫性偏头痛（FHM），否则诊断为散发性偏瘫性偏头痛。对于基底型偏头痛，偏头痛先兆症状明确源于脑干和（或）双侧半球，但是无活动力弱。它的先兆症状至少包括以下症状中的2项：①构音障碍。②眩晕。③耳鸣。④听力减退。⑤复视。⑥双眼颞侧和鼻侧视野的视觉症状。⑦共济失调。⑧意识水平下降。⑨双侧感觉异常。

表 16-3 有典型先兆偏头痛的 IHS 诊断标准

A. 至少 2 次发作符合标准 B~D

B. 先兆至少包括以下中的 1 条，但无活动力弱

　　1. 可完全恢复的视觉症状，包括阳性症状（如点状、色斑或线形闪光幻觉）和（或）阴性症状（如视野缺损）

　　2. 可完全恢复的感觉症状，包括阳性症状（如针刺感）和（或）阴性症状（如麻木）

　　3. 可完全恢复的言语困难

C. 至少符合以下中的 2 条

　　1. 双侧视觉症状和（或）单侧感觉症状

　　2. 至少 1 个先兆症状逐渐发展时间≥5 分钟和（或）不同的先兆症状接连出现≥5 分钟

　　3. 每个症状≥5 分钟并且≤60 分钟

D. 在先兆期或先兆症状随后 60 分钟之内出现符合无先兆偏头痛 B~D 标准的头痛

E. 不归因于其他疾患

四、鉴别诊断

首先，要排除继发性头痛才能诊断偏头痛。在以下情况下，应该考虑患者有器质性疾患并仔细进行检查：①有异常神经系统体征。②头痛发作频率或疼痛程度急剧增加或加重。③头痛性质发生改变。④50 岁以上新发头痛或突然发生最严重的头痛。⑤伴有全身性异常（发热、颈强直、皮疹）的头痛。⑥妊娠期、分娩后以及癌症或艾滋病（AIDS）患者新发的头痛。⑦多种治疗无效的头痛。⑧有头晕和麻木等伴随症状。

与其他原发性头痛如紧张型头痛和丛集性头痛进行鉴别也很重要，因为它们的最佳治疗不同，表 16-4 列出了偏头痛与二者的鉴别要点。

紧张型头痛的临床特征有：①部位为双侧。②性质为压迫性或发紧性（非搏动性）。③疼痛程度为轻到中度。④日常体力活动如散步或爬楼梯不会加剧头痛。⑤不伴有恶心或呕吐。

丛集性头痛是一种典型的周期性疾病，这与偏头痛不同。其定义是一种严重的严格位于单侧的头面痛，每次发作持续 15~180 分钟，常伴有同侧结膜充血、流泪、鼻塞、流涕、前额和面部出汗、瞳孔缩小、眼睑下垂和眼睑水肿。丛集性头痛分为丛集期和间歇期，一般而言，一个丛集期持续 2 周至 3 个月，间歇期为 3 个月至 3 年。丛集性头痛发作期间，患者有不安或易激动的感觉。

表 16-4 偏头痛与紧张型头痛和丛集性头痛的鉴别诊断

临床特点	偏头痛	紧张型头痛	丛集性头痛
男：女	25：75	40：60	90：10
偏侧	60%单侧	弥漫性双侧	100%单侧
部位	前额、眶周	弥漫性	眶周
	颞部、半侧头部		
频率	1~4 次/月	1~30 次/月	1~3 次/天（持续 3~12 个月）
疼痛程度	中度/重度	轻度/中度	极重度

临床特点	偏头痛	紧张型头痛	丛集性头痛
持续时间	4~72 小时	不定	15 分钟~3 小时
疼痛性质	搏动性	钝痛	锐痛、钻痛
周期性	±	−	+++
家族史	+++	±	±
伴随症状			
先兆	+++	−	−
自主神经症状	±	−	+++
恶心/呕吐	+++	−	±
畏光/恐声	+++	−	±
活动后加重	+++	−	−

五、治疗

目前偏头痛尚不能根治，但是大多数患者可以在行为和药物联合治疗下得到缓解。建议偏头痛患者过规律健康的生活、避免诱发因素。可以用心理学和生理学技术抵抗应激。针灸、按摩、放松运动、生物反馈和认知行为疗法有助于治疗偏头痛。中医药也有广泛应用，但是尚需要更多的循证医学证据。偏头痛的药物治疗包括急性发作期治疗和预防性治疗。

（一）急性发作期的治疗

偏头痛急性发作期治疗的目的是尽快终止头痛发作、消除伴随症状、恢复日常活动能力。药物可分为两大类——非特异性药物和特异性药物，前者指有止痛作用而不是特异性针对偏头痛的止痛剂；后者指有抗偏头痛作用而无一般止痛作用的药物。

1. 非特异性药物包括　①非甾体类抗炎药（NSAIDs）：含阿司匹林、布洛芬、萘普生钠、托灭酸或对乙酰氨基芬的复合制剂，有许多循证医学证据。②镇静剂如巴比妥类。③阿片类。巴比妥类和阿片类只适于其他治疗无效的严重病例，因为它们有成瘾性。

2. 特异性药物包括　①麦角类如麦角胺和双氢麦角碱，国内常用的麦角类制剂是咖啡角——一种麦角胺和咖啡因的复合制剂。②曲普坦类，是 $5-HT_{1B/1D}$ 受体激动剂，并可部分激动 $5-HT_{1F}$ 受体，国内上市的有舒马普坦和佐米曲普坦，国外有多种不同的制剂。应该注意特异性药物的不良反应，例如它们都有血管收缩作用，因此有冠心病、缺血性脑血管病和未控制的高血压等的患者不应该用这些制剂。

偏头痛发作开始后及早足量的治疗对缓解头痛更有效。但是不应该用太多止痛剂以避免药物过量性头痛（medication-overuse headache，MOH）。

另外，止吐剂和促胃肠动力药如甲氧氯普安和多潘立酮可以减轻伴随症状，并有助于其他药物的吸收和作用。糖皮质激素可用于严重偏头痛发作如偏头痛持续状态。

（二）预防性治疗

偏头痛预防性治疗的目的是降低偏头痛的发作频率、减轻头痛的严重程度、减少劳动能力的下降、提高急性发作期治疗的疗效。

预防性治疗的适应证：①过去的3个月内，偏头痛发作超过2次/月，或头痛日平均超过4天/月。②急性期治疗无效，或因药物不良反应和禁忌证而不能进行急性期治疗。③应用止痛剂大于2次/周。④特殊的情况，如偏瘫性偏头痛、长时间先兆的偏头痛和偏头痛性脑梗死。⑤月经性偏头痛。⑥患者的取向。

预防性治疗的原则如下：①应该排除并发MOH，因为此种情况对预防性药物治疗无效，如果疑诊MOH，建议撤除止痛药2个月来确诊，如果撤除2个月后头痛仍然很严重，有必要进行预防性治疗。②根据个体化原则、药物的药理作用和不良反应选择疗效确定、不良反应少的药物（要有证据）。③重要的一点是小剂量开始，缓慢加量，逐渐达到治疗量或出现不能接受的不良反应为止。④4~8周内评估预防性药物的疗效。⑤足量治疗（通常3~6个月）。⑥确保患者对预防性治疗有正确的期望值，有助于提高他们的依从性，偏头痛发作频率降低50%即为有效。

常用的预防性药物有：①β-肾上腺素受体阻滞剂，并非所有的制剂对预防偏头痛都有效，普萘洛尔和替马洛尔有更多的循证医学证据，纳多洛尔、阿替洛尔和美托洛尔也有一定的疗效。②钙离子通道阻滞剂，氟桂利嗪有更多的循证医学证据。③抗癫痫药物如丙戊酸钠和托吡酯。④三环类抗抑郁药如阿米替林。⑤5-HT阻断剂如苯噻啶。⑥其他，大剂量核黄素（维生素B_2）、镁剂、肉毒素A和中医药，这些尽管已经开始应用，但是尚未达成共识。

（邹　彬）

第三节　紧张型头痛

紧张型头痛是最常见的原发性头痛类型，不同的研究发现总人群的终生患病率介于30%和78%之间，表现为双侧头部紧束样或压迫性头痛，起病时可能与心理应激有关，转为慢性形式后常无明显的心理因素。以前的命名比较混乱，有肌肉收缩性头痛、紧张性头痛、心因性肌源性头痛、应激性头痛、日常性头痛、原发性头痛、特发性头痛、心因性头痛。1988年国际头痛学会（IHS）将其确定为紧张型头痛，并得到大多数国家的认同。发作频繁的紧张型头痛患者的生活常常受到相当严重的影响，造成劳动能力下降以及高昂的个人和社会经济负担。

一、病理生理

紧张型头痛的病理生理机制尚知之甚少，可能与多种因素有关，包括心理因素、颅周肌肉收缩和肌筋膜炎、中枢痛觉致敏作用、神经递质因素等。发作性紧张型头痛（尤其是偶发性紧张型头痛）可能源于周围疼痛机制；而慢性紧张型头痛则可能源于中枢的伤害性痛觉的致敏作用。目前，许多的研究得到一个假说，首先肌肉紧张可以增强伤害感受觉，然后由于应激使得中枢在疼痛控制方面的作用发生短暂的改变；另外，心理因素可以通过控制肢体肌肉系统来增加肌紧张度，同时降低内源性抗伤害感受系统的作用。发作频率越高，中枢作用的改变越大，长期的伤害感受性神经元致敏化以及抗伤害感受系统作用减弱可以导致慢性紧张型头痛。

二、诊断与鉴别诊断

紧张型头痛为原发性头痛，因此在诊断时应该首先进行详细的病史询问、体格检查，需要时进行必要的辅助检查以排除继发性头痛。然后，应该按照 ICHD-II 所列的诊断标准与其他常见的原发性头痛如偏头痛、丛集性头痛相鉴别，鉴别要点见表 16-4。鼓励患者记录头痛日记，对于病史较长、不易与继发性头痛相混淆的患者，不提倡进行过多的辅助检查。紧张型头痛的前 3 个类型（1、2、3）主要是发作频率不同，诊断标准见表 16-5。4 很可能的紧张型头痛分为 3 个亚型，其诊断标准见表 16-6。

表 16-5　各型紧张型头痛的 IHS 诊断标准

项目	1 偶发性紧张型头痛	2 频发性紧张型头痛	3 慢性紧张型头痛
频率	A. 每月发作 < 1 天，至少发作 10 次以上（每年 < 12 天）	A. 每月发作 ≥ 1 天，但 < 15 天，至少发作 10 次以上（每年 ≥ 12 天但 < 180 天），3 个月以上	A. 每月发作 ≥ 15 天，（每年 ≥ 180 天），3 个月以上
持续时间	B. 30 分钟至 7 天	B. 30 分钟至 7 天	B. 数小时或呈持续性不缓解
头痛性质	C. 至少符合下列特点中的 2 条：①双侧头痛。②性质为压迫性或紧箍样（非搏动性）。③轻至中度头痛。④日常活动，如行走或爬楼梯不加重头痛		
伴随症状	D. 符合以下 2 条：①无恶心或呕吐，但可以有厌食。②畏光或畏声（两项中不超过一项）		
其他	E. 不能归因于其他疾病		

表 16-6　很可能的紧张型头痛的 IHS 诊断标准

项目	4 很可能的偶发性紧张型头痛	5 很可能的频发性紧张型头痛	6 很可能的慢性紧张型头痛
A	1 诊断标准中 A~D 项仅一项不满足	2 诊断标准中 A~D 项仅一项不满足	符合 3 诊断标准中的 A~C 项
B	发作不符合无先兆偏头痛诊断标准	发作不符合无先兆偏头痛诊断标准	符合以下 2 条：畏光、畏声或轻度恶心三项中不超过一项；无中到重度恶心和呕吐
C	不能归因于其他疾病	不能归因于其他疾病	不能归因于其他疾病；但是药物过量者符合药物过量性头痛任一亚型的诊断标准 B，即摄入某种止痛药至少 3 个月，≥ 15 天/月

三、治疗

1. 非药物治疗　首先应该建立起患者对医生的信任，进行适当的心理疏导，鼓励患者建立良好的生活习惯，尽可能采用非药物治疗，如松弛治疗、物理治疗、生物反馈以及针灸等。

2. 药物治疗

（1）对症治疗：对发作性紧张型头痛，尤其是偶发性紧张型头痛患者，适合对症治疗。可给予非甾体类抗炎药治疗：可单一用药，如阿司匹林、对乙酰氨基芬等；也可以应用复合制剂。但是注意切勿滥用镇痛药物，因为其本身也可引起药物性头痛。遇到以下情况需要考虑到药物过量的可能：①治疗开始后头痛缓解，之后头痛持续性加重。②停用药物后头痛减轻。③阿司匹林每周剂量>45g。④吗啡制剂用量>2 次/周。

（2）预防治疗：对于频发性和慢性紧张型头痛，应采用预防性治疗，主要方法如下：①抗抑郁药物：主要是三环类抗抑郁药，如阿米替林、多塞平，也可试用 5-羟色胺再摄取抑制剂，尤其是并发严重抑郁和焦虑状态时。②肌肉松弛剂，盐酸乙哌立松、巴氯芬等。③部分抗癫痫药物，丙戊酸钠。④A 型肉毒素注射治疗，适于口服药物无效或不能耐受的顽固性头痛患者。此外，中药目前广泛用于治疗紧张型头痛，但需要进一步的循证医学证据的支持。

（邹　彬）

第四节　丛集性头痛

丛集性头痛是一种最严重的原发性头痛，人群患病率约为 0.1%~0.4%，男：女约为 9：1，大多在 20~40 岁起病，其特有的头痛形式、周期性、自主神经表现与其他的原发性头痛显著不同。头痛位于单侧眼眶或眶上或颞部，常伴有同侧结膜充血、流泪、鼻塞、流涕，还可有同侧 Horner 综合征、前额和面部出汗、瞳孔缩小、眼睑下垂和眼睑水肿，每次发作持续 15~180 分钟。它具有典型的周期性，可分为丛集期和间歇期，1 个丛集期可持续 2 周至 3 个月，丛集期内发作频率为 1 次/隔天至 8 次/天。

一、病理生理

丛集性头痛的发病机制尚不明确。许多研究发现，三叉神经血管系统的激活参与丛集性头痛的发病过程，这可以解释其头痛形式；由于上涎核与三叉神经核尾端在脑干有功能性联系，来自三叉神经核尾端的副交感神经环路激活的参与产生自主神经症状；Horner 综合征的出现提示有颈交感神经丛的参与；由于副交感神经系统、交感神经系统和三叉神经纤维在颈动脉海绵窦段聚合，考虑颈动脉海绵窦段可能是病变部位。PET 影像学研究发现下丘脑灰质后部明显激活，并且对丛集性头痛有特异性，可以解释其周期性。

综合上述情况得到一个假说：在丛集期内，中枢或周围的触发因素激活硬脑膜的三叉神经血管和头颅副交感神经系统，这个丛集期由功能异常的下丘脑节拍器调控。由于下丘脑与脑干和脊髓中的泌涎核和其他副交感神经核、节前交感神经元有明确的功能联系，这些通路的激活可导致海绵窦痛性血管的改变，继而颈动脉海绵窦段的交感神经丛参与进来，刺激泪腺和其他黏膜腺体的分泌功能。总之，与偏头痛一样，丛集性头痛是由于中枢神经系统功能异常引起的一种神经血管性疾患。

二、临床表现

（一）头痛的形式

头痛的形式为急性起病的头痛，10~15 分钟达到高峰，一般持续 30~45 分钟，剧烈头痛可持续 1 小时或更长时间，在头痛高峰波动一段时间后，头痛迅速减轻，头痛后患者感到极度虚弱。头痛通常都局限于一侧，最常见的部位按发作频率高低依次是眼眶、眶后、颞侧、眶上和眶下。极少数发生在三叉神经区域以外。头痛发作频率不等，1 次/周至 8 次/天。

（二）周期性

发作的周期如钟表一般规律，有显著的昼夜节律性、季节节律性和年节律性。

（三）自主神经症状

副交感神经过度兴奋导致同侧眼流泪、结膜充血、鼻塞或流涕；由于部分交感神经麻痹也导致瞳孔缩小、眼睑下垂；常伴随面部发红或苍白、头皮和面部触痛、同侧颈动脉压痛、心率减慢等症状。

（四）发作时的行为变化

在丛集性头痛发作期，患者烦躁、易怒。一些患者平卧可使疼痛加重，因此不停踱步或保持坐位，疼痛会有所减轻；有的患者行为怪异、咆哮、哭喊或尖叫，甚至有的会自杀；还有患者慢跑、用冰袋或热毛巾压住眼睛或颞部、独处或到户外可缓解疼痛。

（五）诱发因素

任何形式的酒精制剂如啤酒、烈酒和葡萄酒在丛集期都可诱发患者出现头痛，而在间歇期很少会诱发头痛。其他血管扩张剂，例如硝酸甘油片和组胺，也可诱发易感患者出现丛集性头痛发作。

食物类型以及对某种食物嗜好不会诱发丛集性头痛发作。丛集性头痛患者中吸烟者的比例较高，一些患者戒烟后，头痛获得缓解。

三、分类及诊断

丛集性头痛的诊断主要是临床诊断，依赖于头痛发作史、头痛发作形式、伴随的自主神经症状等。表 16-7 列出了丛集性头痛的 IHS 诊断标准。丛集性头痛分为发作性丛集性头痛和慢性丛集性头痛，二者区别在于前者丛集期持续 7~365 天，无痛缓解期≥1 个月；后者发作超过 1 年不缓解或缓解期小于 1 个月。

表 16-7　丛集性头痛的 IHS 诊断标准

A. 符合标准 B~D 发作 5 次以上

B. 发生于眶、眶上和（或）颞部的重度、极重度的单侧疼痛，如不治疗疼痛持续 15~180 分钟

C. 头痛伴有以下几项中至少一项

　1. 同侧结膜充血和（或）流泪

　2. 同侧鼻充血和（或）流涕

　3. 同侧眼睑水肿

　4. 同侧前额和面部出汗

　5. 同侧瞳孔缩小和（或）上睑下垂

　6. 感觉躁动或不安

D. 发作频率从隔日 1 次到每日 8 次

E. 不能归于其他疾病

四、鉴别诊断

同偏头痛一样，首先要排除继发性头痛才能诊断丛集性头痛。有报道继发性丛集性头痛样发作可由以下颅内病变引起，它们是鞍旁脑膜瘤、垂体腺瘤、第三脑室区域钙化病变、前

部颈动脉动脉瘤、侵入鞍上池的斜坡表皮样瘤、椎动脉动脉瘤、鼻咽癌、同侧半球巨大动静脉畸形以及上颈部脑膜瘤。当临床表现不典型时，如：①头痛表现像慢性丛集性头痛。②在头痛发作间期，有其他的头痛表现。③对原发性丛集性头痛有效的治疗如吸氧或麦角胺，疗效不佳。④除眼睑下垂、瞳孔缩小外，还存在其他神经系统体征，需要考虑是否有继发性头痛。

其次，要与三叉神经痛鉴别。三叉神经痛常见于 50 岁以上患者，是三叉神经第 2、3 支分布范围内短暂的、剧烈疼痛，每次疼痛仅持续数秒钟，其特征是面部存在"扳机点"，刺激该处可引起剧烈疼痛。三叉神经痛患者不愿触摸面部，而丛集性头痛患者却宁愿按压面部以缓解疼痛。

再次，要与其他的三叉神经自主神经痛〔主要是阵发性偏侧头痛和伴有结膜充血及流泪的单侧短暂持续性神经痛样头痛（SUNCT）〕相鉴别。二者发作的疼痛特点、伴随症状和体征与丛集性头痛相似，但是持续时间和发作频率不同。阵发性偏侧头痛常见于女性，一般持续 2~30 分钟，超过一半时间的发作频率>5 次/日，吲哚美辛治疗有效；SUNCT 一般持续 5~240 秒，发作频率为 3~200 次/日。

最后，要与其他常见的原发性头痛如紧张型头痛、丛集性头痛相鉴别。鉴别要点见表16-4。

五、治疗

丛集性头痛的治疗分为急性发作期治疗和预防性治疗，后者又分为药物治疗及神经阻滞和手术治疗。

（一）急性发作期的治疗

丛集性头痛急性发作起病突然，持续时间短暂，因此须给予迅速起效的药物治疗，常用药物有曲普坦类、麦角胺类药物，国内尚无这些快速起效的药物。另外，氧疗可显著收缩脑血管和减少丛集性头痛发作期降钙素基因相关肽（CGRP）的释放，对 60%~70% 的患者有效。还有报道利多卡因局部滴鼻对丛集性头痛有效，其作用机制完全是依靠其局部麻醉作用，它通过与鼻腔黏膜以及蝶腭神经节中的痛觉环路相互作用，从而抑制三叉神经系统的传入活动。

1. 曲普坦类药物　曲普坦类药物中，最有效的是舒马普坦皮下注射剂，其次为舒马普坦鼻喷剂、佐米格鼻喷剂和口服佐米格，舒马普坦片剂无效。

皮下注射舒马普坦 6mg，一般在 5 分钟内开始起效，15 分钟内头痛缓解，耐受性好；

鼻腔喷雾舒马普坦 20mg 或佐米格 5mg 治疗，缓解头痛的效果虽不如皮下注射舒马普坦好，但是易携带，使用方便，也是重要的药物；

对发作性丛集性头痛患者，口服佐米格（10mg 和 5mg）30 分钟后，头痛缓解，易于耐受；而对慢性丛集性头痛无效。

2. 麦角胺类药物　在美国，双氢麦角碱（DHE）静脉注射，在 10 分钟内迅速缓解疼痛，而肌内注射和鼻腔给药起效较慢。

3. 氧疗　在头痛开始时可通过面罩吸氧治疗，推荐的氧流量是 7L/min，共 10 分钟。大约 5 分钟后效果显著。某些患者吸氧虽不能完全终止其头痛发作，但可推迟下次发作时间。

4. 表面局部麻醉　推荐用 4% 利多卡因滴鼻。让患者仰卧，头后仰与地面成角 30°，并转向头痛侧。可以使用一个药物点滴器，4%利多卡因1mL滴鼻，15分钟后可重复一次。也可试用利多卡因鼻腔喷雾或局部注射。

（二）预防性药物治疗

发作性丛集性头痛的丛集期和慢性丛集性头痛均需预防性药物治疗。最有效的药物包括麦角胺、维拉帕米、碳酸锂、糖皮质激素、美西麦角和丙戊酸盐，国内尚无美西麦角。

预防性药物治疗的原则是，在丛集期的早期开始坚持每日用药，直至头痛消失后至少2周，逐渐减量到治疗结束，在下一个丛集期再重新给药。期间出现头痛发作可终止发作治疗。

1. 糖皮质激素　糖皮质激素对发作性丛集性头痛和慢性丛集性头痛均有效。泼尼松用法：泼尼松（60mg）早晨顿服，连用3天，接着每隔3天减10mg，18天后减完。一般而言，如果激素有效，通常是在用药第3天才见效。由于激素有体重增加、水潴留、胃部刺激症状、高血糖或股骨头坏死等不良反应，应该短期使用，同时补钾、补钙、制酸治疗，并尽可能避免重复使用。

当激素递减或停用时，头痛可能会再次出现，建议给泼尼松时，同时给予预防性口服麦角胺或维拉帕米，当强的松的效果减退后，后者则逐渐起效。

2. 维拉帕米　维拉帕米对发作性丛集性头痛和慢性丛集性头痛亦都有效，常规剂量为120~480mg/d，分次口服，对慢性丛集性头痛，最大剂量可达1 200mg/d。常见的不良反应是便秘、水潴留和低血压。在用此药之前，建议行心电图检查以排除心脏传导阻滞。

3. 碳酸锂　碳酸锂常用于慢性丛集性头痛的预防性治疗，对发作性丛集性头痛亦有效。常用剂量是600~900mg/d，分次给予，有效血药浓度是0.4~0.8mEq/L，若有效，则患者将在第1周即感觉头痛显著缓解，慢性丛集性头痛患者似乎更加敏感，但仅在数月内有效。锂盐有效的治疗中，大约20%的慢性丛集性头痛会转变为发作性丛集性头痛，有时需与麦角胺或维拉帕米联用。锂盐不能预防酒精诱导性丛集性头痛。

第1周及以后定期复查锂盐浓度，如果达到中毒剂量，可出现神经毒性作用，如震颤、嗜睡、言语含糊、视物模糊、意识障碍、眼震、共济失调、锥体外系体征和癫痫。应该避免同时使用排钠利尿剂，以防止锂浓度升高而出现上述反应。其他不良反应有多核白细胞升高、甲状腺功能低下以及肾脏并发症，注意定期排查。

4. 丙戊酸钠　有报道丙戊酸钠600~2 000mg/d，分次口服，可以减少丛集性头痛的发作频率，其血药浓度必须保持在50~100μg/mL，须定期复查血药浓度和肝转氨酶。有肝病的患者禁用。

5. 托吡酯　托吡酯可能有效，有报道平均剂量为100mg（25~200mg）/d的托吡酯可有效减轻或终止发作性或慢性丛集性头痛。可从每次25mg、1次/日开始，根据疗效每3~7天增加25mg或50mg，最高可达200mg。

6. 预防性治疗选药原则　一般而言，发作性丛集性头痛首选麦角胺1mg，2次/日，其次为维拉帕米120~480mg/d。对顽固的丛集性头痛，推荐联用麦角胺和维拉帕米；也可单用美西麦角2mg，3~4次/日，尤其适于年轻患者。糖皮质激素可短期使用，同时联用麦角胺或维拉帕米。

对慢性丛集性头痛，首选维拉帕米、锂盐联用。对顽固的慢性丛集性头痛，可选择麦角胺或美西麦角与维拉帕米及锂盐三联药物。最后可选丙戊酸盐。

（三）预防性神经阻滞和手术治疗

1. 神经阻滞与封闭　据报道，枕神经封闭，即在头痛同侧枕大神经处注射含有利多卡因的甲泼尼龙 120mg 能使头痛缓解 5～73 天，这是使患者头痛短时间内得到缓解的理想疗法。枕神经封闭治疗丛集性头痛的机制，可能与其减少 C_2 和三叉神经脊髓束及三叉神经核传入三叉神经血管系统的冲动有关。蝶腭神经节阻滞用可卡因或利多卡因，阻滞蝶腭神经节能使丛集性头痛发作暂时缓解数天，但是复发率很高。

2. 慢性顽固性丛集性头痛的手术治疗　慢性丛集性头痛手术治疗的适应证：①对所有药物无效。②严格单侧出现。③稳定的心理和人格状态，极低的成瘾倾向。射频三叉神经根切断术的方法为在立体定向下利用热能损毁三叉神经的痛觉纤维，大约 70%～75% 的患者有效，头痛仍会复发。该手术术后并发症较多，但多较轻，常在术后出现，主要包括：短暂复视、三叉神经分布区刺痛、病损侧咀嚼费力及下颌偏斜，这些并发症通常是暂时性的，可完全恢复；比较麻烦的并发症是麻醉性感觉缺失，但发生率极低；射频毁损后可引起角膜痛觉障碍，因此必须让患者术后注意角膜护理，若出现角膜感染而不治疗，容易导致角膜浑浊。

（邹　彬）

第十七章

术后镇痛技术

第一节　术后疼痛的评估及镇痛方法

术后疼痛是机体对疾病本身及手术造成的组织损伤的一种复杂的生理反应。国际疼痛研究会将疼痛定义为：疼痛是由于组织损伤或潜在损伤引起患者感觉或情绪上的不愉快经历；其结果是对患者术后恢复产生众多的不良影响，严重损害患者的身心健康，也是术后并发症和死亡率增多的重要因素。

一、术后疼痛影响因素及疼痛的评估

许多因素会影响手术后患者疼痛的性质、强度和持续时间，可概括为：①外科手术部位、性质和手术持续时间。②切口与外科创伤的类型及程度。③患者的生理与精神状态。④手术前患者的精神生理与药物准备状况。⑤术后是否发生与手术有关的并发症。⑥麻醉方式与麻醉用药。⑦术后监护质量。⑧术前消除疼痛刺激的程度等。这些因素结合手术患者的具体情况互有差别。一般而论，术后疼痛程度和应激反应的大小取决于患者所经历手术的大小和部位，局部麻醉或神经干阻滞下行体表或四肢较小外科手术，手术后疼痛程度一般较轻，引起的病理生理改变也较小。颅内手术相对而言手术范围较小，脑组织中又缺乏疼痛感受体，因此引起的应激反应也小。而胸腔、腹腔内上腹部手术常产生术后显著疼痛，并可诱发术后较显著的神经和内分泌应激反应。

为了获得比较客观的诊断疼痛的方法，医学家们曾做出了许多尝试。但迄今为止，尚没有一种堪称精确可靠的疼痛评估方法，这给疼痛的客观辨识造成困难。目前对疼痛强度的评估主要是依据患者的主观描述，常用的方法如下。

1. 口述疼痛分级评分法　是由一系列描述疼痛的形容词组成，将痛分成无痛、轻微疼痛、中等度疼痛和剧烈疼痛，由患者选择每级为 1 分，若患者选择"剧烈疼痛"其疼痛评分为 4。此法虽不够精确，但很简单，患者容易理解。

2. 术后患者临床表现疼痛分级法　依据 WHO 标准和术后患者临床表现可将术后疼痛分为 4 级。

0 级：无痛，患者咳嗽时，伤口无痛。

1 级：轻痛，轻度可忍受疼痛，能正常生活，睡眠基本不受影响。咳嗽时感觉伤口轻度痛，但可保持有效的咳嗽。

2级：中痛，中度持续的疼痛，睡眠受到干扰，需用镇痛药。患者怕咳嗽，怕轻微震动。

3级：重痛，强烈持续的剧烈疼痛，睡眠、咳嗽以及呼吸可受严重干扰，需用镇痛药治疗。

3. 数字疼痛评分法（NRS）　数字评分法要求患者用 0~10 这 11 个点（或 0~100 共101 个点）来描述疼痛强度。0 表示无痛，疼痛较强时增加点数，10 表示最剧烈疼痛无法忍受。此是临床上最简单、最常使用的测量主观疼痛的方法，患者容易理解，可使疼痛的评分更加数据化，主要用于临床科研和镇痛药研究领域。

4. 视觉模拟疼痛评分法（VAS）　视觉模拟评分法是采用 1 条 10cm 长的直线或尺，两端标明有：0 代表无痛，10 代表最剧烈的疼痛，由患者在直线或尺上标出自己疼痛的相应位置，然后用尺测量出疼痛强度的数值或称评分。目前多使用正面为 0~10（或 0~100）的游离标尺，背面有 0~10（或 0~100）数字的视觉模拟评分尺，患者移动标尺达到自己疼痛的位置时，可立即在尺的背面看到具体数字，简单方便。目前认为本法是较敏感和可靠的测痛方法。

5. 小儿疼痛评估法　小儿疼痛评估比较困难。一般根据：①小儿的痛觉主诉。②家属、医护人员观察评估。③血压、心率和呼吸等生理参数改变。④哭、躁动等行为表现。但新生儿及<5 岁小儿难以表达疼痛感觉，临床观察常不可靠，生理参数只在严重疼痛时才改变。一般认为对新生儿及幼儿术后疼痛评估时行为改变比较有价值，疼痛时可有躁动、肌张力增加明显、哭泣等表现。>6 岁能合作的小儿可应用视觉模拟尺，标尺刻度旁画有易为小儿理解的笑及哭的面谱示意图，让病儿在标尺上指出自己的疼痛程度，但应预先教会小儿理解不同图像的意义。临床研究已证实行为和生理改变与病儿疼痛主诉呈明显相关。

二、术后镇痛方法

1. 口服给药　一般认为对手术中度和重度疼痛的治疗不宜采用口服给药。目前尚有新的给药途径如经皮肤或口腔黏膜给药等用于临床。

2. 胃肠道外给药　是治疗术后中度、重度疼痛的主要方法。尤其是新镇痛药和新的镇痛技术的出现，使术后镇痛更为安全和有效。

（1）肌注：与口服给药相比肌注具有起效快、易出现峰值作用，但药物剂型和注射局部血流量会影响药物的吸收，且在不同患者之间应用同样药物，其血药浓度差异很大（3~5倍），以及峰值作用时间长短不一。但目前仍是我国围术期镇痛的主要给药途径之一。常用的药物有哌替啶、曲马朵等。

（2）静注：静注麻醉性和非麻醉性镇痛药比肌注能够更快地达到镇痛的有效血药浓度，即起效时间短。对于术后患者已有静脉通路，应用较为方便、迅速。由于药物在体内很快重新分布，单次静脉应用时血药浓度达峰值后迅速下降，因而作用持续时间相对较短，要求反复用药。以静脉连续滴注的方法较好。

（3）患者自控止痛：是近年来应用于疼痛治疗学的一项新技术，它可以使用多种镇痛药物，经不同途径（包括静脉、硬膜外腔等）给药，治疗分娩性疼痛、术后疼痛和癌性疼痛。患者自控止痛法的最大优点是能做到用药剂量个体化。

3. 椎管内镇痛

（1）蛛网膜下腔镇痛：单次蛛网膜下腔注射阿片类药物可提供长时间镇痛作用，起效时间与药物脂溶性相关，作用持续时间取决于药物亲水成分。但单次注射药物有效剂量筛选困难。吗啡注入后因其脂溶性低与脊髓受体结合缓慢因而起效也较缓慢；从受体部位的缓慢释放表现为作用时间持久。此外，其亲水性易于在脑脊液中向头侧扩散，产生较广泛的镇痛平面，作用于脑部时可抑制呼吸。后者一般在给药后 6~10 小时内发生，23 小时左右呼吸功能可恢复正常。

（2）硬膜外镇痛：优点是不良反应少，药物有效剂量筛选容易，可以重复应用，而且安全、方便。由于药物必须透过硬脊膜产生作用，所以所用剂量和浓度比蛛网膜下腔镇痛量要大。

三、疼痛机理和镇痛新概念

1. 疼痛的新机理　传统理论认为，疼痛的形成是由于伤害刺激被相应的感受器接受后，经中枢整合，传送至大脑而形成痛觉。但这种理论只能解释一般感受的伤害性疼痛，而对神经源性疼痛、特发性疼痛及临床疼痛的特异现象却很难解释。近几年研究证实，疼痛的形成和传导涉及许多复杂的机理。如末梢敏化、中枢敏化、传导通路的异常、神经可塑性及"卷扬"现象和"发条拧紧"效应等。

（1）末梢敏化：损伤及炎症反应释放的化学因子，如 K^+、H^+、5-HT、缓激肽（BK）、组胺、神经生长因子、花生四烯酸代谢或环氧化酶或脂氧化酶途径产物以及降钙素基因相关肽、细胞因子及嘌呤等物质形成"炎症汤"（inflammatory soup）。它们不但是强烈的致痛物质，且相互间有明显的协同作用。如缓激肽（BK）可引起去极化和钙内流，导致神经肽（P 物质）释放，使组织对热和机械刺激敏感，并引起交感神经元兴奋。这所谓的"炎症汤"可激活高阈值的 Aγ 和 C 传入神经纤维，使感受器阈值下降，增强反应性和兴奋性，敏化伤害感受器（高阈值），从而产生痛敏即形成末梢敏化。敏化后损伤区出现痛觉过敏。伤口周围未损伤区阈下非伤害性刺激亦可变成阈上刺激而进一步加重痛觉。

（2）中枢敏化：由于末梢敏化，使伤害性刺激的传导径路发生改变。由低阈值的 Aβ 传入纤维传入，使神经元对伤害性刺激反应性增强，出现损伤放电、异位动作电位和交感神经异常作用，经 Aδ、C 纤维传入并释放谷氨酸、神经肽，激活 NMDA 及胸腺肽受体，使脊髓神经元产生长时程的去极化，导致脊髓背角传导易化和脊髓神经元致敏，脊髓后角神经元感受区扩大、阈值下降，对阈上刺激反应增强，时间延长，阈下刺激亦可形成痛觉。由此提示对正常的非伤害性刺激反应增强即所谓疼痛异常，对来自损伤区的伤害性刺激反应过强即所谓原发性痛觉过敏，以及对来自损伤区周围的未损伤区的机械刺激发生过强反应即所谓继发性痛觉过敏，都是由于脊髓背角神经元反应性及兴奋性增强所致，也就是中枢敏化。

（3）"卷扬"及"发条拧紧"效应：研究发现，机体受剧烈伤害之后，可反复地由 C 类纤维传入引起脊髓处于一种强化状态，称"卷扬"现象。表现为一系列刺激引起的背角神经进行性、越来越强的反应，并且其感受刺激的范围也越来越大。另外还发现足以激活 C 纤维的疼痛刺激不仅兴奋脊髓神经元，同时也使脊髓后角广动力范围（WDR）神经元的反应也随刺激而逐渐增强。提示中枢对疼痛刺激的可塑性。因此，伤害性刺激的传入不只是简单的刺激应答反应，还可使脊髓神经元呈现"发条拧紧"（wind-up）效应。表现为：①兴奋性感受野扩大，以至于脊髓神经元对非伤害性的区域刺激发生反应。②对阈上刺激的反应增强，持续时间延长。③神经元兴奋阈值下降，致使正常情况下非伤害性刺激也能激活传递伤害性信息的神经元。介入"卷扬"和"中枢致敏"的受体主要是 P 物质受体和 NMDA 类型的谷氨酸受体。

2. 镇痛的新概念

（1）超前镇痛（preemptive analgesia）：鉴于"中枢敏化"及"发条拧紧"效应，临床证实，感觉神经元持久性兴奋和疼痛行为一旦建立，尽管用同样的给药途径和剂量也难以奏效。因此提出"超前镇痛"的新观点，并提倡在术前、术中和术后采用以下方法：①采用区域阻滞方法以降低周围致敏。②预先用非甾体消炎药（NSAID）降低伤害感受器的活性和敏感化。③预先用中枢神经抑制药（阿片类）、NMDA 受体拮抗药，以降低中枢兴奋来阻止中枢敏化的形成，从而在外周水平、脊髓水平、中枢水平达到"超前镇痛"的目的。

（2）平衡（balanced）或多模式（multimodal）镇痛：是指联合应用不同类型镇痛药并通过不同部位给药以达到改善镇痛和减少不良反应的目的。实验和临床研究已证明，联合应用镇痛药能够改善镇痛效果。NSAID 与阿片类联合应用可增强术后镇痛效果。处理腹部大手术后急性严重疼痛，硬膜外局麻药与阿片类联合应用与单独用药相比可明显改善活动性疼痛。常用的联合方案为布比卡因与吗啡、芬太尼或舒芬太尼，究竟哪一种阿片类效果最佳尚无定论，因为随机研究的样本较小，而且对这 3 种阿片类的等效剂量没有统一认识。为进一步改善镇痛效果，还可联合应用 α_2 受体激动药可乐定或肾上腺素。肾上腺素可能无不良反应，但硬膜外应用可乐定时应注意其不良反应。在多模式镇痛中应用 NMDA 受体拮抗药也备受关注，其中对氯胺酮的研究最多，初步认为氯胺酮和阿片类全身联合应用或氯胺酮硬膜外或全身应用与硬膜外局麻药、吗啡联合应用具有相加的镇痛效果，但尚需进一步研究明确最佳剂量和不良反应，方可推广应用。在膝关节镜手术后，与关节腔内应用安慰剂或布比卡因-吗啡联合应用组相比，联合应用布比卡因、吗啡和泼尼松龙能提供更有效的镇痛，提示在某些手术中皮质类固醇可能成为多模式镇痛中的重要组成部分。

（3）新型镇痛药

①肾上腺素受体激动药：可乐定和右美托咪啶能抑制脊髓后角水平伤害性刺激的传导，使突触前膜去极化，抑制突触前膜 P 物质及其他伤害性感受性肽类的释放，具有镇痛、镇静、抗焦虑、抗呕吐作用。局麻药液中加入可乐定可延长鞘内、硬膜外及某些外周神经阻滞的作用时间及镇痛效果。目前，值得推荐的给药途径是鞘内或硬膜外给药。

②炎症递质抑制药：几种肽类 BK-β_2 受体拮抗药、NPCI6731、NPC567、CP0127 已在动物模型中显示镇痛作用。BK-β_2 受体拮抗药在慢性痛觉过敏中显示镇痛效应。细胞因子拮抗药（CSAID）抑制细胞因子合成，在急、慢性疼痛中也表现出镇痛活性。

③离子通道调节药：抗惊厥药、局麻药及抗心律失常药在神经痛治疗中的有效性，是由于它们对钠离子通道的阻滞作用；钾离子通道激活引起的超极化可降低细胞兴奋性。所以钾离子通道激动药可能代表一类新型镇痛药。

④具有外周作用的阿片类：实验表明，伤害感受器和交感神经末梢可能是阿片类外周作用的靶位。所以研制无中枢作用而只有外周作用的阿片类，以避免阿片类的依赖与成瘾，不但有临床意义，更具有重大的社会效益。

⑤兴奋性氨基酸拮抗药：氯胺酮是良好的 NMDA 受体拮抗药。它能阻断与 NMDA 受体

相关的离子通道，抑制伤害性刺激在中枢的短暂累积，发挥镇痛作用。临床用于传统治疗效果不佳的神经源性疼痛、对阿片类耐药的癌性疼痛。口服氯胺酮效果好且无致幻作用。还有镇咳药右甲吗喃和抗帕金森病药美金刚（memantine）均为竞争性 NMDA 受体拮抗药，有镇痛功效，并能增强吗啡的镇痛作用。

（何艳君）

第二节 患者自控镇痛技术

患者自控镇痛（patient controlled analgesia，PCA）是让患者自身参与疼痛管理的各种治疗方法的总称。标准 PCA 即是患者感觉疼痛时按压启动键通过由计算机控制的微量泵向体内注射设定剂量的药物，其特点是在医生设置的范围内，患者自己按需调控注射止痛药的时机和剂量，达到不同患者、不同时刻、不同疼痛强度下的镇痛要求。20 世纪 90 年代，随着微电脑技术的飞速发展，PCA 开始在临床上大量成功使用。PCA 镇痛方法迎合了患者的心理，患者能够参与镇痛治疗，在治疗疼痛的同时也进行了心理治疗。

一、概述

1. PCA 应用的优点　①符合镇痛药的药动学，容易维持药物在患者体内的最低有效止痛浓度（MEAC）。②能够做到及时迅速止痛。③基本上解决了患者对止痛药需求的个体差异，有利于患者在不同时刻、不同疼痛强度下得到最佳镇痛效果。④相对减少了用药量，从而降低了并发症的发生率，有利于维持循环、呼吸功能的稳定。⑤有利于患者充分配合治疗，有利于咳嗽、排痰、肠蠕动的恢复（尤其用于硬膜外腔 PCA 时）。⑥可抑制机体过于强烈的应激反应，加快患者免疫功能的恢复，促进早日康复。⑦上胸段 PCEA 对缺血性心脏病、急慢性心肌梗死患者有心肌保护作用。⑧显著减少医护人员工作量。

2. PCA 临床分类　常用方法可分为 4 类。①硬膜外腔 PCA（PCEA）：硬膜外腔阻滞最早使用局麻药利多卡因或布比卡因、罗哌卡因或左旋布比卡因，由于后者作用时间长、止痛效果确切，目前多选用 0.125%～0.25% 浓度与阿片类药物联合使用。临床研究证明，局麻药与阿片类药物联合使用可降低两种药物用量，减少药物的毒性和不良反应。PCEA 用量小，止痛效果可靠，持续时间长久，且作用范围局限，对全身影响相对较小，适用于头颈部以下区域性疼痛的治疗，特别适用于术后镇痛、产科镇痛及癌性镇痛。②静脉 PCA（PCIA）：方法简单，起效快，适应证广泛，如癌痛、术后痛、创伤痛、烧伤后疼痛、炎症疼痛等，但其用药针对性差，对全身影响较大，其镇痛效果略差于 PCEA。③皮下 PCA（PCSA）：方法简单，但效果不够确切，用药注射量不宜太多，使用时间不能太长。④外周神经阻滞 PCA（PCNA）：常用于颈丛、臂丛、股神经、腰丛或坐骨神经处的 PCA。

3. PCA 常用药物　①麻醉性镇痛药，吗啡、哌替啶、芬太尼、舒芬太尼、丁丙诺啡、纳布啡、曲马朵等。②局麻药，0.1%～0.2% 布比卡因、0.1%～0.25% 罗哌卡因、0.1%～0.2% 左旋布比卡因、0.1%～0.15% 丁卡因、0.5%～1% 利多卡因等。③其他药物，氟哌利多、咪达唑仑、氯胺酮、可乐定、皮质类固醇等。④治疗并发症药物，治疗恶心、呕吐、尿潴留、皮肤瘙痒等的药物。

4. PCA 使用禁忌症　①睡眠性呼吸暂停综合征的患者。②有药物成瘾史的患者。③神志不清、有觉醒障碍的患者。④循环功能不稳定，有低血容量、低氧血症的患者。⑤对PCA镇痛概念不理解的患者。⑥缺乏训练有素的医护人员的医疗单位。

二、PCA专用设备

PCA需要专用设备，即PCA泵。目前常用的PCA镇痛泵有电子驱动泵、弹簧泵、橡皮囊扩张泵。PCA泵有多项指标的设定：

1. 药物浓度　在配制PCA的镇痛溶液时，以其中一种药物的剂量作为设置标准，其单位为g/L或mg/L。

2. 负荷量　指PCA开始时首次用药剂量。PCA原则上由患者根据自己的感觉自行用药，但为了减少操作，迅速止痛，负荷量多由临床医务人员给予。其用药方法及药物代谢规律与普通单次用药相似，但以较小剂量为宜，如0.2%罗哌卡因5mL+芬太尼10mg/L，或0.2%罗哌卡因5mL+丁丙诺啡15mg/L，或0.2%左旋布比卡因5mL+吗啡0.1g/L硬膜外注射，或氯诺昔康8mg静注等。临床椎管内麻醉的术后患者，其术终所用麻醉药亦可视为负荷量。

3. PCA剂量或追加量或指令量　PCA开始后，患者疼痛未能消除或疼痛复发时所追加的药物剂量称为PCA追加量（bolus）。理论上追加量应等于从血中或中央室的清除量，中央室或血中止痛药物浓度从而保持在最低有效水平。因此，追加量不可过大，以免造成血药浓度骤然升高，但剂量过小，必然会增加用药次数。以吗啡为例，其在硬膜外止痛中最适宜追加量为0.1~0.5毫克/次，静脉bolus量以1毫克/次为宜。

4. 锁定时间　即两次用药的时间间隔。设置锁定时间的目的在于防止在前一次所用药物完全起效之前重复用药而造成过量中毒。锁定时间的长短应根据所用药物的性质和施用途径而定。如吗啡静注自控止痛的锁定时间多定为5~10分钟，而硬膜外注射的锁定时间应延至10~30分钟，利多卡因和罗哌卡因硬膜外PCA的锁定时间分别为10分钟和20分钟。

5. 持续给药或背景剂量　为减轻患者的操作负担，在持续用药的基础上由患者酌情自行加药。然而实践证明，即使基础剂量长时间使用亦可引起某些敏感患者镇痛过量中毒，所以这种方法在某种意义上违反了PCA基本原则。但在一些特殊情况下，通过计算将此剂量控制在最低水平（0.5mL/h）或夜间睡眠时参照日间用量设定基础剂量，有利于保证患者良好的睡眠。

6. 单位时间最大剂量　由于患者间个体差异较大，为防止反复用药造成过量中毒，PCA间期多以1小时或4小时为间隔限定最大单位时间的使用量，如国外吗啡静注最大剂量为10~30mg/4h，或PCEA丁丙诺啡0.12~0.2mg/h。本项可由医师自己选择1小时或4小时所进药物限量。

7. PCA的注药速率　可依药物剂量、浓度、患者的实际需要随意设计调整，最快100mL/h，也可调至1~15mL/h；每次按压有效的PCA时，机器可经倒计数方式显示注药的百分数。

三、PCA给药模式

1. 单纯PCA（简称P模式）　患者全程自控，感疼痛时即按压镇痛泵上的控制开关1次，使一定量镇痛药注入体内，完全由患者自己控制给药。

2. 持续给药+PCA（简称CP模式）　由镇痛泵持续输入一定量的镇痛药作为基础，病人感疼痛时可自控追加一定量的镇痛药。

3. 负荷量+持续量+PCA（简称 LCP 模式） 先给一个负荷药量使患者基本上达到无痛，再给持续剂量，患者感觉疼痛时再按压 PCA 启动键。LCP 模式的优点是：首先给予负荷剂量使尽快达到最低有效镇痛浓度（MEAC），然后用持续输注保证较稳定的血药浓度，通过间断 PCA 保证满意的止痛效果，而又可防止用药过量的并发症。其缺点是个体差异难以确定合适的持续给药剂量、速度，尤其睡眠状态时，可能出现用药过量。故在设定 PCA 泵的程序中必须精心构思，PCA 泵为达到安全用药的目的有时间锁定功能，在锁定时间内按压开关不能给予镇痛药。

4. 神经阻滞+PCA 手术结束时先行区域性神经阻滞，然后使用上述模式的 PCA，这样可明显减少镇痛药物的用量。如开胸手术后，先用 0.25% 罗哌卡因行切口处的肋间神经阻滞，然后再接上 PCA 泵。有研究表明，用负荷剂量组明显优于无负荷剂量组，且更有利于维持患者所需的 MEAC。最新的研究认为，只要选择适当的负荷剂量和持续剂量（如 PCFA 用 0.001 5% 丁丙诺啡或 0.01% 吗啡溶液 5mL+0.5mL/h）可使血药浓度更易维持在 MEAC 内，各年龄组亦无用药过量的现象。但是对不同药物，不同浓度的镇痛液是否用负荷剂量或持续剂量仍值得研究。

四、PCA 的管理新模式

未行规范化管理的 PCA 缺陷有：①并发症发生率较高，呼吸抑制为 0.1%~0.99%，恶心呕吐 20%~29%，瘙痒 12%~14%，血压过低 0.5%~5.1%。②特殊病例镇痛质量不高，术后 25%~31% 小儿仍有中度以上疼痛，对尿潴留和瘙痒等不良反应以及未成熟儿呼吸抑制等的观察和处理，小儿硬膜外镇痛的护理等问题都较为特殊。③既往已使用阿片类治疗的慢痛患者的术后镇痛和高危患者的个体差异等特点，都对术后镇痛发展和管理提出了挑战。因此，Readg 等于 1988 年首次提出并描述了急性疼痛服务（APS）管理模式，该模式以麻醉医师为主体，培训护士并发挥其作用，在 APS 的正规管理和统一运作之下，取得了可喜成绩，并发症亦明显降低。APS 采用 24 小时负责制，每天 12 时交接班，所有接受疼痛治疗的患者由当天值班 APS 医师管理，处理报警及其他问题。APS 有专门的申请单、登记表和常规护理记录单，APS 医师每天定时巡视 4 次，巡视时进行 VAS 评分、BCS 舒适评分、镇静评级和用掌式仪测定 $s_p(O_2)$，察看 PCA 泵运行情况，了解术后镇痛反应可能出现的并发症、高危或高龄患者特殊处理及有关数据登记。PCA 结束时由 APS 医师撤除 PCA 装置及拔出导管。但 APS 本身费用较高，目前对于 APS 能否降低 PCA 费用尚有不同观点，但通过 APS 的正规管理降低医疗费用无疑也是 APS 目的之一。随着 APS 的优化组合，其优越性越来越明显。

五、使用 PCA 镇痛应注意的问题

1. 同类药物（如吗啡与芬太尼）不要联合应用，不同类药物联合应用可增强镇痛效果，并可减少并发症，如镇痛药+局麻药，镇痛药+氟哌利多或氯胺酮，镇痛药+可乐定。

2. PCA 镇痛各种方法均优于口服或间断注射止痛药，PCEA 用药量小，效果最好，其次依次为 PCIA、PCSA、PCNA。

3. PCA 镇痛效果的评定可采用 3 种方法综合评定 ①镇痛效果采用视觉模拟评分

（VAS）。②镇静程度采用 Ramsay 镇静评分。③D_1/D_2 比值（按压次数/实际进药次数），反应患者要求镇痛的程度。

4. PCA 和常规注射止痛药一样，最易出现的并发症是呼吸抑制、恶心、呕吐、尿潴留，必须高度重视，加强监测，及时处理。

5. 加强宣传，提高医护人员、患者、家属的认识，掌握好注意事项，充分合作才能使 PCA 达到良好的治疗目的；有条件的单位可以开展 APS 模式，更加规范化的 PCA 管理。

六、镇痛泵异常情况的显示与报警

使用 PCA 泵时注意观察下列提示，并给予处理：①输液管闭塞请检查输注管道。②药盒是否装上。③输液管有空气或已注射完毕，请排气或交换药盒。④电池不足，低电压，请更换电池。⑤PCA 手键没有接上。⑥药盒没装药液或空药盒，请更换新药盒。⑦药量设定过低，重新设定。⑧药物剂量设定不相符，请检查。⑨PCA 泵在静止状态，开启后没有工作。⑩镇痛溶液注射即将完毕。

七、PCA 记录参数专用术语

1. 治疗参数　①单次给药总次数，是指在整个镇痛期间内患者按压远隔控制单次给药剂量按键，并且实际有效地注入单次给药剂量的次数，此也可称为"有效单次给药次数"或"有效注射"。②按键总次数，是指在镇痛过程中，患者按动远隔控制单次给药剂量按键的全部次数。在按键时不论有效给药或无效空转，都被记录。③经过时间，PCA 的使用时间。④总注射量，开始实施 PCA 以来的注射总药量。⑤单次给药总次数（有效注入次数）／按键总次数（实际按键次数）。

2. 使用中的实时记录　①患者总按压数与实际进药数，PCA 泵中记录患者按压（blous）的总次数（demand）和实际进药次数（delivery）。PCA 期间总按压次数可以反映患者用药需求的欲望，即镇痛越不满意的患者想改变这种痛苦愿望就越强烈，按压的次数就会越多，反之亦然。D_1/D_2（demand/delivery）比值可作为评价镇痛效果的一项客观指标，其比值<2 的患者中，镇痛效果优良率（VAS<3）占 97%，提示 D_1/D_2 比值是一项评定镇痛效果有价值的参考指标。②所进药物的总量，在 PCA 泵的显示窗上，可随时显示治疗药物所进入机体的剂量（mg 或 mL），有利于了解和评价 PCA 效果。③所剩药液的容量，长时间 PCA 治疗后，泵盒中所剩余药液的容量（mL），为继续进行 PCA 可维持多长时间提供参考。④所有记录可清除，第 2 个病例启用 PCA 泵时应清除前 1 个患者应用所记录的有关数据，从零开始。此外 PCA 治疗整个过程中，泵的运行情况、治疗参数、异常现象、报警原因、暂停时间、重新启动时间等可查阅和打印，这对 PCA 的整体评定及总结极有价值，为临床科研提供了各种完整的数据。

八、PCA 进展

1. 新型 PCA 技术　计算机技术与静脉麻醉药物药动学的深入研究，两者结合产生了靶控输注（TCI）技术，使麻醉医师也如吸入麻醉药一样能预知患者体内静脉麻醉药物浓度及其相应的效应，可最大限度地实现个体化给药。国外学者尝试将 TCI 技术用于 PCA，并开展相应的研究工作。心脏手术后将阿芬太尼 TCI 技术应用于患者 PCA（PCA-TCI），其镇痛初始将浓度设定为较低的水平 20μg/L，再结合主观及客观指标进行镇痛镇静评分，如 VAS≥4 时则增加血药浓度 10μg/L，直至满意；随后进入患者自控阶段，如 10 分钟内无须求则自动下降 5μg/L，如 1 秒内连续按压给药键 2 次则自动上升 5μg/L，锁定时间 5 分钟，计算机根据设定的血药浓度计算当时运行所达到的浓度，并每 10 分钟调整 1 次输注速率。结果显示与传统吗啡 PCA 相比镇痛效果好，患者拔管提前，满意度高。Checketts 研究显示阿芬太尼 PCA-TCI 与传统吗啡 PCA 方案相比各指标无显著差异，但 VAS 评分低于传统吗啡 PCA 组。矫形外科手术后实施瑞芬太尼 PCA-TCI，同样取得良好效果。TCI 理论上能部分解决 PCA 期间设置不合理包括背景输注的潜在风险，但目前仅处于实验阶段。相信随着药理学研究的进一步深入和 TCI 设备的改进，TCI 技术在 PCA 临床的结合应用将会为期不远。

2. PCA 选择的新型药物

（1）罗哌卡因：是一种新型长效酰胺类局麻药，其中枢神经及心脏毒性较低，具有感觉神经和运动神经阻滞分离的特点，近几年术后 PCEA 应用报道逐渐增多。Bertini 认为罗哌卡因运动阻滞低，比布比卡因更适宜于术后 PCEA。近期文献报道上腹部手术后采用 0.2% 罗哌卡因 4~6mL/h 背景输注能提供满意的镇痛效果，较早期用 8~10mL/h 剂量输注有所降低。国内研究 0.2% 罗哌卡因 4~6mL/背景剂量输注加 PCEA，能明显减少吗啡 PCA 消耗，同时运动阻滞较少。罗哌卡因运动阻滞程度小是其最大的优点，单独或联合芬太尼均能达到可行走的硬膜外镇痛（WFA）目的。

（2）左旋布比卡因：是布比卡因中的左旋镜像体纯提取物。实验表明，左旋布比卡因比布比卡因神经中枢和心脏毒性更低，而神经阻滞作用强度与布比卡因相仿，比罗哌卡因强（罗哌卡因与布比卡因两者效价比为 1∶1.5）。Kopacz 等观察到硬膜外 0.75% 左旋布比卡因和 0.75% 布比卡因 20mL 在下腹部手术中麻醉效果相似，同时比较了两者的药动学变化，发现左旋布比卡因组血药浓度比布比卡因组大，Cmax 分别为 0.84±0.31mg/L、0.611±0.22mg/L，Tmax 分别为 24.0±10.5 分钟、25.5±10.1 分钟；在布比卡因组两种镜像体浓度分析发现其中左旋大于右旋，但因左旋布比卡因和蛋白结合率高而游离量很小，在 4~10 小时浓度时间曲线向上膨起，这表明硬膜外腔吸收呈双相变化，有第 2 个慢吸收相出现。由于左旋布比卡因毒性低，避免了在硬膜外阻滞或持续输注镇痛时神经中枢和心脏毒性潜在危险的发生。有研究发现，0.2% 左旋布比卡因和 0.2% 罗哌卡因 4mL/h 速度硬膜外持续输注+0.01% 吗啡 PCA，能为下腹部手术患者提供良好的术后镇痛，可减少吗啡 PCA 的用量，降低了吗啡相关的不良反应、同等浓度的左旋布比卡因阻滞能力比罗哌卡因更强，患者运动恢复的时间较慢及下肢麻木不适感较重。

（3）曲马朵：是一种弱 μ 受体激动药，同时也能抑制去甲肾上腺素和 5-HT 的再摄取，此两种机理共同发挥镇痛效应，而后者起主要作用，因此其用于术后镇痛中安全性较大，激动 μ 受体而引起呼吸抑制的可能性较小。已有文献报道曲马朵用于 PCIA 或术后 PCEA，用量较大，恶心呕吐不良反应较严重。采用恩丹西酮能有效地预防和治疗恶心呕吐，但有研究认为恩丹西酮同时能削弱曲马朵的镇痛作用，其原因可能因为恩丹西酮抗呕吐机理是中枢 5-HT_3 受体拮抗剂，而抑制 5-HT 的再摄取是曲马朵起镇痛作用的主要机理之一。Grond 研究认为右旋曲马朵对映体镇痛效能较左旋对映体更强。

（4）可乐定：镇痛作用是通过直接刺激 α_2 肾上腺素能受体，抑制 A 纤维和 C 纤维的诱发动作电位。Eledjam 等报道 150μg 可乐定比 200μg 肾上腺素更有效地延长局麻药的臂神经丛阻滞时间。可乐定是纯 α_2 受体激动药，研究表明该药无神经毒性，可乐定 $1\mu g/mL$ 可使局麻药的镇痛时间延长 $50\%\sim100\%$，并且无明显不良反应。

（5）非甾体消炎药（NSAID）：具有加强阿片类药物镇痛作用，现在有采用 COX-2 选择性（相对）抑制药氯诺昔康用于 PCIA 的报道。具体配方为氯诺昔康 $2g/L$，PCA 设置为 $0.5mL/bolous$，锁定时间 5 分钟，限量 $32mg/d$。但其同时也对 COX-1 抑制，因此可引起轻度的胃肠道反应。

（何艳君）

第三节 椎管内患者自控镇痛

椎管内镇痛在临床疼痛治疗中占有极其重要的地位，椎管内（包括硬膜外腔和蛛网膜下腔）镇痛的效应如何与采用的药物和方法不同密切相关。自 20 世纪 90 年代患者自控镇痛开展以来，其技术渐趋成熟和完善，临床应用日益广泛，有关研究也更深入和细致。

一、阿片类药物于脊髓再分布的机理

硬膜外和蛛网膜下腔镇痛所有注射的阿片类药物的机理是：通过与阿片类受体偶联的 G 蛋白结合，引起继发性 cAMP 水平降低；通过激发神经元钾离子通道开放，引起钾离子外流；通过阻断电压门控的钙离子通道等途径，从而降低神经兴奋性，产生镇痛作用。既然有如此相同的作用机理，那为什么阿片类药物在临床应用中、在药动学和药效学方面有如此大的区别呢？原因在于不同阿片类药物在与相应受体的结合能力上有很大的差异。一般来说，阿片类药物所产生的镇痛作用是由 G 蛋白的激活而产生的一系列物理化学变化的最终结果，如硬膜外阿片类药物必须穿透硬脊膜和蛛网膜，扩散进入脑脊液，再穿透软脑膜到达脊髓，通过白质灰质最终到达背角阿片类受体。药物完成以上一系列扩散取决于该药的理化性能（其中很重要的一点是尽量避免硬膜外脂肪的吸附和组织的重吸收），也就是说，一种阿片类药物在脊髓背角上的生物利用度以及是否适合于椎管内应用很大程度上取决于该药的理化性能。

据研究报道和资料反映，所有的椎管内阿片类药物最终都会被吸收进入血浆，通过血液循环到达脑组织从而产生麻醉性镇痛作用。因此并不是所有的椎管内阿片类药物都在脊髓平面产生麻醉镇痛作用。

二、影响椎管内药物分布的因素

实验研究证明，药物是直接穿透脊膜从而完成从硬膜外向蛛网膜下腔的再分布。脊膜细胞的分子生物学特性决定了其在阻止药物向内扩散的屏蔽作用中起着重要的作用（约95%），这一点解释了为什么中等脂溶性药物比高水溶性或高脂溶性的药物更具渗透性。

除了对药物的转移具有物理性的屏障作用外，蛛网膜还起着代谢抑制的作用，如蛛网膜上存在着大量的具有药物降解作用的各类酶系统（包括细胞色素 P450，葡萄糖醛酸转移酶等）；另外，还存在着各种具有神经递质降解作用的酶类，能降解包括肾上腺素、去甲肾上腺素、乙酰胆碱和其他多种神经肽。事实上乙酰胆碱在蛛网膜上的代谢活动与其在脊髓上一样活跃。由此关于"新斯的明镇痛作用至少有一部分可能被脊髓的代谢活动所调节"的这一学说可信性就得到了进一步的确认。

一旦药物进入了脑脊液，它们在其中停留的时间将取决于其相对水溶性。这就解释了为什么临床上吗啡比其他高脂溶性、高蛋白结合率的药物在椎管内具有更广的扩散范围。另外注射液的酸碱度对于硬膜外给药后药物在脑脊液中的分布并无影响，然而却显著影响蛛网膜下腔阿片类药物在脑脊液中最初的浓度。关于硬膜外和蛛网膜下腔给药的另一区别在于后者的给药量大部分将进入硬膜外腔，而这也是蛛网膜下腔药物消除的一个重要途径。

当药物扩散进脑脊液后还必须渗透进脊髓才能到达其在背角神经元上的作用位点。通过对阿片类药物在脑组织中分布的研究，发现增加药物的脂溶性将会降低药物对脊髓的亲和力，并使药物优先分布于白质，而非灰质。与此相类似，动物实验证明蛛网膜下腔注射芬太尼、舒芬太尼等高脂溶性药物在脊髓细胞间隙中的生物利用度远低于吗啡等水溶性药物。药物在脊髓细胞间隙中的生物利用度非常重要，因为这决定了药物与其相应受体的结合能力。近期的动物活体实验证明，增加药物的脂溶性将降低药物在脊髓的生物利用度，这与临床上硬膜外和蛛网膜下腔应用阿片类药物所得到的结果是一致的。

三、临床椎管内阿片类药物的用药原则

椎管内应用阿片类药物的准则是：药物的麻醉镇痛作用必须远大于（至少不小于）其不良反应，而且给药方法必须经济、简便、有效和安全。

1. 吗啡　无论硬膜外或蛛网膜下腔给药都能产生明确的脊髓平面的麻醉镇痛作用，因而被公认为是最古老与经典的椎管内阿片类药物。

2. 芬太尼　事实上芬太尼持续注射也曾一度被作为基本的椎管内麻醉方法。然而几位研究者对这一传统的观念提出了质疑。因为研究发现无论是硬膜外或蛛网膜下腔给药，当达到相同的麻醉作用时，需要相同的给药量，而其血药浓度与产生的不良反应在统计学上也无明显差异。短时间持续硬膜外单一给药所产生的麻醉作用是由组织的重吸收与药物向脑组织的再分布所产生的，且药物的作用具有一定的时限性。硬膜外给药与蛛网膜下腔给药初期在血浆中的药物浓度并不相同，而且要经历数小时后两者才能达到平衡。这反映单次或是短时间给药比起长时间持续给药更能产生脊髓调节的麻醉镇痛作用。因而现在并不主张将芬太尼单一用作硬膜外术后镇痛药物。但在个别情况下单次或蛛网膜下腔给药也有其必要性。

3. 舒芬太尼　与芬太尼相比舒芬太尼因组织的重吸收与药物向脑组织的再分布而产生麻醉作用的这一特点更加明显，可作为硬膜外镇痛药来使用。蛛网膜下腔注射在分娩镇痛中使用得相对普遍。但其作用机理仍与药物在脊髓外的再分布有关。值得一提的是，Mdliu等的研究显示蛛网膜下腔给予 12.5μg 的药量就足以产生术后镇痛所需的血药浓度，因其具有潜在的脊髓与脊髓上镇痛作用，相比之下吗啡就完全不具备这种能力；蛛网膜下腔 10μg 舒芬太尼产生的麻醉作用相当于 10mg 吗啡静脉给药的效果；舒芬太尼与吗啡相比其药效有显著差异，其原因可能是缘于其在脊髓内较低的生物利用度。舒芬太尼蛛网膜下腔用药的另一个特点是其具有封顶效应，>10μg 的用药量并不能增加其药效，反而增加了不良反应（例如呼吸抑制、过度镇静等）的发生率，这可能是因为血药浓度的增加而引起的。

4. 阿芬太尼　证据显示阿芬太尼的麻醉性镇痛作用很大程度上是由于药物进入血浆而后转入大脑而产生。所以该药不适宜应用于硬膜外镇痛。关于人体蛛网膜下腔用药的研究目前还很少，在动物实验中阿芬太尼可显示出短时而强效的镇痛作用。

四、椎管内 PCA 的不同方式

近年来研究突出的特点是硬膜外 PCA（PCEA）不同模式逐渐增多，区域神经阻滞 PCA（PCRA）和蛛网膜下腔 PCA（PCSA）开始受到重视。

1. PCEA 方式　PCEA 与 PCIA 相比，药物用量小，止痛效果确切，作用时间持久且对全身影响相对较少，PCEA 效果优良率达 92.5%～98.3%。Boylan 等比较研究了腹主动脉瘤手术后 PCEA 与 PCIA 的镇痛效果以及对呼吸和心血管的影响，结果显示 PCEA 组气管拔管时间、休息和运动时的视觉模拟评分（VAS）以及需要护士额外静脉追加吗啡的次数均比 PCIA 组少；但术后两组呼吸抑制，s_p（O_2）降低、心电图 ST 段降低和 ICU 逗留时间无明显差异。Sinatra 等比较舒芬太尼 PCEA 和 PCIA，结果显示两组的 VAS 评分相似，但 PCEA 组疼痛缓解更迅速；两组的舒芬太尼消耗量一致，但 PCIA 组呼吸抑制发生率更高。Wulf 等研究显示髋关节置换术后 0.2% 罗哌卡因 PCEA 与吗啡 PCIA 相比，认为罗哌卡因 PCEA 比吗啡 PCIA 更为优越，PCEA 组 VAS 评分低，术后恢复室逗留时间短，肛门排气排便时间提前，恶心、呕吐发生率低。

Schrug 等报道用生理盐水及 0.1%、0.2%、0.3% 罗哌卡因以 10 mL/h 速率持续硬膜外输注，21 小时静脉吗啡 PCA 用量分别为 75mg、32mg、39mg 和 13mg，减少了吗啡 PCA 的用量，此种作用与罗哌卡因的剂量相关，而运动神经阻滞强度顺序为 0.3%＞0.2%＞0.1%。Sandler 等报道罗哌卡因 3 种剂量的血浆峰值浓度（Cmax）、浓度－时间曲线下面积（AUC），随着罗哌卡因持续硬膜外输注剂量增加而增加，总清除率（CL）和半衰期（$t_{1/2}$）则相似；Frichsen 等报道 10 例择期子宫全切术的患者分别以罗哌卡因（2.5mg/mL）负荷剂量 7.5mg 和按压剂量 42.5mg 后持续硬膜外输注剂量 10mg/h 或 20mg/h，发现在罗哌卡因持续硬膜外输注期间，总血浆浓度增加，而游离血浆浓度则保持稳定［8 小时和 24 小时分别为（0.019±0.008 4）～（0.017±0.005 9）mg/L，（0.032±0.016）～（0.035±0.015）mg/L］，潜在的系统毒性低。我们研究以罗哌卡因 4mg/h、8mg/h、12mg/h 持续硬膜外输注，其罗哌卡因游离血浆浓度较低，无蓄积作用，无潜在毒性的顾虑，以 0.2% 罗哌卡因 4～6mL/h 速率是国人术后患者镇痛的最佳方案，罗哌卡因硬膜外持续输注可减少吗啡 PCEA 的消耗量，可提高患者对镇痛的满意程度，降低不良反应，提示其可安全应用于临床。另外我们的经验有：①PCEA 的镇痛药液中加入小剂量可乐定可增强镇痛效应。②硬膜外采用 0.1%～0.2% 罗哌卡因或左旋布比卡因持续输注 4mL/h，再以氯诺昔康 PCIA 来补充其镇痛效应的不足，效果良好，而并发症较低，胃肠功能恢复快，尿潴留程度轻。③对于大手术患者 PCEA，仍以吗啡加局麻药联合镇痛效果最佳。

2. CSEA 方式　腰麻－硬膜外联合（CSFA）分娩镇痛方法具有麻醉起效快、镇痛效果确切、用药量少等特点，结合硬膜外持续给药的优势，为产妇分娩和手术后患者提供了满意的镇痛，且运动神经阻滞较轻。Price 等在对比 CSEA 和 PCEA 分娩镇痛临床研究中，发现除了 CSFA 比 PCEA 第一产程更短外，其余与 PCEA 无差别；Burnstein 等调查发现目前英国 CSEA 分娩镇痛已占到 24%。CSEA 分娩镇痛目前采用铅笔尖和无创伤性腰麻针，这样大大减少甚至避免了有关硬脊膜穿破后的头痛；CSEA 应用方法一般在第一产程时经蛛网膜下腔注入阿片类药物或罗哌卡因，阿片类药物常用芬太尼或舒芬太尼；CSEA 后用 PCFA 维持给药产妇可达到 WEA。WEA 产妇在分娩镇痛期间可以下床自由活动，促进分娩，并能减少尿潴留，减少器械助产率和剖宫产率，提高产妇的满意度。CSEA 的优点受到临床的肯定，但对 CSFA 后较大剂量局麻药持续硬膜外输注加吗啡 PCA 的安全性还存在顾虑，经研究认为 CSEA 麻醉后罗哌卡因硬膜外持续输注（4mL/h），加吗啡 PCA 方法（0.01%吗啡，以 LCP 模式给药，负荷剂量 5mL＋持续剂量 1mL/h＋按压 1 毫升/次，锁定时间 10 分钟，限量为 12mL/4h）是安全、有效的，吗啡的用量显著减少，恶心呕吐、瘙痒、嗜睡等不良反应明显减少。

3. PCRA 方式　PCRA 是将置入神经鞘内的硬膜外导管连接于标准的 PCA 泵进行给药，也可连接一持续给药泵镇痛，PCRA 在提供满意镇痛的同时，可避免阿片类药物的使用及其不良反应。在肩部手术后患者，经肌间沟置管 PCRA 与静脉 PCA 吗啡镇痛的比较研究表明：术后 12 小时、18 小时、24 小时和 30 小时的镇痛效果均以 PCRA 为更佳，患者满意更高，而恶心（25%）和皮肤瘙痒（25%）等并发症仅见于静脉 PCA 镇痛组的患者。由此可见，就术后镇痛途经而言，在四肢手术的患者外周给药镇痛比静脉给药更可取，全身不良反应较少，患者可早期下床活动，有利于患者尽快恢复出院。采用局麻药 PCRA 还可适用于外周血管性疾病的治疗，肌间沟臂丛置管用于肩部手术后 PCRA，镇痛效果比 PCIA 好，恶心呕吐等不良反应少，患者满意程度高。另一项研究显示，0.2%罗哌卡因与 0.15%布比卡因有相同的镇痛效果，但应用 0.2%罗哌卡因能够更好地保持手臂肌力，减少手指麻痹症状。PCRA 主要适应于四肢镇痛或用于血管性疾病的治疗，可采用：①0.2%罗哌卡因 5~10mL/h 或 0.3~0.4mg/（kg·h），按压 3~5 毫升/次，锁定时间 10~20 分钟。在急性疼痛治疗的同时，低浓度罗哌卡因 2.0mg/mL（0.2%）仅轻度非递增性阻滞运动神经，有利于病人早期活动，促进恢复。②0.125%~0.25%布比卡因 5~15mL 或 0.25mg/（kg·h），按压 2~3 毫升/次，锁定时间 10~20 分钟。③临床上可乐定与局麻药合用，可延长镇痛作用时间和增强局麻药的镇痛作用。总之，PCRA 的优势在于对机体影响小，安全性大、镇痛效果确切，逐渐在临床广泛应用。神经刺激器在外周神经阻滞定位中的应用大大提高了外周神经阻滞的成功率，促进了临床上区域神经阻滞和术后 PCRA 的普及。该技术对于四肢手术后中度和重度疼痛的患者而言是安全有效的镇痛方法，可减少阿片类镇痛药的全身不良反应，促使术后早期康复。

4. PCSA 方式　蛛网膜下腔 PCA 是 PCEA 效果不佳的一种替代方式。Kshatri 报道了 1 例 38 岁女性患者因宫颈癌转移至骶尾部、肛周顽固性疼痛，长时间采用 PCEA 失效后采用 PCSA，镇痛效果好，提高了生活质量。Vercauteren 则研究了 45 例患者采用不同配方 PCSA 取得了满意的临床效果。蛛网膜下腔置管后实施 PCA。单纯芬太尼用药 PCA 设置为：首次给药 10~20μg，起效 5~15 分钟，持续 1~5 小时；持续量 0.08μg/（kg·h），按压剂量 5~6μg，锁定时间 30~60 分钟。联合用药为 0.08%布比卡因+0.0002%芬太尼，PCA 设置单次剂量 1 毫升/次，锁定时间 30 分钟，背景剂量 0.5mL/h，限量 3mL/h。其特点是药物用量少，恢复快，对有些顽固性疼痛尤其是其他方法镇痛不佳的患者有更好的效果。但在临床操作和护理中应加强无菌观念，特别警惕细菌感染的可能性。

阿片类药物在发挥镇痛作用的同时能产生呼吸抑制、恶心呕吐、尿潴留及皮肤瘙痒等不良反应；而局麻药硬膜外镇痛可能会导致低血压、心动过缓、运动受限和感觉障碍，应予以防治。

（何艳君）

第四节　儿童术后镇痛

一、儿童术后镇痛发展的若干问题

国际疼痛学会（ISAP）对疼痛的定义为，疼痛是一种与实际存在的或潜在的组织损伤有关的不愉快的感觉和情绪上的体验。消除疼痛对于儿童患者的康复具有重要的意义，随着对小儿疼痛的生理、解剖及疼痛反应的认识，在二十世纪八九十年代，小儿术后镇痛的问题就逐渐引起人们的重视。然而，在可提供的技术和临床实际应用方面一直存在着不足。1999年，有学者对 200 名行腹部大手术的儿科术后镇痛的患者进行了疼痛评估，61% 的患者仍然感觉有严重的疼痛，30% 的患者认为有中度疼痛，而仅 9% 的小儿患者认为只有轻度疼痛。这说明，小儿术后疼痛并没有得到充分、有效地处理。造成这种状况的原因包括对疼痛及其处理的错误的观念、个人和社会对疼痛的态度、对术后镇痛并发症的畏惧、儿童疼痛评估的复杂性和缺乏恰当的研究等。

（一）儿童开展术后镇痛的必要性

儿童对疼痛的表达方式跟成人不同，过去常常被错误地理解为婴儿对疼痛的感觉较轻甚至缺如。这种观点曾经导致了消极的治疗态度。

关于小儿疼痛的部分观点，如很小的婴儿时神经系统发育未达到可以感觉到疼痛的程度，逐渐被摒弃。神经解剖学的研究已经证实，妊娠 29 周以后疼痛的传播路径和皮层及皮层下疼痛感觉中枢已经发育完全，即对于痛觉的传播和调节系统已经存在。行为学和生理学的研究表明，即使是很小的婴儿也会对疼痛刺激产生反应。新生儿在很浅的麻醉下进行手术曾经是一种常用的方法，但是通过对激素和新陈代谢的测量的研究表明，它可以造成严重的应激反应，而且并发症发生率和死亡率显著高于在足够麻醉深度下进行手术的患儿。有人认为，很小的儿童即使经历疼痛也不会留下记忆，不会产生后期影响。然而有研究证实，疼痛和悲伤可以保持在小儿的记忆中，导致饮食、睡眠、觉醒状态稳定性等方面的紊乱。初步的研究甚至提示，早期的疼痛体验可能导致痛觉神经通路发育过程的改变，从而影响以后的痛觉体验。因此，即使很小的儿童也能感觉到疼痛并在较长时间内产生反应。不对这种减轻疼痛的需求进行处理会对儿童造成不合理的损害。

有些人认为疼痛有助于培养儿童勇气、自律、自强、自我牺牲等优秀品质。但是对于这些已经遭受疾病和痛苦的儿童，这种品质的培养在道德上是不适合的。出于培养性格的考虑而拒绝对儿童的疼痛进行治疗的做法忽视了儿童对减轻疼痛的现实需要。临床医生的道德责任在于尽力为患儿减轻痛苦，除非治疗的风险大于收益。但是有时也会出于经济情况的考虑而放弃疼痛治疗。

（二）对术后镇痛治疗并发症的忧虑

由于对镇痛药物的不良反应，如阿片类药物的呼吸抑制作用、成瘾性等的惧怕，小儿术后镇痛的安全性问题成为阻碍其发展的一大障碍。尽管在儿童术后镇痛的不良反应方面的争论不多，但当医生考虑这种风险是否大于减轻疼痛带来的益处时，会受到很多相关因素的影响。我们应当权衡风险和收益的关系，采取合理的治疗措施。

儿童在术后镇痛治疗中不会比成人更易出现呼吸抑制。在适当的监测和恰当剂量的应用的情况下，小儿呼吸抑制的发生率很低。而且当这种不良反应出现后，还可以通过使用阿片类药物的拮抗药来处理。但是在缺乏监测的情况下，阿片类药物可能会导致严重的并发症出现。考虑到这种风险，当我们做出治疗决定的时候，必须向家属告知这种潜在的风险，同时告知合理的镇痛治疗相对于对控制疼痛的不作为所带来的好处（较早的恢复、更好的睡眠、肺不张发生率的降低、减轻痛苦等）。

对镇痛治疗导致麻醉药成瘾的风险的高估反过来导致了对未经治疗的疼痛的危害性的低估。只要麻醉药物使用恰当，出现成瘾性的概率是很低的。关于儿童术后镇痛的研究已经发现，事变上不存在麻醉药物成瘾的风险。而且根据现有的知识，儿童不存在比成人更易于对阿片类药物成瘾的生理和心理学特点。

（三）对儿童疼痛评估的困难

临床上的决定通常会基于客观的数据。然而疼痛是一种主观体验，建立精确的定量评估方法较为困难。医生通常依靠行为的观察、对疼痛的特殊病理生理过程的认识和患自身的描述等方面来判断儿童对疼痛的体验。对小儿疼痛的治疗的缺乏表明这些评估方法有低估疼痛水平的倾向。导致这种错误的原因在于以为患儿对于特定的病理生理状况或疼痛刺激都会有相同的反应。儿童对疼痛的描述比成人存在较多不确定性。对儿童夸大疼痛程度的倾向的疑虑可以导致成人降低儿童的疼痛自我描述分数。

小儿疼痛的成功的预防和处理需要有可靠的评估技术。理想的心理测试工具要求具有可靠性、准确性、临床敏感性和实用性。自述评估可以说是评估技术的金标准，但它至少部分依赖于患者对疼痛的记忆，包括近期记忆和远期记忆。患儿倾向于低估他们的疼痛峰值，而高估他们的平均疼痛程度。但是多数学者认为，5 岁以上的儿童能够对自己的疼痛体验进行可靠的描述，当儿童对疼痛的描述和家长或医生的观察存在差异时，最好能以儿童的自我感受为参考。临床工作者应该相信儿童对疼痛的自我评估。脸谱评估法在术后疼痛评估中的应用得到肯定，它把皱眉、闭眼、张嘴、舌头紧张等各种特征脸谱与急性疼痛联系起来，这在 2~18 个月的小儿中能起到较好的评估作用，尽管在评估的精确度上有一定波动。

很多儿童在手术后很快出院，这就要求由家长去进行疼痛的评估和处理。这表明，术后镇痛的教育也是非常重要的。

二、儿童术后镇痛的临床方法

由于小儿在生理及心理上尚未成熟，因而在术后镇痛药物的应用途径及剂量、镇痛力法的选择上也与成人不同，但是追溯小儿术后镇痛技术的发展，同成人一样经历了由单纯间断肌注阿片类镇痛药物到静脉或其他胃肠外途径持续麻用阿片类药物、患者自控镇痛（PCA）、护士控制镇痛（NCA）、各种局部麻醉、非甾体消炎药的辅助应用再到多模式复合应用的平衡镇痛方式的过程。

（一）持续静注阿片类镇痛药

持续静注阿片类镇痛药可以提供比传统的间断肌注方式更为恒定的血药浓度水平。吗啡是较常用的阿片类镇痛药，对大于 1 个月的小儿，$10 \sim 30 \mu g /（kg \cdot h）$ 吗啡可以提供充分的镇痛效应，而且不良反应也不明显。大于 1 个月的足月产婴儿对吗啡的清除率与 1 岁以上的幼儿相当，而 1~7 天的新生儿对吗啡的清除率仅仅只有较大婴儿的三分之一，消除半衰期约为后者的 1 倍，因而输注的程度也应有所降低，一般降至 $5\mu g/$ (kg·h) 吗啡用于年纪较大的小儿其半衰期也至少 3 个小时，用于新生儿就更长，因此如果要通过加大静脉输注的程度来改善镇痛效果或碱性速度来消除不良反应，需要较长的时间，所以在临床上，如果出现镇痛效果欠佳时应及时给予负荷剂量，再调大维持量；而出现呼吸抑制时，应先停止用药直到不良反应消除再重新设置一个较低的剂量，通常改为原剂量的一半。纳布啡（nalbuphine）是阿片受体激动拮抗药，但其镇痛作用与吗啡相当，由于它主要激动 κ 受体，具有明显的镇静作用，也是小儿术后镇痛的常用药物。

阿片类药物镇痛效果较好，但是不良反应也较多，因此有时需要用各种方法减少它在平衡镇痛中的用量。

（二）持续硬膜外镇痛

在排除禁忌证的情况下，常规的区域阻滞是小儿术后镇痛的基本方法。尤其适于小儿腹部大手术，只要硬膜外导管的尖端位于合适的位置，低浓度的少量的局部麻醉药就可以产生良好的镇痛效果，也减少了局麻药中毒的危险及运动阻滞的程度。小儿硬膜外阻滞具有良好的血流动力学稳定性，尤其是在 7 岁以下的小儿，即便是高位胸段硬膜外阻滞也很少发生低血压。但是从小儿硬膜外穿刺的安全性出发，通常选用的穿刺点为 $L_{3~4}$。局麻药潜在的毒性反应，是小儿硬膜外给药中应注意的重要问题。持续硬膜外应用布比卡因时，其测得的血药浓度通常远远低于中毒浓度，但由于新生儿对局部麻醉药的清除较慢，持续应用布比卡因 6~12 小时后，体内的布比卡因开始蓄积，因而绝大多数专家认为新生儿硬膜外持续应用布比卡因的时间应限制在 24~36 小时以内。对于婴幼儿来说、单纯使用布比卡因即使镇痛效果完善，但由于缺乏镇静作用，患儿术后仍然存在一些小适，辅以小剂量的阿片类药物对患儿有益。且对于上腹部的大手术来说，放置在腰段的低位硬膜外导管若单独应用局部麻醉药即便加大剂量也难以达到良好的镇痛效果，反而会导致局麻药中毒的危险，合用少量水溶性的阿片类药物如吗啡可以完善镇痛效果。因为水溶性的药物的镇痛平面对穿刺部位的依赖性没有脂溶性的药物强，吗啡通过硬膜后在脑脊液中停留的时间较脂溶性的芬太尼要长，因而更容易向头侧扩散，使镇痛平面升高，但同时也带来一系列的不良反应，如呼吸抑制、恶心呕吐、皮肤瘙痒及尿潴留。也正是因为这种原因，对于镇痛平面要求比较低的手术，如下腹部、盆腔，尤其是下肢的骨科手术，合用较吗啡脂溶性高的芬太尼更为理想。

罗哌卡因复合阿片类药物硬膜外术后镇痛能达到良好的镇痛效果。运动阻滞程度的降低和安全范围的增大使这种局麻药成为硬膜外术后镇痛除了布比卡因以外的又一合适的选择。罗哌卡因可以增加小儿区域阻滞麻醉的安全性。然而它和布比卡因这一已应用于临床 20 年的药物在儿童中应用的比较的研究资料仍然不足。0.2% 的罗哌卡因似乎是小儿骶管阻滞镇痛的理想的药物，但是它在运动阻滞方面与 0.125% 的布比卡因仍有待比较。许多人在使用布比卡因时仍倾向于使用低浓度，而由于罗哌卡因相对于布比卡因毒性和效能较低，可以使用较高的浓度。有学者建议在罗哌卡因小儿术后镇痛中不应加用肾上腺素。

（三）骶管内镇痛

小儿骶裂孔体表标志明显，便于穿刺，因此骶管给药镇痛比成人常用，适用于小儿下腹部手术，可采用单次注射法或持续给药法，但是对于小儿下腹部小手术常使用单次注射法。

通常 0.75~1mL/kg 0.25% 的布比卡因可以提供达 T_{10} 水平的镇痛，可以满足下腹部、盆腔尤其是腹股沟区的镇痛要求。

尽管单纯 0.25% 的布比卡因的有效镇痛时间只有 4~6 小时，但若同时使用阿片类药物或其他非阿片类药物，可以明显延长其作用时间。曲马朵复合布比卡固骶管内镇痛能在不增加不良反应的情况下增加镇痛效果有研究证实，在疝修补术后骶管内单次注射 0.25% 的布比卡因 1mL/kg 复合曲马朵 1.5mg/kg 不仅可以明显延长单次注射局麻药的镇痛时间，而且避免了复合阿片类药物所产生的不良反应。儿童腹股沟疝修补术应用曲马朵 2mg/kg 骶管阻滞能产生与 0.03mg/kg 吗啡相似的镇痛效应。

在小儿骶管阻滞中常规使用。受体激动剂可乐定已经被广泛接受。有研究比较了 2μg/kg 可乐定复合 0.1% 罗哌卡因与单纯 0.2% 罗哌卡因骶管内镇痛的效果，发现前者的效能较高，而又不增加小儿术后的镇静深度。0.08~0.12μg/kg 的可乐定加入低浓度罗哌卡因连续硬膜外应用可以增加术后镇痛效果且不会造成过度镇静等不良反应。有学者对 46 例尿道下裂手术患儿进行骶管布比卡因阻滞复合可乐定骶管或静脉内使用对术后镇痛的影响的随机、双盲研究，结果发现，0.25% 布比卡因 0.5mL/kg 复合静脉或骶管内使用 2μg/kg 可乐定都能起到加强镇痛的作用，而且两种给药途径的效果相似。另外，通过对腹部手术患者硬膜外应用罗哌卡因复合吗啡或可乐定术后镇痛的比较，结果可乐定组的呕吐、瘙痒发生率低于吗啡组，但是前者的镇痛效果也不如后者。然而可乐定对于新生儿和小婴儿也许是不安全的，有报道，这种药物曾引起个两周岁大的新生儿的致命的呼吸暂停。

另外一些药物加氯胺酮、新斯的明等也已被用于骶管阻滞镇痛并取得了一定的效果。S（+）-氯胺酮 1mg/kg 骶管阻滞的术中和术后镇痛的效果与布比卡目无明显差别。S（+）-氯胺酮用于骶管阻滞能提供比肌注更好的术中和术后镇痛效果，但是两者吸收后的血药浓度相似。这些发现提示了小剂量氯胺酮在平衡镇痛中的应用价值。但是有研究发现，静脉注射氯胺酮并没有起到减少吗啡用量的作用，反而会增加幻觉等不良反应的发生率。新斯的明用于骶管阻滞在儿童尿道下裂手术中能产生与布比卡因相似的镇痛效应，而两者的复合物产生的镇痛作用则更强。新斯的明 20~50μg/kg 用于骶管阻滞可产生剂量依赖性镇痛效应，但是剂量超过 30μg/kg 时恶心呕吐的发生率增加。但是有研究发现，骶管内单次推注 1μg/kg 新斯的明并没有增加泌尿生殖系统手术的患儿术后镇痛的效果。

（四）周围神经阻滞

周围神经阻滞可以单独应用于术后镇痛，但通常是作为平衡镇痛的一种方法与全身给药联合应用。常用的方法有：髂腹股沟神经阻滞、髂腹下神经阻滞、坐骨神经阻滞、阴茎神经阻滞等适用于小儿下腹部、会阴部等部位的小手术。有学者对 25 例接受整形手术的患儿进行周围神经阻滞并放置导管，连接弹性镇痛泵进行术后镇痛，取得了良好的效果。连续髂筋膜间隙阻滞也能提供安全、有效的镇痛效果。

周围神经阻滞已经被广泛应用，它比中枢神经阻滞更能把镇痛局限于手术部位。这是一种比较安全的方法，但是也有发生并发症的报道，在小儿髂腹股沟神经阻滞中曾出现过穿破结肠的病例。利用周围神经阻滞进行超前镇痛未发现提高术后镇痛的质量或延长术后镇痛的时间，因而外周神经阻滞在超前镇痛方面的价值受到质疑。

（五）非甾体消炎药（NSAIDs）

通常非阿片类镇痛药是治疗中度以下程度术后疼痛的首选，这些药物没有阿片类药物常见的不良反应，如恶心呕吐、呼吸抑制。理想的镇痛治疗通常首选区域神经阻滞，但是局麻药的应用时间通常不会很长，而儿科门诊手术患者往往需要将镇痛治疗延续到出院后，这时候就需要继续给予辅助镇痛药物如 NSAIDs。

NSAIDs 现已广泛用于小儿各种手术的术后镇痛。NSAIDs 用于小儿时，胃肠道症状较成人少见，且安全剂量范围大，故在小儿镇痛时可以积极使用。日前常用的 NSAIDs 有对乙酰氨基酚、布洛芬及酮洛酸。

对乙酰氨基酚（即扑热息痛）在小儿小手术的术后镇痛中的应用已经成为一种安全的基本治疗措施。然而，如果按照传统的推荐剂量 20mg/kg 给药，常常不能很快达到满意的镇痛效果，20 世纪 90 年代后期，较高剂量（35～45mg/kg）的对乙酰氢基酚已被推荐用于门诊手术小儿直肠途径给药。但是使用的时机和途径需要根据不同的临床情况来决定。有些麻醉医生建议儿童手术无论术后是采用静脉应用阿片类药物还是硬膜外或其他局部麻醉技术进行镇痛，术前都可通过直肠给予对己酰氨基酚栓剂 40mg/kg，可以减少术后对镇痛药的需要量，延长作用时间。对乙酰氧基酚急性的过量用药可以造成严重的肝损害。但是如果剂量不超过每天 90mg/kg，并考虑到不同患者的特殊情况，这种药物造成肝毒性的危险非常小。酮洛酸是一种强效的镇痛药，其镇痛作用相当于中等剂量的阿片类药物，但是用于小儿大手术时仍然需要与阿片类药物合用，因此并不能完全取代阿片类药物。

NSAIDs 之所以能成为术后镇痛重要的辅助用药，成为平衡镇痛中最常用的药物，主要是因为它与阿片类药物具有协同作用，合用时可以减少阿片类药物的用量，加快其撤药过程，从而降低其不良反应，如呼吸抑制、恶心、呕吐、皮肤瘙痒、尿潴留等的发生率。有研究表明，腹部手术使用酮洛酸行术后镇痛的患者比使用芬太尼的患者胃肠道功能恢复较快。

（六）儿童患者自控镇痛（PCA）

患者害怕疼痛，担心忙碌的医生护士们不能及时的为他解除疼痛，医生和护士畏惧疼痛治疗带来的呼吸抑制，而患者对镇痛药的需求量个体差异很大，这给术后镇痛带来了难题，PCA 在一定程度上解决了这些问题。由患者自己控制用药量达到自己满意的镇痛水平，实现剂量的个体化，既保证了镇痛效果，又减少了不良反应的发生。PCA 最初在成人中应用，现在已经成为儿童术后镇痛的常用方法。连续背景输注在儿童中经常应用，它可以增加镇痛效果，也有增加恶心呕吐、呼吸抑制等不良反应的可能性。术后镇痛的常规监测包括呼吸频率、氧饱和度和镇静程度的测量。镇痛效果的评估可以通过自我描述、视觉模拟量表、脸谱法等方法进行评估，而且最好能在安静和活动的状态下分别进行评估。在 PCA 中恰当的参数的选择如单次给药剂量、时间和剂量限定、背景输注速度可能比阿片类药物的选择更为重要。而且相对于镇痛效果而言。阿片类药物的选择依据更应基于不良反应的考虑。PCA 概念在儿童中的应用不断得到发展，出现了患者自控硬膜外镇痛（PCEA）、皮下 FCA、鼻内PCA 等不同的使用方法。PCA 在适当的监测的基础上使用，是一种能够广泛接受的技术，它已被看做是年龄大于 5 岁的儿童术后镇痛的标准方法。

PCA 对于年龄大于 5 岁的小儿来说比持续恒速给药更为安全、有效。Antok 等对 48 例整形手术儿童患者进行了 0.2% 罗哌卡因 PCEA 和连续硬膜外镇痛的比较，发现两种方法都能提供有效安全的镇痛，但是使用 PCEA 的患儿的药物消耗量减少了 50%。

要使 PCA 更为有效首先应确立患儿对这种镇痛技术的信心，其次可以适当联合应用一些非阿片类镇痛药如非甾体消炎药，而且术后在进行可能会引起疼痛的操作如更换敷料前应追加一次自控量的阿片类药物。

护士控制镇痛（NCA）甚至家长控制镇痛也在开展，对于年龄小于 5 岁及不能合作的小儿，可以采取护士或家长控制镇痛的方法，但是其效能和安全性需要得到进一步验证。这种方法大多使用较高的背景输注速度［可以用到 $20\mu g/$（$kg\cdot h$）］及较长的锁定时间，通常约 30 分钟。家长往往低估小孩的疼痛程度，经常出现给药不足的情况。

三、小儿术后镇痛的监测与评估

完善而安全的镇痛不仅有赖于先进的技术方法的应用，更需要准确的疼痛评估、严密的观察和及时有效的处理。小儿术后镇痛的监测与评估包括两个方面的内容：一是对镇痛效果做出客观的评价，二是密切观察患者，及时发现并处理术后镇痛的不良反应。

大于 5 岁的小儿可以自己描述疼痛的程度，大于 2 岁而小于 5 岁的小儿虽然不能准确地描述疼痛，但医护人员可以通过小儿的行为反应，从有无哭闹、面部表情、语言、体位、触摸伤口的表现、腿部的运动来判断小儿有无疼痛、镇痛效果如何。小于 2 岁的婴幼儿既不能自己表达疼痛，行为反应与疼痛评分的相关性也较差，只能通过生理反应如心率的快慢、脉搏氧饱和度的高低、有无出汗来评价疼痛。如果疼痛评分仍然较高，说明镇痛效果欠佳，一定要做出迅速有效的处理。

在使用阿片类药物时必须牢记，所有的阿片类药物的镇痛效果与呼吸抑制作用就像一对孪生姐妹，满意的镇痛通常会伴随一定程度的高碳酸血症，将阿片类药物对呼吸的影响控制在可以接受的水平同时又保证良好的镇痛效果，有时需要复合其他药物。持续硬膜外镇痛如果加用了水溶性的阿片类药物，也应加强监测。所有的小于 1 岁的婴幼儿行持续硬膜外镇痛时都应有电子监测系统进行持续监测。

四、小儿术后镇痛的并发症

小儿术后镇痛的主要并发症如下。

1. 恶心呕吐　阿片类药物吗啡、芬太尼等都有致呕吐的作用，在术后镇痛中降低这类药物的用量可以减少恶心呕吐的发生率。5-羟色胺受体拮抗剂格雷司琼等有助于预防术后的恶心呕吐。中度以上恶心呕吐且反复无间歇期应通知医生处理。

2. 瘙痒　这种并发症也与阿片类药物的应用有关，有研究表明，硬膜外乐定术后镇痛的瘙痒和恶心呕吐的发生率都比应用吗啡时低。轻微者无须处理，瘙痒影响睡眠应处理，难以忍受时需要纳洛酮拮抗。

3. 低血压　最常见原因为低血容量，其次为血管扩张，术后镇痛患儿两者可能同时存在。血压降低幅度超过术前 10% 可通过快速输液纠正，超过术前 15% 以上应及时通知医生查看，对因处理，必要时请麻醉科协助处理。

4. 呼吸抑制　呼吸频率低于 $10\sim12$ 次/分，皮肤发绀为呼吸抑制表现，应予吸氧，及时请麻醉科处理（纳洛酮拮抗），必要时气管插管。

5. 过度镇静　镇静水平高，易出现呼吸抑制与呕吐误吸，应减少镇痛药剂量或暂停输入。长时间不清醒或镇静加重应请麻醉科会诊。

五、儿童术后镇痛进展及展望

（一）平衡镇痛和超前镇痛的概念和应用

平衡镇痛是给予不同种类镇痛药作用于不同系统来减轻围术期疼痛的一种综合性镇痛措施，其优点是提高镇痛效果，降低不良反应的发生率。它可以联合应用局麻药，阿片类药物、NSAIDs 来达到消除疼痛的目的。这种概念已经被广泛接受。痛觉的传导可以通过以下药物在不同的作用部位进行阻断非甾体消炎药、甾体类药物或阿片类药物作用于外周伤害性感受器，降低其对伤害性刺激的敏感性；局部麻醉药在外周、硬膜外腔或蛛网膜下腔作用于传入神经通路；阿片类药物作用于脊髓或脊髓以上中枢的阿片受体。对于儿童的大手术，联合应用多种方法的平衡镇痛不仅可以达到最佳的镇痛效果，而且可以使不良反应的发生率减至最小。对于门诊的儿童小手术，可以采取以下的方法使术后镇痛做到安全有效：术前口服 NSATDs，术始行局部神经阻滞及手术切口浸润麻醉，术中少量辅以阿片类药物，术后使用 NSAIDs 栓剂。术后患者疼痛的程度因手术的部位、手术的大小而有所不同，而这种根据手术的部位及大小联合使用作用部位及机理各不相同的药物和方法的平衡镇痛方式，不仅可以使镇痛效果更为确切、更为完善，而且可以减少各种药物的剂量，减少其不良反应。

超前镇痛在成人疼痛治疗中是一个有广泛争议的课题，但它在儿童中的研究较少。在损伤发生前给予镇痛在理论上能通过对疼痛传入中枢的阻断而对术后疼痛起到超前抑制的作用。目前没有确切的证据证实术前应用 NSAIDs 能起到超前镇痛的作用，考虑到达类药物的潜在的不良反应如肾功能损害、呼吸紊乱，它的术前应用应只限于短小手术。

（二）小儿术后镇痛方法和药物的研究进展

用于小儿术后镇痛的药物和方法很多，近年来的研究在术后镇痛中对乙酰氨基酚的应用、可乐定等药物在骶管内镇痛中的使用、罗哌卡因在区域阻滞镇痛中的效能和安全性问题、儿童 PCA 的应用、周围神经阻滞的术后镇痛效果等方面取得了较多的研究进展这些临床研究对于减少传统的阿片类药物在术后镇痛治疗中的用量、提高小儿术后镇痛的安全性等具有重要的意义。

如今，小儿术后镇痛的发展已经由传统的肌肉注射阿片类药物发展到持续静脉泵入阿片类药物或非甾体消炎药、局部或区域阻滞麻醉、患者自控镇痛及多模式的平衡镇痛阶段。近年来在小儿术后镇痛药物和方法方面的研究进展为这种平衡镇痛的实施提供了更好的技术支持。

（三）小儿镇痛治疗的展望

小儿疼痛的研究是一个持续发展的领域。麻醉医生在对这个问题的研究方面起主导作用，同时护士和儿科医生也起了非常重要的作用。尽管我们在过去 20 年里取得了较多的进展，但是仍然有很多方面有待于研究，麻醉医生的知识有待于更新。除了研究和熟悉药物的应用外，麻醉医生必须认识到疼痛评估和处理技术的重要性。

目前在儿童疼痛处理上有很多指导资料，但是这些指南并不一定能改变临床医生的医疗行为。因此有时需要管理部门的干涉。比如，医院可以把这些评估和治疗方案纳入医疗质量控制体系中。为了达到减轻儿童疼痛的目标，必须在各学科之间进行协调。

所有的医疗工作者都应该关注这一领域的技术研究进展。儿童疼痛的评情和治疗是儿科医疗工作的重要内容。对疼痛的恰当的治疗是道德的、标准的医疗实践的重要组成部分。我们有责任把最好的研究成果传授给临床医生和患者家属，并改进医院的医疗常规和实践，以期对儿童的疼痛进行可靠的预防、正确的评估和迅速的处理。

（石　慧）

第五节　癌痛的治疗

药物治疗是解除癌痛的主要手段，正确选择药物，合适的给药途径，个体化的正确剂量，规律性的间隔时间等是癌痛药物治疗的重要原则，按此原则进行治疗，镇痛有效率应当是相当高的。

一、癌痛的治疗原则

应用镇痛药物治疗癌痛，世界卫生组织提出了以下的原则。

（一）个体化原则

镇痛药物的剂量应因人而异，每个患者的有效镇痛剂量具有很大的差异。镇痛药物的合适剂量应保证在一定时间内达到镇痛效果，最好能维持 4 小时以上。根据首次剂量的效果，可增加镇痛药物的剂量。吗啡等强效阿片类药的剂量可以不受限度地增加。大多数患者每 4 小时仅需要吗啡 30mg 或更少，少数患者则需要吗啡 200mg 以上。

（二）最好采用口服给药

口服给药不需要别人的帮助，比较方便。有规律地口服吗啡已成为治疗慢性癌痛的主要手段。

（三）积极治疗失眠

疼痛经常在夜间加重，干扰患者的睡眠。这种情况可导致患者身体衰竭。夜间应用较大剂量的强效阿片类药物，可延长镇痛作用时间并使患者安睡。

（四）必须系统处理不良反应

强效阿片类药物的常见不良反应如便秘，恶心及呕吐，应给予镇吐药物和缓泻药物。几乎所有使用强效阿片类药物的患者均需应用缓泻药物，大部分患者需用镇吐药物。长期服用强效阿片类药物者，很少发生需要处理的呼吸抑制。

（五）仔细观察治疗效果

癌痛患者接受镇痛药物治疗时，无论采用哪种镇痛药物，都需要仔细地进行观察，以取得最好的治疗效果和最少的不良反应。在药物治疗的初期就应了解镇痛效果，并定时总结。当疼痛的性质发生变化时，应重新对疼痛进行评估，以此作为改变用药剂量与时间间隔的依据，而不是盲目的增加药物用量和缩短给药时间。

（六）掌握癌痛的性质

俗话说"对症下药"，治疗癌痛也不例外。要了解癌痛的性质及其社会的、家庭的和精神心理影响因素。判别癌症的各种疼痛综合征，骨痛包括脊柱、颅骨、骨盆和长骨；神经痛，有脑神经、周围神经、神经丛、脊髓受压以及脑膜受侵；内脏痛分空腔脏器痛和实质脏器痛；此外还有软组织受累的疼痛。其疼痛的性质及其伴随症状各异。治疗医师必须仔细检查区分癌本身引起的疼痛，其他治疗引起的疼痛（如手术、化学治疗等），并发症引起时疼痛（褥疮、感染），还是其他与癌症无关的疼痛。还要鉴别局部疼痛抑或牵涉痛，是周围神经痛或是神经丛与脊髓受侵的疼痛，持续性痛还是阵发性痛等，以及疼痛加重和缓解的因素有哪些。这是选择不同镇痛措施的基础。

二、给药途径的选择

给药途径是影响药物生物利用度的重要因素之一，由于各给药途径的生物利用度不同，所以产生的镇痛效果、维持时间、起效时间和使用的难易程度均不同。合理选择给药途径是提高和改善镇痛效果的因素之一。

（一）口服给药

口服给药是癌痛治疗的首选给药途径，患者可以自己服用，方便安全，剂型有片剂、胶囊、控释片和液体制剂。由于剂型和药物种类特性的不同，药物在肠道的吸收特性亦不同，并存在首过效应。即药物吸收后先经过肝脏代谢破坏，然后部分药物进入血液循环产生相应的药理作用。该给药途径主要适用于可以口服用药，并且不需要即刻镇痛的患者。

（二）舌下含服给药

口腔黏膜有丰富的淋巴管和血管，药物吸收后直接进入体循环，因此避免了药物的首过效应，对生物利用度差的药物具有重要意义。目前有丁丙喏啡，丁丙诺非等舌下含片供临床使用。另外吗啡、美沙酮也可以舌下含服给药。

（三）直肠给药

可以用于不能口服用药的患者，效能与口服给药基本相同或更好，是替代口服给药的途径之一。直肠的吸收面积小，吸收后的药物有部分直接进入体循环，吸收率取决于直肠内有无粪便，药物在直肠内的位置（越接近直肠壁则越利于吸收）。

（四）皮下途径

皮下给药可不经过肠道，无药物的首过效应，摄入吸收的时间较口服用药方式明显缩短，镇痛作用产生快，生物利用度高，是患者自控镇痛（patient controlled analgesia，PCA）常用的给药途径之一。有资料表明，皮下给药具有静脉给药方式80%的效能。主要用于胃肠道功能障碍，顽固性恶心呕吐，严重衰竭需要迅速控制疼痛的临终患者。

（五）肌内注射

由于使用中有疼痛而且吸收也不可靠，血药浓度波动大，加快了患者对吗啡类药物耐受性的出现，镇痛效果不稳定，维持时间不可靠，仅用于急性疼痛时临时镇痛，临床不推荐用于长期的癌痛治疗。

（六）静脉给药

静脉给药是最有效的用药方式，给药后即刻产生镇痛作用。目前国内外多采用中心静脉插管或预埋硅胶注药泵，以连续静脉滴注或间断静脉推注的方式控制疼痛，其优点是血浆药物浓度稳定，镇痛效果可靠，可控制其他用药无效的疼痛。但有文献报道，患者对反复推注吗啡镇痛作用有明显的耐药性，而连续静脉滴注镇痛的方法可以推迟耐药性的出现。以往由于技术的原因，为保证患者的安全，静脉注射药物大多在住院患者中使用。随着 PCA 技术的推广和发展，家庭治疗的癌痛患者，也可以使用 PCA 泵，经静脉途径给药，安全地进行镇痛治疗。

（七）经皮吸收给药

经皮吸收给药是使镇痛药物透过皮肤，通过扩散作用进入皮下的微血管发挥镇痛效应。目前国内外仅有芬太尼透皮贴剂供临床使用。芬太尼透皮贴剂采用先进的控释技术，持续 72 小时释放药物，在初次用药时，一般在 12 小时左右达到有效血浆药物浓度，可用于疼痛相对稳定，不能口服用药的患者。

芬太尼透皮贴剂的优点是使用简单有效，对人体无创伤，血浆药物浓度稳定，透皮吸收后经血液循环到达中枢神经发挥药效而无首过效应，不良反应略低于口服吗啡片剂。

（八）鼻腔给药

该方法是采用芬太尼定量喷雾器在鼻腔喷洒用药，经鼻腔毛细血管吸收，达到控制疼痛的目的，但目前很少用于癌痛患者，主要是用于手术后镇痛治疗。

（九）硬膜外间隙和蛛网膜下隙给药

在脊髓后角存在高密度的阿片受体，这是在脊髓应用阿片类药物的理论基础。与常规给药途径相比，具有给药量小，作用时间长的特点。但若使用时间过长，容易产生耐药，并存在瘙痒，尿潴留和呼吸抑制等问题。硬膜外间隙给药时，还存在长期保留的硬膜外导管容易脱落，污染，硬膜外间隙脓肿和长期使用产生吗啡耐药等问题。

（十）脑室内注射

适用于全身多发性癌痛患者，与内分泌相关的癌症治疗效果更好，但安装脑室导管需较为复杂的穿刺，患者的管理需要更高的要求，目前尚不成熟。

三、三阶梯方案控制癌痛

癌痛的治疗必须建立在确切的诊断基础上。在正确评估疼痛的病因及性质后，首选药物三阶梯方案镇痛。

（一）首选药物——非阿片类药物（第一阶梯）

非甾体消炎药　如阿司匹林、对乙酰氨基酚（paracetamol）、双氯芬酸等。

1. 药理学作用　非甾类抗炎药主要针对轻度和中等度的周围性癌痛。这类药物的作用机理主要是影响胞质分裂和超氧化物基团的产物、嗜中性粒细胞的数量、黏附力和细胞膜的活力。另外，通过抑制环氧化酶而抑制花生四烯酸转换成前列腺素中间递质，从而减少前列腺素的合成。水肿细胞释放的前列腺素，在损伤时作为炎症递质进入组织内，能引起痛觉过敏。可以推断，这类药物是通过阻断前列腺素的合成而抑制炎症，达到镇痛效果。对于骨转移性癌痛常能镇痛。同时尚有解热抗炎等作用。这类药物对骨膜受肿瘤机械性牵拉，肌肉或皮下等软组织受压或胸腹膜受压产生的疼痛也有效。

这类药物最常见的毒不良反应有胃肠道溃疡、出血及出血时间延长，少见的有肝、肾、骨髓的毒性反应，也有变态反应，轻者鼻炎、荨麻疹，重者低血压、休克。应用这些药物时，出现不良反应的频率和严重性也有不同，如水杨酸钠、水杨酸镁、水杨酸胆碱不会抑制血小板，也很少引起胃肠道并发症。而吲哚美辛可损害血小板功能，常出现胃肠道并发症，并可能出现中枢神经系统不良反应（包括头痛、眩晕和紊乱），因而大多数胃肠系统、中枢神经系统疾病和精神病患者禁用此药。

2. 常用的药物

（1）阿司匹林：是非阿片类镇痛药物中最为古老的药物，用于治疗各类疼痛性疾病已有100年的历史。目前多与其他镇痛药物制成复合剂。胃肠道功能紊乱是其主要的不良反应，少数患者可发生变态反应。其镇痛机理是通过抑制环氧化酶和酯氧化酶，减少前列腺素的生成，减少炎症，达到外周镇痛的作用。阿司匹林并不能够抑制已经释放前列腺素的作用。

阿司匹林在胃和小肠吸收迅速，大约2小时达峰血药浓度。肝脏对阿司匹林的代谢能力有限，剂量≥1g时血中水杨酸浓度会急剧增高，可出现中毒症状。不良反应以胃肠道症状最为多见，可出现上腹不适、恶心呕吐、严重者可以引发胃肠道出血。小剂量阿司匹林即可抑制血小板聚集，有出血倾向的患者在应用阿司匹林时应特别注意此问题。

目前已经有阿司匹林新型制剂用于临床，如卡巴匹林钙、赖氨酸阿司匹林、精氨酸阿司匹林等，具有使用方便、不良反应较低等特点。阿司匹林：250~1 000mg，血浆半衰期0.25小时，血浆峰值作用时间为2小时，每4~6小时1次，总量为4g/d。

（2）对乙酰氨基酚：本品又名扑热息痛，是非那西汀的体内代谢产物。口服吸收迅速而完全，30~60分钟达峰血药浓度，主要在肝脏内代谢。其解热镇痛作用强度与阿司匹林相似，抗炎作用较弱，无抗血小板的作用，胃肠道反应小。一般患者对药物的耐受性较好，最严重的不良反应是肝脏损伤，尤其是肝脏疾病的患者更容易发生，应用过量可以导致急性重型肝炎。

本品的最大剂量为4g/d，常用方法是每次500~1 000mg，每6~8小时服药1次，总剂量不超过4g/d。剂量超过1 000mg后，镇痛作用几乎不增加。对乙酰氨基酚是临床常用的镇痛药物，一般常与可待因制成复合剂使用，如氨芬待因、路盖克等。

（3）吲哚美辛：是人工合成的吲哚衍生物，口服吸收迅速而且完全，3小时达到峰血药浓度。直肠给药比口服给药达到峰血药浓度的时间短，但浓度低。血浆半衰期为2~3小时，主要在肝脏内代谢。吲哚美辛是最强的前列腺素合成酶抑制剂，有明显的抗炎解热作用，癌性发热也有效。

常规剂量是25~50毫克/次，3次/天。在用药患者中35%~50%将发生不良反应，约20%需要停药。主要的不良反应是胃肠道反应、中枢神经系统反应、可使白细胞减少等。在临床不作为首选用药，且不作为长期用药。吲哚美辛缓释肠溶片能够减少胃肠反应等不良反应，增加患者的耐受性。

（4）布洛芬：是苯丙酸的衍生物，口服吸收迅速，1~2小时达到峰血药浓度。在肝脏内代谢，从肾脏排泄。布洛芬是有效的前列腺素抑制剂，具有抗炎、解热和镇痛的作用。布洛芬400mg的镇痛效能相当于阿司匹林650mg，常规用药量是200~400毫克/次，每日总量3 200mg以下。5%~15%服用布洛芬的患者出现胃肠反应，较阿司匹林或吲哚美辛不良反应小，患者耐受性好。临床试验表明，布洛芬200mg比对乙酰氨基酚650mg更有效。

（5）双氯芬酸：是新型强效抗炎镇痛药物，可口服、也可制成乳剂外用于痛处。双氯芬酸的主要不良反应是胃肠道反应，发生率为5%~25%，15%患者转氨酶上升，注意肝功能测定。

（6）萘普生：是长效抗炎镇痛药物，每日仅需服药 2 次。该药吸收迅速而完全，尤其是以钠盐的形式给药时，出现镇痛作用更快。服用萘普生时胃肠道不良反应较轻，但患骨髓瘤的患者，在短时间服药后可以发生肾衰竭。

（7）新型非阿片类镇痛药物：非阿片类镇痛药物具有抗炎镇痛作用，同时不良反应也多与抑制环氧化酶（COX）、减少前列腺素合成有关。COX 有两种异构体，COX_1 催化产生基础前列腺素，维持消化道、肝、肾和血小板的正常功能；COX_2 产生炎性前列腺素，介导疼痛和炎症。新型药物仅抑制 COX_2，减少了不良反应，提高患者的耐受性。目前国内上市的药物有塞来昔布（celecoxib）、罗非昔布（rofecoxib）等。

（二）弱效阿片类药物——第二阶梯

适用于非阿片类药物不能达到满意镇痛的患者。临床主要应用可待因、曲马朵和右丙氧酚，前者效果更好些。

1. 可待因　是阿片中的天然成分，其镇痛效能是吗啡的 1/10～1/12。可待因是弱效阿片类药物的典型代表，主要用于轻度至中度的镇痛。可待因口服吸收良好，生物利用度平均大约为 40%，与吗啡相似。目前在临床上常常使用的非管理的药物如氨芬待因、路盖克等均为可待因与对乙酰氨基酚的复合剂。可待因的不良反应与吗啡类似，最常见的不良反应是便秘，但较吗啡轻。恶心呕吐较少见。正常使用可待因很少发生呼吸抑制。

目前推荐将可待因 30～130mg 与阿司匹林 250～500mg 或对乙酰氨基酚 500mg 联合应用，4～6 小时服 1 次。因为可使可待因的镇痛作用明显增强。

2. 右丙氧酚　50～100mg，每 6 小时服 1 次，也可与阿司匹林或对乙酰氨基酚联合应用。

3. 曲马朵　曲马朵是一种人工合成的中枢性镇痛药物，其对中枢的阿片受体具有较弱的亲和力，另外通过抑制脑内单胺递质的重摄取和激活脊髓内的胆碱能神经系统发挥镇痛作用，曲马朵的镇痛效果是复杂的综合作用的结果。口服吸收良好，生物利用度为 70%～80%，肌注用药的效价大约为吗啡的 1/10，与哌替啶相仿，口服用药一般按吗啡的 1/10 效价使用，但曲马朵的生物利用度高些，有文献认为可以按吗啡的 1/4 效价使用。临床治疗剂量多不引起呼吸抑制，镇咳作用是可待因的 1/2，一般不引起药物的耐受性和依赖性。每次口服 50～100mg，每日 3 次，也可与阿司匹林或对乙酰氨基酚联合应用。

（三）强效阿片类药物——第三阶梯

强效阿片类药物是治疗中度和重度癌痛的主要方法，是在弱效阿片类药物与非阿片类药物（或并用辅助药）镇痛差时所选用的第三阶梯治疗药物。采用此种药物的大多数患者镇痛效果满意，但由于易产生身体对药物依赖性和耐药等问题。前者是连续用药后不能停药，迅速停药则产生明显的戒断症状；后者则是重复用药的效果逐渐降低，必须不断增加剂量，才能维持一定的镇痛作用。

强效阿片类药物的应用要考虑到许多因素，如年龄、性别、全身情况，癌的类型及疼痛严重和广泛程度等。药量个体差异很大，通常建议由小剂量开始，根据临床经验增至适宜剂量。

1. 口服吗啡　患者最易接受，且可避免注射给药的痛苦，特别是可以自己服用，可不依靠他人。吗啡剂量的个体差异很大，从 5mg 直至 200mg 不等。每 4 小时服用 1 次，通常可从 5mg 开始，个别患者可用 10mg 或更多些。如果首次用量后患者已完全镇痛且嗜睡，则第 2 次可减量。反之镇痛不满意，第 2 次可加量或缩短间隔给药时间。吗啡缓释片可每 12 小时服用 1 次。

2. 芬太尼缓释透皮贴剂（transdermal fentanyl，TDF） 为芬太尼的一种新制剂，商品名为多瑞吉（Durogesic）。TDF 由芬太尼加透皮释放系统（transdermal therapeutic system，TTS）组成。TDF 贴于皮肤后，芬太尼首先在表皮层存储，然后经过真皮层微循环到达全身，在皮肤中不发生代谢损失。贴用 TDF 后，大约 2 小时血浆中即可检测出芬太尼浓度（0.2ng/mL），此后血药浓度缓慢上升。8~16 小时后达峰血药浓度，出现最充分的临床效果。有效血药浓度一般可维持大约 72 小时。芬太尼在肝内代谢，其代谢产物正芬太尼无生物活性。

TDF 用于癌痛治疗，对原来使用口服吗啡的患者转换为 TDF 治疗，取得满意疗效。各国学者对 TDF 的效果、安全性、不良反应进行了大量研究，证明其用于癌痛患者安全有效；TDF 血浆浓度稳定后，患者用于急性爆发痛的临时救援药物总剂量相差不多。TDF 长期用于癌痛治疗有效，可作为 WHO 第三阶梯的镇痛药物。

TDF 引起的不良反应较口服吗啡所引起的轻。TDF 较口服吗啡有较少的胃肠道反应（恶心、呕吐和便秘）以及患者有较好的警觉性和睡眠质量。

3. 丁丙诺啡 是天然阿片生物碱蒂巴因的衍生物，是 μ 型阿片受体激动剂、拮抗剂，由于对 μ 型阿片受体的结合力强，大约是吗啡的 50 倍，可置换结合于 μ 型阿片受体的麻醉性镇痛药物，从而产生拮抗作用。同时丁丙诺啡是部分 μ 型阿片受体激动剂，镇痛作用强，是吗啡的 30 倍（0.3mg 相当于 10mg 吗啡的镇痛作用），而且从 μ 型阿片受体释放慢，作用持续时间长（7~8 小时）。

丁丙诺啡主要在肝脏代谢，首过效应明显，所以不能口服用药，临床大多使用注射剂，近年来也有口含片用于临床镇痛治疗。丁丙诺啡属长效强效镇痛药物，肌内注射的剂量为 0.15~0.3mg，每 6~8 小时 1 次，肌内注射后大约 1 小时达到峰值。口含的剂量为 0.2~0.6mg，每 6~8 小时 1 次，用药峰值时间明显延长 2~3 小时。应注意丁丙诺啡禁止与吗啡联合使用。

4. 美沙酮 是一种合成的阿片类药物，虽然在药物结构上与阿片类药物不同，由于其空间结构上的相似，所以可产生与吗啡相似的作用。美沙酮连续给药 3 天，在体内脏器的分布达到饱和，血药浓度趋于平稳。长期用药的患者要注意蓄积中毒的问题，尤其是老年人和肝肾功能减退的患者，除减量给药外，更应注意随用药时间的延长，逐步降低用药量，减少给药次数。

5. 羟考酮 是一种半合成的蒂巴因衍生物，临床上应用已多年，常与非甾类药物制成复方镇痛剂，由于非阿片类药物成分的潜在毒性作用，限制了羟考酮的使用量。目前认为单独使用羟考酮是强阿片类药物的有效替代药。其血浆半衰期是 5 小时，为吗啡血浆半衰期的 1 倍。近年来国外渐渐广泛使用该药治疗剧烈癌痛。

羟考酮是阿片受体的纯激动剂，药理作用与吗啡相似，镇痛作用强度与吗啡相等或更高，镇痛作用无封顶效应。口服羟考酮的生物利用度为 60%~87%，在肝脏中的首过代谢较少，故口服用药更为经济和有效。镇痛疗效确切可靠，适用于各种中重度癌症疼痛。

6. 哌替啶　又名杜冷丁，是一种人工合成的阿片类药物，镇痛效能是吗啡的 1/10。所有给药途径均可吸收。哌替啶是我国几十年来最为常用的药物，受传统观念的影响，很多患者和家属错误地认为，癌症剧烈疼痛的有效镇痛药物是哌替啶，应在临床工作中注意纠正这一错误观念，合理使用镇痛药物。

哌替啶与单胺氧化酶同时使用时，能引起兴奋、谵妄、惊厥及呼吸抑制，注意避免同时使用。对于慢性癌痛应首选其他药物，少用或不用哌替啶。

四、三阶梯治疗中的辅助药物

癌痛患者所面对的是"全方位疼痛"，诸如：社会地位的变更、职业职务的改变、在家庭中的作用、某些头面部癌瘤造成的毁容、对治疗效果的疑虑、失望甚至轻生、临终的恐惧以及对亲朋的安排等的忧郁、焦虑甚至愤怒。

辅助药物当然就意味着不是常规的用药，应当是有选择性的视患者特殊需要的用药。这种药物本身不是镇痛药物，但可辅助治疗某种癌痛，或针对治疗癌痛过程中的某些不良反应。如激素可减轻癌瘤周围组织的炎性水肿从而减轻癌痛。苯二氮䓬类药物和布洛芬类药物可解除横纹肌痉挛。东莨菪碱或氯苯酰胺可抑制肠痉挛。抗生素能减轻继发感染的疼痛。抗惊厥药物有时对稳定神经受压造成的疼痛有益。抗抑郁药物能解除忧虑和抑郁而增强镇痛效果。

五、癌痛的放射疗法

癌痛不仅使患者极端痛苦，而且也是导致患者死亡的重要因素之一。虽然药物治疗是主要的癌痛治疗方法，但是有些癌痛则必须考虑包括放射治疗在内的特殊治疗方法。放射治疗主要是针对癌痛进行的特殊治疗，可单独应用也可配合应用。

骨浸润的癌痛较为常见，放射治疗对组织学上转移瘤的疼痛比较有效。对最常见的乳腺癌、肺癌、前列腺癌、甲状腺癌及骨髓瘤等的骨转移瘤缓解疼痛率可达 80% 以上。骨转移癌患者发生病理骨折均有疼痛，条件允许时应实施手术行内固定，手术后局部再行放射治疗。放射治疗是头颈部癌症主要的根治方法，即使是相当晚期仍可采用大剂量放射治疗，因为如果不控制肿瘤的增长，癌瘤发展起来要比大剂量放射治疗反应更为痛苦。

无论是原发肿瘤或是继发肿瘤，由于其在颅内的部位不同，所产生临床症状与体征也各异。如果幕上肿瘤很大，或阻塞了脑脊液，即可使颅内压升高而产生高颅压性头痛。因此，无论原发性脑肿瘤的根治或脑转移瘤的姑息治疗，放射治疗均有其实用价值。

皮肤受癌瘤侵蚀后可因继发性溃疡或感染而引起疼痛，如乳腺癌局部浸润可腐蚀皮肤、破溃、恶臭，除对患者精神的巨大刺激外，常伴有明显的疼痛。要结合患者的全身情况和肿瘤局部病变合理地选择手术疗法、放射治疗、化学治疗和激素疗法。除非患者极度衰弱，均应首先设法控制局部病变。

六、癌痛的化学治疗

化学治疗是癌瘤的主要治疗方法之一，不同的癌瘤对化学治疗的反应不同，化学治疗后 1~3 月内肿瘤完全消失称完全反应率，消失 50% 以上称部分反应率。完全反应率的肿瘤包括非霍奇金淋巴瘤、卵巢肿瘤、乳腺癌和小细胞肺癌等。这些肿瘤引起的癌痛也均可采用化学治疗缓解，尤其是当局部姑息性放射治疗无法缓解的多部位疼痛，可考虑化学治疗。但选用化学治疗时应权衡其全身毒作用与治疗作用的关系。

动脉内注射 5-氟尿嘧啶和氨甲蝶呤对癌痛具有较好的治疗效果，例如 60% 肝癌患者的症状有缓解。头颈部癌痛也有效，但并发症的发生率较高，如造成动脉栓塞等，故未能广泛应用。肢体黑素瘤采用游离肢体化学治疗灌注，认为既无全身毒性作用又有较好的局部作用。同时可将灌注液加热以提高治疗效果。

七、癌的激素疗法

早已认识到，晚期乳腺癌患者应用激素治疗具有与卵巢切除相同的作用。前列腺癌应用外源性雌激素治疗的作用亦已受到人们的重视。其他癌瘤也有类似情况，对激素治疗有反应。应用激素治疗可使原有的内分泌功能丧失，称为该脏器的药物性脏器切除。因此，卵巢、肾上腺、垂体等这些内分泌器官可以应用相应的激素行药物性切除。氨基苯乙哌啶酮能阻滞肾上腺激素的合成，故也曾有人用于药物性肾上腺切除。

一般来讲，不同的癌瘤对不同的激素治疗有反应。例如，乳腺癌对多种激素有反应，包括雌激素、雄激素、抗雄激素、孕激素、氨基苯乙哌啶酮、皮质酮、卵巢切除，肾上腺切除及垂体切除等。前列腺癌对雌激素、抗雄激素、睾丸切除及垂体切除有反应。子宫内膜癌、肾癌和卵巢癌等对孕激素有反应。甲状腺瘤对甲状腺激素有反应。淋巴瘤和白血病对皮质激素有反应等等。因此，对癌痛所使用的激素治疗也即上述的种种激素，在应用时外源性的激素水平必须超过内生激素的浓度。毫无疑问，在应用激素治疗的过程中，肯定会引起体内内源性激素分泌的复杂改变。

八、神经外科手术控制癌痛

这是一种不得已的神经外科破坏性手段。从神经松解术、经皮或开放脊髓前侧柱切断术以及立体定向中枢神经的烧灼术等，也提供了癌痛镇痛的一种办法。但是，必须由丰富经验的神经外科专家实施。由于晚期患者多身体状况不佳，常难以接受手术。这类神经破坏性治疗方法应严格掌握适应证，主要用于顽固性癌痛患者。

九、癌痛的神经破坏性阻滞疗法

（一）基本问题

大多数癌痛患者经三阶梯方案治疗原则，疼痛缓解率更加提高；但是，临床上仍有癌痛患者镇痛效果不满意，而不得不考虑其他控制癌痛的方法。另外有部分癌痛患者在严格应用"三阶梯方案"治疗后，仍有剧烈疼痛，或因不能进食、有药物禁忌；不能耐受镇痛药物等原因，无法充分接受"三阶梯方案"的治疗，迫切需要缓解癌痛的其他方法。这类无法接受"三阶梯方案"或用"三阶梯方案"治疗无效的癌痛称为顽固性癌痛或难治性癌痛，占癌痛患者的 10%~20%。由于对顽固性癌痛治疗的多方面进展，如癌症疼痛治疗的三阶梯方案的推广，口服阿片类药物剂型的改进，椎管内镇痛和脊髓镇痛技术的应用增多，目前需要采用神经破坏性治疗的病例已减少。对镇痛药物反应相当好的患者中，没有必要考虑应用神经破坏治疗技术。

神经破坏性阻滞的需求，在没有上述诸方面条件的地方，例如广大农村地区，顽固性癌痛患者难以获得口服阿片类药物，而且药物价格也很高，破坏性神经治疗经常会更需要。

一个局限性的破坏性措施总比全身应用阿片类药物要好些。患者会发现，少用吗啡而多用阻滞药物的好处多些，因为阻滞药物的镇痛质量要比吗啡好得多，患者使用阿片类药物后，一方面难以承受药物的不良反应；另一方面，由于行动受到限制，生活质量也很低。

由于某些原因，阿片类药物的作用被夸大了，许多治疗医师认为阿片类药物可以治疗一切癌痛，甚至有人把"三阶梯方案"神仙化。事实上，癌痛是非常复杂的，不是单一性质的简单痛，而是由于多种不同性质疼痛组成的复杂痛。阿片类药物对癌痛中的某些成分是难以控制的。例如，阿片类药物对于癌痛引起的神经病性疼痛无效。这也是世界卫生组织提出的通过推广"三阶梯方案"，"在 2000 年实现癌症患者无痛"的目标难于成功的原因之一。

当患者可能既有明显焦虑又有疼痛，而疼痛并不是势不可挡时，在疼痛明显缓解后，中等程度的焦虑通常亦会明显减轻，而且患者可讲出恐惧和担心。癌症对患者的影响通常是破坏性的，痛苦既可由疾病引起，也可由其治疗引起，而且痛苦不仅局限于躯体症状。为了确定痛苦的根源，需要从心理学上来评价患者，并询问未解决的问题。癌痛可扩展到对社会及私人生活各方面的威胁，患者不仅承受着疾病和治疗对其外貌及各种能力的影响，而且患者对未来的理解也是痛苦的。当无法迅速缓解疼痛时，患者的病情可急剧恶化。此时，一个局限性的神经破坏性措施会比全身痛使用阿片类药物效果更佳。

放射治疗引起的急性神经痛对阿片类药物治疗无效，属阿片类药物不反应性疼痛。对于此类患者，采用神经破坏性措施就显得非常重要。

神经病性痛（neuropathic pain）是由周围神经系统（PNS）或中枢神经系统（CNS）的功能障碍或损伤所致，它亦可与交感神经系统的过度活动有关。神经病性疼痛几乎均伴有感觉的改变。根据这种特性导出了现在的神经病性痛的定义，即感觉异常或缺失的部位发生的疼痛。神经病性痛是目前为大家所接受的术语。如前所述，神经病的定义是神经功能障碍或病理改变，这个定义重点放在功能障碍而不是损伤，意味着交感神经持续性痛是一种神经病性痛。神经压迫性痛在肿瘤患者中十分常见。它发生于神经丛病变的早期，是椎骨转移性病变的结果。如果一个患者存活时间足够长，可逆性神经压迫性病变会转变为不可逆的神经损伤。

神经压迫性痛是按神经支配的皮区分布的，可能还有其他一些神经症状和体征，但这些改变是功能性的、可逆的。神经压迫性痛对阿片类药物治疗不敏感，在使用神经破坏性措施的同时，可以应用糖皮质激素作为辅助镇痛药物。

交感神经持续性痛（SMP）是组织损伤或交感神经损伤后的一种不太常见的后遗症状，交感神经阻滞后疼痛缓解，感觉障碍逆转。在肿瘤患者中，SMP 在下肢更为常见。典型的交感神经持续性痛可伴有主动脉旁淋巴结肿大，并经常与颈部或直肠肿瘤有关。除了寒冷可以加重疼痛外，患者可能会有肌肉疲劳和无力的病史。在疾病晚期，常常可以看到一条冰凉、疼痛的下肢，并伴有交感神经过度活动的其他现象，这比自主交感神经切断术后所致的"热足"更为常见。

如果怀疑为交感神经持续性痛，就应采用局部麻醉药进行交感神经阻滞，这不仅能够明确诊断，而且能够缓解症状，使局部麻醉药的维持时间更长久。如果症状重新出现，在 X 线监视下进行腰交感神经切断术是一种安全且不良反应较小的治疗方法。

癌骨转移是骨痛的常见原因，肺癌、乳腺癌与前列腺癌易向骨转移。骨转移引起骨痛的原因有多种机理，包括机械压迫变形或化学递质释放所造成的骨内膜或骨膜伤害性刺激感受器的激活，以及肿瘤扩展至邻近的软组织或周围的神经。由于骨痛是阿片类药物半反应性疼痛，神经破坏性治疗更为需要。

由于晚期癌症患者忍受着剧烈的疼痛，身心状况恶化，甚至自杀或寻求"安乐死"。这种临床现状，呼唤在"三阶梯方案"之上构筑另一个有效的治疗"阶梯"，使顽固性癌痛患者平静地走向生命的终点。神经破坏性措施应能有效地治疗顽固性癌痛，能为衰弱的晚期癌痛患者所接受，可以作为"三阶梯方案"的有效补充。一般来讲，至少10%以上的癌痛患者需要采用神经破坏措施。

由于大量口服阿片类药物和硬膜外间隙置管反复注入局部麻醉药和阿片类药存在许多缺点，治疗癌痛的"神经破坏性措施"以破坏作用长久的神经阻滞为主要方法，即采用化学药物使与疼痛有关的神经组织变性，以获得较长时间的持续性镇痛效应。对于生存时间较长的患者，疼痛再次复发时可再次治疗。使用的方法主要有周围神经阻滞，神经根阻滞、蛛网膜下隙阻滞、交感神经阻滞和腹腔神经丛阻滞、垂体破坏术、神经外科手术控制癌痛等方法，基本上可满足顽固性癌症患者的镇痛需求。

当应用药物治疗效果不佳时，神经破坏性阻滞几乎是患者的唯一选择。神经破坏性阻滞的方法多种多样，应根据患者的具体情况来加以选择。在X线透视引导下穿刺并造影确认穿刺针的位置，可使神经破坏性阻滞的安全性大大提高。在治疗前应充分向患者及家属说明有关事项，取得理解并办理手术前签字手续，以避免纠纷。在应用神经破坏性阻滞治疗后效果不佳时，多与选择方法不妥和操作技术不熟练有关，疼痛治疗医师不应该一遇到困难就抱怨这种方法不好。熟练掌握有关知识和操作技术需要长时间的努力和训练。

（二）周围神经破坏性阻滞

癌症疼痛较局限，应用药物治疗效果不佳时，使用不同浓度的酚、乙醇、多柔比星和丝裂霉素溶液阻滞周围神经，常可获得满意的治疗效果。该治疗可在门诊或患者的家中进行，主要适用于疼痛较为局限或采用其他方法阻滞后残留局部疼痛者。常用的神经阻滞包括上颌神经、下颌神经、耳颞神经、枕大神经、肩胛上神经、股神经、闭孔神经、坐骨神经和腓神经阻滞等。具体的神经阻滞操作方法请参见有关书籍。

周围神经破坏性阻滞的操作方法与一般性周围神经阻滞相同，只是在应用局部麻醉药试验性阻滞后，确定好部位及阻滞的范围，再给予神经破坏性药物，以获得长时间的周围神经阻滞。周围神经单次破坏性阻滞的有效镇痛时间为16~94天，平均镇痛时间为30.4天。其中许多患者临终时无疼痛。主要不良反应为注射部位肿胀、阻滞区麻木及乏力。

对于范围较为局限的癌痛患者，可应用神经破坏药物选择性阻滞与癌痛有关的周围神经，从而缓解癌痛。优点是操作简单，除少数复杂的周围神经阻滞需要在X线透视引导下穿刺，并造影确认穿刺针的位置，大多数治疗在门诊或患者家中即可进行。缺点是镇痛作用时间较其他神经破坏性阻滞方法短。

（三）神经根破坏性阻滞

主要是使用乙醇和酚制剂进行神经根破坏性阻滞。少数病例可使用多柔比星（阿霉素）和丝裂霉素溶液，这些病例是指疼痛的部位有肿瘤侵蚀，使用多柔比星和丝裂霉素溶液可以同时毁损神经和肿瘤。

注射药物的部位主要在颈、胸、腰椎的椎间孔附近。大多需要在 X 线透视引导下穿刺并造影，确认椎间孔位置后，再注入药液。操作技术熟练后多可在门诊或患者家中进行。在椎旁注射的造影剂，可经椎间孔进入硬膜外间隙，有时经一个点注药可同时阻滞同侧的 3~5 个神经根。单次阻滞的镇痛时间从 19~120 天，平均 46.1 天。如果能够准确穿刺，应注意调整药物的剂量、浓度及注药速度，很少发生严重的运动神经功能障碍。部分患者在颈或腰神经根阻滞后可出现肢体乏力、活动不灵便和麻木等。

（四）蛛网膜下隙阻滞

1. 基本问题　蛛网膜下隙应用酚或乙醇阻滞的镇痛效果和持续时间均优于局部神经阻滞和神经根阻滞。虽然应用此方法控制癌痛有效，但需要有经验的麻醉医师进行操作。酚甘油阻滞目前比较常用，可作蛛网膜下隙注射，方法基本同无水乙醇，只是体位完全相异。根据病例统计，镇痛效果优者占 50%~60%，良者占 21%~30%，差者占 18%~20%。镇痛效果的好坏与肿瘤位置、穿刺间隙、注药剂量与疼痛的评价方法具有密切的关系。作用持续时间，优者疼痛完全缓解在 1 个月以上，良者疼痛完全缓解短于 1 个月或疼痛减轻超过 1 个月，差者仅缓解数日或无效。大多数报道的疼痛缓解时间为 2 周至 3 个月，少数患者可持续 4~12 个月。神经破坏性阻滞偶尔有失败者，其原因有时难以解释，或许与解剖学及生理学因素有关。在笔者所随访的患者中，镇痛效果良好的（临终前无疼痛）占 58%，较好的（残余疼痛，仅服用非甾类抗炎药物即可达到无痛）占 26%，其余的效果较差或短期内复发。单次阻滞的镇痛作用时间从 21~270 天，平均为 94.3 天。阻滞后的并发症主要是非痛觉神经受损害所引起。治疗均应在手术室内进行。双侧阻滞的并发症包括尿潴留、直肠功能障碍和肌肉瘫痪，大多在 1 周内减轻或消失。一过性头晕，头痛多在数日内消失。

2. 蛛网膜下隙乙醇阻滞法　使患侧的脊神经后根处于最高点，利用轻比重乙醇在蛛网膜下隙脑脊液内上浮的特性，将其注射后集中到脊神经后根（感觉根），而不影响脊神经前根（运动根）。注射的部位最好是在脊神经根刚离开脊髓的部位，此处为较细的小根，乙醇能发挥最大作用。在脊神经后根进入硬脊膜之前，乙醇的浓度仍足以破坏脊神经后根，故在此处注射药物仍是较好选择。

（1）操作技术：患者取侧卧位，患侧在上。于此体位下做脊椎穿刺，脑脊液能自动流出。待穿刺成功后，旋转穿刺针的针尖斜面向患侧，患者改为侧俯卧位，与手术台呈 45°，患侧在上。缓慢注射乙醇，以减少扩散，此时药液借轻比重上浮至蛛网膜下隙上部，集中在患区脊神经根，从而达到最佳的阻滞效果。注药后需测定皮肤的触觉和痛觉，判断阻滞范围是否准确和有无异常表现，必要时调整体位再继续注药。一般 0.5mL 乙醇可阻滞 2 个脊髓节段，疼痛区域范围较广的患者，需行多点穿刺，但用药量应控制在 2mL 以内，以避免累及脊神经前根或阻滞范围过广导致循环系统抑制。注药后保持原体位 30 分钟，目的也是减少乙醇的扩散，使高浓度的乙醇充分作用于欲阻滞的脊神经根。注入乙醇后，受损神经的分布区可出现灼痛或感觉异常，持续数秒，逐渐减弱。拔除穿刺针之前，注入少量生理盐水冲洗穿刺针内腔，以防止残存于穿刺针针腔内的乙醇在拔针过程中遗留在穿刺径路的组织内而造成刺激性疼痛。拔针后观察 1~2 小时，如果循环系统不稳定，需静脉输液维持血压，无异常情况后将患者送回病房，继续卧床 18~24 小时，密切观察。

（2）注意事项
①穿刺点应选择在疼痛脊神经分布区中点的椎间隙。

②由于胸段蛛网膜下隙狭窄，从蛛网膜到软膜成年人也只有 2~3mm，故穿刺针抵达硬膜外间隙后应谨慎推进，以免穿刺时损伤脊髓。

③在 L_{3-4} 椎间隙以下穿刺较为容易，且不会损伤脊髓，但此处的脊神经根是垂直向下，聚集成束，形成马尾，注射乙醇后，在感觉丧失的同时，有膀胱和直肠括约肌受累、排尿困难及大便失禁的可能性。

④双侧疼痛时一般是先施行一侧阻滞，待 2~3 天后阻滞平面固定和病情稳定后再阻滞对侧。如果需同时进行两侧阻滞，在穿刺成功后可将患者置于俯卧位，使疼痛节段处于最高点，注入的乙醇即可散布到两侧的后根。

3. 蛛网膜下隙注射酚甘油溶液　临床应用的酚系配成 5%~7.5% 的甘油溶液。酚甘油溶液为重比重液，在脑脊液中酚甘油溶液下沉，到达神经组织，酚与神经具有亲和性，其有效成分酚可自甘油中缓慢释放，并被神经组织摄取，从而实现破坏性阻滞。

（1）操作技术：患者取侧卧位，疼痛侧在下。于该体位下做脊椎穿刺，脑脊液能自动流出。穿刺成功后，旋转穿刺针的针尖斜面朝向患侧，患者改为侧俯卧位，则一侧脊神经后根处于最低点，与手术台成 45°，疼痛侧在下。缓慢注射酚甘油，开始注入时尚有局部麻醉作用，故受破坏的神经分布区有温热感和针刺感，并可测出阻滞平面。酚的浓度在脑脊液中逐渐降低。在此期间应将患者保持在原体位 60 分钟，以使阻滞部位固定在所需的镇痛范围，治疗后患者应保持平卧 12 小时。

（2）适应证：蛛网膜下隙神经破坏性阻滞适合较局限的躯体性疼痛、鞍区疼痛，尤其是已放置保留导尿管的患者。对肢体痛，可能导致肢体无力或轻瘫，应慎重。

（3）并发症

①蛛网膜下隙穿刺固有的并发症，如头痛，还有较少见的神经损伤、感染与化学性蛛网膜炎。

②神经破坏药对与疼痛传导无关神经纤维的损伤作用，例如运动麻痹、括约肌功能丧失、触觉与本体感觉受损，以及感觉异常所带来的不适感。一般说，这种并发症短期内可恢复。感觉异常与神经痛的发生率为 0.3%~4%。

并发症持续的时间，28% 患者在 3 天内所有并发症均恢复，23% 患者 1 周内恢复，21% 患者 1 个月，9% 患者 4 个月，仅有 18% 患者持续 4 个月以上。

（五）硬膜外间隙神经破坏性阻滞

1. 基本问题　硬膜外间隙阻滞系将神经破坏药注入硬膜外间隙，阻滞脊神经传导，产生节段性镇痛的方法。与末梢神经阻滞相比较，硬膜外间隙阻滞可同时阻断躯体和自主神经，阻滞范围较大，而且效果确切；与蛛网膜下隙阻滞相比较，则可避免脑膜刺激与脊髓或脊神经损伤，而且因神经破坏药不直接接触神经根，系在硬脊膜外发挥作用，故膀胱与直肠括约肌受累的可能性较蛛网膜下隙阻滞时少，但其效果也不如蛛网膜下隙阻滞。此外，还可经硬膜外导管分次注入神经破坏药。

此法适用于双侧广泛性疼痛的患者。由于在硬膜外间隙不容易控制药物的流向，难以准确控制阻滞范围，不适合局限性疼痛。脊神经的前、后根通过硬膜外间隙时，在椎间孔处汇合，故硬膜外间隙注药不能单纯破坏后根。但采用适宜浓度的神经破坏药，例如 5%~15% 酚甘油，可阻滞感觉神经的传导，而运动神经功能不受或很少受影响。其临床应用较蛛网膜下隙阻滞少。

2. 硬膜外间隙酚甘油阻滞法

（1）操作技术：患者取侧卧位，疼痛侧在下方。选择与疼痛中心相对应的脊神经及棘突间隙为穿刺点，常规硬膜外间隙穿刺，正中法为宜。确认穿刺针的针尖在硬膜外间隙后，注入 1%~2% 利多卡因 5mL 作为试验剂量，观察 5 分钟，无蛛网膜下隙阻滞的征象后，将穿刺针的针尖斜面转向疼痛侧，缓慢注入 7.5%~10% 酚甘油溶液，按每对脊神经根需用 2mL 计算，1 次注入 3~6mL，10~15 分钟疼痛逐渐消失。此溶液黏稠，可稍加温后再注入。硬膜外间隙所用酚甘油浓度为 15%~25% 时，能有效地控制某些癌痛。效果较好，但肢体无力或轻瘫，以及膀胱或直肠括约肌麻痹的发生率增加。虽为时短暂，持续不恢复者极少，仍不可不慎。

拔除穿刺针后，单侧疼痛者置患者于背侧斜卧位，与手术台成 45°，疼痛侧在下；双侧疼痛者置患者于仰卧位，均保持体位 1 小时。密切测量血压、呼吸，有异常者立即处理。回病房后继续保持卧位 18~24 小时，并及时观察患者。

（2）适应证：主要适于颈、腰膨大部以外的脊神经分布区的癌痛。

（3）镇痛效果：镇痛有效期为 1~3 个月，有的数日后疼痛复发。硬膜外间隙置管法可重复注药，以增强其效果。

（4）并发症：主要有暂时性下肢麻痹、体位性头晕、大小便障碍等，一般均能恢复。

（5）应用注意事项：注入酚甘油后，有一过性镇痛平面过宽现象，一般 1~2 小时后疼痛消失平面缩小到 2~3 个脊髓节段。此时应注意维持血压、呼吸的平稳，尤其是年老体衰者。大多在 6 小时时以内出现明显的镇痛效果，个别患者需 12 小时以上才达峰镇痛作用。注药后 1~3 天内可能出现腐蚀性脊神经痛，可给予镇痛药物进行治疗。镇痛效果不明显者，应在 1 周后重复阻滞。

酚甘油黏稠，很难经硬膜外导管注射，酚盐水溶液则较易。采用连续法或多点穿刺注射 6% 酚盐水溶液，每次 1~5mL。此种溶液的镇痛作用起效较快，1~2 分钟发挥作用。注射酚后 2~3 天应每日测定平面，必要时追加。2~3 周内效果比较满意，逐渐恢复后再重复注射。

3. 硬膜外间隙乙醇阻滞法 硬膜外间隙穿刺后先注射 1% 利多卡因 3~5mL，间隔 5 分钟后再注射无水乙醇 5mL，观察处理方法与硬膜外间隙酚甘油阻滞法大致相同，其效果有时不确定，必要时间隔一定时间尚可重复注射。无水乙醇的流向难以控制，易发生阻滞区域不在计划区内的情况，临床少用。

（六）腹腔神经丛乙醇阻滞

1. 解剖与生理 腹腔神经丛也称为太阳丛，是人体最大的自主神经丛，位于 T_{12} 和 L_1 椎体前方和腹膜后的结缔组织内，在横膈与肾动脉之间并围绕腹主动脉的前面及其两侧。该丛的纤维互相连结成致密的网，丛内有一对较大的半月形腹腔神经节，另外包括主动脉肾神经节及肠系膜上神经节。腹腔神经丛接受来自内脏大、小神经，即下胸和上腰段椎旁交感神经节的节前纤维，并且尚有迷走神经纤维的加入。由此再向周围发出许多分支，形如太阳的光芒，这些神经分支又经许多小的副丛，如膈丛、肾上腺丛、肾丛、精索或卵巢丛、上、下胃丛、肝丛、脾丛及肠系膜丛等和大部分腹腔器官相联系。腹腔神经丛内含交感神经和副交感神经两种纤维，分布于许多重要的器官，并参与调节其各种复杂的功能。

2. 适应证 腹腔内恶性肿瘤引起的疼痛，用其他方法治疗效果不佳，应考虑采用腹腔神经丛阻滞。回顾文献可以发现，使用此阻滞最多、效果最好的是胰腺癌疼痛。但是与内脏神经传入纤维无关的疼痛，例如食管、胸壁、腹壁、腹膜、肠系膜根部、子宫颈部、膀胱等处病变产生的疼痛，采用本阻滞效果不佳或无效。已有报道指出，腹腔神经丛阻滞对结肠和直肠癌疼痛有效。山室城指出，凡是 $T_{5\sim10}$ 节段硬膜外间隙阻滞可消失的疼痛，均可采用腹腔神经丛阻滞。由于硬膜外间隙阻滞对躯体神经传导的疼痛有效，所以注入局部麻醉药后的镇痛效果对于决定是否使用腹腔神经丛阻滞显得十分重要。硬膜外间隙注入局部麻醉药后，腹部产生温暖感且疼痛消失，是本法的最佳适应证。

只要适应证选择合适，本阻滞方法的有效率非常高，在腹痛消失时并无严重不良反应，并发症的发生率也低。此外，使用本阻滞镇痛无效的病例，改用硬膜外间隙注射局部麻醉药及吗啡也同样无效。随着放射影像设备的发展，腹腔神经丛阻滞的适应证已经放宽。

采用该阻滞方法时，上腹部癌痛患者 56%～85% 可达到疼痛缓解，持续 1 个月至 1 年，而经主动脉穿刺者效果更为满意。如果不是主动脉旁已有广泛癌转移，使神经破坏药在主动脉前扩散的操作技术应予推荐。

此种阻滞适合于上腹部内脏癌痛、慢性胰腺炎原因不明的内脏神经痛。乙醇的镇痛效果好，且持久。对高龄、衰弱与晚期患者，神经破坏药的镇痛效果优于外科手术。与腰交感神经阻滞并用，可治疗腹腔或下肢因血管疾病引起的缺血性疼痛、幻肢痛与灼痛。

3. 操作技术　腹腔神经丛阻滞有三种径路，即后入路、前入路与开腹后在直视下注药。为减少神经破坏药向后扩散至腰丛导致截瘫，经主动脉穿刺法具有一定的优点，在 L_1 椎体中点平面，于其左侧穿刺，通过主动脉后进入腹腔神经丛，注药后向前扩散。

（1）后方入路阻滞法：操作前应做好充分的准备工作，有条件者应做 CT 照片讨论，因为腹腔神经丛与周围脏器之间的关系可随体位或因腹腔内肿瘤而变动。根据 CT 照片可以确定阻滞时的体位及穿刺途径，应力求穿刺针的前端刺到主动脉后缘的过程中不损伤周围的组织。经此照片不仅可测出穿刺点、穿刺角度和穿刺深度，而且可确定穿刺针在椎体投影的位置。原有的疼痛得到缓解是判断阻滞效果的重要指标，所以在实施阻滞前 2～3 小时以内应尽可能不作任何镇痛处理。阻滞前 6～8 小时禁食，建立静脉通路，适当补充液体，以防止低血压。手术前监测血压、心电图，并准备好升压药物及吸氧设备。

在穿刺操作中，患者可取健侧卧位，腰背后弓；也可取俯卧位（肘膝位），腹部垫枕。消毒前，根据 CT 片的数值或体表标志在皮肤上做出穿刺点的标记。穿刺点选在第 12 肋下缘，背正中线外侧 4～5cm。采用长 14cm 的 23 号穿刺针，与皮肤大约成 60°向内斜刺，先找到第 1 腰椎横突。然后将穿刺针拔至皮下，使其针尖稍向外、向上方 10°～15°重新刺入，紧靠第 1 腰椎横突上缘滑过，直达第 1 腰椎体的侧面。继之将穿刺针的针尖斜面转向朝内进针，使针尖沿椎骨面向前滑行，直到沿骨面的滑动感消失。如果阻力太大，可将穿刺针退回少许，并使穿刺针的针尖略向外倾斜再重新推入，即到达腹腔神经丛附近。

在穿刺成功后，经回抽试验无血，先注入局部麻醉药，腹腔神经丛阻滞成功的标志是腹部温热感、"轻松感"，疼痛消失，肠蠕动亢进和血压下降。如果注射局部麻醉药时阻力较大，说明针尖仍在腰肌或膈肌脚内，可再推进少许到达腹膜后间隙内。

在确认局部麻醉药出现明显的阻滞效果且无不良反应后，再注射乙醇行神经破坏性阻滞。注入乙醇的量与浓度依所用局部麻醉药的量来决定。例如，局部麻醉药用量在 20mL 以下即出现阻滞效果者，需用纯乙醇 10～20mL；如局部麻醉药用量为 20～40mL，则需应用

50%～75%乙醇 20～40mL。两侧的操作方法基本相同。

治疗胰腺癌等腹部顽固性疼痛时，注射局部麻醉药的作用时间短，反复穿刺有痛苦，发生并发症的危险也较大，应采用乙醇注射阻滞腹腔神经丛。由于乙醇亦可损伤周围组织，故穿刺操作应在 X 线引导下进行，在侧面 X 线透视下进针，穿刺过程中采用局部麻醉药浸润各层组织。从穿刺点开始按 CT 照片确定的角度穿刺，此时穿刺针前端的斜面应对准外侧。在侧面透视下，先刺向第 1 腰椎体中央部，继而向前缘部进针。穿刺针的针尖到达椎体侧面时，暂停进针，将针尖斜面转向内侧（对准椎体），沿椎体滑向椎体腹侧。当穿刺针的前端位于椎体前缘附近，距腹主动脉后壁缘大约 1cm。连接内有生理盐水的注射器，判断注入阻力的大小，继续进针，动作应轻缓，当穿刺针的针尖抵达腹主动脉壁时，可感到穿刺阻力降低及注射盐水阻力突然降低。有时通过穿刺针可感到腹主动脉的搏动，表明未刺入主动脉。拔除注射器，并测量进针深度。换上内有造影剂的注射器，回抽试验无血后注入造影剂，于侧面透视下观察有无造影剂进入血管或脏器内扩散的阴影。在腹膜后间隙内造影剂的扩散阴影呈头尾方向的条索样阴影。

出现较满意的造影剂扩散阴影后，可注入 1% 普鲁卡因 3～5mL。数分钟后，如果阻滞效果良好，患者可发生血压下降，腹部出现温暖感，肠蠕动增强，原有的腹部疼痛减轻。虽然有些患者阻滞效果良好，但仅表现为血压下降。血压下降是评价腹腔神经丛阻滞效果的主要指标。如果试验性阻滞后患者的血压变化不明显，可再注入 1% 普鲁卡因 5mL。如果注入 15mL 局部麻醉药后血压下降仍不明显，表明阻滞无效。应再次移动穿刺针针尖的位置并再次行造影，直至获得满意的造影阴影和阻滞效果。阻滞无效的主要原因是局部麻醉药被误注入横膈内。

对造影和阻滞效果均满意的病例，每侧可注入 50%～100% 乙醇 10～20mL。然后拔除穿刺针。阻滞后患者应安静卧床 12～24 小时，监测血压、脉搏，并给予全身麻醉后护理。

（2）经椎间盘腹腔神经丛阻滞法：癌症疼痛患者，横隔背部区域的 CT 扫描显像不明显，以至于根据椎体与周围脏器的关系、椎体旁侧穿刺无法进行时，可考虑经 $L_{1～2}$ 椎间盘穿刺，试图从椎体的腹侧进入，进而阻滞腹腔神经丛。

操作方法：患者的体位同后方入路阻滞法。此操作应在 X 线透视下进行。穿刺点选在 $L_{1～2}$ 椎体间隙水平，正中线外侧 3～4cm 处。选用长 12～14cm 的 21～22 号穿刺针。在 X 线透视引导下，先将穿刺针刺入椎间盘，然后向椎间盘前缘推进，到达椎间盘前缘时（不应超过椎间盘前缘），将内装有生理盐水的注射器与穿刺针连接（为防止椎间盘炎，生理盐水内应混有抗生素）。边进针边推注射器，检验注入阻力。

注入阻力消失时，注入少量造影剂，大多可见造影剂沿椎体前缘头尾方向扩散的阴影。如果没有得到椎体腹侧造影剂扩展的阴影，为确定这一特殊的阻力消失感，再向腹侧进针，进针过程中要反复推注生理盐水，直至再次出现阻力消失感。此时注入造影剂，可以得到理想的造影剂扩散影像。注入局部麻醉药进行试验性阻滞，效果满意后即可注射神经破坏性阻滞药物。

（3）前方入路穿刺法：在无法进行背侧入路穿刺的病例，可在开腹手术时从腹侧向腹腔神经丛穿刺，实现阻滞的目的。

操作方法：开腹后，由外科医师按压肝左叶上方，切开小网膜。在此处插入左手食指。于胃左动脉从腹主动脉起始处水平沿腹主动脉右缘向前触到腰椎体。一般不易分辨第 12 胸椎椎体和第 1 腰椎椎体，但不影响阻滞效果。

如果因腹腔内癌肿及淋巴结浸润等解剖学改变而无法触到椎体时，可经 X 线透视确认。如仍不能确认时，可考虑进行 CT 扫描检查。

将长 14cm 的 22 号穿刺针连接注射器，沿左手食指穿刺到椎体前方。当穿刺针的针尖触及骨面时可有明显的抵抗感。如有穿入感，则表明刺入了椎间盘，应后退穿刺针沿头尾方向移动针尖的位置，直至刺中椎体前缘的骨质。回抽无血后，缓慢注入局部麻醉药作试验性阻滞。如果注药阻力大，则注入前纵韧带的可能性大，可略进针后再注药。如果注入局部麻醉药后出现血压下降，即为阻滞有效的标志，可按需注入乙醇。乙醇的浓度和量应根据患者的疼痛范围和体质等确定。有条件时，可将造影剂与局部麻醉药混合注入，在获得满意的造影剂扩散阴影和血压下降这两项根据后，再注入乙醇。

4. 不良反应及并发症

（1）阻滞过程中的不良反应及并发症

①低血压：注入局部麻醉药后即可出现血压下降，注入乙醇后更明显。一般在注药后 15～20 分钟血压下降最明显。如果出现休克水平的低血压，应及时给予补液和升压药物进行治疗。

②呼吸抑制：注入乙醇后出现动脉血氧分压下降的患者，应注意呼吸的变化，必要时吸氧。有条件者可监测通气功能和血氧饱和度。

③醉酒（一过性急性乙醇中毒症状）：主要发生在无饮酒经验或饮酒量少的患者。注入乙醇后，脉搏加快，面色潮红，有时出冷汗，呼吸急促、恶心、呕吐等。严重者出现急性乙醇中毒症状。

④刺破血管引起出血：经穿刺针有血液回流时，可能已穿破腹主动脉或肾动、静脉，在操作中应注意加以避免。除了有出血倾向或手术前已服用抗凝药物者，采用 23 号穿刺针一般不会引起严重出血。

⑤刺伤内脏：根据解剖学位置，易刺伤肾脏。

⑥注入乙醇时疼痛：注入乙醇时，腰背部轻度烧灼感，也可仅伴有不愉快感而无疼痛。有的患者在注入乙醇时可出现肩和上肢的放射性痛，考虑穿刺针此时位于横膈内，应立刻停止注射。左侧穿刺也有刺入胸腔的危险，乙醇浸润胸壁可引起胸、背部疼痛。

⑦局部麻醉药毒性反应：表现为肢体颤动，严重者出现抽搐。大多见于大剂量局部麻醉药阻滞时，恶病质及低蛋白血症患者易于发生局部麻醉药毒性反应。

⑧下肢温暖感：可见于药液阻滞了腰交感神经节时。

（2）阻滞后的不良反应和并发症

①腹部症状：腹腔神经丛被阻滞后可出现腹泻、腹痛和腹胀，可持续数日。系肠蠕动增强所致，可自行消失。腹痛是一过性，不应认为是阻滞无效。

②安静时低血压：有的患者在腹腔神经丛被阻滞后可持续存在低血压，需补液并给予升压药物。除了阻滞后血管扩张外，还应注意排除出血的可能性。CT 扫描可帮助诊断腹膜后血肿。安静时低血压通常在 24 小时内恢复正常，罕有超过 1 周者。如果血压较长时间不恢复，要检查血糖，以排除患者可能存在的低血糖。

③起立性低血压：安静时低血压恢复正常后，当患者坐起、起立等体位变化时仍有可能发生低血压。常在阻滞后 2～3 天内，有的持续 1 周以上恢复正常。必要时可口服升压药物。

在接受腹腔神经丛阻滞后的 1 年内，因各种原因接受全身麻醉、蛛网膜下隙阻滞或硬膜外间隙阻滞时，必须警惕严重低血压的发生。

④胸痛、气胸：如果膈肌根部的胸腔受乙醇浸润，可引起胸痛和气胸。

⑤其他神经被阻滞：因乙醇扩散阻滞了其他神经可引起相应的症状。躯体神经阻滞可引起腹痛伴感觉障碍。腰交感神经节阻滞时，可出现下肢温暖感。亦有发生硬膜外间隙和蛛网膜下隙阻滞的病例报道。因此，应在 X 线透视观察下进行穿刺操作。造影剂扩散的影像和局部麻醉药试验性阻滞的效果对于预防不良反应非常重要。

⑥其他并发症：据文献报道，在腹腔神经丛阻滞后可发生排尿困难、性功能障碍或急性胃扩张。

⑦截瘫：这是腹腔神经丛乙醇阻滞的最严重并发症。但发生率极低，在各国作者报道的大约 600 例腹腔神经丛阻滞患者中，仅有 4 例发生了截瘫。最可能的原因是乙醇损害了腰部脊髓供血的动脉。

应该指出的是，在进行腹腔神经丛阻滞时，严重并发症的发生率非常低。但在治疗前必须严格查验患者的生命体征，阻滞中和阻滞后密切观察。治疗医师应该掌握腹主动脉、肾脏和其他腹部器官之间的正常解剖关系，并具有实施腹腔神经丛阻滞操作的经验。

（七）颈交感神经节阻滞术

1. 概述　颈交感神经节阻滞术亦称星状神经节阻滞术，自 1920 年开始推广星状神经节阻滞疗法后，其很快成为一种用途广泛的治疗方法。近年来，对星状神经节阻滞作用机理的研究表明，星状神经节阻滞的作用涉及自主神经系统、内分泌系统和免疫系统，对上述系统的功能具有调节作用。该阻滞方法有助于维持机体内环境的稳定，可使许多自主神经失调性疾病得到纠正。星状神经节阻滞的作用主要有中枢作用和周围作用两方面，其中枢作用是通过调理下丘脑维护内环境稳定而使机体的自主神经功能、内分泌功能和免疫功能保持正常；其周围作用是由于阻滞部位的节前和节后纤维的功能受到抑制，分布区内的交感神经纤维支配的心血管运动、腺体分泌、肌肉紧张、支气管收缩及痛觉传导也受到抑制，此周围作用一直被用来治疗头颈部、上肢、肩部、心脏和肺部的一些疾病和疼痛。

2. 解剖与生理　颈部交感神经节位于颈血管鞘的后方，颈椎横突的前方。一般每侧有三个交感神经节，分别称为颈上神经节、颈中神经节和颈下神经节。颈下神经节也称作星状神经节或颈胸节，其形状不规则，大于颈中神经节，位于第 7 颈椎横突基部和第 1 肋骨颈之间的前方，椎动脉的后方，斜角肌群的内侧，肺尖在其下方。

星状神经节呈卵圆形，长约 2cm，宽约 1cm。星状神经节下界位于胸膜后方，被疏松的蜂窝组织及脂肪组织所包裹。另外，星状神经节发出的灰交通支连接第 8 颈神经和第 1 胸神经，还发出分支围绕锁骨下动脉及其分支组成神经丛，并随该动脉到达腋动脉第 1 段。该节的另一些分支分别围绕椎动脉组成椎动脉丛，沿椎动脉上行，进入颅腔，围绕椎动脉及基底动脉，直到大脑后动脉，在此与起自颈内动脉的神经丛相会合。星状神经节发出的心下神经沿锁骨下动脉后方，气管的前方下降，加入心丛而参与支配心脏的活动。

3. 适应证　星状神经节阻滞的适应证很广泛，但是破坏性星状神经节阻滞仅用于癌痛和上肢反射性交感神经萎缩症、上肢幻肢痛、血液循环障碍性疾病（如雷诺病、急性动脉闭塞症等上肢血管痉挛性疾病）、重症心绞痛。

4. 操作方法

（1）前侧入路穿刺法（气管旁接近法）：患者取仰卧位，常规皮肤消毒，操作者位于左侧，先用左手的食指和中指将颈总动脉和胸锁乳突肌推向外侧。在食管旁和胸锁乳突肌前缘胸锁关节上方约两横指（环状软骨平面相当于第 6 颈椎横突）处用 7 号穿刺针与皮肤垂直进针。一般的患者用食指尖即可触及第 7 颈椎横突，引导进针。穿刺进针 2~3cm 即可触到骨质，表明穿刺针的针尖已到达第 7 颈椎横突的前外侧。退针少许（0.2~0.4mm），回抽试验无血后即可注入局部麻醉药液。应注意，穿刺针触及星状神经节时患者并无异感，故穿刺操作中不要寻找异感。阻滞成功的标志为注药侧出现霍纳综合征，表现为瞳孔缩小、眼睑下垂、眼球下陷、鼻塞、眼结膜充血、面微红、无汗、温暖感。患者常可感觉到上肢发热和疼痛明显减轻。

注入的药物浓度和剂量应视治疗需要而定。一般可注入无水乙醇 0.5~2mL。对于穿刺操作较困难的病例，可在 X 线引导下进行穿刺，经造影确认后再注入无水乙醇。

（2）高位侧入穿刺法：患者取仰卧位，头部转向对侧，皮肤常规消毒。操作者位于左侧，穿刺点取在胸锁乳突肌后缘与颈外静脉交叉处，相当于环状软骨或第 6 颈椎横突水平处。将 7 号穿刺针与皮肤垂直进针，使穿刺针的针尖触及第 6 颈椎的横突，然后将穿刺针退出少许，针尾再向头端成 45°倾斜，针尖在第 6 颈椎横突前侧通过，向着第 7 颈椎横突方向刺进大约 1cm，回抽试验无血及脑脊液，可注入局部麻醉药进行试验性阻滞，确认阻滞成功后可注入无水乙醇 0.5~2mL。

5. 并发症　星状神经节阻滞的并发症包括与局部麻醉药有关的并发症以及与操作技术有关的并发症。

（1）与局部麻醉药有关的并发症：局部麻醉药被误注入血管内可出现毒性反应；少数患者对局部麻醉药可发生敏感反应；尚有在局部麻醉药中加入糖皮质激素或其他药物，多次注射后可引起星状神经节损伤，有待于进一步研究和评价。

（2）与操作技术有关的并发症：穿刺针损伤颈部血管可引起局部血肿，如果在回抽试验时有回血，应拔除穿刺针并压迫止血。穿刺针进入蛛网膜下隙甚至注入药物是一种极其严重的并发症。穿刺角度不当或穿刺部位过低可导致气胸或血气胸。无菌操作不严格可引起感染造成深部脓肿。

对于应用乙醇进行永久性星状神经节阻滞治疗顽固性上肢血管痉挛性疾病的患者，要严格选择适应证，并向患者及家属详细说明可能发生的并发症，只有在征得同意后才可实施。在实施乙醇星状神经节阻滞时，可使用低浓度的乙醇和普鲁卡因溶液，乙醇浓度可从 50%开始，剂量从 0.3mL 开始并反复观察，一旦出现阻滞效果即停止增加乙醇的浓度和剂量。在阻滞前后，反复观察患侧手指充血时间的变化，当手指充血时间缩短，表明产生了阻滞效果，不必再注入乙醇。

6. 注意事项　有出血倾向的患者应慎用星状神经节阻滞。阻滞后应观察 30 分钟，无不良反应后方可离院。注意不要同时阻滞双侧星状神经节，以防发生心肺意外。治疗颈、胸、腹部肿瘤特别是伴有骨转移者，或有交感神经持续性疼痛者，应尽可能在 X 线透视下进行。

（八）胸椎旁交感神经节阻滞术

星状神经节破坏性阻滞的并发症较多，故其应用受限。胸部交感神经阻滞若能避免刺破胸膜，危险性较小。将神经破坏药物与造影剂混合后注入有助于减少剂量。

1. 解剖与生理　胸部交感神经干位于肋骨小头的前方，有 10~12 对胸交感神经节，节上的分支如下。

（1）由白交通支连接肋间神经。

（2）从上 5 节发出小分支到胸主动脉、食管、气管和支气管，并加入心丛和肺丛。

（3）内脏大神经起自第 5 或第 6~9 或第 10 胸节，是穿过椎旁节的节前纤维，向下合成为干，沿椎体表面倾斜下降穿过膈脚，终止于腹腔主动脉根部的腹腔节，但是有一部分可终止于主动脉肾节和肾上腺髓质。

（4）内脏小神经起自第 10~11 或第 12 胸节，是节前纤维，穿膈脚后终止于主动脉肾节。

（5）内脏最小神经，起自最后胸节，与交感干一起进入腹腔，终止于主动脉肾节。

2. 操作方法　患者取健侧卧位，屈颈弓背。在头下和腋下部可加枕，尽可能使之舒适。可在下肢静脉输液，测量脉搏和血压。常规消毒皮肤。穿刺点选在脊椎正中线旁开 3.5cm 的棘突间隙。采用带有小皮块长 8~10cm 的 22 号穿刺针，与皮肤垂直进针，到达横突后使针尖向内侧偏斜，紧靠横突上缘缓慢进针，利用小皮块标记进针的深度，从横突表面再刺入大约 4cm，遇有骨质阻力，表明已到达胸椎椎体的侧面，穿刺针的针尖位于交感神经节附近，回抽试验无血和无气后，可注入 2% 普鲁卡因 3~5mL。如果数分钟后原有上肢疼痛或胸痛缓解，表明部位准确，可再次注入 1% 利多卡因 10mL，并测量穿刺针与皮肤之间的角度，记录在病历，以便下次阻滞。如果注入试验剂量局部麻醉药后无治疗反应，表明穿刺针的针尖过于向内侧偏斜，可将穿刺针退至皮下，使角度向外偏斜少许后再刺入到胸椎体侧面，再次注入试验剂量的局部麻醉药。如此反复，直到取得满意的阻滞效果。应注意不可使穿刺方向过分向外侧偏斜，以免伤及胸膜。

如果在 X 线透视引导下进行此项操作，则可顺利穿刺到胸椎椎体的侧面，注入造影剂，如造影剂呈条索状扩散，表明穿刺部位正确，经注入试验剂量局部麻醉药验证后，可注入 1% 利多卡因 10mL。对于某些因胸内肿瘤侵犯胸交感神经而剧烈疼痛的患者，可注入 95% 或无水乙醇 1~2mL，以达到长时间的阻滞效果。

3. 适应证　胸部肿瘤引起的疼痛常需与胸神经阻滞同时使用。上肢顽固性疼痛或缺血性疾病，心绞痛及动脉瘤引起的胸痛，伴有内脏症状的肋间神经痛。

4. 并发症　气胸、血胸、局部血肿、药物误入蛛网膜下隙等均是可能发生的并发症，主要由操作不熟练所引起。采用乙醇阻滞者，少数可遗留乙醇性神经炎，表现为剧烈的肋间神经痛，可行椎间孔处神经阻滞治疗。

（九）腰椎旁交感神经节阻滞术

1. 解剖与生理　腰交感神经干由 4~5 对腰交感神经节组成，位于腰椎椎体的前外侧，腰大肌的内侧缘。右侧被下腔静脉所掩盖，左侧与腹主动脉的外侧缘相毗邻。腰交感神经节的数目和位置多有变异，但位于第二和第四腰椎水平的两个节比较恒定，其中上一个节部分被腰肋内侧弓遮盖，下一个节多位于髂总动脉之后，可作为临床寻找的标志。

左、右腰交感干之间以横的交通支相连。节上的分支主要有：①灰白交通支。见于腰 1~3 节。②腰内脏神经。为起自腰段侧角的节前纤维，穿过腰节后主要终止于腹主动脉丛和肠系膜丛等，并在这些神经丛的神经节内交换神经元，其节后纤维分布到结肠左曲以下的消化道及盆腔器官，并有纤维伴随血管分布至下肢。当下肢血管痉挛时，阻滞或切断腰交感神经节可以缓解。

2. 适应证　盆腔及下肢肿瘤疼痛、血栓闭塞性脉管炎、下肢雷诺病、顽固性下肢缺血性溃疡、下肢多汗症、灼性神经病、断肢痛、幻肢痛、损伤性神经炎、外伤及手术后肿胀及疼痛、冻伤、冻疮、伯格病、红斑性肢痛、肢端发绀、网状青斑症、无脉症、静脉血栓形成、血栓性静脉炎等。

3. 操作方法　体位及消毒同胸椎旁交感神经节阻滞。对于下肢血液循环功能障碍的患者，应监测双下肢皮温。患者腰背后弓，双下肢屈曲。穿刺点可选在 L_2 或 L_3 椎体棘突上缘外侧，距中线 3.5~4cm 处。在对穿刺点的皮肤实施局部麻醉后，采用长 12cm 的 22 号穿刺针与皮肤矢状面成 45°，向内侧缓慢进针 3~4cm 到达横突，用套在针体上的小皮块标记后，越过横突上缘再进针 2~2.5cm，可刺到腰椎体侧面，退针 2~3mm，并将针头斜面对准椎体的侧面，针尖略偏向外侧少许，再次进针，滑过椎体，抽吸试验无血及脑脊液，可注入试验剂量的局部麻醉药。如果阻滞位置适当，患者下肢皮温会逐渐升高、肤色由苍白逐渐转为潮红。数分钟后可先向穿刺针内注入约 0.1mL 空气，以防止局部麻醉药将乙醇稀释，再注入 1%利多卡因 10mL 或 95%无水乙醇 1~2mL。然后拔除穿刺针。注射乙醇的病例，拔针前应再注入少量空气排空穿刺针，以防拔针过程中乙醇流入组织遗留疼痛。X 线透视下穿刺更容易成功。

4. 并发症　操作不慎可引起腰神经损伤、蛛网膜下隙阻滞及局部血肿。

（十）三叉神经破坏性阻滞术

三叉神经及其分支的破坏性阻滞对控制三叉神经痛十分有效，下颌神经与上颌神经阻滞常用于治疗其分布区的癌痛。除酚甘油、乙醇外，单纯甘油亦有较好效果。半月神经节注射乙醇的方法曾被广泛应用，近年来亦有注射多柔比星、丝裂霉素等方法，在阻滞神经镇痛的同时也破坏局部的肿瘤组织。注射神经破坏药前应先注射局部麻醉药 2mL，以判定感觉丧失的范围。三叉神经节注射乙醇的效果优良者大约占 70%，其余 30% 为差或无效，有效期数周至 1 年以上。注射甘油的疼痛缓解率为 86%，与乙醇相比较，不良反应少。上颌神经与下颌神经阻滞的优良率大约为 80%，有效期数周至 1 年。肿瘤扩展、转移或其他神经受累则效果受影响。面部癌痛施行神经阻滞前应先做 CT 检查排除颅底侵犯，若颅底受累则效果很不理想。

（十一）垂体破坏性阻滞术

1. 概述　垂体破坏性阻滞法是在乳腺癌行脑垂体摘除术后，无论肿瘤是否消失均能使疼痛消除这一事实的启发下提出的。虽然此法的镇痛机理尚未明了，但已被各国疼痛治疗医师所采用。很多研究认为是乙醇激活了垂体的疼痛抑制系统，从而达到了镇痛效果。垂体破坏术也称脑下垂体神经腺体溶解术或化学性垂体切除术。主要用于癌广泛转移与扩散的疼痛，对乳腺癌与前列腺癌患者的镇痛效果尤其好。经鼻腔穿刺进针，在 X 线引导下，注射纯乙醇 1~2mL，起效迅速而完全。

2. 适应证　垂体阻滞术适用于癌症疼痛，特别是采用其他方法不能解除疼痛的患者。但在选用垂体阻滞术时应注意到以下特点：①与外科手术相比较，因为侵袭少，短时间内就能实施，故晚期癌症患者也适用。②对包括头痛在内的全身各部位疼痛均有效。③用于激素依赖性癌比非激素依赖性癌的有效镇痛率高，镇痛持续时间也长。④骨转移癌性疼痛者效果好，癌症向软组织扩展，出现局部水肿者镇痛效果不佳。⑤同时需要进行适当的内分泌补偿疗法。⑥疼痛复发时可再次进行此阻滞，而且仍然有效。⑦有鼻腔、脊髓、蝶鞍内浸润者均不能实施此阻滞法。⑧对于激素依赖性肿瘤，此阻滞有时可使其消退。

3. 禁忌证

（1）临终前的患者，近期内可能死亡者。

（2）鼻腔、蝶窦内有感染者：阻滞前应仔细检查并拍摄头颅片，以明确诊断。

（3）蝶窦出血者。

4. 不良反应和并发症　垂体阻滞后即出现一过性头痛、食欲亢进、兴奋等症状，大约半数患者出现尿崩症状，一般持续大约 2 周后消失。上述额叶功能不全的症状是垂体阻滞难以避免的不良反应，由此出现的症状可经手术前给予氢化可的松并在手术后长期投予生理维持量而避免。手术后使用吲哚美辛栓剂，限制饮水，使尿量减少，可控制尿崩症。

垂体阻滞的并发症之一是继发感染。由于晚期癌症患者体质较差，阻滞前后又应用糖皮质激素，一旦操作中带入细菌极易发生感染。故应严格无菌操作，操作者应按外科手术要求穿戴手术衣和手套。患者面部及鼻腔内各处应用氯己定或苯扎溴铵认真进行消毒。

垂体阻滞合并眼外肌麻痹者，大多在数日后好转。这是由于穿刺针损伤动眼神经所致。在正中线穿刺可防止穿刺针引起的机械损伤。视交叉部受乙醇浸润而发生的视野不全约占 7.6%，一旦发生则难以治愈。

5. 垂体阻滞术的镇痛效果　垂体阻滞施行后即可显效。由于接受这一治疗方法的患者大多为剧烈癌痛并经多种镇痛方法治疗效果不理想，相比之下可以说垂体阻滞术的镇痛效果确属良好。武田文和曾对 130 例癌痛患者实施垂体阻滞术，其中因疼痛复发需施行第二次阻滞者为 34 例，三次阻滞者为 3 例。追踪 1 年，存活者中 72%~79% 维持了镇痛效果。这 130 例中，105 例（80%）疼痛消失，14 例（11%）疼痛减轻。11 例（9%）无效。其中激素依赖性癌的疼痛消失率为 94%~95%，非激素依赖性癌为 57%~70%。前者的无效率为 3.6%，后者为 12%。

Moricca 从 1963 年开始，对 2 000 例患者进行了 8 000 次以上的垂体乙醇阻滞术，镇痛有效率为 96%，可惜没有远期的随访结果。与经颅手术切除术及经鼻冷探针术相比，其有效率相似，为 60%~90%。立体定向与多穿刺针技术可使其治疗的准确性提高。必要时可重复注射，以延长其持续时间。与其他神经破坏性治疗方法相比，其缺点是操作技术复杂，危险性较大，并发症严重，死亡率较高，国内开展得不多。

（十二）蛛网膜下隙应用麻醉性镇痛药

在蛛网膜下隙注入麻醉性镇痛药，药物可直接进入脑脊液对神经系统发挥作用，较小剂量的麻醉性镇痛药物即可获得长时间的镇痛效果。一般选择 $L_{3~4}$ 或 $L_{4~5}$ 椎间隙穿刺置管。有三种留置注药导管的方法，这三种方法都是利用经皮肤穿刺将导管留置于蛛网膜下隙。

1. 经皮将一细给药导管放置于蛛网膜下隙内，另一端在皮肤外。此方法的缺点是给药导管固定不好，易随体位的变动而脱落。另外，皮肤的穿刺针眼距离蛛网膜下隙较近，一旦发生感染，易蔓延至蛛网膜下隙，故此方法不宜长时间使用。

2. 在皮下打一通道，将给药导管在体侧引出皮肤与外界相连，通过皮下通道的方式可以减少感染的发生。

3. 将给药导管及注药池均埋置于皮下。为了能长期使用，通过皮下通道的方式可减少感染的发生。

此法的缺点是一旦发生感染，后果严重。因而目前在临床尚未广泛开展。

（十三）硬膜外间隙连续应用麻醉性镇痛药控制癌痛

近年来，应用硬膜外导管经 PCA 泵或缓释泵向硬膜外间隙持续注入吗啡、芬太尼、曲马朵等药物控制癌痛取得了满意的长期镇痛效果。与蛛网膜下隙阻滞相同，有三种留置给药导管注药的方法，这三种方法都是利用经皮肤穿刺将给药导管理置于硬膜外间隙。在皮下打一通道，将给药导管在体侧引出皮肤与外界相连，通过皮下通道的方式可以减少感染的发生；将硬膜外导管的外端与肝素帽相连接，既便于分次给药，又避免感染。另外，患者和家属亦可很快学会自己给药，患者也可以带给药导管活动。

此法的缺点是给药导管难以长期保留，虽然有的疼痛治疗医师已报道将给药导管保留了两个月以上，但这是在精心负责地由专科治疗医生努力实现的。难以推广普及。长期保留硬膜外导管的患者如不住院，每日注射药物，一旦发生感染，后果严重。而长期住院又难以被患者接受。

十、癌痛的心理治疗

（一）心理治疗对癌痛患者的作用

对癌痛患者给予良好的心理治疗可以发挥如下作用。

1. 改善不良情绪　许多研究考察了心理治疗对改善患者不良情绪的作用，其中绝大部分都证明心理治疗对改善患者的不良情绪具有明显的作用。

2. 增加积极应对反应　一些研究发现，对癌症相关问题的应激反应与患者具有的应对策略有关，不同的应对策略又与患者的心理社会适应有关，如利用社会支持的应对策略可以降低情感困惑，而逃避—回避应对策略导致情绪困惑增加。

3. 促使日常活动丰富多彩　患病之后患者的日常活动会发生很大改变。癌症患者由于缺乏精力，由于他们的许多时间用于治疗，脱离工作岗位而感到社会孤独，其结果使得他们将注意力更多地转向自身，更多地去体验心身症状。心理行为干预可帮助患者改变这些不合适的日常生活方式。

4. 积极寻求社会支持　实际上，在正常生活中强大的社会支持系统特别有利于人们事业的发展和保持心理健康，尤其是来自家庭成员的情感支持和必要的物质支持。心理治疗能够帮助患者正确地认识到社会支持的作用，并主动地寻求各种社会支持，营造良好的社会环境，较多地表达情感，共同讨论解决问题的方法。

5. 改善自我认知　在癌症患者患病后，由于社会角色及社会作用都发生了变化，加上各种治疗带来的躯体形象变化，对患者的自尊感即自我概念可产生严重影响。研究证明，对癌痛患者的个别咨询或集体咨询能够改善和增强他们的自尊感和完善自我概念。

6. 改善性功能　对于乳腺癌患者、妇科恶性肿瘤患者及良性生殖器肿瘤患者来说，性功能障碍的发生率相当高，并常常与自尊、情绪困惑等联系在一起。从心理角度来讲，从事性活动这种人体特殊的本能活动可较大地影响患者的心理感受，一次成功的性生活会让患者感到自己还行。研究发现，心理治疗能帮助患者科学地理解性生活，纠正此方面的误区，并授之以恰当的方法。

7. 增进食欲　肿瘤患者由于受种种因素的影响，饮食往往成为影响其康复的重要障碍。如消化道肿瘤患者在手术前受症状的影响不能正常进食，手术后受自我认知的影响不能正常进食；接受化学治疗的患者，由于受药物不良反应的影响不能正常进食；疼痛较重的患者由于疼痛而无法进食。在治疗中，除了采取针对性措施如镇吐，助消化，镇痛等措施以外，良好的心理治疗是改善患者进食情况的基本措施。首先要消除患者的紧张不良心理状态。研究证实，在紧张状态下任何生物体消化液的分泌均会显著减少，食欲也同时处于抑制状态。

8. 提高机体免疫力　研究证明，心理治疗能改善肿瘤患者的免疫功能，如放松想象训练可使乳腺癌患者有分裂原反应，NK 细胞活性、IL-2 红细胞玫瑰花结测定以及血清 IgG 和 IgM 水平增加或提高。另外，美国癌症协会认为，大约有 10% 的癌症患者出现了戏剧性的自愈现象，之所以出现自愈主要是心理神经免疫的作用。

9. 减轻疼痛和治疗的不良反应　疼痛是心身综合反应的结果，疼痛体验与患者的心理社会因素具有一定的关系，而癌症治疗引发的恶心、呕吐等不良反应也与患者的心理状况具有关系，良好的心理治疗技术如放松想象训练、催眠治疗、音乐治疗、生物反馈等能够不同程度地缓解患者的疼痛，如能和正规的疼痛治疗同时进行会更好。实际上，如果不同时进行心理治疗，有的疼痛治疗是很难完成的。

10. 延长生存时间，提高生活质量　实践证明，凡是那些性格豁达，不在意癌症，反应策略积极，负性情绪少的癌痛患者生存时间就长，反之生存时间就短。

（二）以语言为主的心理治疗

心理治疗又称精神治疗，是运用心理学的原则和方法，治疗患者的心理、情绪、认知与行为有关的问题，治疗的目的在于解决患者所面对的心理困难和生活事件，以减少焦虑、忧郁、恐慌等精神症状以及这些精神症状所造成的躯体症状。改善患者的非适应行为，包括对人对事的看法和人际关系，并促进人格的成熟，能以较适当的方式来处理心理问题及适应生活。以语言为主的心理治疗主要采用言语交谈的会诊形式，经由若干期间进行心理上的治疗工作。

1. 支持性心理治疗　我们把对患者的指导、劝解、疏导、鼓励、安慰、心理保证均作为支持性精神治疗的内容，应用范围极广。支持疗法的目的是加强精神活动的防御能力，控制和恢复对环境的适应平衡。即使疾病已到晚期阶段，或已成残疾也可通过支持疗法，引导他们面对现实，心安理得，想到有意义而愉快起来。在患者临终时也用支持疗法，使他们平静地离去。

进行支持疗法时，治疗医师必须热心对待患者，对他们的痛苦寄于高度同情，即使他们的想法和做法不对，也要尊重他们。

2. 认知疗法　认知疗法是最近 20 年来发展的一种心理治疗系统，它是通过改变人的认知过程和由这一认知过程所产生的观念来纠正本人的不良情绪和行为。治疗的目标不仅仅是针对行为和情绪的外在表现，而且分析患者的思维活动，找出错误的认知，加以纠正。认知疗法在实践和方法上吸取了行为科学的理论和方法，强调要发现并解决当前存在的现实问题。

建立良好的医患关系是整个治疗过程中的关键，因为没有良好的医患关系就不可能纠正患者的错误观点，就像朋友的话容易听得进去一样，应平等地对待患者，让癌痛患者能够积极地参与治疗，共同努力纠正错误的认知。而不要让癌痛患者总是处于被动接受的地位，更不要让患者总是处于一种受批评的感觉状态。

首先应充分了解癌痛患者的主要症状、有关的情绪、行为及思维表现，以及个人内在的因素和环境因素。自始至终耐心地倾听，在取得充分信任的基础上让患者了解认知疗法的基本原则与方法，结合病情指导患者如何自我监察，如何安排自己的行为；学会如何辨别自己特殊的错误认知，如何逐步建立正确的和合乎常理的认知并改善情绪的行为。

在治疗开始，应让患者充分列出他存在的症状及其思维和情绪反应。治疗医师应根据患者反应的具体情况，依次由易到难，逐步深入，分阶段地合理安排治疗进程时间表。逐步分析患者认知的歪曲，并与患者共同讨论合理化的思维模式。每次治疗完毕要布置一周的家庭作业。

（三）操作性心理治疗

操作性心理治疗主要是指行为疗法，这种治疗方法是基于实验心理学的原理，帮助患者消除旧的不良行为模式，并建立起新的行为模式。行为疗法的基本原理如下。

1. 条件反射理论　条件反射有时对人体有利，有时则是对人体不利，如晚期胃癌患者，在几次进食后呕吐胃痛以后，很快地建立了不良的条件反射，进食时甚至一看到食物就会发生呕吐和胃痛。在治疗过程中要注意发现哪些症状可能和条件反射有关。

2. 学习理论　无论是简单的还是复杂的行为，都是学习的结果，其规律如下。①频因律：对某一刺激发生行为反应的次数越多，那么这一行为反应就有可能被固定下来，并在以后遇到相同刺激时发生。②近因律：某一行为反应发生的时间与某一刺激越接近，那么这一行为反应就越有可能被固定下来，并在以后遇到相同刺激时发生。学习理论强调学习的作用，认为无论任何行为，都可以通过学习而获得，这一理论指导我们要鼓励患者向抗癌明星学习，组织一些抗癌明星在一起交流经验，起到良好的示范和学习作用。③强化作用：一些学者认为行为的目的不是为了奖赏就是为了逃避惩罚。最初，动物对同一刺激可能会做出几种不同的反应，但只有那些给自身带来好处的反应更容易与这一刺激相连结，并在这一刺激重现时更有可能再发生。利用强化作用的原理，在给患者进行心理治疗时，只要患者取得进步，就要给予精神上和物质上的奖励。

（四）药物性心理治疗

抗抑郁药是一种主要用于治疗各种抑郁状态的药物，以往仅有单胺氧化酶抑制剂（MAOI）和三环类抗抑郁药（TCA）两大类。由于精神药物的发展，一些化学结构和药理作用与经典三环类不同的非典型新型抗抑郁药相继问世。不典型抗抑郁药包括新的三环类及一、二、四环结构的化合物，统称环类或杂环类抗抑郁药（HCA），他们对单胺类递质摄取的抑制作用更具有特异性。

1. 三环类抗抑郁药　是目前治疗抑郁症的首选药物。

（1）体内过程：TCA 的吸收、分布和代谢与吩噻嗪类药物相类似，口服吸收快，血药浓度 2~8 小时达峰值，主要分布于脑、心、肝等组织，脑中以新皮质、旧皮质、海马和丘脑的药物含量较高。

大约 90% 的 TCA 与血浆蛋白紧密结合，仅 10% 是游离的，故急性中毒时，用血液透析难以清除。50% 的丙咪嗪是通过胆汁再经过肝肠循环，最后大约 2/3 从尿中排出，其余从肠道排出。TCA 的血浆清除半衰期（$t_{1/2}$）平均为 30~48 小时，仲胺类较长，其中普罗替林最长，大约80小时。某些新的非三环类药物则较快。

TCA 的药理作用和机理较为复杂，涉及中枢神经系统很多重要生理作用的递质以及受体。

（2）药理作用：神经递质在神经元内合成，释放后又重返神经末梢，称摄取和重摄取过程，是防止受体过度兴奋的一种机理。如此机理被药物阻断，则可急性加强神经传导。如摄取过程持续阻断，最终将减慢神经传导。这是因为受体密度代偿性下调（即低敏）。很多抗抑郁药物通过不同机理使受体对儿茶酚胺发生低敏。

（3）临床应用：TCA 有提高心境、缓解焦虑、增进食欲、改善睡眠等作用，是当前治疗抑郁症的首选药物，对内源性抑郁、非内源性抑郁和各种抑郁状态均有效，有效率是80%。如能辅以心理治疗或者锂盐、T_3等，可能使治愈率和有效率进一步提高。

（4）剂量和用法：TCA 的治疗指数低，尤其是叔胺类 TCA，剂量范围因受镇静、抗胆碱能和心血管毒不良反应的限制，要比吩噻嗪类药物狭窄的多。一般为 50~250mg/d，个别患者的用量可能稍大，但是超过此剂量效果不一定更好，相反毒不良反应更多。一般从小剂量 25mg 开始，以后酌情每隔 2~3 天增加 25~30mg。有振奋激活作用的去甲丙咪嗪和普罗替林应在早、午服，适用于迟滞性抑郁症患者。镇静作用强的阿密替林、多塞平，可在午、晚服用，适用于焦虑、激动、失眠的患者。大多数 TCA 因 $T_{1/2}$长，可每日服 1 次，如剂量大可分 2~3 次服。如剂量不大，可晚间 1 次服用。

（5）过量与急性中毒：TCA 类药物如丙咪嗪 1 次吞服 1.25g 以上（25mg×50 片，大约为最高有效剂量的 5 倍）可致死，尤其是老年人和儿童。致死率远远比吩噻嗪类药物高，占药物死亡的第三位。各种 TCA 包括多塞平过量均可致死，非 TCA 类药物如麦普替林、异戊塞平也如此。

2. 抗焦虑药 抗焦虑药主要是用以减轻焦虑、紧张、恐惧、稳定情绪，兼有镇静催眠作用的药物，一般不引起自主神经系统症状和锥体外系反应。

（1）常用的药物：抗焦虑药以往称为弱安定药，属于这一类的主要有苯二氮䓬类，其次为丙二醇类，抗组胺的二苯甲烷类，抗抑郁药的三环类和 MAOI，β 肾上腺素能阻滞剂和近年发现的苯二氮䓬类抗焦虑药布斯哌隆。

（2）临床应用：抗焦虑药不仅用于精神科，也作为辅助用药用于癌痛患者，以缓解焦虑、紧张、稳定情绪、安眠、镇静。对于多种原因引起癌痛患者的失眠均有效，入睡困难者可选用 $T_{1/2}$ 短的苯二氮䓬类药物，如阿普唑仑、三唑仑、替马西泮；早醒者可选用硝西泮、艾司唑仑和氟西泮。

本类药物的最大缺点是其多种药理作用均易产生耐受性。另一缺点是长期应用可产生依赖性，包括精神依赖性和躯体依赖性。突然停药可引起戒断症状如失眠和焦虑加重、肌肉颤搐、震颤、头痛、恶心、多汗、视力模糊。在一些患者突然停药甚至可诱发癫痫。

（石　慧）

参考文献

[1] 邓小明，姚尚龙，于布为，黄宇光．现代麻醉学．5 版．北京：人民卫生出版社，2020．

[2] 高志峰，张鸿飞，张欢．麻醉危机处理．2 版．北京：北京大学医学出版社，2020．

[3] 李超，谷海飞，杜文康，金大龙．小儿麻醉实践方法．2 版．上海：世界图书出版上海有限公司，2020．

[4] 俞卫锋，石学银，姚尚龙．临床麻醉学理论与实践．北京：人民卫生出版社，2017．

[5] John. F. Butterworth, David C. Mackey, John D. Wasnick．摩根临床麻醉学．6 版．王天龙，刘进，熊利泽，译．北京：北京大学医学出版社，2020．

[6] 田玉科．麻醉临床指南．3 版．北京：科学出版社，2017．

[7] 徐少群．现代临床麻醉技术与疼痛治疗．北京：中国纺织出版社有限公司，2022．

[8] ［美］迈克尔·格鲁博．米勒麻醉学．9 版．邓小明，黄宇光，李文志，译．北京：北京大学医学出版社，2021．

[9] 余剑波，宋晓阳，王英伟．麻醉科常见急危重症抢救流程与解析．北京：科学出版社，2022．

[10] 于钦军，王伟鹏．临床心血管麻醉实践．2 版．北京：清华大学出版社，2022．

[11] Lee A. Fleisher, Stanley H. Rosenbaum．麻醉并发症．3 版．卞金俊，薄禄龙，译．北京：北京大学医学出版社，2021．

[12] 艾登斌，帅训军，侯念果，刘慧松．实用麻醉技术手册．北京：人民卫生出版社，2019．

[13] 冯艺，吴安石，左明章．麻醉科分册．北京：人民卫生出版社，2021．

[14] 孙增勤．实用麻醉手册．7 版．郑州：河南科学技术出版社，2020．

[15] ［美］R. M. 皮诺（Richard M. Pino）．麻省总医院临床麻醉手册．原书第 10 版．王俊科，译．北京：科学出版社，2023．

[16] 邓小明，姚尚龙，李文志．2023 麻醉学新进展．北京：人民卫生出版社，2023．

[17] ［美］Dean B. Andropoulos，［美］George A. Gregory. Gregory 儿科麻醉学．原书第 6 版．北京：中国科学技术出版社，2022．

[18] 王建立．医学麻醉技术与手术麻醉实践．北京：中国纺织出版社有限公司，2022．

[19] ［美］Joel A. Kaplan，［美］Brett Cronin，［美］Timothy Maus. KAPLAN 心脏手术麻醉精要．原书第 2 版．王锷，王晟，译．北京：中国科学技术出版社，2022．

[20] 冯艺．麻醉基本操作手册．2 版．北京：北京大学医学出版社，2023．